澳门基金会资助项目

言而可知/问诊

——《黄帝内经》理论与技术的现代研究

高也陶　著

中医古籍出版社

图书在版编目（CIP）数据

言而可知：问诊——《黄帝内经》理论与技术的现代研究/高也陶著. -北京：中医古籍出版社，2016.11

ISBN 978-7-5152-1307-1

Ⅰ.①言… Ⅱ.①高… Ⅲ.①问诊 Ⅳ.①R241.2

中国版本图书馆CIP数据核字（2016）第182438号

言而可知/问诊

高也陶 著

责任编辑 伊广谦
封面设计 张雅娣
出版发行 中医古籍出版社
社　　址 北京东直门内南小街16号（100700）
印　　刷 三河市德辉印务有限公司
开　　本 787mm×1092mm 1/16
印　　张 24.75
字　　数 624千字
版　　次 2016年11月第1版 2016年11月第1次印刷
印　　数 0001~1000册
书　　号 ISBN 978-7-5152-1307-1
定　　价 66.00元

前　言

此生有幸，能够从《黄帝内经》中总结整理出：五脏相音/闻诊、本末出候/望诊，四诊中两诊，再要继续发挥，自感力不从心。脉诊此生肯定无缘学习了，但问诊似乎还有点积累。30年前，最早研究的是临床交流学，就是从临床采集病史入手，实际是问诊的重要部分。在这一部分研究的积累上，加上近10年对《黄帝内经》的研究，将手头此书：《言而知之/问诊：＜黄帝内经＞理论与技术的现代研究》撰写出来。

《灵枢·小针解第三》说："所谓易陈者，易言也。难入者，难着于人也。"说来容易做来难，难在于与人交流！我自己就不善交际，与人交往多为敬而远之。宁可独自一人，静心读书。这是非常不适应社会的缺点。据说36万年前，身强力壮的尼安德特人是地球上强悍的早期人类，但是却在4万年前灭绝。7万年前从非洲走出的弱小智人生存下来，成为今天地球的主人，其原因就在于我们的祖先更能够利用社会关系。这也是民间传说一支筷子与一捆筷子的故事要点。

问诊如何问，既往张介宾的《十问歌》及在此基础上的发挥，显然都不能较为完整地体现问诊。无规矩不成方圆，《灵枢·逆顺肥瘦第三十八》说："人之为道者，上合于天，下合于地，中合于人事，必有明法，以起度数，法式检押，乃后可传焉。故匠人不能释尺寸而意短长，废绳墨而起平水也，工人不能置规而为圆，去矩而为方。知用此者，固自然之物，易用之教，逆顺之常也。"问诊既然为《黄帝内经》指出的四诊之一，就必有方圆规矩。本书斗胆搁置张介宾《十问歌》，从另一角度探讨《黄帝内经》的问诊内容，以期抛砖引玉，有更多的学者投入研究。

传统中医应用者广泛，批评者也不乏，后者认为其不科学，其实是不能真正理解传统中医的内涵。或者说是国运衰落，外侮攻讦，累及其精华。当前传统中医正随国运走着上升之路，《黄帝内经》也逐渐被重新认识。按《素问·天元纪大论篇第六十六》的理论："天以六为节，地以五为制，周天气者，六期为一备；终地纪者，五岁为一周。君火以明，相火以位，五六相合而七百二十气为一纪，凡三十岁；千四百四十气，凡六十岁而为一周，不及太过，斯皆见矣。"此说的气之周纪以人寿为限，若扩大推导为年，则720年为一纪。

公元1405年，郑和下西洋，足以标志华夏文明的鼎盛。由此往前再推一纪，是盛唐（713～739）前夕。由此往前再溯一纪，是西汉末年（西汉于公元8年止），是大汉王霸之顶峰。由此再往前一纪，周桓王（公元前720～公元前697年）时代，是为东周的第二任帝王，华夏国运还属高峰之期。由此再往前溯一纪，公元前1400年的商朝可能还在

“九世之乱”，但公元前1300年盘庚迁殷，进入繁荣昌盛时代。由此再往前追溯一纪，公元前2100年，是夏朝前期。按夏商周断代工程研究结果，公元前2070是禹之夏代开朝之期。再往前追溯一纪，公元前2700年前后，就是黄帝时代了。按如此典型的720年一周纪，21世纪正是华夏国运上升之时。上述周期及标志事件，只是作者根据《黄帝内经》随口模糊大概算来，虽未必精准，但足以说明问题。

国运上升之时，文明之精萃必定重新升华显现。中医是华夏文明中精华之精华，因此，《黄帝内经》必定得到重新认识。试想传统中医，至今没有一部医学著作能与《黄帝内经》同日而语；世界文明，没有任何一部著作像《黄帝内经》一样时代久远，永不褪色，且日久弥新。在本一周纪之中，《黄帝内经》必定将重新焕发耀眼之光芒！

本书的完成，必须要感谢感恩的千千万万，但首先要感谢感恩上苍好生之德，下土滋养成物，以成就美好生命。其次，感谢先人留下了各种文明遗产，尤其是救死扶伤、大慈大悲的《黄帝内经》，令子孙后代在疾病困苦中得以救治和慰藉。最后，感谢所有曾经给我以各种影响的人们：好的、坏的、是的、非的、赞扬的、打击的、支持的、漠视的、……茫茫世间，众生惟一，不可或缺，都要致以衷心的感谢和感恩！

高也陶

2016年3月21日于浦东张江高科

目　　录

第一章 诸 论

望、闻、问、切，《黄帝内经》首提之四种方法，一向被认作传统中医诊断之四大手段。但真正对其认识，可能还值得深入探讨。本书将较为细致地分析讨论《黄帝内经》的阐述的问诊。

1.1 言而可知与问而知之

言而可知与问而知之两者有何区别，言与问一字之差，分别立现！

1.1.1 《难经》：问而知之

《难经》六十一难曰：

经言望而知之谓之神，闻而知之谓之圣，问而知之谓之工，切脉而知之谓之巧，何谓也？

然：望而知之者，望见其五色以知其病。

闻而知之者，闻其五音以别其病。

问而知之者，问其所欲五味，以知其病所起所在也。

切脉而知之者，诊其寸口，视其虚实，以知其病，病在何脏腑也。经言以外知之曰圣，以内知之曰神，此之谓也。

《难经》上文，非常明确地提及中医望而知之、闻而知之、问而知之、切而知之的四诊名称及疾病诊断模式，奠定了传统中医四诊的地位。《难经》作者多说是扁鹊，或秦越人，但并无确定证据。由于《难经》在某些问题的论述上前后矛盾。因此，许多中医学者，如明朝的张介宾（1563～1640）对其常有不屑。

1.1.2 《黄帝内经》：问其病知其处

《黄帝内经·灵枢·邪气藏府病形第四》说：

黄帝问于岐伯曰：余闻之，见其色，知其病，命曰明。按其脉，知其病，命曰神。问其病，知其处，命曰工。余愿闻见而知之，按而得之，问而极之，为之奈何？

岐伯答曰：夫色脉与尺之相应也，如桴鼓影响之相应也，不得相失也，此亦本末根叶之出候也，故根死则叶枯矣。色脉形肉，不得相失也。故知一则为工，知二则为神，知三则神且明矣。

上引《黄帝内经》文只提及望、问与切，三种诊法。先述黄帝曾经听说："按其脉，知其病，命曰神"；"见其色，知其病，命曰明"；"问其病，知其处，命曰工"。

再述黄帝向岐伯求教，想要"见而知之，按而得之，问而极之"。

又述岐伯解释上述诊法的医理，是名本末出候，[①] 色脉形肉，不得分离，三种诊法必

---

① 详见拙著：本末出候/望诊：《黄帝内经》理论与技术的现代研究［M］．北京，中医古籍出版社，2015.

须综合判断，知其一种，只能算得上医工，知其二种，就是神医，如果三种都熟悉掌握，既是神医又是明医。

上文没有提及闻诊，而《黄帝内经》有专门的篇章《灵枢·阴阳二十五人》和《灵枢·五音五味》两篇较为系统的谈到闻诊。① 所以《难经》所述望、闻、问、切四诊，是有经典可据的。

1.1.3　《黄帝内经》：言而可知

《黄帝内经》论述诊断的章节还有许多，基本可以概括四诊内容。但有一篇关于诊断的章节，似乎很少有学者提及，即《黄帝内经·素问·举痛论篇第三十九》。值得注意的是，上文所述《黄帝内经》篇章均出自《灵枢》，一般认为以讨论针刺为主。而本篇出自《素问》，一般认为以讨论医理为主。《举痛论篇》说：

黄帝问曰：余闻善言天者，必有验于人，善言古者，必有合于今；善言人者，必有厌于已。如此则道不惑而要数极，所谓明也。

今余问于夫子，令言而可知，视而可见，扪而可得，令验于已而发蒙解惑，可得而闻乎？

上引文字是《举痛论篇》开篇之论。文字不多，可谓言简意赅，点出天人合一，古今相合和人我相应，知此三者，“则道不惑而要数极，所谓明也”。其后引出三个诊断方法：“言而可知，视而可见，扪而可得”，以求教于岐伯。与上述《灵枢·邪气藏府病形第四》所说的诊断方法有所不同。言而可知，问诊也；视而可见，望诊也；扪而可得，包括有切诊的内容，但根据后面对其解释，似乎还有相当于西方医学之触诊内容。望诊与切诊（触诊）均不在本书讨论范围，就此搁置，不再深入讨论。

言而可知，是本书所要讨论的核心主题，作者借其立为本书主要标题。其出处已经明了。其所涉及的内容，将在后续正文中，一一详细讨论。

1.2　言与问

《黄帝内经》所说言而可知、问而极之，以及《难经》所说，问而知之有什么区别。古人惜字，一字常有通假借用，但如果严格其义，其区别即在“言”与“问”之间。

“问”的概念比较简单，一种说话的行为，要想得到问题的解答，或者一种言语的方式。而“言”的范畴就太大了！

“言”有两大方面的概念。一是语言，二是言语。

语言是一种符号体系，一套信息系统，一种文明标志；另外，这些符号还有约定的语法体系，以使语言可以被群体掌握，并在群体的传播和交流。因此，语言不仅是交流的工具，而且是思维的工具。

言语是个体使用语言的过程，是一种在特定环境下的活动。

语言和言语在后世被学者们细致努力研究，成为一门博大的学术领域。但在几千年前的《黄帝内经》就已经非常明确的指出“言而可知”的概念，绝对是要比《难经》所说

---

① 详见拙著：五脏相音：《黄帝内经》失传2000多年理论与技术的现代研究［M］. 北京，中医古籍出版社，2006. 闻诊［M］. 北京，中医古籍出版社，2008.

问而知之的含义要深远广大，以“言而知之”作为本书的主要标题的深刻含义即在于此。

需要强调的是，言而可知的过程，比简单的问诊来说，还有另外一个重要的意义，通过言语过程。达到治疗的效果。

1.3 问诊的定义

问诊是临床诊疗必不少环节，不仅中医如此，现代医学将其作为《诊断学》的一部分，纳入采集病史的范畴之一，同时，采集病史的过程，又往往同时是治疗的过程。因此，问诊可以被定义为：

通过临床双方的言语交流过程，采集病方的病史及相关心身问题，以确定诊断，同时，给予病人相应的疏导与治疗。值得强调的是，这里的交流过程的对方，并不一定限定于病人，可能还包括病人的家属、朋友、邻居、同事等。

中医和西医都非常重视采集病史。中医经典《黄帝内经·素问·疏五过论》要求医生在就检查前，首先要了解患者的社会地位、经济状况、心理活动，才能分清脉候类别，发病始末，然后再开始诊疗，方能正确。至于阴阳、脏腑、表里、灸药反而次之。

《黄帝内经·素问·征四失论》认为，在还未看病时，要先问患者近来社会地位变迁，否则为一错。在开始看病时，要问饮食居处，是否有暴苦暴乐，或始乐后苦，不了解这些就胡乱开药，是为庸医，这是第二错。如果不根据以上变化来切脉，及时技术高明，诊断也不准确，这是第三错。另外，还要问贵贱，是否有政治上的失意、经济上的亏损，若不知，则是第四错。如果不知道患者的贫富贵贱，居处条件，形体之温饱，人之勇怯心中方寸即乱，这是治疗的一失。诊断不问发病如何，饮食起居或接触环境，就急于切脉，什么病能诊断准呢？这又是一失。

《黄帝内经》认为，医道深远广大，尤如探深渊视浮云，深渊尚可测，而浮云无定。故圣人要为万民服务，治病救人，必须遵守一定法则。《黄帝内经》批评，世人夸夸其谈，不知社会人事之变迁，治疗之道理，病人一来了就切诊号脉，侥幸说中，沾沾自喜，故步自封。若不能明确诊断，还要埋怨老师不教。

《黄帝内经》中说：“人之情，莫不恶死而乐生，告之以其败，语之以其善，导之以其所便，开之以其所苦，虽有无道之人，恶有不听者乎？”甚至在此之前，人们就已应用语言治疗病人。那是属于祝由的范畴。《黄帝内经》中时有提及。祝由一直到元代，还是医学十三科之一。

《冯氏锦囊秘录》（1694）说：“望闻问切宜详，补泻寒温须辨，当思人命至重。”程钟龄（1662～1735）作“病家误”歌云：病家误，不直说，违命试医工与拙，所伤所作只君知，纵有名家猜不出。”

西医鼻祖希波克拉底（Hippocrates，460～370BC）在其著名的誓言中就要求医生保证不泄露患者的隐衷，以鼓励患者说出连最亲密的家人也不告知的秘密，以便采集病史，作出明确诊断。至今西医诊断都分做两步。第一是采集病史，体格检查，得出诊断（Swash & Maso，1984）。《希波克拉底医生誓言》认为医生和病人最基本的素质之一就是“崇尚博爱，保守病人焦虑的秘密本身是对患者进行治疗”。

希波克拉底认为医生的责任主要是引导自然康复的趋势，而不要去拦阻它。公元前100年，阿斯克累匹亚（Asklepiades）提倡人道治疗，并在治疗中利用酒和音乐。公元

400 年，奥利里安（Aurelianus，C）强调用愉快分散精神病患者的刺激因素。美国著名医师米彻尔（Mitchell，W. 1830 ~ 1914）提出了希望疗法，注意到语言的效用，他强调说："任何陈述都应是真的，医生决不应对病人撒谎，这是永恒的规则。" 到了沙柯（Charcot，J. 1825 ~ 1893）与他的两个最著名的学生杰内特（Janet）和弗洛伊德（Freud）的时代，语言在医疗上的应用已经发展到另一个崭新阶段。

1.4 问诊对临床诊断的重要性

诊断的最初程序就是采集病史，也就是问诊。初版于 1897 年，于 1984 年第 18 版的《胡氏临床方法》一书，着重强调了采集病史的重要性，他们认为来自病人的回答对诊断的帮助多于广泛的实验室检查。他们还认为采集病史是交流艺术的特别形式，是医生的基本功。

德国出版的《薛氏内科学》说："医与患的交谈，病史的采集以及对问诊所获资料的评价等，这些内容学生在课堂上是无法学到的，如不直接向学生讲授问诊有关知识，使之掌握必要的技巧和必要的工具，学生是不能圆满完成采集病史任务的"。

很早就有人提出，对绝大多数病人，仅仅依靠采集病史就可做出诊断。然而大厚本的诊断学教科书上，教授采集病史的篇幅却少的可怜，虽然当今世界科学技术突飞猛进，各种医疗仪器日新月异，令人目不暇接，医疗费用也不断上涨，大多数病人对这些昂贵的医疗仪器必先检查而后快；但据美国统计，1981 年，享有医疗保护者进行的冠脉造影，1/6 无需进行。

汉普顿等人曾做过一个实验以评价采集病史、体格检查以及实验室检查哪一项更为重要。他们先让医生读来自基层开业医师或家庭医师的病历摘要或听取病史后，写下诊断或预后；然后进行体格检查，再写下诊断和预后；在两个月后，再进行追踪对比。结果发现有 80 个初诊病人的诊断与两个月后的诊断相同，其中有 66 个是在读了病历摘要或采集病史后做出的，体格检查对诊断有帮助的是 7 人，实验室检查对诊断有帮助的也只有 7 人（如表 1）。他们还发现在医生读了病史摘要，采集病史，体格检查以后，仍然不能做出诊断而进行实验室检查的病人中，每 6 人仅有 1 人可发现阳性结果。有趣的是，在体检后改变诊断的 6 个人全部是心血管疾病。[1]

表 1.1 病史，检查和实验室检查对诊断的影响

项目	病人数
与基层医师的诊断相同	37
采集病史后改变诊断	34
体检后改变诊断	7
实验室检查后改变诊断	7

*：某些病例诊断多次改变，故总人数大于 80。

因而，汉普顿等人认为，首先，医生应该明白把更多的时间花在搜集病史上，比花在体检上对病人更有好处。第二，在临床医学教育中，更应强调教育学生怎样准确的搜集病史，而不是强调如何发现病理体征。第三，应该更为强调研究医生与病人的交流，而非强调发展实验室设备。第四，有必要规划建立医学门诊系，更注重培养与病人谈话的技巧，而适当地减少检查病人的时间。

值得一提的是，在1960年至1976年间，有人随机监听到50多名美国医学院校的学生对一个或二个病人的谈话及体格检查，令人惊讶的是，这些获得医学博士（MD）学位的人，没有任何人哪怕是对一个病人采集到完整的病史。临床交流的重要性日益受到重视。[2]

伦敦帝国学院（Imperial College，London）医学系认为一个医师的专业生涯中将进行20万次的诊疗，因此交流是临床技术的核心之一。80%的诊断只需要通过采集病史即可以做出。30%～90%的病史和症状的陈述是靠医师引导才能发现。因此，有效的临床交流训练的核心是是教授医患之间信息成功的交换。在2007年，学院在St Mary's and Charing Cross医院安排了一位全职和两位兼职的教师，密切配合学院的其他专业教师，对学生进行培训。

在1910年以前的美国医学教育，小学程度便可受训，4个学期的学习后即可开业行医。1910年，弗列克斯纳（Flexner）对美国和加拿大的医学教育进行考察，写下了医学教育史上的著名报告，从而对医学教育进行了根本改革。弗列克斯纳认为把医学作为一种技术来掌握是非人道的，无法教育医生应用科学方法研究疾病和治疗病人。他设计了一个精密细致的医学教育系统，即我们今天的医学教育模式，认为只有这样才可应用科学方法解决临床问题，其教育方针是：医生不再是一个普通的技术员，而是科学家，必须受到严格训练。这一报告在世界范围掀起了不同程度的医学教育改革。在美国，要读医学院必须先读3年医预科或取得其它学科的学士学位，然后在经6年医学院学习，毕业后还须经过严格的国家医学会考试方可获得开业许可。仅1985年，就有6,080名申请者未获批准。[3]

弗列克斯纳的报告彻底改造了医学教育，但这种教育忽视临床基本训练，一个医学生毕业后，无法解决临床实际问题，使医学教育者头痛。例如在欧洲一些国家，医学院校学生成百，但大多数在学期间未见过一个病人，更不用说去检查。

曾被人认为是世界第一流医学教育水平的英国，从70年代起就感到这一问题的严重性。80年代初，剑桥大学在医学学士考试后，给英国医学教育负责人写了一封公开信，惊呼其水准已经降低。英国、荷兰等国的一等医学院校在毕业前增加了6周专门训练，以增强学生的临床能力。

美国对此感触更深，自50年代起一些医学院校在医学课程上就开始了重要转变，从以训练为中心（discipline－centered）转到以组织一系统为中心（organ－system－centered）。60年代，从医预科到医专科，整个医学教育发生了有意义的、飞跃的转变，注意力直接转向怎样减少学生们的课程负担，只学有限时数的课程，而更多时间用在培养学生怎样解决的探索问题，训练个体搜集信息，正确判断，作出决定及采取行动的能力，总之一句话，学会怎样与病人交流，其最终目的是加强问诊效率，精确采集病史，提高治疗效果。

1987年在全美范围的医学院院长中进行了一次咨询，选出10名美国最佳医学院。结果名列榜首的为哈佛大学、霍浦金斯大学和宾州大学，他们在医学课程上均有较大幅度的改变。这些改革均以培养临床医学技能和与病人交流的态度及知识背景为重点。例如，哈佛的“通路计划”（Pathway Program）很有新意，学生入学几周即接触病人，把大班的讲授课分成6~8个学生的讨论课，由有经验的教授指导，以个案讨论为重点。自85年开始时只有25个学生，现已扩展至全部164名新生。霍浦金斯大学1983年制订了“弹性医学教育计划”（FlexMed Program），让学生在大三就可以进入医学研究院。主要目的不是让学生早日注册为医生，而是让他们能够为在大四多修一些学科以外的科目。在1986年，他们甚至停止了医学院的入学考试，而这所学校历来以考试严格而闻名。名列第三的宾州大学，拟从1988年秋天起，不再规定医预科的必修课，要的是知识广博的学生，从主修英文、公关到生物、化学都可以，而且学生一进入宾大医学院，就修习一门3学期的“门诊医学概论”的必修课，重点是“在医院用非专业人员的口吻与病人交谈”。修完此门课程，有了一些基本训练，就到医院工作。

1989年，上海同济大学出版社出版了本书第一版《临床交流学概论》。书一出版，就有医学教育工作者在《医学与哲学》期刊上撰文评论。1998年，第二军医大学印刷《临床交流学》教材，作为一门30学时的选修课，被评为最受欢迎的选修课。1996年，香港大学出版了《临床交流训练》。[5]

2004年4月，教育部在上海召开了一个小范围的医学教育的讨论会，有关官员在会上专门介绍了美国的这些医学教育经验。

这种医学教育模式已经推广到世界各地。如：中国的南京医科大学在2003年开设了《医患沟通学》；英国的牛津大学出版医患交流著作《新会诊：发展中的医患交流》；澳大利亚的昆士兰大学在2005年医学生的临床教学课程，分成两个部分：临床交流培训（Clinical Communication Skills，CCS）和临床技能培训（Clinical Skills Program，CCP）。

澳大利亚的昆士兰大学临床教学的两个课程即分离，又相互联系。其目的要使学生在多方面受到训练，包括临床交流、临床谈话、体格检查、精神状态检查、特别器官或系统检查、临床推理、信息综合、临床诊疗计划的制定、临床操作，以及急救医学，同时还包括与同事的交流、与医疗专家的的交流，以及与法律人员的交流。

昆士兰大学的临床交流培训课程从一年级即开始，教学目标是在二年级结束时，给予学生临床和人际关系的训练，使学生不管在多么复杂的情况下见到病人，都能够获取与症状相关的病史、文化、社会和心理问题，实施体格检查和精神检查，汇总并分析他们的发现。

这一临床交流培训课程，是由七个模块组成的系统性的课程，有大班课、导师辅导和交流训练的评价体系。在第一年，学生主要进行临床交流训练和与特制的病人个体谈话。两个录音系统进行录制和综合评价，一个是与专家系统，一个是与医院的病人谈话。在第二年，进行更高一级的训练，诸如：受坏消息刺激、交流危机、环境条件和行为变化，难度谈话。在这一学年，学生必须提交附有录音带的考核报告。其中与病人谈话是必修的，进入总分的。

2007年，伦敦帝国学院（Imperial College，London）医学系在6年的医学教育课程的第一年，开设交流课程（Communication Programme，CP），培养以病人为中心进行谈话（patient – centred interviewing）的理念。不仅培训谈话中医患之间的交流，而且讲授更为广泛的临床交流情境和方法，使学生可以有效地在医疗护理队伍之间有效的交流，制作病历，移交病人，利用文字交流强化临床实践，考量交流中所受到的科技影响。通过这一课程，学生在临床实践中可以大大地增强整合性的思考，以提高临床技能。

某些典型的课程如下：

给病人和家属以“坏消息”，包括获取知情同意（informed consent）

在介绍治疗程序和检查时进行交流

与侵略性和暴力的病人打交道

与不同语言的病人交流

采集性生活史

与儿童交流

教学方式包括分组讨论、角色扮演、剧情评价、专家观察与书面反应等等。

目前这一课程已经提供研究生课程，并且在国际学生和医生中推广。

医学教育课程的演变趋势，表明了医生与病人的交流日益受到重视。医学的最终目的就是救死扶伤，治愈病人，关键的核心是为人服务。因此，忽略了人的存在，单纯地探讨疾病和生理机制无法最有效地为病人服务。1976 年，恩格尔向生物医学模式挑战，提出生物心理社会医学模式，其目的就在于此。1980 年代以来，我国少数医学院校开设了医学概论或类似课程，概要地介绍一些心理学、社会学知识。1988 年，医学心理学成为必修课，虽然其时数与内容离需要相去甚远，但毕竟是迈了一大步。时至今日，生物心理社会医学模式不仅是医务工作人员尽知，而且深入普通公众之心。

今天，我们研究医生与病人的交流，就是要探讨影响这一交流过程的各种因素，摸索最佳的交流方式，提高问诊中精确采集病史的效率，使病人的疾患尽快得到明确诊断和有效治疗，以尽我们的天职。

1.5 十问歌

明代张介宾著《类经》将《黄帝内经》分门别类，重新注解总结，他总结传统中医问诊为《十问歌》：

一问寒热二问汗，三问头身四问便，五问饮食六问胸，

七聋八渴俱当辨，九因脉色察阴阳，十从气味章神见，

见定虽然事不难，也须明哲毋招怨。

清代陈修园（1753～1823）认为上述十问还不够完善，将《十问歌》增改如下：

一问寒热二问汗，三问头身四问便，五问饮食六问胸，

七聋八渴俱当辨，九问旧病十问因，再兼服药参机变，

妇人尤必问经期，迟速闭崩皆可见，再添片语告儿科，

天花麻疹全占验。

1982 年春，中华全国中医学会内科学会在南京召开“首届全国中医病案建设研讨会，拟定了《中医病历书写格式和要求》，后国家卫生部中医司据此整理下发了《中医病案书写格式与要求》。该条令将《十问歌》改编为：

问诊首当问一般，一般问清问有关，一问寒热二问汗，

三问头身四问便，五问饮食六问胸，七聋八渴俱当辨，

九问旧病十问因，再将诊疗经过参，个人家族当问遍，

妇女经带病胎产，小儿传染接种史，痧痘惊疳嗜食偏。

上述问诊总结，似乎一脉相承，与时俱进，但是，有些歧路亡羊，有些错误简直就是

不可原谅！如：四问的“便”，变成了问大、小便，《黄帝内经》对此是有专门的阐述与讨论的，不知道为何传到今天成为屎与尿。我们在本书正文中，将对此详加讨论。

进入21世纪，由于现代医学的发展，整体民众文化素质的提高，问诊在当今临床医学中所占的地位越来越高，以至有取代传统中医四诊望诊为首的概念。作者2015年投稿学术杂志讨论传统中医望诊发展，就有审稿专家直指问诊应当为四诊之首。而在传统中医领域，也有学者提出问诊应当为中医四诊之首。[6]但是，问诊必须改进。[7]因此，本书的研究，就显得更为重要了。

1.6 本书结构

本书第一部分即第二章，摘录《黄帝内经》有关问诊的篇章，供读者了解原著文字。第二部分共三章，诸论语言、言语和非言语活动，这是临床交流的基础理论，以期临床医生掌握与病人交流时的基本理论。第三部分进入传统中医问诊分论，共十六章，以《黄帝内经》问诊理论为依据，作者进行了归纳分类。这一部分是前人尚未探索的。或者说已经从张介宾的《十问歌》进行了更广泛、更深层次的探索。始作俑者，无非抛砖引玉。欢迎各位读者批评。第四部分共三章，进一步讨论了医生与病人交流时的临床背景，技巧和相互作用理论，为确保临床医生在面对患者时，能够掌握相关理论与技术，最高效率和尽可能精确地采集到有效的信息。本书第二部分和第四部分，是作者之前研究的积累。为便于阅读，省略了许多注释和参考文献，有兴趣的读者可以参阅已经出版的拙著《临床交流学概论》。

为尽可能地减少重复文字，本书尽可能地在引用的原文中以黑体字标出临床问诊时所需要询问的事项。

最后，以《黄帝内经·素问·方盛衰论篇第八十》谈及诊断的文字，作为本篇结束。能够达到这样层次的医生，才能真正成为精确诊断的大医！请务必仔细读、反复读，就知道问诊之重要，不可或缺！

诊有十度，度人、脉度、脏度、肉度、筋度、俞度。阴阳气尽，人病自具。脉动无常，散阴颇阳，脉脱不具，于无常行，诊必上下，度民君卿，受师不卒，使术不明，不察逆从，是为妄行，持雌失雄，弃阴附阳，不知并合，诊故不明，传之后世，反论自章。

至阴虚，天气绝；至阳盛，地气不足。阴阳并交，至人之所行。阴阳并交者，阳气先至，阴气后至。

是以经人持诊之道，先后阴阳而持之，奇恒之势，乃六十首，诊合微之事，追阴阳之变，章五中之情，其中之论，圣虚实之要，定五度之事，知此乃足以诊。

是以切阴不得阳，诊消亡；得阳不得阴，守学不湛。知左不知右，知右不知左，知上不知下，知先不知后，故治不久。知丑知善，知病知不病，知高知下，知坐知起，知行知止，用之有纪，诊道乃具，万世不殆。

起所有余，知所不足，度事上下，脉事因格。是以形弱气虚死，形气有余，脉气不足死；脉气有余，形气不足生。

是以诊有大方，坐起有常，出入有行，以转神明，必清必净，上观下观，司八正邪，别五中部，按脉动静，循尺滑涩寒温之意，视其大小，合之病能，逆从以得，复知病名，诊可十全，不失人情，故诊之或视息视意，故不失条理，道甚明察，故能长久。不知此道，失经绝理，亡言妄期，此谓失道。

参考文献

[1] Hampton JR. et al. *Bri Med J.* 1975，2：486－489.

[2] 高也陶．临床交流学概论［M］．第二版，北京，中央编译出版社，2010，

[3] 高也陶．略论医学教育改革的演进［J］．医学教育，1990，

[4] 傅乃鏐，张筱云．临床：技术乎？交流乎？——兼评《临床交流学概论》一书［J］．医学与哲学，1991，12（11）：54～55

[5] Fielding R，ed. Clinical Communication Skills：The Importance of Good Patient Care［M］Hong Kong Univ Pr，1996.

[6] 王天芳，李洪娟．关于改进中医诊断学“问诊”内容与方法的思考［J］．中医教育，2004，23（1）：

[7] 唐利龙，王天芳．中医问诊研究进展［J］．云南中医学院学报，2009，32（6）71－74.

第二章　《黄帝内经》问诊相关章节

言而可知/问诊问什么？问诊在《黄帝内经》中的章节，并不多。刚开始研究时，以为不过三、五篇，但仔细读来，并非如此。

2.1　选编原则

据《举痛篇》来看，现在常以为的一般情况的问诊，并不在列。《黄帝内经·素问·举痛论篇第三十九》中，黄帝问三个问题：什么是“言而可知，视而可见，扪而可得”？岐伯就这三问题，再拜稽首曰：“何道之问也？”可见这三个问题是非常重要的，否则岐伯这位老师不必拜稽首，似乎岐伯并未明白黄帝问的是什么。

黄帝继续问:”愿闻人之五脏卒痛，何气使然?”黄帝改变话题，问了很具体的问题。岐伯回答说：

“经脉流行不止，环周不休，寒气入经而稽迟。泣而不行，客于脉外，则血少，客于脉中则气不通，故卒然而痛。”

黄帝进一步问下去：“其痛或卒然而止者；或痛甚不休者；或痛甚不可按者；或按之而痛止者；或按之无益者；或喘动应手者；或心与背相引而痛者；或胁肋与少腹相引而痛者；或腹痛引阴股者；或痛宿昔而成积者；或卒然痛死不知人，有少间复生者；或痛而呕者；或腹痛而后泄者；或痛而闭不通者。凡此诸痛，各不同形，别之奈何?”岐伯回答：

“寒气客于脉外，则脉寒，脉寒则缩蜷，缩蜷则脉绌急，则外引小络，故卒然而痛。得炅则痛立止，因重中于寒，则痛久矣。

寒气客于经脉之中，与炅气相薄，则脉满，满则痛而不可按也。寒气稽留，炅气从上，则脉充大而血气乱，故痛甚不可按也。

寒气客于肠胃之间，膜原之下，血不得散，小络急引故痛。按之则血气散，故按之痛止。

寒气客于挟脊之脉则深，按之不能及，故按之无益也。

寒气客于冲脉，冲脉起于关元，随腹直上，寒气客则脉不通，脉不通则气因之，故喘气应手矣。

寒气客于背俞之脉，则脉泣，脉泣则血虚，血虚则痛。其俞注于心，故相引而痛。按之则热气至，热气至则痛上矣。

寒气客于厥阴之脉，厥阴之脉者，络阴器，系于肝。寒气客于脉中，则血泣脉急，故胁肋与少腹相引痛矣。

厥气客于阴股，寒气上及少腹，血泣在下相引，故腹痛引阴股。

寒气客于小肠膜原之间，络血之中，血泣不得注入大经，血气稽留不得行，故宿昔而成积矣。

寒气客于五脏，厥逆上泄，阴气竭，阳气未入，故卒然痛死不知人，气复反则生矣。

寒气客于肠胃，厥逆上出，故痛而呕也。

热气留于小肠，肠中痛，瘅热焦渴，则坚干不得出，故痛而闭不通矣。”

黄帝说：“这就是言而可知！”可见，黄帝认为言而可知，是通过言语过程，了解病情与症状的起始，发展，转归和特征，同时，临床医师必须具备相应的知识，将所问到的病情与症状的起始、发展、转归和特征与相关的病机与疾病理论联系起来，以得到诊断，知病所在，才能正确治疗。

因此，从如上《举痛篇》所述的”言而可知”来看，无论是张介宾的十问歌或陈修园的十问歌，都明显的有所疏忽！本章所收纳的《黄帝内经》问诊章节，包括了这些内容，是临床问诊者的必备知识，是问诊之线索！不得不知耳！

为便于读者阅读，容易比较、理解通畅，本章对摘录的文字，另起段落。在相关文字段落中，与问诊无关的文字以省略号代之。同一章中，所摘录的不相连片段，中间空一行以表现之。

2.2 黄帝内经·素问

上古天真论篇第一

昔在黄帝，生而神灵，弱而能言，幼而徇齐，长而敦敏，成而登天。乃问于天师曰：余闻上古之人，春秋皆度百岁，而动作不衰；今时之人，年半百而动作皆衰者，时世异耶？人将失之耶？

岐伯对曰：上古之人，其知道者，法于阴阳，和于术数，食饮有节，起居有常，不妄作劳，故能形与神俱，而尽终其天年，度百岁乃去。

今时之人不然也，以酒为浆，以妄为常，醉以入房，以欲竭其精，以耗散其真，不知持满，不时御神，务快其心，逆于生乐，起居无节，故半百而衰也。

夫上古圣人之教下也，皆谓之虚邪贼风，避之有时，恬惔虚无，真气从之，精神内守，病安从来。是以志闲而少欲，心安而不惧，形劳而不倦，气从以顺，各从其欲，皆得所愿。

故美其食，任其服，乐其俗，高下不相慕，其民故曰朴。是以嗜欲不能劳其目，淫邪不能惑其心，愚智贤不肖，不惧于物，故合于道。

所以能年皆度百岁而动作不衰者，以其德全不危也。

帝曰：人年老而无子者，材力尽邪？将天数然也？

岐伯曰：女子七岁，肾气盛，齿更发长。

二七，而天癸至，任脉通，太冲脉盛，月事以时下，故有子。

三七，肾气平均，故真牙生而长极。

四七，筋骨坚，发长极，身体盛壮。

五七，阳明脉衰，面始焦，发始堕。

六七，三阳脉衰于上，面皆焦，发始白。

七七，任脉虚，太冲脉衰少，天癸竭，地道不通，故形坏而无子也。

丈夫八岁，肾气实，发长齿更。

二八，肾气盛，天癸至，精气溢泻，阴阳和，故能有子。

三八，肾气平均，筋骨劲强，故真牙生而长极。

四八，筋骨隆盛，肌肉满壮。

五八，肾气衰，发堕齿槁。

六八，阳气衰竭于上，面焦，发鬓颁白。

七八，肝气衰，筋不能动，天癸竭，精少，肾脏衰，形体皆极。

八八，则齿发去。

肾者主水，受五脏六腑之精而藏之，故五脏盛，乃能泻。今五脏皆衰，筋骨解堕，天癸尽矣，故发鬓白，身体重，行步不正，而无子耳。

帝曰：有其年已老，而有子者，何也?

岐伯曰：此其天寿过度，气脉常通，而肾气有余也。此虽有子，男子不过尽八八，女子不过尽七七，而天地之精气皆竭矣。

帝曰：夫道者年皆百岁，能有子乎?

岐伯曰：夫道者能却老而全形，身年虽寿，能生子也。

黄帝曰：余闻上古有真人者，提挈天地，把握阴阳，呼吸精气，独立守神，肌肉若一，故能寿敝天地，无有终时，此其道生。

中古之时，有至人者，淳德全道，和于阴阳，调于四时，去世离俗，积精全神，游行天地之间，视听八远之外，此盖益其寿命而强者也，亦归于真人。

其次有圣人者，处天地之和，从八风之理，适嗜欲于世俗之间，无恚嗔之心，行不欲离于世，被服章，举不欲观于俗，外不劳形于事，内无思想之患，以恬愉为务，以自得为功，形体不敝，精神不散，亦可以百数。

其次有贤人者，法则天地，象似日月，辨列星辰，逆从阴阳，分别四时，将从上古合同于道，亦可使益寿而有极时。

四气调神大论篇第二

春三月，此为发陈。天地俱生，万物以荣，夜卧早起，广步于庭，被发缓形，以使志生，生而勿杀，予而勿夺，赏而勿罚，此春气之应，养生之道也；逆之则伤肝，夏为实寒变，奉长者少。

夏三月，此为蕃秀。天地气交，万物华实，夜卧早起，无厌于日，使志勿怒，使华英成秀，使气得泄，若所爱在外，此夏气之应，养长之道也；逆之则伤心，秋为痎疟，奉收者少，冬至重病。

秋三月，此谓容平。天气以急，地气以明，早卧早起，与鸡俱兴，使志安宁，以缓秋刑，收敛神气，使秋气平，无外其志，使肺气清，此秋气之应，养收之道也；逆之则伤肺，冬为飧泄，奉藏者少。

冬三月，此为闭藏。水冰地坼，勿扰乎阳，早卧晚起，必待日光，使志若伏若匿，若有私意，若已有得，去寒就温，无泄皮肤，使气极夺。此冬气之应，养藏之道也；逆之则伤肾，春为痿厥，奉生者少。

唯圣人从之，故身无奇病，万物不失，生气不竭。

逆春气则少阳不生，肝气内变。

逆夏气则太阳不长，心气内洞。

逆秋气则太阴不收，肺气焦满。

逆冬气则少阴不藏，肾气独沉。

夫四时阴阳者，万物之根本也。所以圣人春夏养阳，秋冬养阴，以从其根；故与万物沉浮于生长之门。逆其根则伐其本，坏其真矣。故阴阳四时者，万物之终始也；生死之本也；逆之则灾害生，从之则苛疾不起，是谓得道。

道者，圣人行之，愚者佩之。从阴阳则生，逆之则死；从之则治，逆之则乱。反顺为逆，是谓内格。

是故圣人不治已病，治未病；不治已乱，治未乱，此之谓也。夫病已成而后药之，乱已成而后治之，譬犹渴而穿井，斗而铸锥，不亦晚乎？

生气通天论篇第三

黄帝曰：夫自古通天者，生之本，本于阴阳。天地之间，六合之内，其气九州、九窍、五脏十二节，皆通乎天气。其生五，其气三，数犯此者，则邪气伤人，此寿命之本也。

苍天之气，清静则志意治，顺之则阳气固，虽有贼邪，弗能害也，此因时之序。故圣人传精神，服天气而通神明。失之则内闭九窍，外壅肌肉，卫气解散，此谓自伤，气之削也。

阳气者，若天与日，失其所，则折寿而不彰。故天运当以日光明。是故阳因而上，卫外者也。

因于寒，欲如运枢，起居如惊，神气乃浮。

因于暑，汗，烦则喘喝，静则多言，体若燔炭，汗出而散。

因于湿，首如裹，湿热不攘，大筋緛短，小筋驰长。緛短为拘，驰长为痿。

因于气，为肿，四维相代，阳气乃竭。

阳气者，烦劳则张，精绝，辟积于夏，使人煎厥；目盲不可以视，耳闭不可以听，溃溃乎若坏都，汩汩乎不可止。

阳气者，大怒则形气绝而血菀于上，使人薄厥。有伤于筋，纵，其若不容。汗出偏沮，使人偏枯。汗出见湿，乃生痤疿。高梁之变，足生大丁，受如持虚。劳汗当风，寒薄为皶，郁乃痤。

阳气者，精则养神，柔则养筋。开阖不得，寒气从之，乃生大偻。

陷脉为瘘，留连肉腠，俞气化薄，传为善畏，及为惊骇。营气不从，逆于肉理，乃生痈肿。魄汗未尽，形弱而气烁，穴俞以闭，发为风疟。

故风者，百病之始也，清静则肉腠闭拒，虽有大风苛毒，弗之能害，此因时之序也。

故病久则传化，上下不并，良医弗为。故阳畜积病死，而阳气当隔。隔者当泻，不亟正治，粗乃败之。

故阳气者，一日而主外。平旦人气生，日中而阳气隆，日西而阳气已虚，气门乃闭。是故暮而收拒，无扰筋骨，无见雾露，反此三时，形乃困薄。

岐伯曰：阴者，藏精而起亟也，阳者，卫外而为固也。阴不胜其阳，则脉流薄疾，并乃狂。阳不胜其阴，则五脏气争，九窍不通。

是以圣人陈阴阳，筋脉和同，骨髓坚固，气血皆从。如是则内外调和，邪不能害，耳目聪明，气立如故。

风客淫气，精乃亡，邪伤肝也。

因而饱食，筋脉横解，肠澼为痔。

因而大饮，则气逆。

因而强力，肾气乃伤，高骨乃坏。

凡阴阳之要，阳密乃固，两者不和，若春无秋，若冬无夏。因而和之，是谓圣度。

故阳强不能密，阴气乃绝。阴平阳秘，精神乃治；阴阳离决，精气乃绝。因于露风，乃生寒热。

是以春伤于风，邪气留连，乃为洞泄。

夏伤于暑，秋为痎疟。

秋伤于湿，上逆而咳，发为痿厥。

冬伤于寒，春必温病。

四时之气，更伤五脏。阴之所生，本在五味；阴之五宫，伤在五味。

是故味过于酸，肝气以津，脾气乃绝。

味过于咸，大骨气劳，短肌，心气抑。

味过于甘，心气喘满，色黑，肾气不衡。

味过于苦，脾气不濡，胃气乃厚。

味过于辛，筋脉沮弛，精神乃央。

是故谨和五味，骨正筋柔，气血以流，腠理以密，如是则骨气以精。谨道如法，长有天命。

金匮真言论篇第四

帝曰：五脏应四时，各有收受乎？

岐伯曰：有。

东方青色，入通于肝，开窍于目，藏精于肝。其病发惊骇，其味酸，其类草木，其畜鸡，其谷麦，其应四时，上为岁星，是以春气在头也。其音角，其数八，是以知病之在筋也，其臭臊。

南方赤色，入通于心，开窍于耳，藏于心，故病在五脏。其味苦，其类火，其畜羊，其谷黍，其应四时，上为荧惑星。是以知病之在脉也。其音徵，其数七，其臭焦。

中央黄色，入通于脾，开窍于口，藏精于脾，故病在舌本。其味甘，其类土，其畜牛，其谷稷，其应四时，上为镇星。是以知病之在肉也。其音宫，其数五，其臭香。

西方白色，入通于肺，开窍于鼻，藏精于肺，故病背。其味辛，其类金，其畜马，其谷稻，其应四时，上为太白星。是以知病之在皮毛也。其音商，其数九，其臭腥。

北方黑色，入通于肾，开窍于二阴，藏精于肾，故病在膝。其味咸，其类水，其畜彘，其谷豆，其应四时，上为辰星。是以知病之在骨也。其音羽，其数六，其臭腐。

故善为脉者，谨察五脏六腑，一逆一从，阴阳表里，雌雄之纪，藏之心意，合心于精，非其人勿教，非其真勿授，是谓得道。

阴阳应象大论篇第五

阳化气，阴成形。寒极生热，热极生寒。寒气生浊，热气生清。清气在下，则生飧泄；浊气在上，则生䐜胀。此阴阳反作，病之逆从也。

阳为气，阴为味。味归形，形归气，气归精，精归化，精食气，形食味，化生精，气生形。味伤形，气伤精，精化为气，气伤于味。阴味出下窍，阳气出上窍。味厚者为阴，薄为阴之阳。气厚者为阳，薄为阳之阴。味厚则泄，薄则通。气薄则发泄，厚则发热。

天有四时五行，以生长收藏，以生寒暑燥湿风。人有五脏化五气，以生喜怒悲忧恐。

故喜怒伤气，寒暑伤形。暴怒伤阴，暴喜伤阳。厥气上行，满脉去形。喜怒不节，寒暑过度，生乃不固。

岐伯曰：能知七损八益，则二者可调，不知用此，则早衰之节也。

年四十，而阴气自半也，起居衰矣。

年五十，体重，耳目不聪明矣。

年六十，阴痿，气大衰，九窍不利，下虚上实，涕泣俱出矣。

故曰：知之则强，不知则老，故同出而名异耳。智者察同，愚者察异，愚者不足，智者有余，有余而耳目聪明，身体强健，老者复壮，壮者益治。

是以圣人为无为之事，乐恬憺之能，从欲快志于虚无之守，故寿命无穷，与天地终，此圣人之治身也。

善诊者，察色按脉，先别阴阳；审清浊，而知部分；视喘息，听音声，而知所苦；观权衡规矩，而知病所主。按尺寸，观浮沈滑涩，而知病所生；以治无过，以诊则不失矣。

灵兰秘典论篇第八

黄帝问曰：愿闻十二藏之相使，贵贱何如？

岐伯对曰：悉乎哉问也，请遂言之。

心者，君主之官也，神明出焉。

肺者，相傅之官，治节出焉。

肝者，将军之官，谋虑出焉。

胆者，中正之官，决断出焉。

膻中者，臣使之官，喜乐出焉。

脾胃者，仓廪之官，五味出焉。

大肠者，传道之官，变化出焉。

小肠者，受盛之官，化物出焉。

肾者，作强之官，伎巧出焉。

三焦者，决渎之官，水道出焉。

膀胱者，州都之官，津液藏焉，气化则能出矣。

凡此十二官者，不得相失也。故主明则下安，以此养生则寿，殁世不殆，以为天下则大昌。主不明则十二官危，使道闭塞而不通，形乃大伤，以此养生则殃，以为天下者，其宗大危，戒之戒之。

至道在微，变化无穷，孰知其原。窘乎哉，消者瞿瞿，孰知其要。闵闵之当，孰者为

良。恍惚之数，生于毫厘，毫厘之数，起于度量，千之万之，可以益大，推之大之，其形乃制。

六节藏象论篇第九

帝曰：余已闻六六九九之会也，夫子言积气盈闰，愿闻何谓气。请夫子发蒙解惑焉。

岐伯曰：此上帝所秘，先师传之也。

帝曰：请遂闻之。

岐伯曰：五日谓之候，三候谓之气，六气谓之时，四时谓之岁，而各从其主治焉。五运相袭，而皆治之，终期之日，周而复始，时立气布，如环无端，候亦同法。

故曰：不知年之所加，气之盛衰，虚实之所起，不可以为工矣。

帝曰：善。余闻气合而有形，因变以正名。天地之运，阴阳之化，其于万物，孰少孰多，可得闻乎？

岐伯曰：悉哉问也，天至广不可度，地至大不可量，大神灵问，请陈其方。

草生五色，五色之变，不可胜视；草生五味，五味之美，不可胜极。嗜欲不同，各有所通。

天食人以五气，地食人以五味。五气入鼻，藏于心肺，上使五色修明，音声能彰。五味入口，藏于肠胃，味有所藏，以养五气，气和而生，津液相成，神乃自生。

五藏生成篇第十

夫脉之小大滑涩浮沈，可以指别；五藏之象，可以类推；五藏相音，可以意识；五色微诊，可以目察。能合脉色，可以万全。

五藏别论篇第十一

凡治病必察其下，适其脉，观其志意，与其病也。

拘于鬼神者，不可与言至德；

恶于针石者，不可与言至巧。

病不许治者，病必不治，治之无功矣。

异法方宜论篇第十二

黄帝问曰：医之治病也，一病而治各不同，皆愈何也？

岐伯对曰：地势使然也。

故东方之域，天地之所始生也。鱼盐之地，海滨傍水，其民食鱼而嗜咸，皆安其处，美其食。鱼者使人热中，盐者胜血，故其民皆黑色疏理。其病皆为痈疡，其治宜砭石。故砭石者，亦从东方来。

西方者，金玉之域，沙石之处，天地之所收引也。其民陵居而多风，水土刚强，其民不衣而褐荐，其民华食而脂肥，故邪不能伤其形体，其病生于内，其治宜毒药。故毒药者亦从西方来。

北方者，天地所闭藏之域也。其地高陵居，风寒冰冽，其民乐野处而乳食，脏寒生满病，其治宜灸焫。故灸焫者，亦从北方来。

南方者，天地所长养，阳之所盛处也。其地下，水土弱，雾露之所聚也。其民嗜酸而食胕，故其民皆致理而赤色，其病挛痹，其治宜微针。故九针者，亦从南方来。

中央者，其地平以湿，天地所以生万物也众。其民食杂而不劳，故其病多痿厥寒热。其治宜导引按蹻，故导引按蹻者，亦从中央出也。

故圣人杂合以治，各得其所宜，故治所以异而病皆愈者，得病之情，知治之大体也。

移精变气论篇第十三

黄帝问曰：余闻古之治病，惟其移精变气，可祝由而已。今世治病，毒药治其内，针石治其外，或愈或不愈，何也？

岐伯对曰：往古人居禽兽之间，动作以避寒，阴居以避暑，内无眷慕之累，外无伸官之形，此恬淡之世，邪不能深入也。故毒药不能治其内，针石不能治其外，故可移精祝由而已。

当今之世不然，忧患缘其内，苦形伤其外，又失四时之从，逆寒暑之宜。贼风数至，虚邪朝夕，内至五脏骨髓，外伤空窍肌肤，所以小病必甚，大病必死。故祝由不能已也。

帝曰：善。余欲临病人，观死生，决嫌疑，欲知其要，如日月光，可得闻乎？

岐伯曰：色脉者，上帝之所贵也，先师之所传也。上古使僦贷季，理色脉而通神明，合之金木水火土四时八风六合，不离其常，变化相移，以观其妙，以知其要，欲知其要，则色脉是矣。

色以应日，脉以应月，常求其要，则其要也。夫色之变化，以应四时之脉，此上帝之所贵，以合于神明也，所以远死而近生。生道以长，命曰圣王。

帝曰：愿闻要道。

岐伯曰：治之要极，无失色脉，用之不惑，治之大则。逆从到行，标本不得，亡神失国。去故就新，乃得真人。

帝曰：余闻其要于夫子矣，夫子言不离色脉，此余之所知也。

岐伯曰：治之极于一。

帝曰：何谓一？

岐伯曰：一者，因得之。

帝曰：奈何？

岐伯曰：闭户塞牖，系之病者，数问其情，以从其意，得神者昌，失神者亡。

帝曰：善。

玉版论要篇第十五

黄帝问曰：余闻揆度奇恒，所指不同，用之奈何？

岐伯对曰：揆度者，度病之浅深也。奇恒者，言奇病也。请言道之至数，五色脉变，揆度奇恒，道在于一。神转不回，回则不转，乃失其机，至数之要，迫近于微，着之玉版，命曰合玉机。

诊要经终论篇第十六

黄帝问曰：诊要何如？

岐伯对曰：正月二月，天气始方，地气始发，人气在肝。

三月四月，天气正方，地气定发，人气在脾。

五月六月，天气盛，地气高，人气在头。

七月八月，阴气始杀，人气在肺。

九月十月，阴气始冰，地气始闭。人气在心。

十一月十二月，冰复，地气合，人气在肾。

帝曰：愿闻十二经脉之终奈何？

岐伯曰：太阳之脉，其终也戴眼，反折瘈瘲，其色白，绝汗乃出，出则死矣。

少阳终者，耳聋、百节皆纵，目寰绝系。绝系一日半死，其死也色先青，白乃死矣。

阳明终者，口目动作，善惊、妄言、色黄。其上下经盛，不仁则终矣。

少阴终者，面黑齿长而垢，腹胀闭，上下不通而终矣。

太阴终者，腹胀闭，不得息，善噫善呕，呕则逆，逆则面赤，不逆则上下不通，不通则面黑，皮毛焦而终矣。

厥阴终者，中热溢干，善溺、心烦、甚则舌卷，卵上缩而终矣。此十二经之所败也。

脉要精微论篇第十七

是知阴盛则梦涉大水恐惧，阳盛则梦大火燔灼。

阴阳俱盛，则梦相杀毁伤。

上盛则梦飞，下盛则梦堕，

甚饱则梦予，甚饥则梦取；

肝气盛则梦怒，肺气盛则梦哭。

短虫多则梦聚众，长虫多则梦相击毁伤。

玉机真藏论篇第十九

凡治病，察其形气色泽，脉之盛衰，病之新故，乃治之无后其时。

形气相得，谓之可治；

色泽以浮，谓之易已；

脉从四时，谓之可治；

脉弱以滑，是有胃气，命曰易治。取之以时。

形气相失，谓之难治；

色夭不泽，谓之难已；

脉实以坚，谓之益甚；

脉逆四时，为不可治。

必察四难，而明告之。

三部九候论篇第二十

帝曰：冬阴夏阳奈何？

岐伯曰：九候之脉皆沉细旋绝者为阴，主冬，故以夜半死。盛躁喘数者为阳，主夏，故以日中死。

是故寒热病者以平旦死。热中及热病者以日中死。病风者以日夕死。病水者以夜半死。其脉乍疏乍数，乍迟乍疾者，日乘四季死。

形肉已脱，九候虽调犹死。七诊虽见，九候皆从者不死。所言不死者，风气之病，及经月之病，似七诊之病而非也，故言不死。若有七诊之病，其脉候亦败者死矣。必发哕噫。

必审问其所始病，与今之所方病，而后各切循其脉，视其经络浮沉，以上下逆从循之。其脉疾者不病，其脉迟者病；脉不往来者死，皮肤着者死。

经脉别论篇第二十一

黄帝问曰：人之居处动静勇怯，脉亦为之变乎？

岐伯对曰：凡人之惊恐恚劳动静，皆为变也。

是以夜行则喘出于肾，淫气病肺。

有所堕恐，喘出于肝，淫气害脾。

有所惊恐，喘出于肺，淫气伤心。

渡水跌仆，喘出于肾与骨。

当是之时，勇者气行则已，怯者则着而为病也。

故曰：诊病之道，观人勇怯，骨肉皮肤，能知其情，以为诊法也。

故饮食饱甚，汗出于胃。惊而夺精，汗出于心。持重远行，汗出于肾。疾走恐惧，汗出于肝。摇体劳苦，汗出于脾。

故春秋冬夏，四时阴阳，生病起于过用，此为常也。

血气形志篇第二十四

形乐志苦，病生于脉，治之以灸刺。

形乐志乐，病生于肉，治之以针石。

形苦志乐，病生于筋，治之以熨引。

形苦志苦，病生于咽嗌，治之以百药。

形数惊恐，经络不通，病生于不仁，治之以按摩醪药。

是谓五形志也。

八正神明论篇第二十六

帝曰：星辰八正何候？

岐伯曰：星辰者，所以制日月之行也。八正者，所以八风之虚邪以时至者也。四时者所以春秋冬夏之气所在，以时调之也。八正之虚邪而避之勿犯也。以身之虚而逢天之虚，两虚相感，其气至骨，入则伤五脏，工候救之，弗能伤也。故曰：天忌不可不知也。

帝曰：善。其法星辰者，余闻之矣，愿闻法往古者。

岐伯曰：法往古者，先知针经也，验于来今者，先知日之寒温，月之虚盛，以候气之浮沉，而调之于身，观其立有验也。

观其冥冥者，言形气荣卫之不形于外，而工独知之。以日之寒温，月之虚盛，四时气之浮沉，参伍相合而调之，工常先见之。然而不形于外。

故曰观于冥冥焉！通于无穷者，可以传于后世也。是故工之所以异也。然而不形见于外，故俱不能见也。视之无形，尝之无味，故谓冥冥，若神髣佛。

虚邪者，八正之虚邪气也；正邪者，身形若用力汗出，腠理开，逢虚风，其中人也微。故莫知其情，莫见其形。

上工救其萌芽，必先见三部九候之气，尽调不败而救之，故曰上工。下工救其已成，救其已败，救其已成者，言不知三部九候之相失，因病而败之也，知其所在者，知诊三部九候之病脉处而治之，故曰守其门户焉。莫知其情，而见邪形也。

帝曰：妙乎哉论也，合人形于阴阳四时，虚实之应，冥冥之期，其非夫子孰能通之。然夫子数言形与神，何谓形？何谓神？愿卒闻之。

岐伯曰：请言形，形乎形，目冥冥，问其所病，索之于经，慧然在前，按之不得，不知其情，故曰形。

帝曰：何谓神？

岐伯曰：请言神，神乎神，耳不闻，目明，心开而志先，慧然独悟，口弗能言，俱视独见，适若昏，昭然独明，若风吹云，故曰神。三部九候为之原，九针之论，不必存也。

阳明脉解篇第三十

黄帝问曰：足阳明之脉病，恶人与火，闻木音则惕然而惊，钟鼓不为动，闻木音而惊何也？愿闻其故。

岐伯对曰：阳明者，胃脉也，胃者土也，故闻木音而惊者，土恶木也。

刺热篇第三十二

肝热病者，小便先黄，腹痛多卧，身热。热争则狂言及惊，胁满痛，手足躁，不得安卧。庚辛甚，甲乙大汗。气逆则庚辛死。刺足厥阴少阳，其逆则头痛员员，脉引冲头也。

心热病者，先不乐，数日乃热，热争则卒心痛，烦闷善呕，头痛面赤，无汗。壬癸甚，丙丁大汗。气逆则壬癸死，刺手少阴太阳。

脾热病者，先头重、颊痛、烦心、颜青、欲呕、身热。热争则腰痛，不可用俯仰，腹满泄，两颔痛。甲乙甚，戊己大汗；气逆则甲乙死，刺足太阴阳明。

肺热病者，先淅然厥起毫毛，恶风寒，舌上黄身热。热争则喘咳，痛走胸膺背，不得大息，头痛不堪，汗出而寒。丙丁甚，庚辛大汗。气逆则丙丁死。刺手太阴阳明，出血如大豆，立已。

肾热病者，先腰痛胻酸，苦渴数饮身热。热争则项痛而强，胻寒且酸，足下热，不欲言。其逆则项痛，员员淡淡然。戊己甚，壬癸大汗。气逆则戊己死。刺足少阴太阳，诸汗者，至其所胜日汗出也。

刺疟篇第三十六

足太阳之疟，令人腰痛头重，寒从背起，先寒后热，熇熇暍暍然，热止汗出，难已，刺郄中出血。

足少阳之疟，令人身体解㑊，寒不甚，热不甚，恶见人，见人心惕惕然，热多汗出甚，刺足少阳。

足阳明之疟，令人先寒，洒淅洒淅，寒甚久乃热，热去汗出，喜见日月光火气，乃快然。刺足阳明跗上。

足太阴之疟，令人不乐，好太息，不嗜食，多寒热汗出，病至则善呕，呕已乃衰，即取之。

足太阴之疟，令人呕吐甚，多寒热，热多寒少，欲闭户牖而处，其病难已。

足厥阴之疟，令人腰痛，少腹满、小便不利、如癃状，非癃也。数便，意恐惧，气不足，腹中悒悒，刺足厥阴。

肺疟者，令人心寒，寒甚热，热间善惊，如有所见者，刺手太阴阳明。

心疟者，令人烦心甚，欲得清水，反寒多，不甚热，刺手少阴。

肝疟者，令人色苍苍然太息，其状若死者，刺足厥阴见血。

脾疟者，令人寒，腹中痛。热则肠中鸣，鸣已汗出，刺足太阴。

肾疟者，令人洒洒然，腰脊痛，宛转大便难，目眴眴然，手足寒。刺足太阳少阴。

胃疟者，令人且病也，善饥而不能食，食而支满腹大。刺足阳明太阴横脉出血。

咳论篇第三十八

黄帝问曰：肺之令人咳何也？

岐伯对曰：五脏六腑皆令人咳，非独肺也。

帝曰：愿闻其状？

岐伯曰：皮毛者肺之合也。皮毛先受邪气，邪气以从其合也。其寒饮食人胃，从肺脉上至于肺，则肺寒，肺寒则外内合，邪因而客之，则为肺咳。

五脏各以其时受病，非其时各传以与之。人与天地相参，故五脏各以治时，感于寒则受病，微则为咳，甚者为泄为痛。

乘秋则肺先受邪，乘春则肝先受之，乘夏则心先受之，乘至阴则脾先受之，乘冬则肾先受之。

帝曰：何以异之？

岐伯曰：肺咳之状，咳而喘息有音，甚则唾血。

心咳之状，咳则心痛，喉中介介如梗状，甚则咽肿，喉痹。

肝咳之状，咳则两胁下痛，甚则不可以转，转则两胠下满。

脾咳之状，咳则右胁下痛，阴阴引肩背，甚则不可以动，动则咳剧。

肾咳之状，咳则腰背相引而痛，甚则咳涎。

举痛论篇第三十九

黄帝问曰：余闻善言天者，必有验于人，善言古者，必有合于今；善言人者，必有厌于己。如此则道不惑而要数极，所谓明也。

今余问于夫子，令言而可知，视而可见，扪而可得，令验于己而发蒙解惑，可得而闻乎？

岐伯再拜稽首曰：何道之问也？

帝曰：愿闻人之五脏卒痛，何气使然？

岐伯对曰：经脉流行不止，环周不休，寒气入经而稽迟。泣而不行，客于脉外，则血少，客于脉中则气不通，故卒然而痛。

帝曰：其痛或卒然而止者；或痛甚不休者；或痛甚不可按者；或按之而痛止者；或按之无益者；或喘动应手者；或心与背相引而痛者；或胁肋与少腹相引而痛者；或腹痛引阴股者；或痛宿昔而成积者；或卒然痛死不知人，有少间复生者；或痛而呕者；或腹痛而后泄者；或痛而闭不通者。凡此诸痛，各不同形，别之奈何？

岐伯曰：寒气客于脉外，则脉寒，脉寒则缩踡，缩踡则脉绌急，则外引小络，故卒然而痛。得炅则痛立止，因重中于寒，则痛久矣。

寒气客于经脉之中，与炅气相薄，则脉满，满则痛而不可按也。寒气稽留，炅气从上，则脉充大而血气乱，故痛甚不可按也。

寒气客于肠胃之间，膜原之下，血不得散，小络急引故痛。按之则血气散，故按之痛止。

寒气客于挟脊之脉则深，按之不能及，故按之无益也。

寒气客于冲脉，冲脉起于关元，随腹直上，寒气客则脉不通，脉不通则气因之，故喘气应手矣。

寒气客于背俞之脉，则脉泣，脉泣则血虚，血虚则痛。其俞注于心，故相引而痛。按之则热气至，热气至则痛止矣。

寒气客于厥阴之脉，厥阴之脉者，络阴器，系于肝。寒气客于脉中，则血泣脉急，故胁肋与少腹相引痛矣。

厥气客于阴股，寒气上及少腹，血泣在下相引，故腹痛引阴股。

寒气客于小肠膜原之间，络血之中，血泣不得注入大经，血气稽留不得行，故宿昔而成积矣。

寒气客于五脏，厥逆上泄，阴气竭，阳气未入，故卒然痛死不知人，气复反则生矣。

寒气客于肠胃，厥逆上出，故痛而呕也。

热气留于小肠，肠中痛，瘅热焦渴，则坚干不得出，故痛而闭不通矣。

帝曰：所谓言而可知者也，视而可见奈何？

岐伯曰：五脏六腑固尽有部，视其五色，黄赤为热，白为寒，青黑为痛，此所谓视而可见者也。

帝曰：扪而可得奈何？

岐伯曰：视其主病之脉坚，而血及陷下者，皆可扪而得也。

帝曰：善。余知百病生于气也，怒则气上，喜则气缓，悲则气消，恐则气下，寒则气收，炅则气泄，惊则气乱，劳则气耗，思则气结。九气不同，何病之生？

岐伯曰：怒则气逆，甚则呕血及飧泄，故气上矣。

喜则气和志达，荣卫通利，故气缓矣。

悲则心系急，肺布叶举，而上焦不通，荣卫不散，热气在中，故气消矣。

恐则精却，却则上焦闭，闭则气还，还则下焦胀，故气不行矣。

寒则腠理闭，气不行，故气收矣。

炅则腠理开，荣卫通，汗大泄，故气泄。

惊则心无所依，神无所归，虑无所定，故气乱矣。

劳则喘息汗出，外内皆越，故气耗矣。

思则心有所存，神有所归，正气留而不行，故气结矣。

风论篇第四十二

帝曰：五脏风之形状不同者何？愿闻其诊，及其病能。

岐伯曰：肺风之状，多汗恶风，色皏然白，时咳短气，昼日则差，暮则甚，诊在眉上，其色白。

心风之状，多汗恶风，焦绝善怒吓，赤色，病甚则言不可快，诊在口，其色赤。

肝风之状，多汗恶风，善悲，色微苍，嗌干善怒，时憎女子，诊在目下，其色青。

脾风之状，多汗恶风，身体怠堕，四支不欲动，色薄微黄，不嗜食，诊在鼻上，其色黄。

肾风之状，多汗恶风，面痝然浮肿，脊痛不能正立，其色炲，隐曲不利，诊在肌上，其色黑。

胃风之状，颈多汗，恶风，食饮不下，膈塞不通，腹善胀，失衣则䐜胀，食寒则泄，诊形瘦而腹大。

首风之状，头面多汗，恶风、当先风一日，则病甚，头痛不可以出内，至其风日，则病少愈。

漏风之状，或多汗，常不可单衣，食则汗出，甚则身汗，喘息恶风，衣常濡，口干善渴，不能劳事。

泄风之状，多汗，汗出泄衣上，口中干，上渍其风，不能劳事，身体尽痛，则寒。

帝曰：善。

痹论篇第四十三

凡痹之客五脏者，肺痹者，烦满喘而呕。

心痹者，脉不通，烦则心下鼓，暴上气而喘，嗌干善噫，厥气上则恐。

肝痹者，夜卧则惊，多饮，数小便，上为引如怀。

肾痹者，善胀，尻以代踵，脊以代头。

脾痹者，四支解堕，发咳呕汁，上为大塞。

肠痹者，数饮而出不得，中气喘争，时发飧泄。

胞痹者，少腹膀胱按之内痛，若沃以汤，涩于小便，上为清涕。

阴气者，静则神藏，躁则消亡。饮食自倍，肠胃乃伤。

淫气喘息，痹聚在肺；淫气忧思，痹聚在心；淫气遗溺，痹聚在肾；淫气乏竭，痹聚在肝；淫气肌绝，痹聚在脾。

诸痹不已，亦益内也。其风气胜者，其人易已也。

帝曰：痹，其时有死者，或疼久者，或易已者，其何故也？

岐伯曰：其入脏者死，其留连筋骨间者疼久，其留皮肤间者易已。

帝曰：其客于六腑者何也？

岐伯曰：此亦其食饮居处，为其病本也。六腑亦各有俞，风寒湿气中其俞，而食饮应之，循俞而入，各舍其腑也。

痿论篇第四十四

黄帝问曰：五脏使人痿何也？

岐伯对曰：肺主身之皮毛，心主身之血脉，肝主身之筋膜，脾主身之肌肉，肾主身之骨髓。

故肺热叶焦，则皮毛虚弱，急薄，着则生痿躄也。

心气热，则下脉厥而上，上则下脉虚，虚则生脉痿，枢折挈，胫纵而不任地也。

肝气热，则胆泄口苦，筋膜干，筋膜干则筋急而挛，发为筋痿。

脾气热，则胃干而渴，肌肉不仁，发为肉痿。

肾气热，则腰脊不举，骨枯而髓减，发为骨痿。

帝曰：何以得之？

岐伯曰：肺者脏之长也，为心之盖也，有所失亡，所求不得，则发肺鸣，鸣则肺热叶焦，故曰：五脏因肺热叶焦，发为痿躄，此之谓也。

悲哀太甚，则胞络绝，胞络绝，则阳气内动，发则心下崩数溲血也。故本病曰：大经空虚，发为肌痹，传为脉痿。

思想无穷，所愿不得，意淫于外，入房太甚，宗筋弛纵，发为筋痿，及为白淫。故下经曰：筋痿者生于肝使内也。

有渐于湿，以水为事，若有所留，居处相湿，肌肉濡渍，痹而不仁，发为肉痿。故下经曰：肉痿者，得之湿地也。

有所远行劳倦，逢大热而渴，渴则阳气内伐，内伐则热合于肾，肾者水脏也；今水不胜火，则骨枯而髓虚。故足不任身，发为骨痿。故下经曰：骨痿者，生于大热也。

针解篇第五十四

帝曰：余闻九针上应天地四时阴阳，愿闻其方，令可传于后世以为常也。

岐伯曰：夫一天、二地、三人、四时、五音、六律、七星、八风、九野，身形亦应之，针各有所宜，故曰九针。

人皮应天，人肉应地，人脉应人，人筋应时，人声应音，人阴阳合气应律，人齿面目应星，人出入气应风，人九窍三百六十五络应野。

故一针皮、二针肉、三针脉、四针筋、五针骨、六针调阴阳、七针益精、八针除风、九针通九窍、除三百六十五节气。此之谓各有所主也。

人心意应八风；人气应天；人发齿耳目五声，应五音六律；人阴阳脉血气应地。

长刺节论篇第五十五

刺家不诊，听病者言，在头头疾痛，为藏针之。刺至骨病已，上无伤骨肉及皮，皮者

道也。

气交变大论篇第六十九

黄帝问曰：五运更治，上应天期，阴阳往复，寒暑迎随，真邪相薄，内外分离，六经波荡，五气倾移，太过不及，专胜兼并，愿言其始，而有常名，可得闻乎？

岐伯稽首再拜对曰：昭乎哉问也！是明道也。此上帝所贵，先师传之，臣虽不敏，往闻其旨。

帝曰：余闻得其人不教，是谓失道，传非其人，慢泄天宝。余诚菲德，未足以受至道；然而众子哀其不终，愿夫子保于无穷，流于无极，余司其事，则而行之，奈何？

岐伯曰：请遂言之也。上经曰：夫道者，上知天文，下知地理，中知人事，可以长久，此之谓也。

帝曰：何谓也？

岐伯曰：本气位也。位天者，天文也。地位者，地理也。通于人气之变化者，人事也。故太过者先天，不及者后天，所谓治化而人应之也。

至真要大论篇第七十四

是故百病之起有生于本者，有生于标者，有生于中气者，有取本而得者，有取标而得者，有取中气而得者，有取标本而得者，有逆取而得者，有从取而得者。逆，正顺也，若顺，逆也。

故曰：知标与本，用之不殆，明知逆顺，正行无问，此之谓也。不知是者，不足以言诊，足以乱经。故大要曰：粗工嘻嘻，以为可知，言热未已，寒病复始，同气异形，迷诊乱经，此之谓也。

夫标本之道要而博，小而大，可以言一而知百病之害，言标与本，易而无损，察本与标，气可令调，明知胜复，为万民式，天之道毕矣。

帝曰：善。夫百病之生也，皆生于风寒暑湿燥火，以之化之变也。经言盛者泻之，虚则补之，余锡以方士，而方士用之尚未能十全，余欲令要道必行，桴鼓相应，犹拔刺雪汗，工巧神圣，可得闻乎？

岐伯曰：审察病机，无失气宜，此之谓也。

着至教论篇第七十五

黄帝坐明堂召雷公而问之曰：子知医之道乎？

雷公对曰：诵而颇能解，解而未能别，别而未能明，明而未能彰，足以治群僚，不足至侯王。愿得受树天之度，四时阴阳合之，别星辰与日月光，以彰经衡，后世益明，上通神农，着至教，疑于二皇。

帝曰：善。无失之，此皆阴阳表里，上下雌雄相输应也。而道上知天文，**下知地理，中知人事，可以长久**，以教众庶，亦不疑殆，医道论篇，可传后世，可以为宝。

雷公曰：请受道讽诵用解。

帝曰：子不闻阴阳传乎？

曰：不知。

曰：夫三阳天为业。上下无常，合而病至，偏害阴阳。

雷公曰：三阳莫当，请闻其解。

帝曰：三阳独至者，是三阳并至，并至如风雨，上为巅疾，下为漏病。外无期，内无正，不中经纪，诊无上下以书别。

雷公曰：臣治疏愈，说意而已。

帝曰：三阳者至阳也，积并则为惊，病起疾风，至如礔砺，九窍皆塞，阳气滂溢，干嗌喉塞。并于阴则上下无常，薄为肠澼，此谓三阳直心，坐不得起卧者，便身全三阳之病。且以知天下，何以别阴阳，应四时，合之五行。

雷公曰：阳言不别，阴言不理，请起受解，以为至道。

帝曰：子若受传，不知合至道以惑师教，语子至道之要。病伤五脏，筋骨以消，子言不明不别，是世主学尽矣。肾且绝，惋惋日暮，从容不出，人事不殷。

疏五过论篇第七十七

黄帝曰：呜呼远哉！闵闵乎若视深渊，若迎浮云，视深渊尚可测，迎浮云莫知其际，圣人之术，为万民式，论裁志意，必有法则，循经守数，按循医事，为万民副。故事有五过四德，汝知之乎？

雷公避席再拜曰：臣年幼小，蒙愚以惑，不闻五过与四德，比类形名，虚引其经，心无所对。

帝曰：凡未诊病者，必问尝贵后贱，虽不中邪，病从内生，名曰脱营。尝富后贫，名曰失精，五气留连，病有所并。医工诊之，不在脏腑，不变躯形，诊之而疑，不知病名，身体日减，气虚无精，病深无气，洒洒然时惊。病深者，以其外耗于卫，内夺于荣。良工所失，不知病情，此亦治之一过也。

凡欲诊病者，必问饮食居处，暴乐暴苦，始乐后苦，皆伤精气。精气竭绝，形体毁沮。暴怒伤阴，暴喜伤阳。厥气上行，满脉去形。愚医治之，不知补泻，不知病情，精华日脱，邪气乃并，此治之二过也。

善为脉者，必以比类、奇恒，从容知之，为工而不知道，此诊之不足贵，此治之三过也。

诊有三常，必问贵贱，封君败伤，及欲侯王？故贵脱势，虽不中邪，精神内伤，身必败亡。始富后贫，虽不伤邪，皮焦筋屈，痿躄为挛，医不能严，不能动神，外为柔弱，乱至失常，病不能移，则医事不行，此治之四过也。

凡诊者，必知终始，有知余绪，切脉问名，当合男女。离绝菀结，忧恐喜怒，五脏空虚，血气离守，工不能知，何术之语。尝富大伤，斩筋绝脉，身体复行，令泽不息，故伤败结，留薄归阳，脓积寒热。粗工治之，亟刺阴阳，身体解散，四支转筋，死日有期，医不能明，不问所发，惟言死日，亦为粗心，此治之五过也。

凡此五者，皆受术不通，人事不明也。故曰：圣人之治病也，必知天地阴阳，四时经纪，五脏六腑，雌雄表里。刺灸砭石，毒药所主，从容人事，以明经道，贵贱贫富，各异品理，问年少长勇惧之理审于分部，知病本始，八正九候，诊必副矣。

治病之道，气内为宝，循求其理，求之不得，过在表里。守数据治，无失俞理，能行此术，终身不殆。

不知俞理，五脏菀热，痈发六腑。诊病不审，是谓失常，谨守此治，与经相明。

上经下经，揆度阴阳，奇恒五中，决以明堂，审于始终，可以横行。

征四失论篇第七十八

黄帝在明堂，雷公侍坐。

黄帝曰：夫子所通书，受事众多矣。试言得失之意，所以得之，所以失之。

雷公对曰：循经受业，皆言十全，其时有过失者，请闻其事解也。

帝曰：子年少，智未及邪，将言以杂合耶。夫经脉十二、络脉三百六十五，此皆人之所明知，工之所循用也。所以不十全者。精神不专，志意不理，外内相失，故时疑殆。

诊不知阴阳逆从之理，此治之一失矣。

受师不卒，妄作杂术，谬言为道，更名自功，妄用砭石、后遗身咎，此治之二失也。

不适贫富贵贱之居，坐之薄厚，形之寒温，不适饮食之宜，不别人之勇怯，不知比类，足以自乱，不足以自明，此治之三失也。

诊病不问其始，忧患饮食之失节，起居之过度，或伤于毒，不先言此，卒持寸口，何病能中，妄言作名，为粗所穷，此治之四失也。

是以世人之语者，驰千里之外，不明尺寸之论，诊无人事，治数之道，从容之葆。坐持寸口，诊不中五脉，百病所起，始以自怨，遗师其咎，是故治不能循理，弃术于市，妄治时愈，愚心自得。

呜呼，窈窈冥冥，孰知其道。道之大者，拟于天地，配于四海，汝不知道之谕，受以明为晦。

方盛衰论篇第八十

雷公请问：气之多少，何者为逆，何者为从？

黄帝答曰：阳从左，阴从右，老从上，少从下，是以春夏归阳为生，归秋冬为死，反之则归秋冬为生，是以气多少，逆皆为厥。

问曰：有余者厥耶？

答曰：一上不下，寒厥到膝，少者秋冬死，老者秋冬生，气上不下，头痛巅疾，求阳不得，求阴不审，五部隔无征，若居旷野，若伏空室，绵绵乎属不满日。

是以少气之厥，令人妄梦，其极至迷。三阳绝，三阴微，是为少气。

是以肺气虚，则使人梦见白物，见人斩血借借。得其时则梦见兵战。

肾气虚，则使人梦见舟船溺人，得其时则梦伏水中，若有畏恐。

肝气虚，则梦见菌香生草，得其时则梦伏树下不敢起。

心气虚，则梦救火阳物，得其时则梦燔灼。

脾气虚，则梦饮食不足，得其时则梦筑垣盖屋。

此皆五脏气虚，阳气有余，阴气不足，合之五诊，调之阴阳，以在《经脉》。

诊有十度，度人、脉度、脏度、肉度、筋度、俞度。阴阳气尽，人病自具。脉动无常，散阴颇阳，脉脱不具，于无常行，诊必上下，度民君卿，受师不卒，使术不明，不察逆从，是为妄行，持雌失雄，弃阴附阳，不知并合，诊故不明，传之后世，反论自章。

至阴虚，天气绝；至阳盛，地气不足。阴阳并交，至人之所行。阴阳并交者，阳气先至，阴气后至。

是以经人持诊之道，先后阴阳而持之，奇恒之势，乃六十首，诊合微之事，追阴阳之变，章五中之情，其中之论，圣虚实之要，定五度之事，知此乃足以诊。

是以切阴不得阳，诊消亡；得阳不得阴，守学不湛。知左不知右，知右不知左，知上不知下，知先不知后，故治不久。知丑知善，知病知不病，知高知下，知坐知起，知行知止，用之有纪，诊道乃具，万世不殆。

起所有余，知所不足，度事上下，脉事因格。是以形弱气虚死，形气有余，脉气不足死；脉气有余，形气不足生。

是以诊有大方，坐起有常，出入有行，以转神明，必清必净，上观下观，司八正邪，别五中部，按脉动静，循尺滑涩寒温之意，视其大小，合之病能，逆从以得，复知病名，诊可十全，不失人情，故诊之或视息视意，故不失条理，道甚明察，故能长久。不知此道，失经绝理，亡言妄期，此谓失道。

解精微论篇第八十一

黄帝在明堂，雷公请曰：臣授业传之，行教以经论，从容形法，阴阳刺灸，汤液所滋，行治有贤不肖，未必能十全。若先言悲哀喜怒，燥湿寒暑，阴阳妇女，请问其所以然者。卑贱富贵，人之形体所从，群下通使，临事以适道术，谨闻命矣。请问有（上免下免）愚仆漏之问，不在经者，欲闻其状。

帝曰：大矣。

公请问：哭泣而泪不出者，若出而少涕，其故何也？

帝曰：在经有也。

复问：不知水所从生，涕所从出也。

帝曰：若问此者，无益于治也。工之所知，道之所生也。夫心者，五脏之专精也，目者其窍也，华色者其荣也。是以人有德也，则气和于目，有亡，忧知于色。

是以悲哀则泣下，泣下水所由生。水宗者，积水也，积水者，至阴也。至阴者，肾之精也。宗精之水所以不出者，是精持之也，辅之裹之，故水不行也。夫水之精为志，火之精为神，水火相感，神志俱悲，是以目之水生也。故谚曰：心悲名曰志悲，志与心精共凑于目也。

是以俱悲则神气传于心，精上不传于志，而志独悲，故泣出也。泣涕者，脑也，脑者阴也。髓者，骨之充也。故脑渗为涕。

志者骨之主也，是以水流而涕从之者，其行类也。夫涕之与泣者，譬如人之兄弟，急则俱死，生则俱生，其志以早悲，是以涕泣俱出而横行也。夫人涕泣俱出而相从者，所属之类也。

雷公曰：大矣。请问人哭泣而泪不出者，若出而少，涕不从之何也？

帝曰：夫泣不出者，哭不悲也。不泣者，神不慈也。神不慈，则志不悲，阴阳相持，泣安能独来。

夫志悲者惋，惋则冲阴，冲阴则志去目，志去则神不守精，精神去目，涕泣出也。且子独不诵不念夫经言乎？厥则目无所见。夫人厥则阳气并于上，阴气并于下，阳并于上则火独光也；阴并于下则足寒，足寒则胀也。夫一水不胜五火，故目眦盲。

是以冲风，泣下而不止。夫风之中目也，阳气内守于精。是火气燔目，故见风则泣下也。有以比之，夫火疾风生，乃能雨，此之类也。

2.3 黄帝内经·灵枢

九针十二原第一

观其色，察其目，知其散复。

一其形，听其动静，知其邪正。

小针解第三

所谓易陈者，易言也。难入者，难着于人也。粗守形者，守刺法也。上守神者，守人之血气有余不足可补泻也。神客者，正邪共会也。

神者，正气也，客者邪气也。在门者，邪循正气之所出入也。未睹其疾者，先知邪正何经之疾也。恶知其原者，先知何经之病所取之处也。

观其色，察其目，知其散复，一其形，听其动静者，言上工知相五色于目，有知调尺寸大小缓急滑涩，以言所病也。……知其邪正者，知论虚邪与正邪之风也。……所以察其目者，五藏使五色循明，**循明则声章，声章者，则言声与平生异也。**

邪气藏府病形第四

黄帝曰：阴之与阳也，异名同类，上下相会，经络之相贯，如环无端。邪之中人，或中于阴，或中于阳，上下左右，无有恒常，……

黄帝曰：邪之中人，其病形何如?

岐伯曰：虚邪之中身也。洒淅动形。正邪之中人也微，先见于色，不如于身，若有若无，若亡若存，有形无形，莫知其情。

黄帝曰：善哉。

黄帝问于岐伯曰：余闻之，见其色，知其病，命曰明。按其脉，知其病，命曰神。问其病，知其处，命曰工。余愿闻见而知之，按而得之，问而极之，为之奈何?

岐伯答曰：夫色脉与尺之相应也，如桴鼓影响之相应也，不得相失也，此亦本末根叶之出候也，故根死则叶枯矣。色脉形肉，不得相失也，故知一则为工，知二则为神，知三则神且明矣。

黄帝曰：愿闻六府之病。

岐伯答曰：面热者足阳明病，鱼络血者手阳明病，两跗之上脉竖陷者，足阳明病，此胃脉也。

大肠病者，肠中切痛，而鸣濯濯。冬日重感于寒即泄，当脐而痛，不能久立，与胃同候，取巨虚上廉。

胃病者，腹䐜胀，胃脘当心而痛，上肢两胁，膈咽不通，食饮不下，取之三里也。

小肠病者，小腹痛，腰脊控睾而痛，时窘之后，当耳前热，若寒甚，若独肩上热甚，及手小指次指之间热，若脉陷者，此其候也。手太阳病也，取之巨虚下廉。

三焦病者，腹气满，小腹尤坚，不得小便，窘急，溢则水留，即为胀。候在足太阳之外大络，大络在太阳少阳之间，亦见于脉，取委阳。

膀胱病者，小腹偏肿而痛，以手按之，即欲小便而不得，肩上热，若脉陷，及足小趾外廉及胫踝后皆热，若脉陷，取委中央。

胆病者，善太息，口苦，呕宿汁，心下淡淡，恐人将捕之，嗌中吤吤然数唾。在足少阳之本末，亦视其脉之陷下者灸之；其寒热者取阳陵泉。

根结第五

黄帝曰：逆顺五体者，言人骨节之大小，肉之坚脆，皮之厚薄，血之清浊，气之滑涩，脉之长短，血之多少，经络之数，余已知之矣，此皆布衣匹夫之士也。夫王公大人，血食之君，身体柔脆，肌肉软弱，血气慓悍滑利，其刺之徐疾浅深多少，可得同之乎。

岐伯答曰：膏粱菽藿之味，何可同也？气滑即出疾，其气涩则出迟，气悍则针小而入浅，气涩则针大而入深，深则欲留，浅则欲疾。以此观之，刺布衣者，深以留之，刺大人者，微以徐之，此皆因气慓悍滑利也。

黄帝曰：形气之逆顺奈何？

岐伯曰：形气不足，病气有余，是邪胜也，急泻之；形气有余，病气不足，急补之；形气不足，病气不足，此阴阳气俱不足也，不可刺之，刺之则重不足。重不足则阴阳俱竭，血气皆尽，五脏空虚，筋骨髓枯，老者绝灭，壮者不复矣。形气有余，病气有余，此谓阴阳俱有余也。急泻其邪，调其虚实。故曰：有余者泻之，不足者补之，此之谓也。

故曰：用针之要，在于知调阴与阳。调阴与阳，精气乃光，合形与气，使神内藏。故曰：上工平气，中工乱脉，下工绝气危生。故曰：下工不可不慎也，必审五藏变化之病，五脉之应，经络之实虚，皮之柔粗，而后取之也。

寿夭刚柔第六

黄帝问于伯高曰：余闻形有缓急，气有盛衰，骨有大小，肉有坚脆，皮有厚薄，其以立寿夭奈何？

伯高曰：形与气相任则寿，不相任则夭。皮与肉相果则寿，不相果则夭。血气经络，胜形则寿，不胜形则夭。

黄帝曰：何谓形之缓急？

伯高答曰：

形充而皮肤缓者则寿，

形充而皮肤急者则夭。

形充而脉坚大者，顺也。

形充而脉小以弱者，气衰，衰则危矣。

若形充而颧不起者，骨小，骨小而夭矣。

形充而大肉䐃坚而有分者，肉坚，肉坚则寿矣。

形充而大肉无分理不坚者肉脆，肉脆则夭矣。

此天之生命，所以立形定气而视寿夭者，必明乎此，立形定气，而后以临病人，决死生。

本神第八

黄帝问于岐伯曰：凡刺之法，先必本于神。血、脉、营、气、精神，此五脏之所藏也。至其淫泆离脏则精失、魂魄飞扬、志意恍乱、智虑去身者，何因而然乎？天之罪与？人之过乎？何谓德、气、生、精、神、魂、魄、心、意、志、思、智、虑？请问其故。

岐伯答曰：天之在我者德也，地之在我者气也。德流气薄而生者也。故生之来谓之精；两精相搏谓之神；随神往来者谓之魂；并精而出入者谓之魄；所以任物者谓之心；心有所忆谓之意；意之所存谓之志；因志而存变谓之思；因思而远慕谓之虑；因虑而处物谓之智。

故智者之养生也，必顺四时而适寒暑，和喜怒而安居处，节阴阳而调刚柔。如是，则僻邪不至，长生久视。

是故怵惕思虑者则伤神，神伤则恐惧流淫而不止。因悲哀动中者，竭绝而失生。喜乐者，神惮散而不藏。愁忧者，气闭塞而不行。盛怒者，迷惑而不治。恐惧者，神荡惮而不收。

心，怵惕思虑则伤神，神伤则恐惧自失。破䐃脱肉，毛悴色夭死于冬。

脾，愁忧而不解则伤意，意伤则悗乱，四肢不举，毛悴色夭死于春。

肝，悲哀动中则伤魂，魂伤则狂忘不精，不精则不正，当人阴缩而挛筋，两胁骨不举，毛悴色夭死于秋。

肺，喜乐无极则伤魄，魄伤则狂，狂者意不存人，皮革焦，毛悴色夭死于夏。

肾，盛怒而不止则伤志，志伤则喜忘其前言，腰脊不可以俛仰屈伸，毛悴色夭死于季夏。

恐惧而不解则伤精，精伤则骨酸痿厥，精时自下。是故五脏主藏精者也，不可伤，伤则失守而阴虚；阴虚则无气，无气则死矣。

是故用针者，察观病人之态，以知精、神、魂、魄之存亡，得失之意，五者以伤，针不可以治之也。

肝藏血，血舍魂，肝气虚则恐，实则怒。

脾藏营，营舍意，脾气虚则四肢不用，五脏不安，实则腹胀经溲不利。

心藏脉，脉舍神，心气虚则悲，实则笑不休。

肺藏气，气舍魄，肺气虚，则鼻塞不利少气，实则喘喝胸盈仰息。

肾藏精，精舍志，肾气虚则厥，实则胀。五脏不安。必审五脏之病形，以知其气之虚实，谨而调之也。

终始第九

凡刺之道，毕于终始，明知终始，五脏为纪，阴阳定矣。阴者主脏，阳者主腑，阳受气于四末，阴受气于五脏，故泻者迎之，补者随之，知迎知随，气可令和，和气之方，必通阴阳。五脏为阴，六腑为阳，传之后世，以血为盟。敬之者昌，慢之者亡。无道行私，必得夭殃。

谨奉天道，请言终始。终始者，经脉为纪。持其脉口人迎，以知阴阳有余不足，平与不平，天道毕矣。所谓平人者不病，不病者，脉口人迎应四时也，上下相应而俱往来也，六经之脉不结动也，本末之寒温之相守司也。形肉血气必相称也，是谓平人。少气者，脉口人迎俱少，而不称尺寸也。如是者，则阴阳俱不足，补阳则阴竭，泻阴则阳脱。如是者，可将以甘药，不可饮以至剂，如此者弗灸。不已者因而泻之，则五脏气坏矣。

太阳之脉，其终也。戴眼，反折，瘈瘲，其色白，绝皮乃绝汗，绝汗则终矣。

少阳终者，耳聋，百节尽纵，目系绝，目系绝，一日半则死矣。其死也，色青白，乃死。

阳明终者，口目动作，喜惊、妄言、色黄；其上下之经盛而不行，则终矣。

少阴终者，面黑，齿长而垢，腹胀闭塞，上下不通而终矣。

厥阴终者，中热溢干，喜溺，心烦，甚则舌卷，卵上缩而终矣。

太阴终者，腹胀闭，不得息，气噫，善呕，呕则逆，逆则面赤，不逆则上下不通，上下不通则面黑，皮毛憔而终矣。

经别第十一

黄帝问于岐伯曰：余闻人之合于天地道也，内有五脏，以应五音、五色、五时、五味、五位也；外有六腑，以应六律。六律建阴阳诸经而合之十二月、十二辰、十二节、十二经水、十二时、十二经脉者，此五脏六腑之所以应天道。夫十二经脉者，人之所以生，病之所以成，人之所以治，病之所以起，学之所始，工之所止也。粗之所易，上之所难也。请问其离合，出入奈何?

岐伯稽首再拜曰：明乎哉问也！此粗之所过，上之所息也，请卒言之。

经水第十二

黄帝问于岐伯曰：经脉十二者，外合于十二经水，而内属于五脏六腑。夫十二经水者，其有大小、深浅、广狭、远近各不同；五脏六腑之高下、大小、受谷之多少亦不等，相应奈何？夫经水者，受水而行之；五脏者，合神气魂魄而藏之；六腑者，受谷而行之，受气而扬之；经脉者，受血而营之。合而以治，奈何？刺之深浅，灸之壮数，可得闻乎?

岐伯答曰：善哉问也！天至高不可度，地至广不可量，此之谓也。且夫人生于天地之间，六合之内，此天之高，地之广也，非人力之所能度量而至也。若夫八尺之士，皮肉在此，外可度量切循而得之，其死可解剖而视之。其藏之坚脆，腑之大小，谷之多少，脉之长短，血之清浊，气之多少，十二经之多血少气，与其少血多气，与其皆多血气，与其皆少血气，皆有大数。其治以针艾，各调其经气，固其常有合乎。

黄帝曰：夫经脉之大小，血之多少，肤之厚薄，肉之坚脆及䐃之大小，可为量度乎?

岐伯答曰：其可为度量者，取其中度也。不甚脱肉，而血气不衰也。若夫度之人，消瘦而形肉脱者，恶可以度量刺乎。审、切、循、扪、按，视其寒温盛衰而调之，是谓因适而为之真也。

营卫生会第十八

黄帝曰：老人之不夜瞑者，何气使然？少壮之人，不昼瞑者，何气使然？

岐伯答曰：壮者之气血盛，其肌肉滑，气道通，营卫之行不失其常，故昼精而夜瞑。老者之气血衰，其肌肉枯，气道涩，五脏之气相博，其营气衰少而卫气内伐，故昼不精，夜不瞑。

四时气第十九

睹其色，察其以知其散复者，视其目色，以知病之存亡也。一其形，听其动静者，持气口人迎，以视其脉，坚且盛且滑者，病日进，脉软者，病将下。诸经实者，病三日已。气口候阴，人迎候阳也。

五邪第二十

邪在肺，则病皮肤痛，寒热，上气喘，汗出，欬动肩背。取之膺中外喻，背三节五脏之傍，以手疾按之，快然，乃刺之。取之缺盆中以越之。

邪在肝，则两胁中痛，寒中，恶血在内，行善掣节，时脚肿。取之行间，以引胁下，补三里以温胃中，取血脉以散恶血；取耳间青脉，以去其掣。

邪在脾胃，则病肌肉痛，阳气有余，阴气不足，则热中善饥；阳气不足，阴气有余，则寒中肠鸣、腹痛；阴阳俱有余，若俱不足，则有寒有热，皆调于三里。

邪在肾，则病骨痛，阴痹。阴痹者，按之而不得，腹胀，腰痛，大便难，肩背颈项痛，时眩。取之涌泉、昆仑。视有血者，尽取之。

邪在心，则病心痛，喜悲时眩仆；视有余不足而调之其输也。

病本第二十五

先病而后逆者，治其本；

先逆而后病者，治其本；

先寒而后生病者，治其本；

先病而后生寒者，治其本；

先热而后生病者，治其本。

先泄而后生他病者，治其本，必且调之，乃治其他病。

先病而后中满者，治其标；先病后泄者，治其本；

先中满而后烦心者，治其本。

有客气，有同气。大小便不利治其标，大小便利，治其本。

病发而有余，本而标之，先治其本，后治其标；

病发而不足，标而本之，先治其标，后治其本，

谨详察间甚，以意调之，间者并行，甚为独行；

先小大便不利而后生他病者，治其本也。

口问第二十八

黄帝闲居，辟左右而问于岐伯曰：余已闻九针之经，论阴阳逆顺，六经已毕，愿得口问。

岐伯避席再拜曰：善乎哉问也，此先师之所口传也。

黄帝曰：愿闻口传。

岐伯答曰：夫百病之始生也，皆生于风雨寒暑，阴阳喜怒，饮食居处，大惊卒恐。则血气分离，阴阳破败，经络厥绝，脉道不通，阴阳相逆，卫气稽留，经脉虚空，血气不次，乃失其常。

黄帝曰：人之欠者，何气使然？

岐伯答曰：卫气昼日行于阳，夜半则行于阴，阴者主夜，夜者卧；阳者主上，阴者主下；故阴气积于下，阳气未尽，阳引而上，阴引而下，阴阳相引，故数欠。阳气尽，阴气盛，则目瞑；阴气尽而阳气盛，则寤矣。泻足少阴，补足太阳。

黄帝曰：人之哕者，何气使然？

岐伯曰：谷入于胃，胃气上注于肺。今有故寒气与新谷气，俱还入于胃，新故相乱，真邪相攻，气并相逆，复出于胃，故为哕。补手太阴，泻足少阴。

黄帝曰：人之唏者，何气使然？

岐伯曰：此阴气盛而阳气虚，阴气疾而阳气徐，阴气盛而阳气绝，故为唏。补足太阳，泻足少阴。

黄帝曰：人之振寒者，何气使然？

岐伯曰：寒气客于皮肤，阴气盛，阳气虚，故为振寒寒栗，补诸阳。

黄帝曰：人之噫者，何气使然？

岐伯曰：寒气客于胃，厥逆从下上散，复出于胃，故为噫。补足太阴阳明，一曰补眉本也。

黄帝曰：人之嚏者，何气使然？

岐伯曰：阳气和利，满于心，出于鼻，故为嚏。补足太阳荣眉本，一曰眉上也。

黄帝曰：人之亸者，何气使然？

岐伯曰：胃不实则诸脉虚；诸脉虚则筋脉懈惰；筋脉懈惰则行阴用力，气不能复，故为亸。因其所在，补分肉间。

黄帝曰：人之哀而泣涕出者，何气使然？

岐伯曰：心者，五脏六腑之主也；目者，宗脉之所聚也，上液之道也；口鼻者，气之门户也。故悲哀愁忧则心动，心动则五脏六腑皆摇，摇则宗脉感，宗脉感则液道开，液道开，故泣涕出焉。液者，所以灌精濡空窍者也，故上液之道开则泣，泣不止则液竭；液竭则精不灌，精不灌则目无所见矣，故命曰夺精。补天柱经侠颈。

黄帝曰：人之太息者，何气使然？

岐伯曰：忧思则心系急，心系急则气道约，约则不利，故太息以伸出之，补手少阴心主，足少阳留之也。

黄帝曰：人之涎下者，何气使然？

岐伯曰：饮食者，皆入于胃，胃中有热则虫动，虫动则胃缓，胃缓则廉泉开，故涎下，补足少阴。

黄帝曰：人之耳中鸣者，何气使然？

岐伯曰：耳者，宗脉之所聚也，故胃中空则宗脉虚，虚则下溜，脉有所竭者，故耳鸣，补客主人，手大指爪甲上与肉交者也。

黄帝曰：人之自啮舌者，何气使然？

岐伯曰：此厥逆走上，脉气辈至也。少阴气至则啮舌，少阳气至则啮颊，阳明气至则啮唇矣。视主病者，则补之。

凡此十二邪者，皆奇邪之走空窍者也。故邪之所在，皆为不足。故上气不足，脑为之不满，耳为之苦鸣，头为之苦倾，目为之眩。中气不足，溲便为之变，肠为之苦鸣。下气不足，则乃为痿厥心悗。补足外踝下留之。

师传第二十九

黄帝曰：余闻先师，有所心藏，弗着于方，余愿闻而藏之，则而行之，上以治民，下以治身，使百姓无病，上下和亲，德泽下流，子孙无优，传于后世，无有终时，可得闻乎？

岐伯曰：远乎哉问也。夫治民与自治，治彼与治此，治小与治大，治国与治家，未有逆而能治之也，夫惟顺而已矣。顺者，非独阴阳脉，论气之逆顺也，百姓人民皆欲顺其志也。

黄帝曰：顺之奈何？

岐伯曰：入国问俗，入家问讳，上堂问礼，临病人问所便。

黄帝曰：便病人奈何？

岐伯曰：夫中热消瘅，则便寒；寒中之属，则便热。胃中热则消谷，令人悬心善饥。脐以上皮热，肠中热，则出黄如糜。脐以下皮寒，胃中寒，则腹胀；肠中寒，则肠鸣飧泄。胃中寒，肠中热，则胀而且泄，胃中热，肠中寒，则疾饮，小腹痛胀。

黄帝曰：胃欲寒饮，肠欲热饮，两者相逆，便之奈何？且夫王公大人，血食之君，骄恣从欲轻人，而无能禁之，禁之则逆其志，顺之则加其病，便之奈何？治之何先？

岐伯曰：人之情，莫不恶死而喜生，告之以其败，语之以其善，导之以其所便，开之以其所苦，虽有无道之人，恶有不听者乎？

黄帝曰：治之奈何？

岐伯曰：春夏先治其标，后治其本；秋冬先治其本，后治其标。

黄帝曰：便其相逆者奈何？

岐伯曰：便此者，食饮衣服，亦欲适寒温，寒无凄怆，暑无出汗。食饮者，热无灼灼，寒无沧沧。寒温中适，故气将持，乃不致邪僻也。

决气第三十

黄帝曰：余闻人有精、气、津、液、血、脉，余意以为一气耳，今乃辨为六名，余不知其所以然。

岐伯曰：两神相搏，合而成形，常先身生，是谓精。

何谓气？

岐伯曰：上焦开发，宣五谷味，熏肤、充身、泽毛，若雾露之溉，是谓气。

何谓津？

岐伯曰：腠理发泄，汗出溱溱，是谓津。

何谓液？

岐伯曰：谷入气满，淖泽注于骨，骨属屈伸，泄泽补益脑髓，皮肤润泽，是谓液。

何谓血？

岐伯曰：中焦受气，取汁变化而赤，是谓血。

何谓脉？

岐伯曰：壅遏营气，令无所避，是谓脉。

黄帝曰：六气者，有余不足，气之多少，脑髓之虚实，血脉之清浊，何以知之？

岐伯曰：精脱者，耳聋。

气脱者，目不明。

津脱者，腠理开，汗大泄。

液脱者，骨属屈伸不利，色夭，脑髓消，胫酸，耳数鸣。

血脱者，色白，夭然不泽，其脉空虚，此其候也。

黄帝曰：六气者，贵贱何如？

岐伯曰：六气者，各有部主也，其贵贱善恶，可为常主，然五谷与胃为大海也。

海论第三十三

黄帝问于岐伯曰：余闻刺法于夫子，夫子之所言，不离于营卫血气。夫十二经脉者，内属于腑脏，外络于肢节，夫子乃合之于四海乎。

岐伯答曰：人亦有四海，十二经水。经水者，皆注于海，海有东西南北，命曰四海。

黄帝曰：以人应之奈何？

岐伯曰：人有髓海，有血海，有气海，有水谷之海，凡此四者，以应四海也。

黄帝曰：远乎者，夫子之合人天地四海也，愿闻应之奈何？

岐伯曰：必先明知阴阳表荥腧所在，四海定矣。

黄帝曰：定之奈何？

岐伯曰：胃者水谷之海，其输上在气街（冲），下至三里；

冲脉者，为十二经之海，其输上在于大杼，下出于巨虚之上下廉；

膻中者，为气之海，其输上在于柱骨之上下，前在于人迎，

脑为髓之海，其输上在于其盖，下在风府。

黄帝曰：凡此四海者，何利何害？何生何败？

岐伯曰：得顺者生，得逆者败；知调者利，不知调者害。

黄帝曰：四海之逆顺奈何？

岐伯曰：气海有余者，气满胸中，悗息面赤；气海不足，则气少不足以言。

血海有余，则常想其身大，怫然不知其所病；血海不足，亦常想其身小，狭然不知其所病。

水谷之海有余，则腹满；水谷之海不足，则饥不受谷食。

髓海有余，则轻劲多力，自过其度；髓海不足，则脑转耳鸣，胫酸眩冒，目无所见，

懈怠安卧。

五乱第三十四

黄帝曰：经脉十二者，别为五行，分为四时，何失而乱？何得而治？

岐伯曰：五行有序，四时有分，相顺则治，相逆则乱。

黄帝曰：何谓相顺？

岐伯曰：经脉十二者，以应十二月。十二月者，分为四时。四时者，春秋冬夏，其气各异，营卫相随，阴阳已知，清浊不相干，如是则顺之而治。

黄帝曰：何为逆而乱？

岐伯曰：清气在阴，浊气在阳，营气顺脉，卫气逆行，清浊相干，乱于胸中，是谓大悗。故气乱于心，则烦心密嘿，俛首静伏；乱于肺，则俛仰喘喝，接手以呼；乱于肠胃，是为霍乱；乱于臂胫，则为四厥；乱于头，则为厥逆，头重眩仆。

胀论第三十五

黄帝曰：愿闻胀形。

岐伯曰：夫心胀者烦心短气，卧不安；肺胀者，虚满而喘咳；肝胀者，胁下满而痛引小腹；脾胀者，善秽，四肢烦悗，体重不能胜衣，卧不安；肾胀者，腹满引背央央然，腰髀痛。六府胀，胃胀者，腹满，胃脘痛，鼻闻焦臭，妨于食，大便难；大肠胀者，肠鸣而痛濯濯，冬日重感于寒，则餐泄不化；小肠胀者，少腹慎胀，引腰而痛；膀胱胀者，少腹而气癃；三焦胀者，气满于皮肤中，轻轻然而不坚；胆胀者，胁下痛胀，口中苦，善太息。

凡此诸胀者，其道在一，明知逆顺，针数不失，泻虚补实，神去其室，致邪失正，真不可定，麤之所败，谓之天命；补虚泻实，神归其室，久塞其空，谓之良工。

黄帝曰：胀者焉生？何因而有？

岐伯曰：卫气之在身也，常然并脉，循分肉，行有逆顺，阴阳相随，乃得天和，五脏更始，四时循序，五谷乃化。然后厥气在下，营卫留止，寒气逆上，真邪相攻，两气相搏，乃合为胀也。

黄帝曰：善。何以解惑？

岐伯曰：合之于真，三合而得。

帝曰：善。

逆顺肥瘦第三十八

黄帝问于岐伯曰：余闻针道于夫子，众多毕悉矣。夫子之道，应若失，而据未有坚然者也。夫子之问学熟乎，将审察于物而心生之乎？

岐伯曰：人之为道者，上合于天，下合于地，中合于人事，必有明法，以起度数，法式检押，乃后可传焉。故匠人不能释尺寸而意短长，废绳墨而起平水也，工人不能置规而为圆，去矩而为方。知用此者，固自然之物，易用之教，逆顺之常也。

黄帝曰：愿闻自然奈何？

岐伯曰：临深决水，不用功力，而水可竭也。循掘决冲，而经可通也。此言气之滑涩，血水清浊，行之逆顺也。

黄帝曰：何以明之？

岐伯曰：以言导之，切而验之，其非必动，然后仍可明逆顺之行也。

黄帝曰：窘乎哉！圣人之为道也。明于日月，微于毫厘，其非夫子，孰能道之也。

阴阳清浊第四十

黄帝曰：余闻十二经脉，以应十二经水者，其五色各异，清浊不同，人之血气若一，应之奈何？

岐伯曰：人之血气，苟能若一，则天下为一矣，恶有乱者乎？

黄帝曰：余问一人，非问天下之众。

岐伯曰：夫一人者，亦有乱气，天下之象，亦有乱人，其合为一耳。

黄帝曰：愿闻人气之清浊。

岐伯曰：受谷者浊，受气者清。清者注阴，浊者注阳。浊而清者，上出于咽，清而浊者，则下行。清浊相干，命曰乱气。

黄帝曰：夫阴清而阳浊，浊者有清，清者有浊，清浊别之奈何？

岐伯曰：气之大别，清者上注于肺，浊者下走于胃。胃之清气，上出于口；肺之浊气，下注于经，内积于海。

黄帝曰：诸阳皆浊，何阳浊甚乎？岐伯曰：手太阳独受阳之浊，手太阴独受阴之清；其清者上走空窍，其浊者下行诸经。诸阴皆清，足太阴独受其浊。

病传第四十二

黄帝曰：余受九针于夫子，而私览于诸方，或有导引行气，乔摩、灸、熨、刺、?、饮药之一者，可独守耶，将尽行之乎？

岐伯曰：诸方者，众人之方也，非一人之所尽行也。

黄帝曰：此乃所谓守一勿失，万物毕者也。今余已闻阴阳之要，虚实之理，倾移之过，可治之属，愿闻病之变化，淫传绝败而不可治者，可得闻乎？

岐伯曰：要乎哉问也，昭乎其如日醒，窘乎其如夜瞑，能被而服之，神与俱成，毕将服之，神自得之，生神之理，可着于竹帛，不可传于子孙。

黄帝曰：何谓日醒？

岐伯曰：明于阴阳，如惑之解，如醉之醒。

黄帝曰：何谓夜瞑？

岐伯曰：瘖乎其无声，漠乎其无形，折毛发理，正气横倾，淫邪泮衍，血脉传溜，大气入脏，腹痛下淫，可以致死，不可以致生。

淫邪发梦第四十三

黄帝曰：愿闻淫邪泮衍，奈何？

岐伯曰：正邪从外袭内，而未有定舍，反淫于脏，不得定处，与营卫俱行，而与魂魄飞扬，使人卧不得安而喜梦；气淫于腑，则有余于外，不足于内；气淫于脏，则有余于内，不足于外。

黄帝曰：有余不足，有形乎？

岐伯曰：阴气盛，则梦涉大水而恐惧；

阳气盛，则梦大火而焫；

阴阳俱盛，则梦相杀。

上盛则梦飞，下盛则梦堕；

甚饥则梦取，甚饱则梦予；

肝气盛，则梦怒，

肺气盛，则梦恐惧、哭泣、飞扬；

心气盛，则梦善笑恐畏；

脾气盛，则梦歌、身体重不举；

肾气盛，则梦腰脊两解不属。

凡此十二盛者，至而泻之，立已。

厥气客于心，则梦见丘山烟火；

客于肺，则梦飞扬，见金铁之奇物；

客于肝，则梦山林树木；

客于脾，则梦见丘陵大泽，坏屋风雨；

客于肾，则梦临渊，没居水中；

客于膀胱，则梦游行；

客于胃，则梦饮食；

客于大肠，则梦田野；

客于小肠，则梦聚邑冲衢；

客于胆，则梦斗讼自刳；

客于阴器，则梦接内；

客于项，则梦斩首；

客于胫，则梦行走而不能前，及居深地窌苑中；

客于股肱，则梦礼节拜起；

客于胞脏，则梦溲便。

凡此十五不足者，至而补之立已也。

顺气一日分为四时第四十四

黄帝曰：夫百病之所始生者，必起于燥温寒暑风雨阴阳喜怒饮食居处，气合而有形，得脏而有名，余知其然也。夫百病者，多以旦慧昼安，夕加夜甚，何也？

岐伯曰：四时之气使然。

黄帝曰：愿闻四时之气。

岐伯曰：春生，夏长，秋收，冬藏，是气之常也，人亦应之，以一日分为四时，朝则为春，日中为夏，日入为秋，夜半为冬。朝则人气始生，病气衰，故旦慧；日中人气长，长则胜邪，故安；夕则人气始衰，邪气始生，故加；夜半人气入脏，邪气独居于身，故甚也。

黄帝曰：有时有反者何也？

岐伯曰：是不应四时之气，脏独主其病者，是必以脏气之所不胜时者甚，以其所胜时者起也。

黄帝曰：治之奈何？

岐伯曰：顺天之时，而病可与期。顺者为工，逆者为麤。

黄帝曰：善，余闻刺有五变，以主五输。愿闻其数。

岐伯曰：人有五脏，五脏有五变。五变有五输，故五五二十五输，以应五时。

外揣第四十五

余闻九针九篇，余亲受其调，颇得其意。夫九针者，始于一而终于九，然未得其要道也。夫九针者，小之则无内，大之则无外，深不可为下，高不可为盖，恍惚无穷，流溢无极，畲知其合于天道人事四时之变也，然余愿杂之毫毛，浑束为一，可乎？

岐伯曰：明乎哉问也，非独针道焉，夫治国亦然。

黄帝曰：余愿闻针道，非国事也。

岐伯曰：夫治国者，夫惟道焉，非道，何可小大深浅，杂合而为一乎。

黄帝曰：愿卒闻之。

岐伯曰：日与月焉，水与镜焉，鼓与响焉。夫日月之明，不失其影，水镜之察，不失其形，鼓响之应，不后其声，动摇则应和，尽得其情。

黄帝曰：窘乎哉！昭昭之明不可蔽，其不可蔽，不失阴阳也。合而察之，切而验之，见而得之，若清水明镜之不失其形也。五音不彰，五色不明，五脏波荡，若是则内外相袭，若鼓之应桴，响之应声，影之似形。故远者，司外揣内，近者，司内揣外，是谓阴阳之极，天地之盖，请藏之灵兰之室，弗敢使泄也。

五变第四十六

黄帝问于少俞曰：余闻百疾之始期也，必生于风雨寒暑，循毫毛而入腠理，或复还，或留止，或为风肿汗出，或为消瘅，或为寒热，或为留痹，或为积聚。奇邪淫溢，不可胜数，愿闻其故。夫同时得病，或病此，或病彼，意者天之为人生风乎，何其异也？

少俞曰：夫天之生风者，非以私百姓也，其行公平正直，犯者得之，避者得无殆，非求人而人自犯之。

黄帝曰：一时遇风，同时得病，其病各异，愿闻其故。

少俞曰：善乎其问！请论以比匠人。匠人磨斧斤，砺刀削断材木。木之阴阳，尚有坚脆，坚者不入，脆者皮弛，至其交节，而缺斤斧焉。夫一木之中，坚脆不同，坚者则刚，脆者易伤，况其材木之不同，皮之厚薄，汁之多少，而各异耶。夫木之蚤花先生叶者，遇春霜烈风，则花落而叶萎；久曝大旱，则脆木薄皮者，枝条汁少而叶萎；久阴淫雨，则薄皮多汁者，皮漉而浅；卒风暴起，则刚脆之木，根摇而叶落。凡此五者，各有所伤，况于人乎！

黄帝曰：以人应木，奈何？

少俞答曰：木之所伤也，皆伤其枝。枝之刚脆而坚，未成伤也。人之有常病也，亦因其骨节皮肤腠理之不坚固者，邪之所舍也，故常为病也。

黄帝曰：人之善病风厥漉汗者，何以候之？

少俞答曰：内不坚，腠理疏，则善病风。

黄帝曰：何以候肉之不坚也？

少俞答曰：腘肉不坚，而无分理。理者麤理，麤理而皮不致者，腠理疏。此言其浑然者。

黄帝曰：人之善病消瘅者，何以候之？

少俞答曰：五脏皆柔弱者，善病消瘅。

黄帝曰：何以知五脏之柔弱也？

少俞答曰：夫柔弱者，必有刚强，刚强多怒，柔者易伤也。

黄帝曰：何以候柔弱之与刚强？

少俞答曰：此人薄皮肤，而目坚固以深者，长冲直肠，其心刚，刚则多怒，怒则气上逆，胸中蓄积，血气逆留，髋皮充肌，血脉不行，转而为热，热则消肌肤，故为消瘅。此言其人暴刚而肌肉弱者也。

黄帝曰：余闻病形，已知之矣！愿闻其时。

少俞答曰：先立其年，以知其时。时高则起，时下则殆，虽不陷下，当年有冲道，其病必起，是谓因形而生病，五变之纪也。

本藏第四十七

黄帝问于岐伯曰：

人之血气精神者，所以奉生而周于性命者也；

经脉者，所以行血气而营阴阳、濡筋骨，利关节者也；

卫气者，所以温分肉，充皮肤，肥腠理，司开阖者也；

志意者，所以御精神，收魂魄，适寒温，和喜怒者也。

是故血和则经脉流行，营复阴阳，筋骨劲强，关节清利矣；卫气和则分肉解利，皮肤调柔，腠理致密矣；志意和则精神专直，魂魄不散，悔怒不起，五脏不受邪矣；寒温和则六腑化谷，风痹不作，经脉通利，肢节得安矣，此人之常平也。

五脏者，所以藏精神血气魂魄者也；

六腑者，所以化水谷而行津液者也。

此人之所以具受于天也，无愚智贤不肖，无以相倚也。然有其独尽天寿，而无邪僻之病，百年不衰，虽犯风雨卒寒大暑，犹有弗能害也；有其不离屏蔽室内，无怵惕之恐，然犹不免于病，何也？愿闻其故。

岐伯对曰：窘乎哉问也。**五脏者，所以参天地，副阴阳，而运四时，化五节者也；五脏者，固有小大、高下、坚脆、端正、偏倾者，六腑亦有小大、长短、厚薄、结直、缓急。凡此二十五者，各不同，或善或恶，或吉或凶，请言其方。**

帝曰：善。然非余之所问也，愿闻人之有不可病者，至尽天寿，虽有深扰大恐，怵惕之志，犹不能减也，甚寒大热，不能伤也；其有不离屏蔽室内，又无怵惕之恐，然不免于病者，何也？愿闻其故。

岐伯曰：五脏六腑，邪之舍也，请言其故。五脏皆小者，少病，苦憔心，大愁扰；五脏皆大者，缓于事，难使以扰。五脏皆高者，好高举措；五脏皆下者，好出人下。五脏皆坚者，无病；五脏皆脆者，不离于病。五脏皆端正者，和利得人心；五脏皆偏倾者，邪心而善盗，不可以为人平，反复言语也。

黄帝曰：愿闻六腑之应。

岐伯答曰：肺合大肠，大肠者，皮其应；

心合小肠，小肠者，脉其应；

肝合胆，胆者，筋其应；

脾合胃，胃者，肉其应；

肾合三焦膀胱，三焦膀胱者，腠理毫毛其应。

卫气第五十二

黄帝曰：五脏者，所以藏精神魂魄者也；六腑者，所以受水谷而行化物者也。其气内干五脏，而外络肢节。其浮气之不循经者，为卫气；其精气之行于经者，为营气。**阴阳相随，外内相贯，如环之无端。亭亭淳淳乎，孰能穷之**。然其分别阴阳，皆有标本虚实所离之处。能别阴阳十二经者，知病之所生；候虚实之所在者，能得病之高下；知六腑之气街者，能知解结契绍于门户；能知虚石之坚软者，知补泻之所在；能知六经标本者，可以无惑于天下。

岐伯曰：博哉！圣帝之论。

天年第五十四

黄帝问于岐伯曰：愿闻人之始生，何气筑为基，何立而为楯，何失而死，何得而生？

岐伯曰：以母为基，以父为楯，失神者死，得神者生也。

黄帝曰：何者为神？

岐伯曰：血气已和，营卫已通，五藏已成，神气舍心，魂魄毕具，乃成为人。

黄帝曰：人之寿夭各不同，或夭寿，或卒死，或病久，愿闻其道？

岐伯曰：五藏坚固，血脉和调，肌肉解利，皮肤致密，营卫之行，不失其常，呼吸微徐，气度以行，六府化谷，津液布扬，各如其常，故能长久。

黄帝曰：人之寿百岁而死，何以致之？

岐伯曰：使道隧以长，基墙高以方，通调营卫，三部三里起，骨高肉满，百岁乃得终。

黄帝曰：其气之盛衰，以至其死，可得闻乎？

岐伯曰：人生十岁，五藏始定，血气已通，其气在下，故好走。

二十岁，血气始盛，肌肉方长，故好趋。

三十岁，五藏大定，肌肉坚固，血脉盛满，故好步。

四十岁，五藏六府十二经脉，皆大盛以平定，腠理始疏，荣华颓落，发颇颁白，平盛不摇，故好坐。

五十岁，肝气始衰，肝叶始薄，胆汁始灭，目始不明。

六十岁，心气始衰，善忧悲，血气懈惰，故好卧。

七十岁，脾气虚，皮肤枯。

八十岁，肺气衰，魄离，故言善误。

九十岁，肾气焦，四藏经脉空虚。

百岁，五藏皆虚，神气皆去，形骸独居而终矣。

黄帝曰：其不能终寿而死者，何如？

岐伯曰：其五藏皆不坚，使道不长，空外以张，喘息暴疾，又卑基墙，薄脉少血，其肉不石，数中风寒，血气虚，脉不通，真邪相攻，乱而相引，故中寿而尽也。

逆顺第五十五

黄帝问于伯高曰：余闻气有逆顺，脉有盛衰，刺有大约，可得闻乎？

伯高曰：气之逆顺者，所以应天地阴阳四时五行也；脉之盛衰者，所以候血气之虚实有余不足；刺之大约者，必明知病之可刺，与其未可刺，与其已不可刺也。

黄帝曰：候之奈何？

伯高曰：**兵法曰无迎逢逢之气，无击堂堂之阵。刺法曰：无刺熇熇之热，无刺漉漉之汗，无刺浑浑之脉，无刺病与脉相逆者。**

黄帝曰：候其可刺奈何？

伯高曰：上工，刺其未生者也；其次，刺其未盛者也；其次，刺其已衰者也。下工，刺其方袭者也；与其形之盛者也；与其病之与脉相逆者也。

故曰：方其盛也，勿敢毁伤，刺其已衰，事必大昌。故曰

上工治未病，不治已病，此之谓也。

五味第五十六

黄帝曰：愿闻谷气有五味，其入五脏，分别奈何？

伯高曰：胃者，五脏六腑之海也，水谷皆入于胃，五脏六腑，皆禀气于胃。五味各走其所喜，谷味酸，先走肝，谷味苦，先走心，谷味甘，先走脾，谷味辛，先走肺，谷味咸，先走肾。谷气津液已行，营卫大通，乃化糟粕，以次传下。

黄帝曰：营卫之行奈何？

伯高曰：谷始入于胃，其精微者，先出于胃之两焦，以溉五脏，别出两行，营卫之道。其大气之抟而不行者，积于胸中，命曰气海，出于肺，循咽喉，故呼则出，吸则入。天地之精气，其大数常出三入一，故谷不入，半日则气衰，一日则气少矣。

贼风第五十八

黄帝曰：夫子言贼风邪气伤人也，令人病焉，今有其不离屏蔽，不出室穴之中，卒然病者，非不离贼风邪气，其故何也？

岐伯曰：此皆尝有所伤于湿气，藏于血脉之中，分肉之间，久留而不去。若有所堕坠，恶血在内而不去，卒然喜怒不节，饮食不适，寒温不时，腠理闭而不通。其开而遇风寒，则血气凝结，与故邪相袭，则为寒痹。其有热则汗出，汗出则受风，虽不遇贼风邪气，必有因加而发焉。

黄帝曰：今夫子之所言者，皆病人之所自知也。其毋所遇邪气，又毋怵惕之所志，卒

然而病者，其故何也？唯有因鬼神之事乎？

岐伯曰：此亦有故邪留而未发，因而志有所恶，及有所慕，血气内乱，两气相搏。其所从来者微，视之不见，听而不闻，故似鬼神。

黄帝曰：其祝而已者，其故何也？

岐伯曰：先巫者，因知百病之胜，先知其病之所从生者，可祝而已也。

卫气失常第五十九

黄帝问于伯高曰：人之肥瘦大小寒温，有老壮少小，别之奈何？

伯高对曰：人年五十已上为老，二十已上为壮，十八已上为少，六岁已上为小。

黄帝曰：众人奈何？

伯高曰：众人皮肉脂膏，不能相加也，血与气，不能相多，故其形不小不大，各自称其身，命曰众人。

玉版第六十

黄帝曰：病之生时，有喜怒不测，饮食不节，阴气不足，阳气有余，营气不行，乃发为痈疽。阴阳不通，两热相搏，乃化为浓，小针能取之乎？

岐伯曰：圣人不能使化者为之，邪不可留也。故两军相当，旗帜相望，白刃陈于中野者，此非一日之谋也。能使其民令行，禁止士卒无白刃之难者，非一日之教也，须臾之得也。夫至使身被痈疽之病，脓血之聚者，不亦离道远乎？夫痈疽之生，脓血之成也，不从天下，不从地出，积微之所生也，故圣人自治于未有形也，愚者遭其已成也。

黄帝曰：其已形，不予遭，脓已成，不予见；为之奈何？

岐伯曰：脓已成，十死一生，故圣人弗使已成，而明为良方，着之竹帛，使能者踵而传之后世，无有终时者，为其不予遭也。

黄帝曰：多害者其不可全乎？

岐伯曰：其在逆顺焉。

黄帝曰：愿闻逆顺。

岐伯曰：以为伤者，其白眼青，黑眼小，是一逆也；内药而呕者，是二逆也；腹痛渴甚，是三逆也；肩项中不便，是四逆也；音嘶色脱，是五逆也。除此五者，为顺矣。

黄帝曰：诸病皆有逆顺，可得闻乎？

岐伯曰：腹胀、身热、脉大，是一逆也；腹鸣而满，四肢清泄，其脉大，是二逆也；衄而不止，脉大，是三逆也；咳而溲血脱形，其脉小劲，是四逆也；咳脱形，身热，脉小以疾，是谓五逆也。如是者，不过十五日而死矣。

其腹大胀，四末清，脱形，泄甚，是一逆也；腹胀便血，其脉大，时绝，是二逆也；咳溲血，形肉脱，脉搏，是三逆也；呕血，胸满引背，脉小而疾，是四逆也；咳呕，腹胀且飧泄，其脉绝，是五逆也。如是者，不及一时而死矣。工不察此者而刺之，是谓逆治。

黄帝曰：夫子之言针甚骏，以配天地，上数天文，下度地纪，内别五脏，外次六腑，经脉二十八会，尽有周纪。能杀生人，不能起死者，子能反之乎？

岐伯曰：能杀生人，不能起死者也。

黄帝曰：余闻之，则为不仁，然愿闻其道，弗行于人。

岐伯曰：是明道也，其必然也，其如刀剑之可以杀人，如饮酒使人醉也，虽勿诊，犹可知矣。

黄帝曰：愿卒闻之。

岐伯曰：人之所受气者，谷也。谷之所注者，胃也。胃者，水谷气血之海也。海之所行云气者，天下也。胃之所出气血者，经隧也。而隧者，五脏六腑之大络也，迎而夺之而已矣。

黄帝曰：上下有数乎？

岐伯曰：迎之五里，中道而止，五至而已，五往而脏之气尽矣，故五五二十五，而竭其输矣，此所谓夺其天气者也，非能绝其命而倾其寿者也。

黄帝曰：愿卒闻之。

岐伯曰：窥门而刺之者，死于家中；入门而刺之者，死于堂上。

黄帝曰：善乎方，明哉道，请着之玉版，以为重宝，传之后世，以为刺禁，令民勿敢犯也。

五禁第六十一

黄帝曰：何谓五禁，愿闻其不可刺之时。

岐伯曰：甲乙日自乘，无刺实，无发蒙于耳内。丙丁日自乘，无振埃于肩喉廉泉。戊己日自乘四季，无刺腹，去爪泻水。庚辛日自乘，无刺关节于股膝。壬癸日自乘，无刺足胫，是谓五禁。

黄帝曰：何谓五夺？

岐伯曰：形肉已夺，是一夺也；大夺血之后，是二夺也；大汗出之后，是三夺也；大泄之后，是四夺也；新产及大血之后，是五夺也。此皆不可泻。

黄帝曰：何谓五逆？

岐伯曰：热病脉静，汗已出，脉盛躁，是一逆也；病泄，脉洪大，是二逆也；着痹不移，䐃肉破，身热，脉偏绝，是三逆也；淫而夺形、身热，色夭然白，乃后下血衃，血衃笃重，是谓四逆也；寒热夺形，脉坚搏，是谓五逆也。

五味论第六十三

黄帝问于少俞曰：五味入于口也，各有所走，各有所病，酸走筋，多食之，令人癃；咸走血，多食之，令人渴；辛走气，多食之，令人洞心；苦走骨，多食之，令人变呕；甘走肉，多食之，令人挽心。余知其然也，不知其何由？愿闻其故。

少俞答曰：酸入于胃，其气涩以收，上之两焦，弗能出入也，不出即留于胃中，胃中和温，则下注膀胱，膀胱之胞薄以懦，得酸则缩绻，约而不通，水道不行，故癃。阴者，积筋之所终也，故酸入而走筋矣。

黄帝曰：咸走血，多食之，令人渴，何也？

少俞曰：咸入于胃；其气上走中焦，注于脉，则血气走之，血与咸相得，则凝，凝则胃中汁注之，注之则胃中竭，竭则咽路焦，故舌本干而善渴。血脉者，中焦之道也，故咸入而走血矣。

黄帝曰：辛走气，多食之，令人洞心，何也？

少俞曰：辛入于胃，其气走于上焦，上焦者，受气而营诸阳者也，姜韭之气熏之，营卫之气，不时受之，久留心下，故洞心。辛与气俱行，故辛入而与汗俱出。

黄帝曰：苦走骨，多食之，令人变呕，何也？

少俞曰：苦入于胃，五谷之气，皆不能胜苦，苦入下脘，三焦之道，皆闭而不通，故变呕。齿者，骨之所终也，故苦入而走骨，故入而复出，知其走骨也。

黄帝曰：甘走肉，多食之。令人悗心，何也？

少俞曰：甘入于胃，其气弱小，不能上至于上焦，而与谷留于胃中者，令人柔润者也，胃柔则缓，缓则虫动，虫动则令人悗心。其气外通于肉，故甘走肉。

阴阳二十五人第六十四

黄帝曰：其形色相胜之时，年加可知乎？

岐伯曰：凡年忌下上之人，大忌常加。七岁，十六岁，二十五岁，三十四岁，四十三岁，五十二岁，六十一岁，皆人之大忌，不可不自安也。感则病行，失则忧矣，当此之时，无为奸事，是谓年忌。

五音五味第六十五

黄帝曰：善乎哉！圣人之通万物也，若日月之光影，音声鼓响，闻其声而知其形，其非夫子，孰能明万物之精。是故圣人视其颜色，

黄赤者，多热气，

青白者，少热气，

黑色者，多血少气。

美眉者，太阳多血，

通髯极须者，少阳多血，

美眉者，阳明多血，此其时然也。

夫人之常数，太阳常多血少气，少阳常多气少血，阳明常多血多气，厥阴常多气少血，少阴常多血少气，太阴常多血少气。此天之常数也。

百病始生第六十六

黄帝曰：其生于阴者，奈何？

岐伯曰：忧思伤心，重寒伤肺，忿怒伤肝，醉以入房，汗出当风伤脾，用力过度，若入房汗出浴，则伤肾，此内外三部之所生病者也。

黄帝曰：善治之奈何？

岐伯答曰：察其所痛，以知其应，有余不足，当补则补，当泻则泻，毋逆天时，是谓至治。

忧恚无言第六十九

黄帝问于少师曰：人之卒然忧恚，而言无音者，何道之塞？何气出行？使音不彰？愿

闻其方。

少师答曰：咽喉者，水谷之道也。喉咙者，气之所以上下者也。会厌者，声音之户也。口唇者，声音之扇也。舌者，声音之机也。悬壅垂者，声音之关者。颃颡者，分气之所泄也。横骨者，神气所使主发舌者也。故人之鼻洞涕出不收者，颃颡不开，分气失也。是故厌小而疾薄，则发气疾，其开阖利，其出气易，其厌大而厚，则开阖难，其气出迟，故重言也。人卒然无音者，寒气客于厌，则厌不能发，发不能下，至其开阖不致，故无音。

通天第七十二

黄帝问于少师曰：余尝闻人有阴阳，何谓阴人，何谓阳人？

少师曰：天地之间，六合之内，不离于五，人亦应之，非徒一阴一阳而已也，而略言耳，口弗能遍明也。

黄帝曰：愿略闻其意，有贤人圣人，心能备而行之乎？

少师曰：盖有太阴之人，少阴之人，太阳之人，少阳之人，阴阳和平之人。凡五人者，其态不同，其筋骨气血各不等。

黄帝曰：其不等者，可得闻乎？

少师曰：太阴之人，贪而不仁，下齐湛湛，好内而恶出，心和而不发，不务于时，动而后之，此太阴之人也。

少阴之人，小贪而贼心，见人有亡，常若有得，好伤好害，见人有荣，乃反愠怒，心疾而无恩，此少阴之人也。

太阳之人，居处于于，好言大事，无能而虚说，志发于四野。举措不顾是非，为事如常自用，事虽败，而常无悔，此太阳之人也。

少阳之人，諟谛好自贵，有小小官，则高自宜，好为外交，而不内附，此少阳之人也。

阴阳和平之人，居处安静，无为惧惧，无为欣欣，婉然从物，或与不争，与时变化，尊则谦谦，谭而不治，是谓至治。

黄帝曰：大五态之人者，相与无故，卒然新会，未知其行也，何以别之？

少师答曰：众人之属，不如五态之人者，故五五二十五人，而五态之人不与焉。五态之人，尤不合于众者也。

黄帝曰：别五态之人奈何？

少师曰：太阴之人，其状黮黮然黑色，念然下意，临临然长大，腘然未偻，此太阴之人也。

少阴之人，其状清然窃然，固以阴贼，立而躁崄，行而似伏，此少阴之人也。

太阳之人，其状轩轩储储，反身折腘，此太阳之人也。

少阳之人，其状立则好仰，行则好摇，其两臂两肘，则常出于背，此少阳之人也。

阴阳和平之人，其状委委然，随随然，颙颙然，愉愉然，暶暶然，豆豆然，众人皆曰君子，此阴阳和平之人也。

论疾诊尺第七十四

四时之变，寒暑之胜，重阴必阳，重阳必阴；故阴主寒，阳主热，故寒甚则热，热甚则寒，故曰寒生热，热生寒，此阴阳之变也。

故曰：冬伤于寒，春生病热；春伤于风，夏生飧泄肠澼，夏伤于暑，秋生痎；秋伤于湿，冬生咳嗽。是谓四时之序也。

九宫八风第七十七

太一常以冬至之日，居叶蛰之宫四十六日，明日居天留四十六日，明日居仓门四十六日，明日居阴洛四十五日，明日居天宫四十六日，明日居玄委四十六日，明日居仓果四十六日，明日居新洛四十五日，明日复居叶蛰之宫，曰冬至矣。

太一日游，以冬至之日，居叶蛰之宫，数所在日，从一处至九日，复返于一。常如是无已，终而复始。

太一移日，天必应之以风雨，以其日风雨则吉，岁美民安少病矣。先之则多雨，后之则多汗。太一在冬至之日有变，占在君；太一在春分之日有变，占在相；太一在中宫之日有变，占在吏；太一在秋分之日有变，占在将；太一在夏至之日有变，占在百姓。所谓有变者，太一居五宫之日，病风折树木，扬沙石，各以其所主，占贵贱。因视风所从来而占之，风从其所居之乡来为实风，主生，长养万物；从其冲后来为虚风，伤人者也，主杀，主害者。谨候虚风而避之，故圣人日避虚邪之道，如避矢石然，邪弗能害，此之谓也。

是故太一入徙立于中宫，乃朝八风，以占吉凶也。风从南方来，名曰大弱风，其伤人也，内舍于心，外在于脉，气主热。风从西南方来，名曰谋风，其伤人也，内舍于脾，外在于肌，其气主为弱。风从西方来，名曰刚风，其伤人也，内舍于肺，外在于皮肤，其气主为燥。风从西北方来，名曰折风，其伤人也，内舍于小肠，外在于手太阳脉，脉绝则溢，脉闭则结不通，善暴死。风从北方来，名曰大刚风，其伤人也，内舍于肾，外在于骨与肩背之膂筋，其气主为寒也。风从东北方来，名曰凶风，其伤人也，内舍于大肠，外在于两胁腋骨下及肢节。风从东方来，名曰婴儿风，其伤人也，内舍于肝，外在于筋纽，其气主为身湿。风从东南方来，名曰弱风，其伤人也，内舍于胃，外在肌肉，其气主体重。此八风皆从其虚之乡来，乃能病人。三虚相搏，则为暴病卒死。两实一虚，病则为淋露寒热。犯其两湿之地，则为痿。故圣人避风，如避矢石焉。其有三虚而偏中于邪风，则为仆偏枯矣。

九针论第七十八

形乐志苦，病生于脉，治之于灸刺。

形苦志乐，病生于筋，治之以熨引。

形乐志乐，病生于肉，治之以针石。

形苦志苦，病生于咽喝，治之以甘药。

形数惊恐，筋脉不通，病生于不仁，治之以按摩醪药。是谓形。

岁露论第七十九

黄帝曰：有寒温和适，腠理不开，然有卒病者，其故何也？

少师答曰：帝弗知邪入乎。虽平居其腠理开闭缓急，其故常有时也。

黄帝曰：可得闻乎？

少师曰：人与天地相参也，与日月相应也。**故月满则海水西盛**，人血气积，肌肉充，皮肤致，毛发坚，腠理郄，烟垢着，当是之时，虽遇贼风，其入浅不深。**至其月郭空，则海水东盛**，人气血虚，其卫气去，形独居，肌肉减，皮肤纵，腠理开，毛发残，䐃理薄，烟垢落，当是之时，遇贼风则其入深，其病人也，卒暴。

黄帝曰：其有卒然暴死暴病者，何也？

少师答曰：三虚者，其死暴疾也；得三实者邪不能伤人也。

黄帝曰：愿闻三虚。

少师曰：**乘年之衰，逢月之空，失时之和，因为贼风所伤，是谓三虚**。故论不知三虚，工反为粗。

帝曰：愿闻三实。

少师曰：**逢年之盛，遇月之满，得时之和**，虽有贼风邪气，不能危之也。

黄帝曰：善乎哉论！明乎哉道！请藏之金匮，命曰三实。然，此一夫之论也。

黄帝曰：愿闻岁之所以皆同病者，何因而然？

少师曰：此八正之候也。

黄帝曰：候之奈何？

少师曰：候此者，常以冬至之日，太一立于叶蛰之宫，其至也，天必应之以风雨者矣。风雨从南方来者，为虚风，贼伤人者也。其以夜半至也，万民皆卧而弗犯也，故其岁民少病。其以昼至者，万民懈惰而皆中于虚风，故万民多病。虚邪入客于骨而不发于外，至其立春，阳气大发，腠理开，因立春之日，风从西方来，万民又皆中于虚风，此两邪相搏，经气结代者矣。故诸逢其风而遇其雨者，命曰遇岁露焉，因岁之和，而少贼风者，民少病而少死。岁多贼风邪气，寒温不和，则民多病而死矣。

大惑论第八十

黄帝问于岐伯曰：余尝上于清冷之台，中阶而顾，匍匐而前，则惑。余私异之，窃内怪之，独瞑独视，安心定气，久而不解。独博独眩，披发长跪，俛而视之，后久之不已也。卒然自上，何气使然？

岐伯对曰：五脏六腑之精气，皆上注于目而为之精。精之窠为眼，骨之精为瞳子，筋之精为黑眼，血之精为络，其窠气之精为白眼，肌肉之精为约束，裹撷筋骨血气之精，而与脉并为系。上属于脑，后出于项中。故邪中于项，因逢其身之虚，其入深，则随眼系以入于脑。入于脑则脑转，脑转则引目系急。目系急则目眩以转矣。邪其精，其精所中不相比也，则精散。精散则视歧，视歧见两物。目者，五脏六腑之精也，营卫魂魄之所常营也，神气之所生也。故神劳则魂魄散，志意乱。是故瞳子黑眼法于阴，白眼赤脉法于阳也。故阴阳合传而精明也。目者，心使也。心者，神之舍也，故神精乱而不转。卒然见非常处精神魂魄，散不相得，故曰惑也。

黄帝曰：余疑其然。余每之东苑，未曾不惑，去之则复，余唯独为东苑劳神乎？何其异也？

岐伯曰：不然也。心有所喜，神有所恶，卒然相惑，则精气乱，视误，故惑，神移乃复。是故间者为迷，甚者为惑。

黄帝曰：人之善忘者，何气使然？

岐伯曰：上气不足，下气有余，肠胃实而心肺虚。虚则营卫留于下，久之不以时上，故善忘也。

黄帝曰：人之善饥而不嗜食者，何气使然？

岐伯曰：精气并于脾，热气留于胃，胃热则消谷，谷消故善饥。胃气逆上，则胃脘寒，故不嗜食也。

黄帝曰：病而不得卧者，何气使然？

岐伯曰：卫气不得入于阴，常留于阳。留于阳则阳气满，阳气满则阳蹻盛，不得入于阴则阴气虚，故目不瞑矣。

黄帝曰：病目而不得视者，何气使然？

岐伯曰：卫气留于阴，不得行于阳，留于阴则阴气盛，阴气盛则阴蹻满，不得入于阳则阳气虚，故目闭也。

黄帝曰：人之多卧者，何气使然？

岐伯曰：此人肠胃大而皮肤湿，而分肉不解焉。肠胃大则卫气留久；皮肤湿则分肉不解，其行迟。夫卫气者，昼日常行于阳，夜行于阴，故阳气尽则卧，阴气尽则寤。故肠胃大，则卫气行留久；皮肤湿，分肉不解，则行迟。留于阴也久，其气不清，则欲瞑，故多卧矣。其肠胃小，皮肤滑以缓，分肉解利，卫气之留于阳也久，故少瞑焉。

黄帝曰：其非常经也，卒然多卧者，何气使然？

岐伯曰：邪气留于上焦，上焦闭而不通，已食若饮汤，卫气留久于阴而不行，故卒然多卧焉。

黄帝曰：善。治此诸邪，奈何？

岐伯曰：先其脏腑，诛其小过，后调其气，盛者泻之，虚者补之，必先明知其形志之苦乐，定乃取之。

第三章　言：语言与言语

言而可知，何谓言，古人惜字如金，到现代社会，言一字包括了语言和言语。因此，要讨论言而可知，首先要知道：1）语言和言语，了解语言和言语的本质与区别；2）语言的职能，了解它的功能；3）语言在人类进化中的作用；4）语言和社会的关系。

3.1　语言和言语：古人的认识

语言是一种社会规范，具有约定俗成的发声和符号（文字），并以特定的法则将其组成句子、段落和文章，以表达特殊意义的体系。不同的社会、群体、民族有不同的语言。

言语是语言的活动，社会交流的每个个体利用语言体系，表达、传送和交流个体思想、行为和欲望的过程。《黄帝内经·灵枢·忧恚无言第六十九》对人类发音的解剖结构与生理已经具有相当精确的描述，基本与现代解剖学和生理学相去不远："咽喉者，水谷之道也。喉咙者，气之所以上下者也。会厌者，声音之户也。口唇者，声音之扇也。舌者，声音之机也。悬雍垂者，声音之关者。颃颡者，分气之所泄也。横骨者，神气所使主发舌者也。故人之鼻洞涕出不收者，颃颡不开，分气失也。是故厌小而疾薄，则发气疾，其开阖利，其出气易，其厌大而厚，则开阖难，其气出迟，故重言也。人卒然无音者，寒气客于厌，则厌不能发，发不能下，至其开阖不致，故无音。"

当语言还在早期的声音体系阶段，就已经是社会活动的重要纽带，有了文字符号后，文明得以记载，使后人更容易地传承前人的经验和知识积累，从而使人类社会进入更高阶段。

世界上流传最早的评述思想及探究万物的文字，可能莫早于印度的四《韦陀》书，① 其中就对语言表示了最大的敬重！如：[1]

《黎俱韦陀·爱多列雅奥义书》：

我语安意中，我意安于语！

汝（至上者）其示似我！

汝（意与语）乃《韦陀》之二辖！

愿所学闻不我弃，以我所学续持日与夜间！

至道我将说！真理我将说！

《黎俱韦陀·考史多启奥义书》：

生命气息者，大梵也。考史多启（奥义书作者）尝如是言。而此生命气息之为大梵也，意识为其使者，语言为其侍女，眼为其护卫，耳为其传达。……于此生命气息之大梵。凡此诸天诚不待其求而皆致其供养。有如是知者，虽无所求，而一切众生，皆致以

---

① 四《韦陀》书为：《黎俱韦陀》、《三曼韦陀》、《夜珠韦陀》和《阿他婆韦陀》，据考证，均出于公元前1000多年前，相当于中国商朝（约公元前17世纪～11世纪）。商朝文字多见为清末考古之甲骨文和金文记载，罕见如印度四《韦陀书》一类的文字。

供养。

《三曼韦陀·唱赞奥义书》:

"唵"当敬拜此音为"乌特吉他",盖唱者以"唵"始。其说如次:

此万有之精英为地。

地之精英为水。

水之精英为草木。

草木之精英为人。

人之精英为语言。

语言之精英为《黎俱》,

《黎俱》之精英为《三曼》,

《三曼》之精英为"乌特吉他"。

……

唯《黎俱》是语言,《三曼》是气息,"乌特吉他"乃此一音"唵"!由是而为偶:语言与气息,《黎俱》与《三曼》。①

四《韦陀》书传承下的印度的宗教,包括佛教在内,都把"唵"音当作至高无上的声音。认为是宇宙的初始声音。(请特别注意,此字读音不是很多人所读的汉语"安"音,而是"AUM"的连读,非常接近西藏寺庙那种长号吹响时的声音)。

最新的科学研究提出的观点,竟然与印度文化的这种观点遥相呼应。美国南密西西比大学的两位物理学家 Lawrence Mead 和 Harry Ringermacher 根据他们的计算,认为宇宙一直以来就是一个被大爆炸摇动的铃铛,而且直到现在都还在震动,引起时空的涟漪。他们在试图准备一张宇宙年龄与尺度的对照表时有了这项发现。如果把宇宙看做波动的,换句话说,随着时间推移声音逐渐减小的铃铛,那么他们的测量结果最说得通。他们发现从宇宙诞生到现在,出现过 7 次循环震动。是空间本身加速膨胀随后又减速了 7 次。② 只是这两位科学家没有给出宇宙爆炸后的声音是什么样的。

2004 年 12 月 26 日,位于印度洋板块与亚欧板块的交界处发生人类有记录以来的第二大地震(9.3 级),随后南亚发生特大海啸。海啸登陆前发出声音,非常接近这个"唵"音。

3.2 语言和言语:今人的定义

19 世纪中叶,德国语言学家施来赫尔(Schleicher)认为语言是一种自然现象。他把达尔文的进化论引用到语言学,认为语言与自然界有机体一样,生根、发芽、衰老、死亡,并把印欧语的发展和分类画成与人类进化树一般。可是它的主干、古老的语言已经死亡,它的枝叶茂盛发达。

19 世纪后期,德国的保尔(Poul)为首的"新语法学派"把语言看成个人心理现象,

---

① 此唱赞中《黎俱》与《三曼》即《黎俱韦陀》和《三曼韦陀》。

② 新浪科技。大爆炸后的宇宙:就像个铃铛一直在响[EB/OL].(2015-07-07)[2015-07-07] http://tech.sina.com.cn/d/s/2015-07-07/doc-ifxessr5475261.shtml

认为每个人都有自己的语言，有多少人就区分出多少种语言。

20世纪初，索绪尔（Ferdinand. de Saussure 1857～1913）对语言学做出了重大贡献，现代语言学由此诞生。[2]他看到语言有多方面的二重性：

1）语言是声音，是物理范畴，但声音来自发音器官，是生理过程。

2）声音是物理、生理的复合单位，但它表达的是思想，是生理、心理的复合单位。

3）言语发自个人，但它是说给别人听的，又有社会的一面。

4）言语活动既包含一个已定的系统，是现行制度的产物，即共时性，又包含一种演变，是历史的产物，即历时性。

索绪尔说："但语言是什么呢？在我们看来，语言和言语活动不能混为一谈；它只是语言活动的一个确定的部分，而且当然是一个主要的部分。它既是语言机能的社会产物，又是社会集团为了使个人有可能行使这机能所采用的一整套必不可少的规约。整个来看，言语活动是多方面的，性质复杂的，同时跨着物理、生理和心理几个领域，它还属于个人的领域和社会的领域。我们没法把它归入任何一个人文事实的范畴，因为不知道怎样去理出它的统一体……人们说话的机能——不管是天赋的或非天赋的——只有借助于集体所创造和提供的工具才能运用；所以，说语言使言语活动成为统一体，那决不是什么空想。"

言语的概念不同于语言，在语言学研究以外，一般人把它当作是一回事。索绪尔最早把言语活动（language）区分为语言（langue）和言语（parole）两部分。一部分是主要的，它以实质上是社会的，不依赖于个人的语言作为研究对象，它以言语活动的个人部分，即言语，其中包括发音为研究对象，它是心理、生理和物理的。

我们可以把言语活动看作一个过程，语言是信息传递和心理活动的媒介，言语是行为，语言和言语相互依存，成为联结社会的有机体。人们把索绪尔称作社会心理学派，把语言当成一种社会现象，已被大多数人公认。"语言是随着社会的产生和发展而产生和发展的，语言也将随着社会的死亡而死亡，社会以外是没有语言的。"这种说法显然有其片面之处。我们知道语言作为一种符号，可以变为声音在唱片、录音带上记录，可以形成文字记录在纸上，刻在木块、石头上。当我们挖掘古文化时，社会消失了，但以符号记录下来，语言、符号存在，记录了当时的社会存在。

语言是言语的工具，又是言语的产物，是社会约定俗成的符号系统，在一定的时间内，语言的数目总是固定有限的。它的音位、音节、词素、词以及规则基本无什么变化，这是语言的封闭性。语言系统是储存在人的意志之外的，社会集团的个体再多，只有一个语言，因而可以用公式表示如下：

$1+1+1+\cdots\cdots+1=1$（集体模型）

言语是个人的，由说话人将其所掌握的语言随意组合以表达个人的意志。这种组合是任意的，是无限的，也是暂时的，这是言语的开放性，可用公式表示如下：

$(1+1'+1''+1'''+\cdots\cdots)$

索绪尔由此认为，"要用同一个观点把语言和言语联合起来简直是幻想。言语活动的整体是没法认识的，因为它并不是同质的。"

实际上，虽然索绪尔放出言语活动不可知的空气，可他自己却不遗余力地揭示它的奥秘，他对语言的历时和共时、社会和心理、语音和语义等各方面进行的探讨，至今还不失光芒，为我们今天的研究打下基础。

很显然，我们要通过言语活动来认识一个人、改造一个人确实是选择了一条艰难的道路。然而这条道路上却不乏探索者。

古希腊最著名的哲学家苏格拉底认为，言语是反映人的智能的最好办法，要想了解一个人，莫过于与他谈话。

中国古代最著名的教育家、哲学家孔子也说："不知言，无以知人也。"

3.3 语言的职能

3.3.1 语言是一种符号系统

语言把人类对自然界各事物的观念用一种约定俗成的符号表达出来。现在认为，动物，尤其是高等动物，如黑猩猩，也有语言，但那是情感语言，仅仅表示愤怒、恐惧、悲伤、喜悦、恳求、愿望等等，决不能指示或描述任何对象。人却把整个宇宙符号化(语言是其中最重要的，还有艺术、宗教等)。卡西尔等人认为这才是人类世界与动物世界真正的分界线：人是符号动物。语言对事物的符号化，是语言最基本的功能。

语言作为符号标记，最初是任意的，一经约定俗成，就成为集体习惯，不能任意改变。在历史的长河中，它的演变是极其缓慢的，且是由单个方面，词组或地区开始，波浪般地向四周传播，这种传播还常常受到各种因素阻滞。

语言符号的基本特点，就是声音直接与意义联系，无需中介，我们听声音即知其义。

语言分语素、词、短语、句子等不同层次，各个层次又包含许多不同单位，构成一个纵横交错地严密体系。每个单位都有语音形式，也有语义内容，二者相互依存，形成符号，被社会承认和利用。

3.3.2 语言是社会交际的重要工具

人们认为这是语言的基本职能，并引用斯大林的话："语言是手段、工具，人们利用它来彼此交际，交流思想，达到互相了解。"列宁也说它是"人类最重要的交际工具。"

社会交流可以分成言语和非言语交流，非言语交流即人们常说的"眉目传情"，"手势传义"等，但它只能交流情感，表达的范围和深度有限，只能通过言语交流才可能把这种情感交流上升到理性的认识。

只有言语交流才可能传达人类情感活动和思维活动的一切成果，这个过程有心理的、生理的和物理的过程。语言是媒介，是工具。这种交流实际上可以看作是一种言语循环，最低限度要两人参加，其过程如下：如图3.1。

1）心理过程：由于外界或内在刺激，在甲的语言中枢里，概念与表达概念的语言符号的所有音响形象联结在一起，形成冲动。

2）生理过程：冲动下传给发音器官，发出一系列震动。

3）物理过程：自甲口中传出的震动，形成声波传到乙耳中。

4）生理过程：感音器将震动形成相应的神经冲动传至大脑。

5）心理过程：乙的大脑接受这一刺激，转换为概念。

如果乙方受此刺激后产生一系列反应——思维，并做出一系列行为反应——发音说话，上述过程就重新开始，构成循环，也构成了言语活动。

以语言为工具的言语活动是这个循环的媒介。

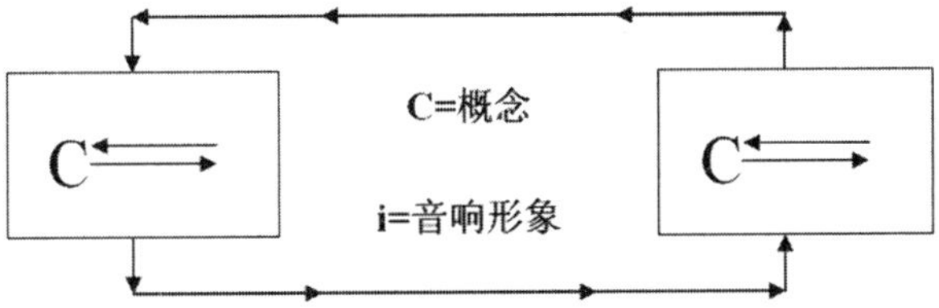

图 3.1　言语循环

这里必须提醒大家注意，由于种种因素，同样一种概念、一个词或词组、一个句子在甲大脑中的理解与乙大脑对其理解，是不尽相同甚至差别不小的，这就是交流容易失误的症结所在，也正是我们要研究的。

3.3.3　语言是思维的工具

思维必须通过符号——语言来进行，如果没有语言标记具体的事物形成概念，思维是不能进行的。有一个病例，病人在战争中头部负伤，当请他说出指给他看的某一种颜色名称时，诸如红、蓝、黄这样的普通词他一个也不记得，甚至别人把其中夹有正确名称的一连串颜色词念给他听时，他也不会把那个名称给挑出来。但他毫不费力地从许多颜色中挑出熟草莓色，还能毫不费力地对出相同的颜色。显然，病人的视觉正常，他的颜色感觉是单独的，是与某个具体的物件联系在一起的，但他没有颜色类别的概念，没有光谱的切分与表达的概念。

马克思主义认为：语言是思维的物质基础，是思想的直接现实。

这样我们就必须承认，语言给思维带来的影响是巨大的。儿童习得本民族得语言，意味着接受了本民族传统上的一整套概念和价值。比如英语中“envy”一词，汉语可译为嫉妒和羡慕，“ambition”一词，汉语可译为雄心大志和野心勃勃，说英语的人理解和对待这两种状态时只有一种概念，而说汉语的人就各有两种褒贬截然不同的概念，这就很明显地反映了两个不同语种地民族在性格、态度、历史以及思维方法上有怎样的不同。

儿童在成长中缓慢而痛苦地适应社会成规地同时，他祖先积累了数千年、甚至上万年而逐渐形成的所有思想和成见，随着语言铭刻在他的思想里，如果能在这一方面进行细致深入的研究，无疑对一位医生了解各民族的心理状态和思维方式有极大益处。作者在此只有望洋兴叹。

帕默尔说：“开始我们认为语言只不过是由人类喉头发出的声音所组成的系统，现在证明是打开人们心灵深处奥秘的钥匙。它是人们表达思想的至高无上的工具，是维系民族的纽带，是历史的宝库。”

3.3.4　语言参与调节人的心理活动

近二十年神经心理学的研究证实，语言除了是社会交际和思维的工具外，还是人自身心理过程调节（组织）的手段。

许多高级心理过程是在语言活动的基础上形成和进行的。实验证明：言语在脑额叶皮质参与的激活过程中，起着重要的组织作用，规划、调节和控制着最复杂的意识活动。

1964 年，英国人沃尔特发现人类的每一个期待都将在大脑皮质的前额区引出慢电位，这种电位随着期待信号出现几率的强弱而升降，随着期待信号的消失而消失。尤其值得注意的是，期待波首先出现在额叶皮质，而后扩散到中央沟。

几乎与此同时，苏联人利瓦洛夫及同事发现，每一个足够复杂的脑力工作都会使额叶出现大量的同位活动点，这种复杂的脑力活动，是以言语为基础的。

3.3.5 语言的宣泄作用（Catharsis）

不知语言学家承不承认语言的这一职能，但语言的宣泄职能对临床医生来说是十分重要的。希腊文“Catharsis”有两种解释。作为宗教术语，它是“Purgation”——净化陶冶的意思；作为医学术语，它是“release of emotion”——感情释放的意思，后者在弗洛伊德的精神分析治疗中，是很重要的概念。

亚里士多德在论及悲剧艺术时，使用过这个词：“悲剧是对于一个严肃、完整、有一定长度的行动的模仿；它的媒介是语言，具有各种悦耳之音，分别在剧的各部分使用；摹仿方式是借用人物的动作来表达，而不是采用叙述法；借引起怜悯与恐惧来使这种情感得到陶冶（Catharsis）。”

悲剧借语言为媒介，使较低一级的情感上升到更高一级。观众在悲剧中产生的怜悯与恐惧，是由语言和动作（非语言）所激发，并升华到更高境界。

在我们原始的祖先那里，语言起着很重要的宣泄作用。

原始人在同大自然搏斗时，长年累月地观察与思考，对生命的惊奇，对祖先的崇拜，对死亡的恐惧，对大自然的迷信，使他们创造出神话来解释宇宙与自然的规律，建立起图腾来否认人类的孤独。在艰难的生存竞争中，他们每天每时每刻都要面对死亡的威胁。上苍的力量和祖先的威灵使原始人的情感有了寄托，他们用语言、绘画、舞蹈、宗教来表达这种恐惧、寄托和希望。最有趣的现象就是神话中一些相同的基本思想存在于全世界各民族中，并且在相当不同的社会文化环境中得到传播。

原始人并没有仅仅停留于创造偶像来宣泄情感，他们还创造巫术——魔法，用特殊的仪式、特殊的语言来与他们的偶像交流。生存的希望与死亡的威胁那样大，使人失去控制自己的能力，“他的语言、动作以及伴随产生的心理过程必然导致这样的结果，即内心高度紧张要寻找相应的外部表现形式，在这种情况下，人的自发的自然行为成了魔法的基础。”

原始人用语言来祈求上苍赐雨，诅咒仇人，施法于猎物，在危难关头又用咒语来消灾解难。他们充填于心灵的苦难、仇恨、希望等情感，随着言语活动而得到抒发，这种原始的宣泄情感的办法一直延续到今天。

社会心理学中有一侵犯——受挫理论（frustration—aggression）：一旦侵犯冲动被唤起，侵犯将可能减少个体的心理紧张状态，在侵犯行为发生之后，个体将感到轻松，这种能量的释放过程就是典型的宣泄。[3]

但是，并不是每一种侵犯行为都能得以实现，如：道德的规范、良心的谴责、由于某种特定状态使行为显得不合社会性，侵犯对象的力量在你之上以及法律的限制等都可阻抑，因此，侵犯行为被抑制后，就产生受挫感，心理障碍，情绪低沉。

在日本，好几个大公司设有专门的房间，里面陈列有老板的模拟人象，以供工人怀有不满情绪时来此敲打老板，发泄胸中怒气，放松敌对状态，提高工作效率，可谓用心良苦。

以上是通过语言活动，将忧郁或愤怒的情绪发泄出来。自古云：愤怒出诗人，是符合生理心理现象的，我国历史上最为著名的诗人、文学家，都是饱经风霜，几遭磨难的，屈原、司马迁、李白、杜甫……举不胜举。

了解语言的宣泄功能对于临床医生来说，是十分重要的。

3.4 语言的起源

我们先来看看语言的起源。对许多语言学研究者来说，对此问题噤若寒蝉。巴黎语言学家会曾明令禁止会员讨论语言起源问题。据美国科学家克罗宁应用免疫顺序、DNA 杂交和染色体形态等资料得出人和猿的分歧时间大约在 450 ~ 550 万年前。[4]语言是人猿的分界线之一。文明史只有 6 千年，在这漫长的岁月中，语言都经历了哪些变化，真是难以得知。

但是，语言的起源对于人类发展却至关重要，在漫长的进化过程中必然会在人类躯体中留下痕迹，对生理、心理起一定影响，我们要研究临床交流，不可不知一二。

恩格斯认为是劳动使猿转变为人，这一点已被证实。劳动创造了社会，创造了产生语言的条件，从而也创造了人，在社会劳动中，人们必须互相交流，协调行动，传递信息。社会劳动使这些正在形成中的人，已经到了彼此之间有些什么非说不可的地步，语言便产生了。

在心理进化上，劳动使人猿从树上下来直立行走，肺部和声带的压力减小，可自由调节；下颚后缩于与上颚吻合，构成发音需要的状态；头颅垂直减少对鼻腔的压力，使之发展为理想的发音共鸣器，喉头、口部和肌肉也在不断发音说话的基础上渐渐日臻完善。

对大脑优势半球语言和运动功能区域——优势半球的塞尔维厄回周围的皮质进行电刺激，发现在前下部的末端区刺激时，可破坏任何形式的口面运动，并阻滞任何语言输出；这个区的几乎所有部位的刺激，表现为命名、阅读和言语声音鉴别的紊乱。因此，在这个区电刺激产生的阻滞功能，不仅破坏了继发于运动的目的和大量语言输出的方法，而且也破坏了语言理解。继发于运动和言语声音区别的改变反映了一种时间精度的基本机制。研究者认为这种时间精度与语言的产生和解码有关，与劳动密切相关（如用石头投掷动物等），人在人脑的发展上可能先于语言存在。从一个侧面反映劳动在语言诞生之先。

近代学者对最早的语言是什么样的有详细探讨，议论纷纷，主要流派有一下几种：

3.4.1 拟声说

这一派人认为原始人模仿事物的声音来命名事物，其理论根据可以追述到古希腊的哲学家。他们认为认识主体与被认识的实在之间必须有一种同一性。恩培多克勒说："因为我们是以自己的土来看土，用自己的水来看水，用自己的气来看神圣的气，用自己的火来看毁灭性的火，更用我们的爱来看（世界的）爱，用我们可厌的恨来看它的恨。"拟声说在词与物之间搭起桥梁。

虽然在每一种语言中都能找到拟声词，但数量有限。同一词在各民族语言中模拟不同，在一民族中是拟声词的，在另一个民族则可能不是，而且大多数事物是不发声的，这就给这一学说带来毁灭性的打击。

3.4.2 感叹论

这一理论认为语言是人类情感无意识的表露，是感叹，是因悲欢喜乐而发自内心的呼叫。古希腊的德谟克利特最早提出此论。此人是古希腊众多哲学家中最伟大的科学家，在当时就指出月亮上的影子是由它表面隆起的山脉和山谷组成的，银河是由无数小的星星紧紧挤在一起彼此照耀尔组成。他认为，言辞是行动的影子，人类语言起源于某些具有单纯情感性质的音节。以后，伊壁鸠鲁、卢克莱修，一直到18世纪的维柯和卢梭都持有这一观点，连达尔文也说：富于表情的声音或动作是由某些生物学需要所支配的，并依照一定的生物学来使用。但是遗憾的是，这种感叹，这种发自情感的叫声，并不是人类所单独具有的，动物中比比皆是。这就无法解释语言是人类独有的符号系统。人类语言不仅仅是本能的交流，而且还有抽象的概念和逻辑的思辨。

婴儿饥饿时也会哭叫，从啼叫到学会语言还得有个漫长艰苦的岁月，他的哭叫只是一种本能，并非约定俗成，不管周围有人与否，他都会这样做，而语言却必须在社会中进行。

3.4.3 手势论（身势论）

这是近几十年提出的理论，其代表人物时苏联语言学家马尔。马尔承认劳动创造了人，创造了社会，创造了语言，但在有声语言形成之前，原始人是用手势传达信息的。斯大林批评这种学说为“庸俗的唯物主义”。

手势论同样无法表示抽象的概念，而且不能区分于其它运动物。众所周知，蜜蜂的舞蹈、蚂蚁的触觉，这一类传达信息的方法，存在于高社会得动物中，不是语言。

1950年代，哈叶斯（Hayes）夫妇教一个叫维奇的小猩猩说人类语言，花了6年才教会它发出4个象英语的声音，猩猩——类人猿没有说人类语言的生物基础。1960年代，加德纳（Gardner）夫妇吸取教训，训练一个叫瓦肖依（Washoe）的猩猩学美国手势语。22个月即学会了3千个词，瓦肖依不但能恰当的使用这些词，而且能用它来表达概念。70年代，普利马克又尝试用各种形状和颜色的塑料符号来教一个叫撒拉的黑猩猩学人类语言。目前更大规模的试验正在进行。美国灵长目研究所把在不同程度上学过美国手势语的10多名猩猩集中在一个地方，发现它们竟能以这些手势语交际。实验表明：人类近亲黑猩猩能习得符号并有组合符号的能力。遗憾的是，这些习得行为是在强化条件下进行的。就像杂技团的驯兽，表演完了，必须有食物奖赏，不然下次不干了。

美国科研人员记录了6个聋孩（其父母均有听觉）发明手势语的案例。这些儿童的父母都不相信手势语的用途，因此，这些聋孩所用的语言都不是来自其父母，也不属于正常的听说系统。但他们每个人都发明了一种手势语，而且从内容到结构都经历了相同的发展路线。由于这些语言都是儿童自己创造的，所以它们的父母不得不向自己的孩子学习这些语言，而且他们的词汇量比孩子的少，结构也比较简单。

这些能支持手势论吗？不完全能。因为我们不能模拟出原先人类没有语言时的环境，一切都只能是推测。聋孩创造手势语也可以推测为祖先是语言能力的遗传。

如果我们不信神，不信现代所谓较为科学的说法，不信外星人曾在我们地球上播种文明，那我们就可以认识到人类创造语言是经历了漫长而艰苦的努力。社会劳动的需要，对自然界永远无止境的思考和哲理的探讨，都使人必须创造语言来传达信息，必须用符号来命名抽象事物。这个过程是这样的遥远和漫长，以至文明史以来最著名的先哲和最现代的科学技术也只能是猜测。他们留下的各种学说反映人类对宇宙和人自身具有那样一种坚忍不拔、刨根问底的顽强执着精神，正是这种精神，使人类发展到今天这个地步。

3.5 语言在人类进化中的作用

如果说我们对人类语言起源之谜无法得出确切之答案，那我们对语言在进化中所起到的作用，却能够得到证实。这种证实不是依靠空谈语言的重要性以及它在人类社会中的重大作用来完成，而是以人与动物的比较，原始人与现代人的变化为根据的。

生物分类学家区分猿与人的主要标志是：1. 脑的大小，2. 两足站立的程度，3. 手工操作的多少。从达尔文起，人们就哀叹在生物学上人猿之间没有明确界限。赫胥黎说："人和动物界之间没有比猿猴本身之间还要宽的绝对的构造上的分界线。我更可以就我的信念来说明，企图从心理上来区别人和兽，也同样是徒劳的。甚至情感、智慧等最高级的能力在低等动物中已开始萌芽。"有的人甚至认为人只是无毛的猿——裸猿。

也有人不被单纯简单的证据所难倒，他们或许看的远些，更富有哲学思想，认为是我们的语言能力和组织高度合作、协调的社会活动的天赋，使人脑发展，脱离于猿。恩格斯说："首先是劳动，然后是语言和劳动在一起，成了两个最重要的推动力。在它们的影响下，猿的脑髓就逐渐变成人的脑髓。"

有学者认为，言语自身的进化可能是脑容量增加的最重要的因素。因为只有语言才使人们能够交流思想，把在对自然界搏斗中积累和观察的经验一代代传下去。我们一想到智力，首先就联想到言语——说话能力，其次是符号形式，如数学、几何等，最后是一种空间思维。我们大脑皮质有相当于大比例是用于空间关系，显然与原始人为猎获事物长途跋涉有关。一个非常有趣的现象是，人类对自然界的研究是从与人本身关系最远的范畴开始，如天文学、数学，然后才渐渐移向人自身的研究，转向人脑和人的行为。反过来说，人首先是要维持生存，比如利用天文学和数学来观察气象，计算历法以保证收成，以填饱饥肠，然后才有可能去研究怎样控制人自身的行为。目前人类已经来到了控制自身的重要时刻。

蜜蜂、蚂蚁和某些食肉动物也有高度的社会化活动，甚至分工的比人类还要精细，但他们都没有发展成地球上最高级的动物。比较下来，我们可以看到语言在人类进化中的重要性。（表1）。化石的证据表明人脑只是在最近的一百万年中一下增长了一倍多，这时人脑重量超过了平均数。生存竞争中，适者生存，有益的个体特征被保留并遗传。另外，在整个社会生活中，语言显示出它无比的威力，是高度的社会化活动得以进行，恰如俄罗斯古老的谜语对语言的评价：不是蜜，却能粘住一切。

近代科学家们对脑的神经解剖，证实了进化过程中语言的重要性。在人脑中，最基本的控制生命的中枢神经结构和鱼类、爬行动物是相似的。在1亿5千万年前，地球上古地理和气候急速变迁，更加完善的神经调节机制才发展起来。在2千5百万至2千万年前出现灵长目，才有了区别人脑和动物脑的结构，胚胎重现了这一漫长的进化过程。4个月的胎儿大脑皮质还是一个光滑的平面，出生后第1年增长一倍，3岁达到成人标准，16岁或更晚才发育完成。

低等动物的大脑皮质只能区分出不多的几个基本分析器区（视、听、皮肤—动觉区域），这些区域还没有分化成区，各区域的域间还没有明显界限。随着动物的进化，两半球后部日益明显地分化出分析器核心区，并在这些核心区中分化出中心区和外围区。但是只有人才使这些区的结构的质的分化达到最完善的程度，并使这些区在局部解剖上形成最完善的相互关系。只有人才在分析器核心区外为部位和运动皮质外围部位中分化出高度专门化的区域。这些专门区域在结构和机能上分化的目的，就是对实现不同形式的言语机能具有专门意义的刺激进行分析综合。

表1　人类主要行为特征和猩猩、社会性食肉动物（狮、狼等）的比较

人类行为的适应性变化	猩猩	社会性食肉动物
1. 侵袭热带大草原小动物栖息处	某些种属	可（包括在北极区）
2. 直立并活动	少	不
3. 制造工具并使用	不完全	不
4. 追捕动物	不	可
5. 劳动中性别的分工（除外照顾小孩）	不	不完全[a]
6. 合作捕猎，共享食物	少	可
7. 捕获较大的动物	不	可
8. 高度的社会组织结构	无	有
9. 在某些环境下，分割领地	无	有
10. 可猛烈地攻击陌生者	少	可
11. 竞争致死，包括自相残杀	极少	可
12. 高度的智力	有[b]	中度
13. 语言	无	无
14. 文化适应	少	无
15. 延长母亲对婴儿的照顾	可	中度
16. 延长伙伴间的配对义务	无	有[c]

a. 指的是两性分工，在狮子中，雄狮照看和保护幼狮，雌狮打猎，猎狗和狼的一批组员可能在群猎终期留在后面保护幼兽。

b. 智力在此是一种拟人化的术语，定义为解决新问题，判断不同刺激和展现行为灵活性的术语。

c. 在社会性食肉动物那里，雌雄之间倾向于持久关系，而在黑猩猩中似乎只是草率从事。

在分析器核心区外围区分化出专门的言语部位的同时，核心区中心部位的神经元结构有质的改善。这种神经元结构能够感知言语机能成分的精细的感觉差别和运动差别，并进行这种分化。这种分化过程在听觉中心区表现的特别明显，与猿猴相比，人的这个中心区不论绝对大小还是相对大小，都有很大增长。这种分化进一步向许多亚区推进。结构的这种改变反映口头言语的重大作用。口头言语乃是整个语言信号系统活动最重要的基础）。

大脑皮质这种质的改变，是人脑的特点，是随着人类语言能力的发展而发展的。语言不但是人区别于其它的动物的标志，也使人脑的结构不同于猿脑。

在现代化高技术中，语言的重要性显得越来越突出。现代化高技术所借助的三论：控制论、信息论和系统论，语言—通讯符号是其中最基本的核心之一。语言研究成了反映当代社会发展的特殊晴雨表。不仅在数理化中，而且在天文地理生物科学中，发展迅速，乘客现代化科学必不可少的工具。

3.6　语言与社会的关系

根据萨丕尔（1949）和沃尔夫（1956）的理论，语言在很大一部分或相当一部分上决定了思想结构，因此，语言决定了个体—思想，也决定了共同文化。进一步说，语言决定了个体—自身概念、个性和人格。在社会水平，语言是我们交流的基本媒介。许多学者强调，社会本身是一个庞大的交流过程，因此，社会结构应该被看成，或至少应部分被看成是一种语言的结构。1970 年代，一些自称为人类方法论者的人（anthrop - methodologists）开始根据试验的结果来分解社会结构中的语言构成。我们从 5 方面来论述语言与社会的关系。

3.6.1 意识

萨丕尔和沃尔夫认为，语言在不同的个体中承担极其重要的角色。沃尔夫对生活中大量事件进行分析观察发现，在很大程度上，我们所生活的世界是建筑在人群的语言习惯上的。例如，人们对汽油桶总是小心翼翼，生怕发生意外，而对“空气油桶”则满不在乎，实际更危险。由于这种语言习惯，常导致许多意外事件。沃尔夫进一步的研究表明：在语言和认识及行为之间存在某种关系。这一理论不足的是缺少那些相伴的特性和由语言所作的不同假设的效应。1960 年，费希曼提出一个有效的系统，建立起不同语言效应的 4 个特别水平（见表 2）。他认为语言的词汇和语法的特征，每一项都可望引出文化和行为的结果。

表 2　语言决定思想和社会的 4 条途径

语言特征	事物效应	
	文化	行为
词　汇	水平 1	水平 2
语　法	水平 3	水平 4

水平 1：文化反映词汇。如生活在冰天雪地中的爱斯基摩人对雪有不同种类的许多词汇。

水平 2：行为反映词汇。如颜色的语言编纂决定了人们对颜色的反应。在一个对某种颜色有简单词汇的社会，人们回忆那种颜色的速度要比那些对同样颜色须用词组来描绘的人快得多。

水平 3：文化反映语法。印第安的那瓦候（Navaho）语言结构与它们消极的宿命论有密切关系。

水平 4：行为反应语法。试验发现那瓦候人遵照语言的某些语法特征来区分事物。

当孩提时学习什么种族或社会阶层的语言，其长大后行为也是如此。例如，如果孩子从小就灌输钱的感念，长大后对价值和行为就有特别态度。

苏联学者维果斯基（1962）和鲁利亚（1966）强调思想和语言是不可分离的。鲁利亚的研究证明马克思主义所假设的人类大脑活动的起源是历史社会的。维果斯基批评皮亚杰认为语言和思想互不依赖的二元论思想。研究失语症的学者们注意力集中于病理，是由于记忆丧失（amnesia）——有机的原因，还是其他因素导致了抽象概念不能，这是研究正常生命的基础工具，这项研究最后连结到精神病人重要的心理治疗概念。为了治疗他们的精神问题，必须以某种方式学会认识它们，以致学得语言控制它们，朝着合乎需要的调整方向，学会引导，组织、操纵和控制他们的行为。

林德史密斯等人提醒我们，虽然语言和思想是不可分割的，但这并非特性，就是动物也会思想，人类也常常会存在非语言思想，即所谓的艺术家的非离题（non - discursive）的思想、幻象和梦也是如此。

3.6.2 文化

有人认为西方理解与中国理解的不同是由于他们基于根本不同的语言，因而从不同的范畴认识世界。

亚里士多德的逻辑构成了希腊语的大部分，它的句子基本可以被分解并有一定特征，其前提就是主语后面总是跟随表语，事物总是要活动。印—欧语系中典型的句子是：“那人（主语）拿着（动词）一本书（宾语）”，或“那朵玫瑰（主语）是黄的（表语）”，这就使说这些语言的人把世界看成事物内部存在着生命力，基本的真实在于事物内部，世界是被想要了解即可被分离或分解的事物所组成的。中国的逻辑完全不同，强调现象的关系特征、它们的各种内涵或基本属性。例如：阴阳、男女、大小是所有分离的物体中不可分离的体征，但又完全相反，它们互相之间存在多种含意，因此又是最基本的。

这里要指出的是，沃尔夫的理论在文化水平最主要的观点是：所有知识都是被使用的语言类型的一个功能。这就给科学认识物质世界的可能性带来一个沉重打击，但这并不足以说明该理论是悲观论。费希曼指出，语言程度的不同将使他们超出限制，换句话说，人们的任务是设计更好的语言以改进概念和思想的交流。

3.6.3 自身（self）

我们已经看到，虽然语言和思想并非性的，但较高的精神过程——抽象思维的能力——完全依赖于语言。进一步，由于语言决定了一个人怎么想，想什么，语言也大大决定了个性发展，也就是说决定了一个人成为什么样的人。这就意味着语言至少部分地影响一个人的自身概念、特征、人格、态度、社会和情感适应，总的一句话，自身或本性（self）。

林德史密斯等人（1975）通过对兽孩、聋盲人、失语者、大脑迟钝和精神分裂病人的研究，探讨了缺少语言或熟悉语言的过程被限制将怎样影响自身，结论是：一个成熟的、健康的和有能力的自身需要在某个有特性的团体里，适应掌握使用的语言，无法适应掌握一种语言是不适应社会的主要方面。语言、自身和团体的关系如下：

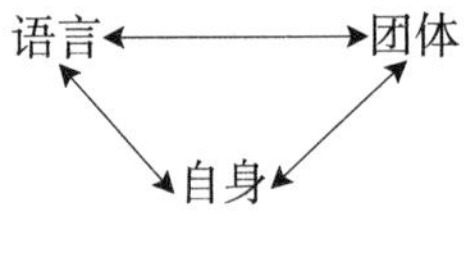

兽孩是历史上发现的在与人类隔绝情况下长大的少数几个小孩。19 世纪在法国南部发现过，1940 ~ 1970 年代均有报道过。这些孩子还在襁褓中就被野兽，大多是狼叼走，不知何故竟抚养他们。等到发现时，有的已有 7 ~ 8 岁，早过了语言发育期。他们像狼一样爬、嚎叫和吞咽，在符号交流能力方面，他们根本不是人。他们没有人的自身或本性。然而，一旦带入人类社会，即使 7 岁孩子也有可能“赶上”同类。

最著名的聋盲人是海伦·凯勒，尽管她又聋又哑又盲，但她却学会了“说”、读、熟练地写。林德史密斯等人注意到，凯勒学习语言后，对声音和颜色有一定概念化。因此可以证明这种概念并非依赖于感觉素材，在这种情况下，有逻辑分析足矣。

失语症（部分的）所引起的主要问题就是无法进行抽象思维，退化到较为具体形式的状态，因此类似于精神迟钝，使用符号困难，其概念是更为具体和个人化的，精神分裂症与其类似。

这些状态都有一个特点：1. 不能掌握语言，2. 不考虑其他人（自私自利），3. 他们必定不合群，4. 自私的本性。由于部分的生活在社会之外，他们是非社会的，自身无法发展。最后值得一提的是，有一种标记理论（labeling theory），认为人的特性大大依赖于对他使用的名称、头衔和称呼。我们人类给社会及万物予以特定标记，这些标记大大影响了人的自身概念、特性和行为，通过某种自我完成的预言，负性的标记将产生负性的行为。因而，如果改变这些标记，有望改变人的状态。

举一个例子，一个人被起绰号后，他的行为，甚至身体特征都可能向此绰号靠拢，比如他被叫做“大鼻子”他的鼻子有可能真的大起来。或者是心理作用对鼻子的过分关心，带来这种影响。对姓名学的风行，可能说这种关系。

3.6.4 交流

语言是社会交流的工具，以不成疑问，前面谈了许多，这里不再重复，扼要提一下几个研究的有关分歧。如语言学的转换生成学派，不满足于对语言表现现象的研究，深入研究语言的深层结构和表层结构的关系、语言运用于语言能力的关系，他们认为可以包括对话、类推、行为和转换等4条途径。

存在一种特殊种类的交流。作曲家和演奏者可能相隔几个世纪，但仍然可以通过音乐的表现而沟通，因而认为交流也需要调谐（tuning in）。

3.6.5 社会结构

可以从两个过程看语言和社会结构的关系。一方面，社会结构决定或限制了语言，社会语言学家进来的大量工作证明了这一点；另一方面，人类方法学家通过利用社会成员存在的某个社会结构层次分析，尽力要发现语言和认识顺序的基础。

从社会学家的著作里，我们可以看到大量的文化实体涉及到社会等级、社会活动和语言之间的关系，以及涉及到伦理和语言之间的关系。拉波夫（1972）做了许多实验，其中有一个表明了明显的语言层次。在那些从中下层阶级向上层社会发展的说话者中存在一种语言的矫枉过正（hypercorrection）的现象，他们仔细操着比中上层社会的人说的标准的多的话。就是我们日常生活中也可常遇到，他们乡音未改，却极力操着比正常人还要标准的北京口音，令人觉得矫揉造作，十分不适。这类现象还在其它的研究中发现。这种现象揭示了社会位置和权利可以导致限制和曲解语言的交流。因此，一个人在社会结构中的位置决定了他所接触的语言，因此也决定了他的意识水平。社会政治结构的后果之一就是群体和个体无法对社会真相有相同的认识，无法互相交流。总之，社会结构不仅意味着经济的不平等，而且还给群体和个体带来认识不同。

对萨丕尔－沃尔夫的理论提出不少反对意见，尤其是语言决定思想，决定个体存在让人们不能接受，其根据：

1. 沃尔夫主要是根据英语和印第安语言的对比来提出其假设的，人们认为他对语言素材的归纳和分析未必准确。

2. 从马克思主义的观点来看，决定人们意识的首先是社会存在，显然与沃尔夫的假设格格不入。从历史角度看，虽然说远古文化现象决定了某些语言现象，但实际上市社会及其文化决定语言，人从诞生起就生活在一定的文化和语言环境里，这些环境决定人的认识能力。其次，虽然各民族语言千差万别，但其思维却有着极其相似之处，神话学研究发现，全世界各民族神话都有极其相似的惊人的同质性，说明语言并非决定思维的唯一因素。最后，沃尔夫假设很难解释那些具有双语现象人的思维方式，因为当地改换另一种语言时，思维并未改变，大脑依然故旧。

但是，不管各种学说如何议论，语言和社会的密切关系是无法否认的。

3.7 影响语言的因素

语言是不断发展，不断变化的，我们来看看都有哪些因素影响它们。

3.7.1 历史

在今天凡有两种以上语言并存的地方，我们几乎都可以找到历史的痕迹，吞并、殖民、迁陟、移民都可使语言变化。墨西哥使用西班牙语，南非使用荷兰语和英语；瑞士北部使用德语，西部使用法语，南部使用意大利语，越是在历史上几经分裂、合并、殖民的国家，语言混杂越厉害。混杂的同时，还可导致渗透。

一个历史悠久，文化强大的民族，也可能通过交流或侵略的手段影响他周围较为弱小的文化。例如汉字在越南、朝鲜、日本作为标准字体达数世纪以上。朝鲜曾为中国的附庸国，又长期被日本殖民，因而朝鲜的语言和文化就深受中日两国的影响。韩国的国旗，中间是太极，又类似于日本的太阳旗，太极的东西南北围绕着中国八卦中的四个卦象，可见其与中日文化的关系。

越南自公元前 207 年到公元 939 年，为中国殖民地。这段时间的公文及大部分作品全是中文。独立后，越南人创造了形声的、不同于汉字的文字。到了 16 世纪，欧洲天主教传入越南，一名传教士把越语换成了罗马字。到 1910 年，法国殖民当局便规定公文必须使用新编文字。日本与朝鲜亦有相类似的历史。

相反，当文化较为薄弱的民族统治文化较为强大的民族时，可能被同化。中国历史上的北朝、五代、元、清几朝少数民族统治了中国，最后无不被汉文化同化。

移民对语言也有重要影响。中国历史上两晋末到南北朝，唐中叶安史之乱及两宋之际的移民浪潮，三次大规模北民南迁，对政治、经济、文化、人口方面的冲击，在语言上奠定了西南官话的基础，并使客家话得以完成，尤其是吴语中渗进了带北方方言味的杭州话。在上海，由于宁波移民的巨大影响，导致宁波话中的“阿拉”取代了上海方言中的“侃”或“我侃”。

有的时候征服、移民或其它一些不那么重要的社会改变形式也可能使新的语言产生或传播。同样大量人口迁移和集中的群体间的交往，也可能产生新语言，美洲黑人移民后裔讲的英语即使一例。

在历史上，中世纪欧洲国家的科学、文化由于宗教影响，全部用拉丁语。文艺复兴后，欧洲的文化及科学技术均大大超过了拉丁语系国家，拉丁语渐渐被挤出欧洲。由于当时英国与法国在世界上称霸，使英语和法语成了重要的国际语言。但在第一次世界大战后，世界先进力量移至大洋彼岸，美国在世界上崭露头角。第二次世界大战后，美国优势增强，而英、法在大战中都遭到极大摧残，美国的经济和技术使英语的地位愈来愈强，法语渐渐式微。法国人忧心忡忡，他们发现：1）大多数最优秀的法国科学家和医学家在国际、欧洲、美国或英国的刊物上用英语发表文章，2）所有优秀的法国研究成果在国际科学会议上均使用英语发言，3. 法国的科学家和医生们都明白，如果他们的书或文章用英文发表极为有利，因为英文已经成为国际性科学语言。据 1975 年统计，法国 70% 的分子和细胞内分泌学研究成果，特别是最新成就，用英文发表。就连这篇评论文章也是用英文发表在英文杂志上的，可是其焦虑。

历史的影响叶可能被局限在某个局部。如我国闽、粤沿海受英、美势力影响较大，当地语言中就有较多英美词汇；东三省受日、俄影响大，情形就不相同。

《黄帝内经·灵枢》有四篇具有详细的人体解剖数据：《骨度》《脉度》《肠胃》和《平人绝谷》，自西方传教士把西方医学带入中国后，为了传教，攻击传统中医不科学，上述四篇具有解剖数据的篇章，就成了最好的靶子。因为，其中记载的尺寸数据，根本不是人的尺寸。也因此，现代中医持发展“藏象论”，指传统中医的解剖是功能性解剖，解剖器官都是模糊而非具体的，更把传统中医引入死胡同。实际，如果用秦统一前的尺寸来换算《骨度》和《脉度》两篇所记载的、可以在人体表丈量的解剖数据，就与当代人体解剖数据相近；如果用商代的尺寸来换算《肠胃》和《平人绝谷》中所记载的人体内部脏器尺寸，也与当代人体解剖数据相符合。这就是历史所造成。如果不是 1973 年出土的新时代尺子，传统中医的解剖的准确性是很难被证明的！

3.7.2 时间

索绪尔最早看到时间的流逝对语言的影响，把它称作语言的历时性。

时间对语言最开始，最重要的影响表现在语音，语音变化是绝对的，而且有规律。在德语里。所有的 I 都变成了 el，然后变成 ai，所有的 ū 都变成了 au；ü 变成了 eu；uo 变成了 ū；z 变成了 s（写作 ss），w 变成了唇齿音 v（写作 w）；两个元音音 h 都消失。在法语里，所有腭化的 l 都变成了 y。在拉丁语里，两个元音音的 s 在另一个时代变成了 r。

在汉语里，浊音清化。据我国的音韵学者研究，中古汉语有 36 个（一说 37 个）声母，其中有一整套全浊声母，后来全浊声母逐渐向同部位、同方法的清声母演变。到近古时期，浊音清化过程基本完成。《中原音韵》里全浊声母大部分已经消失。到普通话里，全浊声母一个也没有了。浊音清化的主要规律是：1. 全浊塞音和塞擦音声母一律变为同部位的清声母，在平声字里变为同部的送气清声母，在仄声字里则变为同部位的不送气清声母；2. 全浊擦音声母一般变成同部位的清擦音，无送气不送气之区别。

时间对语法及文字的影响，使现代语文不得不区分出古文和今文。世界各族文化几乎都有这个区别。就是今天的大学生非文学专业的，能流利阅读古文的不多。在医学生中，能读懂医古文，认识医古文中那些一般字典中都无法查找的字，确实是另外一个天地。就是中医高等教育的学生，医古文是必修的专业课程。

在近代的医疗文献中，语言的变迁也是显而易见的，这与科学的发展有很大关系，新技术、新科学带来了新词汇、新思想。

1984 年，贝尔（Bell）总结了英国著名的医学杂志《柳叶刀》（Lancet）100 年间（1884～1984）语言的变化：

1）自 1883 年以来段落变的更短了。

2）句子的长度减短。

3）在1883年极为常见的分号、连字号和括号，现已少见。

4）在1883年到1932年间，绝大部分句子有从句结构，通常是关系从句、状语从句和名词从句。在1983年，状语从句和名词从句在重要部分明显减少，而关系从句则起重要作用。

5）100年来，词汇更为专业化。在1983年，6个单词里有一个专用词语，而在1883年，是34个单词里有1个。这种专门用语是起源于拉丁或希腊单词，或由拉丁和希腊单词叠缀混合而组成一个新的技术词汇，经常还是缩写的，也常常是在某个具有一般意义，但却充满专门的非正统化的医学含义的基础上扩展而成的。诸如：渗漏 - effusion，峡 - isthmus，安定 - stabilize 和倒转术 - version。

科技人员只注意专业术语可以用来简洁明了地表达新概念，但可惜的是由于医学语言的专业性和难度增加，将导致医生不能理解外界，也难以被外界所理解。贝尔感叹道："我们绝大多数人在某种程度上使病人。"

如果透过流水般的时间这一薄薄面纱，我们可以看到影响语言变化的根本原因是生产力与经济基础。经济基础发展，生产力提高导致生产关系变换，上层建筑更新，语言领域也渐渐有所更新，生活中各种新语词涌现出来，其基本原因可归纳如下：

1）科学术语渗透　这是通过几个渠道影响语言的。(1) 纯技术用语，它们的特色是简洁明了，朗朗顺口，通俗易记，如：立交桥、收录机、机器人、闭路电视……；

2）拗口、不近俗语的专业术语被通俗化、大众化，如：平视光学取景照相机被称作"傻瓜照相机"；

3）同一事物多种名称用于不同场合，如"化烫""冷烫""羽绒衣""滑雪衫"。

4）外来词的音译或意译并存，如：地滚球——意译，保龄球——音译；出租车——意译，的士——音译。

5）社会活动新事物带来新词。如：离休干部、干休所、退居二线、待业青年、插队落户、美眉。

语言这种随时间流逝而变化的现象，给研究传统文化带来非常可怕的影响。许多意思被改变了。比如：《黄帝内经》中的人体解剖名词，几千年传下承来，解释可能已经大不一样了。《黄帝内经·灵枢·根结第五》和《卫气第五十二》两篇均明确指出："命门者，目也。"而自《难经·三十六难》说："肾两者，非皆肾也，其左者为肾，右者为命门"之后，命门的解剖位置，传统中医争论不休。到宋朝就基本少人提《黄帝内经》的说法了。对命门的解剖位置有另外的解释了，移位到了耳前。相距如此之大。如何能够保证其他的名词没有传承错误，书写错误和理解错误？

3.7.3　地理

地理上的分隔始终是语言差异最一般的因素，在语言学中人们最先看到的就是这种差异，最明显的表现就是方言。

不少人类学家认为：有两个标准是区别两种人民两种文化的最好方法，这就是语言区别和地理分隔。索绪尔曾认为地理差异应该叫做时间差异，未免有点勉强。语言与地理关系的深入研究已经形成了语言学的一个分支，语言地理类型学。

从表面上看，一个最明显不过的事实就是地理的不同带来语言的不同。不懂方言的医生碰到不会讲普通话的病人，双方之窘迫可想而知。许多症状的描写，尤其是与程度、性质相关的描写，是非语言不可的。

两种毗邻的截然不同的语言是存在的，但是却很难找到它们的分界线。在两种语言交界区，是一条相互渗透的混合带。造成这种差异的主要原因众说纷纭，但一般认为与行政区域有关。当一个国家遭受另一个国家的统治时，入侵者若不用自己的文化去统治被侵略国，势必被同化，这就要看哪一种文化的素质更为完整、悠久和强大。

语言谱学与地理学上的研究发现，有的语言并不受行政区域的绝对限制，而且在地理上也没有连续性。例如印欧语系，北自俄罗斯及斯堪的那维亚半岛（斯拉夫语、日耳曼语），南到热带南亚次大陆（梵语），东起中亚沙漠地带（吐火罗语），西边靠近冰岛的爱尔兰（凯尔特语）。有的语言却是从某个中心向四周渗透，不断同化周围的语言，就像汉语。人们把前一种语言称为“牧畜民型语言”，后一种语言称作“农耕民型语言”。（桥本万太郎。1983）

这里已经抛开地理差别、行政区域以及某些学者认为系古代部落不同造成的语言差异，而把原因归纳为生产方式的不同。牧畜需要草原，需要游牧，逐地漂泊，把语言带到四方。农耕型语言似乎在历史上形成阶段要晚些。那时人类已经完成了第二次分工，对自然界有了更进一步认识。得以刀耕火种，储藏种子以待来年，故相对定居。我们看见我国中原的汉族，是怎样同化了边疆区域的少数民族。在五千年的历史里，汉语根深蒂固，历经百劫，流传至今。

这种同化并不是百分之百的同化，仍然留下明显的差异。语音的差异是最明显的。在山区，例如福建的山区，每个村落之间语音就有差别。村里人闲来无事聊天，常常取笑邻村落语音拗涩为乐趣，令人惊讶的是，就是在交通极为方便的江浙平原地方，也存在这种差异。如苏州、无锡、昆山相互接壤，交通便利，同为吴侬软语，而语音语调迥然而异。

马尔姆贝格（1972）认为：语言中的一些现象，如语音、形式、句法特征的词，是从一个具体的中心开始的，沿着交通线，随着政治潮流，商业交往和文化潮流而得到传播的。在瑞典，从前构成最小的教会单位——教区——的地方，操同样一种语言，语言的分解线很少有穿越这个疆域的。在意大利，文化的优势胜过政治上的威力，佛罗伦萨的方言——但丁的语言，最终变成了文学语言。在对方言地图的研究上可发现，有些词过去是沿着河谷和大道传播的，如今却主要沿着铁路线传播。词汇的差异与地理的关系不可忽视。如长江以南河流几乎都以江命名，而长江以北河流，几乎都叫河。在新开发区却有例外，如北有乌苏里江、黑龙江、南有红水河、南渡河、万泉河。据研究，这种差异与音韵有点关系，但也不尽相同。比如亲属间称呼，有些地方叫“爹爹”是父亲，有些地方则为祖父；有些地方称“公公”为丈夫的父亲，有些地方则为祖父或外祖父。对其它事物的称呼也有类似状况。这种差异是相声最喜欢搜集的题材。中国语言的同声异义是造就相声这一门艺术的条件之一，但是在临床交流时发生这种情况其后果则是可怕的。

英国的医学家在70年代中期就注意到语言学的研究将造福于医患关系、社会学和心身医学。兰卡斯特（Lancaster）大学通过对18家医院2000例会诊，总结了经验，举办了专门为外籍医务人员训练语言的学习班。他们发现，有些对本国人很明显的意思，外籍医生却难以理解。外籍医生不久即将感到迫切需要专门的语言训练，官方机构也将感到应尽早谋求语言专家的帮助。当然，这里面除了语言、词汇的问题外，文化是相当关键的因素。

3.7.4 文化

文化是一种历史现象，是整个人类发展历程中留下的文明标记。随着历史发展，一些东西保留下来，不断发扬光大，一些东西则渐渐消失了。有了语言和文学才使我们今天有幸知道过去某个历史阶段的某些状况；同样，古老的东西也在语言和文字上留下深深的烙印，最后随着文明发展，人类进化，在人脑里也留下了痕迹。

古希腊人在黄金时代前就创造了语音文字，几千年甚至更长时间深深地烙在大脑里，以致左半球的某些区损伤将导致失语症。然而如前所述，对于非语音文字的患者则不会发生这样的症状。

在对失语症的观察中，人们发现不识字的人在左大脑损伤后，其失语症状将轻些，不典型，甚至在局部损害之后不出现通常涉及的失语症，因而推测失语症与文化有关。在另外的实验中发现语言区的神经结构与文化无关，即与读和写的训练无关，这还引起了一番争论。但在解剖学上，人们不得不注意到大脑两侧的不对称性，而且在婴儿期即已表现出来，主要是左侧颞平面和塞尔维厄氏点（大脑外侧裂近点）都与手的运动有关。左利者其不对称性是不同的，显然与学龄前儿童的双听方式有明显关系。因此，不管失语症与文化的关系如何，大脑与文化密切相关。

有人把西方文明超越东方文明归因于西方字母表的优越，单词易记。古第和瓦特（1962～1963）曾指出，原始人口头的文化交流转变成文字的形势，对人们的概念是一个剧烈的改变，尤其是时空概念。进一步，在某个社会范围使用的文字形式，限定了思维和社会制度的内容。他们认为，古希腊创始的语音字母直接反映了思维（包括三段论逻辑）的科学分析模式，并从中推论，这是造成西方在技术上及政治体制上优越的根本特征。研究认为：这种语音符号显然限制了右脑的发展，说它优于形象符号系统，如象形文字，很值得疑问。

帕默尔认为，德国人的智力水平比英国人高得多，在很大程度上是由于做作为抽象思维工具的英语和德语各自的特点所造成的，因为在符号系统的简单明了方面，德语远胜英语。

我们在此无法讨论东西方文明孰优孰劣，但我们可以看到他们存在的几个差别。首先是语音文字和象形文字的差别，他们带来大脑结构上的差异。其次，语言和大脑的差异又带来思维方式的不同，从而导致一系列文化结构的不同，例如，西语中很少像中国成语这样以四字为基本的严整结构，却又含义深刻，真正言简意赅。西方人动不动就形成一个完整精密的思维体系或哲学体系。最后，传统的文化又给语言带来深刻的影响，就像深深的烙印，永不磨灭。我们不妨来看看文化从哪些方面对语言进行影响。

3.7.4.1 神话对语言的影响

东西方神话的同质性，反映了原始人的情感和思维感知方式基本上是相同的。神话创作以社会为原型，展示了原始人思维中概念的结构和感性的结构，是人类最早对自然的认识和想象。即使在科学发展的今天，神话感知逐渐消失，神话作为反映客观世界的价值将随之消失，但它们作为人类学的价值继续存在着，因为在进化的发生学上，它是人类最早的感知，在儿童最初发展阶段对它们尤为敏感。

神话给语言留下了许多精辟闪光的词汇，短短数语，包含深刻含义，在马克思主义的经典著作及西方的其他科学名著中，哪怕是阐述其他问题，也常常跳出神话中的人氏或古典史诗中的名句。在汉语中，我们可以信手拈来此类词语。请看：

精卫填海(《山海经》)　　夸父逐日(《山海经》)

天衣无缝(《太平广记》)　　画龙点睛(《历代名画记》)

吹箫弄玉(《方舆揽胜》)　　巫山云雨(《高唐赋》)

愚公移山(《列子》)　　黄粱美梦(《枕中记》)

南柯一梦(《南柯太守传》)　　梦笔生花(《开元天宝遗事》)

这些故事流传百世，可谓民族特色。如果不了解这些掌故，很难理解作者使用这些词的真正含义。如《红楼梦》又名《石头记》，如你知道女娲补天的故事，就可以理解该书并非仅仅讲述了石头上记载的儿女情事，而是隐藏着力图补天的良苦用心。

3.7.4.2　诸子百家对语言的影响

诸子百家可说是中国最早的文明鼎盛时期，而且此后再也没有出现过这样的光辉灿烂的文化时期。就像古希腊罗马神话和荷马史诗对西方文化的影响一样，诸子百家记载了原始神化和许多精彩的寓言故事，源远流长。如：

杞人忧天(《列子》)　　画蛇添足(《战国策》)

狐假虎威(《战国策》)　　望洋兴叹(《庄子》)

拔苗助长(《孟子》)　　一暴十寒(《孟子》)

守株待兔(《韩非子》)　　滥竽充数(《韩非子》)

刻舟求剑(《吕氏春秋》)　　叶公好龙(《新序》)

这些语言只用四个字概括一个完整的、含义深刻的寓言故事，用到好处，余音不绝。

3.7.4.3　宗教对语言的影响

直到最近还有人认为宗教的不同是语言学研究中的一个重要的主题。儒、道、释三家常被认为是中国传统文化的核心层次，对中华民族的影响可谓深矣。在语言上也留下他们的烙印。

儒家：克己复礼、名正言顺、余音绕梁、逝者如斯。

道家：点铁成金、灵丹妙药、回光返照、长生不老、相辅相成、魔高一尺、道高一丈。

佛家：五体投地、借花献佛、现身说法、不二法门、一尘不染、无事不登三宝殿、放下屠刀，立地成佛。

在今天，我们使用这些语言时，更多的是考虑它们的含义和比喻，而更少考虑到它们的来源和真实意义。

3.7.4.4　历史对语言的影响

历史遗留下的语言往往有极深刻的含义，如你了解那段历史，就能较为准确地把握该词地意义。如：助纣为虐、卧薪尝胆、毛遂自荐、完璧归赵、负荆请罪、约法三章、萧规曹随、三顾茅庐、乐不思蜀、请君入瓮、洛阳纸贵、东山再起、草木皆兵、上下其手、得陇望蜀、死灰复燃、梁上君子、莫须有、项庄舞剑等。

3.7.4.5 习俗对语言地影响

习俗对语言地影响颇为有趣。在西方，狗是爱称，常有褒扬或怜悯之意。如：Dog not eat dog，同类不相残，直译为“狗不吃狗”；love me，love my dog.，爱屋及乌，直译为“爱我爱及我的狗”；To help lame dogs over stiles，扶危济困，直译为“帮助跛狗进门”。中国人对狗的评价不佳，如狼心狗肺、狗胆包天、狗娘养的、狗杂种、狗苟蝇营、狗头军师、狗尾续貂、狗仗人势、狗党狐群、狗友狐朋、丧家之狗、鸡鸣狗盗。

西方人对老鼠也有亲切感，小耗子是一种昵称，甚至用来称呼情人，中国人很难想象自己的情人是小耗子，老鼠过街人人喊打，投鼠忌器、贼眉鼠眼、鼠目寸光。

中国人喜欢用虎来表示勇敢，创造龙、凤、麒麟来代表帝王、王权、皇族、英雄豪杰、吉瑞祥兆、古文中龙蟠虎踞、龙腾虎跃、生龙活虎、藏虎卧龙、龙凤呈祥、攀龙附凤、凤毛麟角等等，均为极度赞赏之词。

乌龟王八是中国人骂人的话，但乌龟又代表长寿，在帝王陵寝中驮着大石碑，（实际是赑屃，传说中龙的同类，但长相与乌龟几乎无二），但对国人来说，说人乌龟，绝非恭维，说不定还会一饱老拳。

习俗往往导致语言的禁忌（taboo）。有很多话，很多符号是不能随意随地使用的，这种禁忌有时还有区域差别、民族差别和宗教差别。

在上海地区，十三点、神经病都是很厉害的骂人话，经常可以为这两句话气的满面通红。结婚不能送黄色的，不能送梨。

对回族或伊斯兰国家的人，最好别提“猪”、基督教国家忌讳“十三”“星期五”，这是耶稣受难的日子。

语言的禁忌是种族、宗教与伦理观念的产物，它区分了种种不同团体，而且时代相传。犹太人早就没有了祖国，从公元前 700 年到 1947 年以色列的建立，两千多年里离乡背井，流散世界各地，遭受无数次残酷杀戳，之所以没有从世上灭绝，就是他们的宗教和语言（艾伦，1981）。

语言的禁忌还反映了人们原始的恐惧和本能。虽然当今人们仍有一些禁忌，但他未必知道其原因和出处。例如对死的恐惧，促使人们用各种各样的名称来绕过这个词。有人从《康熙字典》中找出 42 个有关死的单字（均包括有“歹”字边旁），还不包括一些民间常用的字或词，如皇帝叫“崩”。今天，当大家谈及长辈的去世，往往不会直通通地说他死了，医生也不会直通通地问病人有关亲属是否死了，而一般问：“还在吗?”对死的恐惧使与死有关的词都带上了冠冕堂皇的字眼，如“棺材”，又是官，又是财；“寿衣”，其实寿命早无。

恐惧还表现在许许多多方面的语言忌讳，往往与职业有关。如旧日的戏班忌讳散，所有与散同音的字都必须用别的字代替，如雨伞叫雨盖、雨挡、雨栏、渔家忌讳“沉”……

这种恐惧实际上是人求生和指望过好日子的一种本能的表现，固然有迷信色彩，但有总比无好。好像现在许多“善男信女”去庙里烧香，他们对教义一窍不通，但因听说菩萨能保佑即足矣，花少许钱请人保佑发财和遂愿，多一种保证，哪怕只是一种心理上的满足，又有何不好。

语言的禁忌还与说话的场合、对象有关。有些语词反映了说话者的地位、教养、阶层、试想在宴会上，谁能当众宣布要去拉屎撒尿。幸好对医生来讲，只要病人信赖，会说出哪怕是对最亲密的人也无法说出的话。比如一个医生问几个人隐事，如月经状况，性生活情况，一般会得到如实回答，但换一个地方，不是医生，就不大可能让人如实回答，有时还会引起白眼。

但是，就是医生也并非百分之百地获得满意回答的，有的人若无其事，有的人似有难言之隐；有的人泥古不化，有的人则不敢隐瞒，也有的人则可能回答含蓄，让你去猜。传统文化的规范，在相当一部分人那里是根深蒂固的。

在对以色列癌症人的调查中，发现东西方文化背景与病人交流有明显的区别。研究者把所谓东方的病人定义为"传统的"，他们从北非或中东的伊斯兰国家移民到以色列，几乎所有这些病人的都是"宗教信徒"。所谓"西方"的病人是指来自欧洲或美国的人，他们不信神，因此比信教的西方病人更趋于现代化，定义为"现代的"（modern）病人。他们认为以色列出生的信教的患者比非信教患者更少"现代化"，或更为"传统化"。调查发现：

（1）发病后，"现代化"的患者相配偶说出感觉症状有所改善，而"传统化"的患者却诉说病情恶化，

（2）相当高比例（78%～85%）的现代化患者向配偶、朋友和医务人员谈论病情，他们大约一半与亲戚交谈；"传统的"患者极少与配偶（28%）、朋友（5%）或医务人员（11%）谈论病情，大约一半与亲戚交谈。而且在这三类人当中，可以发现有统计学意义的种族和宗教的差异。

在亲戚交流疾病的看法时，"现代"与"传统"的病人虽然有差异，但很小，没有统计学意义。

（3）每个"现代的"患者平均有 3 个朋友分担忧愁，而每个"传统的"患者能够分担忧愁的不到 1 个朋友（0.6）。这里，宗教的差异有统计学意义，而种族的差异无统计学意义。

（4）在同他人分担既往危机感的频率分析中，"现代化"患者要高于"传统的"患者。前者说他们经常分担那些感情，而后者却相当少，但其差异无统计学意义。

文化对语言的影响，使文化背景互不相同的人难以交流。1985 年，英国有学者提出移民医学（immigrant medicine），分析出有几个十分值得注意的方面：（1）文化和教育的多样性，例如，英国（英联邦，UK）就有许多穆斯林、锡克及印度教徒，其教育、文化背景大不相同。（2）命名系统，各个宗教对命名系统的习惯大不一样，其姓、名、家族名等各有千秋，理解不一。（3）饮食问题，各种宗教其饮食习惯不一，且还有禁忌食物，又有斋月等种种教规。如伊斯兰教不吃猪肉，吃的牛羊必须由专门人员、经专门仪式屠宰后方可入食。（4）哲学概念，各民族对人体的理解是不一样的，对某些民族来说，疼痛很少是局限的，往往是全身痛，这种全民族的意识是先天的，或成长发育的早期便已经根深蒂固。（5）宗教责任，比如有的民族反对堕胎，有的民族男女严格分隔，这都使交流受到障碍。这一切都可反映在语言交流上，从根本上妨碍思维情感的交流。

3.7.5 社会阶层

当今人类社会世界级社会，在每个社会都有其独特的文化，语言也不例外。

但是，我们首先要强调的是，语言是一种社会现象，是社会共同创造的财富，是无阶

级性的，所以语言才有可能成为整个社会交际的工具。当我们把语言放在整个社会中去考察，在社会生活的变化与发展中去探究语言变化发展的规律，发现任何语言集团里都存在着语言变异和不纯一的语言结构（labov，1970）。有人认为，语言的不纯一性是正常现象，这是语言中许多基本因素互相起作用的自然结果。没有风格变化，没有几种不同层次的语言系统并存，反而会使语言功能失调。

拉波夫（1969）在纽约市贫民区布洛克林恩进行了一次很有意义的调查。th 是英语里最普通最单纯的社会学记号之一，在调查时只考虑做为词的开头时的情况，其标准形式是摩擦音，读成塞擦音或塞音是粗俗形式。拉波夫发现，在随便说话，留意说话，读书或念词表时，各社会阶层对 th 的读法均有明显不同。以后其它调查也证明类似情况，最后归纳如下：

（1）在每一种语言长河中，不同社会经济阶层的成员，语音都有所差别。

（2）可是不同阶层的人在各种语言场合，语音变化的趋势都是一致的。

（3）说话者只能了解本阶层人风格变异的范围以及跟他有过接触的其它阶层的人在某些语言场合中的语言行为，他很难意识到各阶层的人风格变异的趋势有相同之处。

（4）由于存在两个变量：社会层次的变化及风格层次的变化，因此，我们很难根据一个语言形式本身断定它是一个上层阶级随便说的，还是下层阶级留意说的。

有人指出，不同的社会不可能明确认识赋予他们整个阶级特别的责任、特权和限制的特点，但他们倾向于互相组合成一个远比其他阶级各成员间更为紧密的关系。正如谚语所说，物以类聚，人以群分，团体地选择，造成语意的不同。

事实上，各个不同阶层不仅在说话上、语音上有所不同，而且人们早就发现各个阶层在实用的语言上亦有不同。相同的阶层所接触的食物往往是相类似的，他们有自己的专用名词、术语。例如医生对病人，只要说肺炎即可，可对内行人则需说大叶性肺炎、克雷白杆菌性肺炎、或支原体肺炎等。又如手术器械品种繁多，光镊子就有成百种，外行人只说镊子即可，而对内行人，比如手术时要镊子，不说清楚，人将不知所云。当你在询问病史时，发现对方能够准确使用医学术语，则此人若不是医务人员，则至少也是卫生圈子里的人。如果你发现你的病人居然可以按主诉要去准确提供病史，如准确诉说症状、部位和时间、性质，你一定得仔细询问，仔细检查，也许病人的医学知识比尼还丰富，千万别出大洋相。

3.7.6 性别和年龄

性别和年龄给语言带来的差别，实际上是避开经济差别，从另一个角度反映了社会阶层的不同。

近年来西方妇女解放运动使年轻的女人尽量避免像她们的母亲或祖母那样明显的女性语言，要求把一些男性词变成中性词和女性词，如在一些场合原来采用词来代替。但是在另外一些社会，则可能强迫妇女使用区别于男性的语言。

有人认为，女性的语言比男性更为标准化，其原因包括：

1）女性缺少在社会上获得成就的机会，她们的社会形象不是由他们的成就来制定，而是她们的风度和行为（包括语言）来表现的。

2）由于女性就业机会少，更多是主管家务，因而在社会网络中缺少凝聚力，她们在正式社交场合出现机会的比例远远多于男性，更常要求正式语言。

3）在孩提时代，女孩更多接受传统规则的教育，因而对公众认可的正式礼仪十分敏感。

4）在社会中，男人更多地接受粗鲁、野蛮的破坏行为。

实际上，在许多国家，包括某些较为文明的国家，由于妇女的社会地位低，有文化的男性和有文化的女性比例十分悬殊。据 1980 年的调查，全世界文盲总数中的 65% 是妇女，她们的增长速度男性文盲要快。据我国 1982 年人口普查，49% 的农村妇女和 24% 的城市妇女是文盲。1985 年，在校妇女是有史以来最多的，小学占 45%，中学占 40%，大学占 30%，研究生仅 14%。短期内难以改善。但是近年来，中国大陆的大学里，女生数量明显增多，直逼男生。而自小学以来，几乎始终就是女生的学习成绩比男生好。2007 年高考成绩揭晓，京沪苏浙等地文理科榜首几乎全为女生所囊括。由于高考入学制度的严格，而且男生有比女生更多的选择，许多男生可能比女生更早地离开学校，以至造成阴盛阳衰的局面。

除了舞蹈、戏剧学校外，医学院校可能是女生最多的地方，长期以来都没有超过男性。在美国医学院校中，1984～1985 年，入校女生约 33% 略强，在校女生是 31.7%，申请医学博士的女生是 30%。在 1977 年，19% 的住院医生是女性，到 1984 年为 25%。1977 年，1/3 以上的专科没有女性住院医师，而 1984 年，除了血管外科外，其它所有专科均有女性住院医师。2/5 的女性住院医师是内科或儿科医师，另外 30% 是妇产科、精神科或家庭医师。近些年来，在中国，这种情况已经明显改善。

研究还发现，女性要比男性更难获得研究助理的工作，即使在获得博士学位后，也有更多的女性不得不寻找工作。在工作分工上，女性科学家，尤其是博士衔者，更少被工矿企业或联邦征服雇佣，更多的是在医院、门诊部、非盈利组织或洲及当地政府的学术研究所内工作。男性在研究所内被雇用的机会和享有高职位的机会、以及获得终身教授的机会，远远多于女性。即使在同等的工作条件下，女性的薪水也男性少。

有趣的是，对性别差异的研究，人们还发现，男孩似乎比女孩更容易由于家庭的争吵和破裂而患病，婚姻的破裂对男性的影响比女性更强。有人认为这是由于父母亲更经常在儿子面前吵架而不在女儿面前吵架。对动物的研究发现，在社会性较强的猴群里，雄性的小猴比雌性的小猴更可能被虐待和屠杀，因为他们是潜在的竞争者，因而雄性小猴在灾难来临时更难获得其它同类的支持和爱抚。

这很可能是由于男性在社会上必须承担责任，要有男子汉气概等传统观念，不许他们过份暴露自己内在的忧伤。他们极力掩藏压抑内心的痛苦、悲伤，而女性却可任意流露自己的情绪，这会被社会谅解及同情。因而，对男性来讲，这种压抑耗散了大量能量，使机体免疫力低下，易致患病。女性则由于充分宣泄，能量内耗少，情感易均衡，故不易患病。

性别差异的基本原因是生物学的差异。最近的一个研究称，雌性小鼠没有像雄性同类一样建立某种疼痛类型。作者称这一显著的性别差异说明，仅用雄性动物做实验的话，可能无法获得完整的生物学信息。越来越多的案例表明，性别对生物学机制的影响无处不在，下至细胞，上至生物个体，这项研究仅仅是其中之一。这表明同时通过进一步实验，该团队初步认定让雌性小鼠对疼痛更加敏感的是免疫细胞 T 细胞。……两性间的差异不仅仅是一个基因或一种神经递质，而是完全不同的细胞在运行截然不同的机制。”研究两性是非常重要的。

3.7.7 年龄

年龄对语言的影响可以分作两个阶段看。

1）**未成熟阶段** 在孩子还未走上社会以前，单纯天真，心有所思，口有所说，语言变化随着他们知识结构的变化而变化。婴儿期以哭笑和喊叫来表达意思，然后是简单的词汇，再后基本语法结构的句子随着年龄的增大渐渐趋向于与所接触范围的人相类似。在这一阶段，文化程度是重要因素。

2）**成熟阶段** 随着社会经历不同，人们语言的变化也不同。一方面是社会经历的顺利与否，挫折、失败、吃一堑长一智，祸从口出，人言可畏，故每个人不得不斟酌每句话、每个词汇的份量和后果。另一方面，他所接触的社会群体的语言要影响他，某种程度来说是逼迫他接受所在群体的语言，一旦变换群体，如上大学，分配工作，下乡插队等等，他又必须适应新群体的语言，求得生存适应。

因而，从简单的一句话，可以辨别出娃娃腔、学生腔还是饱经沧桑的至理名言。

我们概要论述了影响语言的几个主要因素，是带有普通意义的，对于个体来说，千变万化，因而在实际工作中，要具体问题具体分析。

3.8 生命语言：物质乎，精神乎？

300多年前，笛卡尔把世界万物分为物质的和精神的两大类，不少后人接受这一观点，并因争论这二大类何者为第一性而分为两大阵营：唯物主义和唯心主义。如果世界万物只有物质和精神两大类，那么，语言是什么，物质乎，精神乎？

说语言是物质的，但它看不见、摸不着，测不出；很多人认为它是精神的，是人类文明的表现，是大脑的产物，破坏大脑语言中枢，它可能消失。也有人说它是社会现象，有社会属性和自然属性（非本质属性）。

语言的文字表达，是人类超越其它动物的主要关键。但要说它是精神的，又有许多不解之处：它可以用声波表达，被磁带录下，长久保留；可用文字写下，流传千古，可使任何载有语言信息的物体都被赋予奇妙生命，成为符号，使一块木头，一块岩石与其原有存在大相径庭，随着几度沧桑，一经发现便价值连城。

还有人把语言说成是思维的物质外壳。

但上述一切都不足以证明语言的物质属性。因为当它转化为声音时，借助了声道的运动和空气的挤压、振动，一旦平息，亦消声匿迹，而当它被录在磁带上或作为文字或符号存世时，又依附于某种物质。

生命科学领域中两项最新发现，极力把语言推向物质范畴。

3.8.1 语言是机体内部符号系统的延续

大脑有两个极重要的中枢机制：感觉和运动。1932年，贾克布逊（Jacobson）就发现思维时，语言器官的肌肉也有电位变动，这种肌电位变动的形式和把思维的内容大声说出来时大体一致；另外还发现使用手势语的聋哑人在思维或做梦时，手部肌肉也有电位变动（沈德立，1987）。这不但说明了语言和思维不可分，还说明了语言和运动不可分。

许多科学家都注意到语言和运动有很多共同的特性，注意到语言交流总是伴随着运动。他们发现，当刺激优势半球的大脑外侧裂周围的皮质时，可破坏口面运动，阻断言语输出，并表现为命名、阅读和言语声音鉴别及语言理解的丧失。继发于运动和言语声音区别的改变存在一种时间差，这种时间精度与语言的产生和解码有关，与劳动密切相连（如投掷石块、围猎等），因而推想它可能先于语言存在。他们倾向于认为交流能力是进化于控制运动过程之上的。即是先有了对运动控制中枢的存在，然后由于对运动控制过程的不断进化，如要求更精确的调节、更准确的感受和反应，渐渐产生了交流能力。贝尔曼和古德包提出两大胆假设：1. 交流是比运动更高的功能层次，具有某种行为举止的有机体可能进化产生交流方式；2. 运动过程是有形的，原始的，不需伴随复杂的认识语言能力的刺激——反应联系物。

这种运动过程可以一直追溯到单细胞乃至原生物。它们在水里漂浮，根据温度、水质的变化而游动，因而他们必须感知外界变化和运动，必定要具备一套内部通讯系统，这一系统必须具有下列功能：1）协调各种元素，2）有一种特定的语法结构——即各元素相互作用和合作的各种规则、意义和它们发生的方法，3）它们组成一个符号系统。现代科学技术已经发现机体内存在不止一个这样的符号系统。例如核酸、蛋白质的合成，DNA的修复与复制，遗传密码和基因的重组都各有严格复杂的符号系统以调节和控制。

人体细胞之间的信息转导可通过相邻细胞的直接接触来实现，但更重要的也是更为普遍的则是通过细胞分泌各种化学物质来调节自身和其他细胞的代谢和功能，因此在人体中，信息传导通路通常是由分泌释放信息物质的特定细胞、信息物质（包含细胞间与细胞内的信息物质和运载体、运输路径等）以及靶细胞（包含特异受体等）等构成。

信息物质可分为细胞间信息物质与细胞内信息分子。凡由细胞分泌的调节靶细胞生命活动的化学物质统称为细胞间信息物质，即第一信使。

按照细胞分泌信息物质的方式又可将细胞间信息物质分为神经递质、内分泌激素、局部化学介质和气体信号分子。在细胞内传递细胞调控信号的化学物质称为细胞内信息物质，其组成多样化。通常将 Ca2 +、cAMP、cGMP、DAG、IP3、Cer、花生四烯酸及其代谢物等这类在细胞内传递信息的小分子化合物称为第二信使。

细胞核内外信息传递的物质称为第三信使，能与靶基因特异序列结合，发挥着转录因子或转录调节因子的作用。

我们在第二章第三节专门论述了机体内部的符号系统，详述了单细胞及多细胞的有机体是怎样进行内部联络的，我们看到在细胞内部、细胞与细胞之间、以及多细胞生物的细胞与细胞之间的交流，开始是简单的生物分子，以后随着有机体从低级进化到高级，交流的介质叶渐渐进化到复杂的化合物或递质，最后，一部分可能由于有固定的靶器官，远处调节形成激素——内分泌系统，另一部分由于有固定的通道，渐渐形成神经索，成为神经系统，至今在神经接头之间的信息传递，还保留着递质——化学物质的形式，它们组成了人体内最主要的两大符号系统。

内部符号系统的控制中枢渐渐进化形成大脑。贝尔曼和古德堡认为：机体内部协调必须应用内部符号，而且对任何外界行为也是必要的。在动物间的协作既需要符号系统也需要运动系统，这就使原始生命形成的语言和运动过程有了相同的联系。大脑可以被看作是从早期的单细胞符号系统在进化成为高等动物的过程中不断加工精制而成。人类有规则支配符号系统是动物组织中相同基质的继续，人类语言与其它语言的基本特征在于人类有联合各种符号产生无穷的及有意义符号的能力，人类可以发明并使无穷多的符号在他们当中通用。

当然，有人反对这种看法。认为并非所有的物质都是机体的内部符号系统，其他的人则认为双手的分工（劳动）更先于语言存在，因而在大脑优势半球上留下明显的运动痕迹不足为奇。

但是，按照进化论的观点，语言也是进化来的。语言是大脑的产物。在低等生物那里没有脑组织，可能有神经索，而最低等生物连神经索也没有，只能依靠化学物质来进行内部通讯。这些物质后来进化为神经索，并渐渐进化成大脑。因而大脑是在物质基础上进化的。大脑的功能与她最初进化基础的物质分子仍然一样，协调和控制机体的活动。正如我们在第二章所述，语言正执行着这种功能的一部分。

如果我们把社会上的个体都看成是单个细胞，就可以较容易地理解语言是怎样联系着这些细胞之间的运动，也可以较容易地看出语言作为一种社会现象在细胞的社会和人的社会里其作用是基本相同的，即：联系和协调的作用。人的社会和细胞的社会（集团群落）固然不属一个层次，但同属一个生态圈，人的社会正是从细胞的社会进化来的。单细胞在游动时，根据不同需要，与其它个体时分时合，当它们聚在一起，分工执行不同功能或共同对外更易生存时，就渐渐进化为多细胞结构，融成一个整体，各行其职能，它们之间的通讯渠道必须有共同的语言（物质分子）、语法（分子的排列顺序和空间结构）方能进化行交流。单细胞之间的交流与人类个体间的交流几乎完全相同，有一定的空间、介质、规范的语言的解码系统。

如果说大脑是内部符号系统在物质存在上进化的结果，那么语言则是内部符号系统在交流在交流方式上的进化。单细胞进化到人、人类社会，简单的物质进化到大脑，其交流方式自然也要产生质的变化，这就是言语交流。它的功能从量上来看大大增加了，但从质上来看，仍然是协调机体的各个部分、或各个细胞（个体）的活动。它具有特定的结构和组合，组成高级的符号系统。

说到这里，我们还只能说语言是物质进化的结果，还不能说明语言是物质的。我国科学家近年的研究对此有较大突破。

3.8.2 语言与物质

我国近年对气功发放外气的研究，发现语言与物质紧密相连，至少说语言可以驱动物质。

气功是什么？气功实际上完全是靠大脑控制意念。“气”在体内行走，不论是大周天还是小周天，最初都是一种意念在行走。练功强调要意念守一，就是集中精力，思想躯体的某一位置。练功要求万念皆空，实际上是要求整个思维集中在所谓“气”上，然后沿着规定的路线行走，“气”也随之伴行，到吞吐采纳，完成大小周天。

那么，思维是怎样集中的，前已作大量论述，是靠语言。语言是思维的工具，调节心理活动。如果思维不集中，在练功时胡思乱想，则可能走火入魔。《红楼梦》中妙玉打禅时（运气时），心猿意马，想到宝玉要来娶她，最后大叫一声，口吐鲜血，昏倒过去，如果在行气时突然受到惊吓，这时“气”就可能停滞在正行之处，造成这部位气血淤积，重则瘫痪疯癫，轻则沉疾在身。

气功流派众多，但不论何种功法均需掌握三项要领：

调身——调整姿势，要求放松自然；

调息——以腹式呼吸为主，要求细静匀长；

调心——控制意念，要求集中，入静；无不一致以调心入静为最重要。

有经验的气功家常深刻体会到“内气”与“意念”的内在关系。

因而可以说，气功的关键在于思维和意念。当一个人集中精力练气功时，“气”在周身行走，实际上是以语言为工具来驱动和感觉的。比如说，他要想现在气已到丹田，渐渐回转，然后又向上走行……最后沿着舌尖两侧徐徐吐出。对一个练功经年的气功师，这种活动可能不需要更多的主观意念，已形成一种惯性，但语言的驱动与感觉依然存在，不然他将无法控制。有人认为，气功是建立在第二信号系统，即语言和符号之上的，其本质是自我暗示。通过自我暗示，排除杂念，收视反听，使大脑进入一种特有状态，最后达到庄子所说：“天地与我并生，万物与我为一”。

那么气功发出的外气是什么？近来大量的研究报道“气”具有物质属性，它们可以是红外辐射、静电、磁、微粒流、生物力、次声等等，直接作用于机体，发生特殊效应。令人惊讶的不仅仅是“气”的物质属性，而在于大脑是怎样通过思维、意念发出物质，而在其中起媒介作用的竟是语言！

是语言驱动了这些物质，还是转化为物质，抑或语言本身就是物质？这是十分复杂的问题，一时难下结论。但试验已证明，气功师在发放外气时，心率和耗氧量明显上升，心脏每搏输出量增加，机体耗能大大升高。说明发气时不仅是思维活动，而且还做了功。根据物理原理，做功是离不开物质的。

我们对语言可有两种理解：一、原始的语言，这是一种内部符号系统，用于联系机体内部的协调和运动，是一种物质；二、文明的语言，这是一种外部符号系统，它是某种特定的音节、音调、音频或用固定书写的笔划来代表特定意义，是大脑抽象思维的结果，超然于物质之上，协调着个体间和社会的活动。或许有一天，我们可以对每一种可用声音或文字表达的意思，在体内提取分离出相应的物质。但是，就是这一天成为现实，我们也不能说语言是物质而非精神的。人类语言是对具体物质的抽象命名，对世界万物用符号予以命名，是人类抽象思维的结果，是非物质的，是人类与其他生物不可逾越的界限。

我们对语言的两种理解，正好与语言的两大功能——思维和交际的工具相吻合。内部的、原始的、物质的语言，执行着思维的功能，而外部的、文明的、精神的语言执行着交际的功能。但它们并不决然分开，精神的语言作为第二信号系统也参与思维活动，而物质的语言作为媒介也可在人际之间进行交流。这样语言就成了介于物质与精神之间的第三类属性。

精神是大脑的产物，大脑是物质的，大脑借助语言沟通了物质与精神之间的鸿沟。或者说，这世界上还有即不属于精神，也不属于物质的事物。

3.9 临床语言的哲学探讨

在讨论这个问题前，我们先要搞清楚两个概念，什么是语言哲学（Linguistic Philosophy），什么是语言的哲学（Philosphy of Language）。魏玛（Verma，1984）认为：“……特定的哲学问题可以准确地表达为语言本质的问题。”因而你可以发现在特定种类下许多新的事物可以用类似的词汇来表达，在英文里可有：metaethics（超伦理），metaepistemology

（超认识论），metamathematics（超/元数学），metareligion（超宗教），metalogic（超逻辑），等等；在中文里可以有：分化、分开、分离、分别、分手、分道扬镳，这些命名，就是语言的哲学范畴。这个范畴是由利用各种努力，依靠使用不同符号之间关系的本质和意义来解决许多问题组成的。而语言哲学主要是利用某种语言的总体特征作为单词的本质和意义，以及它们所涉及的含义、真相和合法性等等的不同测定标准而组成的。希尔（Searle）归纳其区别为："语言哲学力图依靠分析单词的意义和分析自然语言单词间的逻辑关系去解决哲学问题，……语言的哲学在于力图分析语言的总体特征，诸如意义、关联、真相、证据、演说艺术和逻辑必然性"，"语言的哲学是哲学内在的事物名称，语言哲学则是一种哲学方法的名称"。

在这里，我们要讨论语言的社会应用，属于语言的哲学范畴，力图要探索医学语言的本质、意义及其所涉及的医学问题。

古人很早就意识到对世间万物命名的重要性。老子认为与他的中心理论所讨论的道有极为重要的关系，故《道德经》一开始就提出这个问题："道可道，非常道；名，可名，非常名。无名，天地之始；有名，万物之母。"老子认为天地万物在未被认识时即已存在，但只有人们认识了它们，给它们一定的名号，人们才能够在某种特定的约定俗成的基础上，进行交流，因而万物也才对人的意识世界有存在的意义。到了汉代董仲舒，又把这种命名拔到更高层次，他说："謞而效天地者为号；鸣而命者为名。名号异声而同本，皆鸣号而达天意者也。天不言使人发其意，弗为，使人行其中；名则圣人所发天意，不可以不深观也。"在这里，名成了替天行道的角色。

西方人从不同的观察和推理角度来看待语言的作用。古希腊哲学家德谟克利特认为，人类语言起源于某些具有单纯情感性的音节。这一理论其后又被伊壁鸠鲁和卢克莱修所发扬，并深深影响后人。

卡西尔认为，人是理性的动物，"神话本身并非只是一大堆原始的迷信和粗陋的妄想，它绝不只是乱七八糟的东西，因为它具有一个系统的或概念的形式，但另一方面，又绝不能赋予神话结构以理性的特征。语言常常被看成是等同于理性的，甚或就等同于理性的源泉。但是很容易看出，这个定义并没有能包括全部领域，它乃是以偏概全，是从一个部分代替了全体。因为与概念语言并列的同时还有情感语言，与逻辑的或科学的语言并列的还有诗意想象的语言。语言最初并不是表达思想或观念，而是表达情感和爱慕的。"

在对原始神话和原始宗教的研究来看，原始人都曾把语言看作是具有莫大功能的，巫术的语言可以呼风唤雨，可以招灾致难，它们认为可以用这样的方式来与自然神秘庞大的力量相沟通。

但是，卡西尔最后也发现概念性语言在人类存在中的重要地位。他说："这就是我们全部问题的关键；命题语言与情感语言的区别，就是人类世界与动物世界的真正分界线。"这种区别是有牢固的物质基础的，在大脑损伤病人发生失语症（aphasia）后，患者不仅丧失了正常的词语能力，而且不再能用一般的概念或范畴来思考，由于丧失了对普遍事物的把握能力，他们只得纠缠于直接的事实和具体的情景，不能完成任何只有依靠对抽象物的把握才能完成的任务。

米德也认为人与其它动物的区别仅仅是因为人可以被符号刺激。萨丕尔（1949）和沃尔夫（1956）在此基础上奠定了现代语言科学最重要的一块砖。沃尔夫说："我们从世界的纷繁现象中分离出来的范畴和类型，并不是自然而然地就存在那里的，相反五光十色的世界是通过我们内心的语言系统而组织起来的。我们之所以能够分解自然，将它组成概念并赋予意义，主要是因为我们都同意按照某一协议把各种自然现象组织起来。这一协议适用于我们整个言语社区，而且体现为我们语言的型式。这种协议当然是隐含的，无需明确地说出来的；但是它的条件却是绝对有强制性的，除非我们按照协议的规定那样去组织和划分材料，否则我们就无法进行交谈。因此，除非人们的语言背景是一样的，或是经过某些方法取得一致，否则就让人们接触了同样的自然现象，他们也不会取得统一的看法”。

不少人反对沃尔夫认为语言可以决定人们思维，决定人们世界观的说学，但是人们承认了语言可以调节心理活动，在不同程度上可影响人们的思想方法。

东西方科学家通过不同道路都得到了语言作为万物的符号对于人类意识存在重要意义，对事物或事物现象的过程的抽象理解只有用符号限定后，才得以在人类之间交流并保留给后代子孙。然而，语言是十分有限的，人们有时常常感到现有的语言无法描述不断发现的新世界，这在医学领域是司空见惯、令人头疼的。

医学语言以及其概念的研究是医学哲学四大任务之一。一个人要想清楚地了解生物医学科学的哲学基础，首先而且最重要的就是要理解支撑着医学的存在目的（raison dê tre）的关键术语的意义。事实上，自古以来，医生们就一直注意揭示医学术语的模糊性以及建立其使用标准。然而，这种讨论往往充满混乱。幸而萨德 - 扎特（Sadegh - Zadeh）纠正了这种混乱，他着重致力于澄清疾病的语言，他提出：1）在疾病的各种语言中，如：disease（不全），illness（疾病），sickness（病态），deformity（残疾），制订特定的定义；2）确定在特定语言团体中疾病语言使用的标准，即：在特定的语言团体中使用诸如“disease，illness 和 sickness”的人类学或语言学研究；3）尽量阐明疾病真实本质的发现。

实际上，何谓“疾病”“健康”“病因”等历来就争论纷纷。人们预言医学哲学中大量的深入研究很可能发生在这个领域，因为人们已经付出大量努力去发展对生物医学科学的特征和本质详细描述，无法限定所有个体都能拥有物种的基本功能。但亚里士多德指出，“当个体无法执行本能赋予它的某种功能时，我们叫它异常、缺陷、毛病或损害”。这种争论自 18 世纪初叶就已开始。现代人们对此的讨论已经特别集中于对这些词汇进行评价，这种分析的重要性是显而易见的。因为医学就存在于维护健康、预防、治愈或至少是减轻疾病的影响之中，对疾病和健康不同的认识必将导致社会福利的偏向各不相同。例如，酗酒、同性恋、老年性退化和更年期在不同的历史时代和不同社会的看法、处理都是大不相同的，与社会伦理、道德、价值观大为关联。

医学社会学家也已经检查了疾病语言的力量。标记理论和对病人角色功能的描述在指导医疗进程，构筑医生与病人相互交换的方式上起着举足轻重的作用。很显然，社会福利事业、康复机构必须据此以决定他们的组成和构造。

因此，我们首先要判断什么样的状况是正常功能或功能不全。我们不能把疾病概念当作万花筒般的自然界的真实反映，而应看作是一种社会的依赖或创造。在研究这些影响状态时，我们都可以看到医学哲学的许多地方都渗入了生物哲学和生物学功能的评价。因为，如果特定的心理学和生物学功能不被看作是人类和人类内在世界正常感觉的自然现象，那么疾病与其被当作严格的自然现象，还不如说是社会约定。所以，人们依靠其自然本能表现群体的特性或评估其价值，而另一方面，如果内在的本质征象可以被确定，那么关于药瘾、同行恋、酗酒、或更年期是否作为疾病就将有不同的特定回答。

波耳斯（Boorse，1975）利用自然主义和解释疾病概念的标准方式之间的特点，进一步区别了后者中的一种严格的标准观点。疾病分类被看作是纯粹的评价和一种淡薄的标准观点，疾病分类既有描述也有评价的成份。波耳斯也看到自然语言的模糊性，他提示了“不全（disease）”的一种特性，即常常被定义为生理功能不足，因而疾病概念是描述的概念，而“疾病（illness）”则常常被定义为评价严重的和不期望的疾病状态，因而置个体于病态的角色。

疾病的描述观念依靠进行评价的态度，对待特别的生理学或心理学状态具有一定规范。我们还可以用另一种模式——“不全”的解释观念来评价疾病，这种观念将承受评价，就象病理学以某种特别的生理状态与另一种特别状态相比，因而有人认为对于疾病过程的理解是内在的。

然而不管何种模式，人们还是强调了对于疾病或不全的谈论只能是在特定的文化和思想领域被理解。首先，进化和适应都不可能替代对健康的某种普遍认识，毕竟适应总是相对于特定的环境，而人类的环境包括文化。由于人类或其它物种都不存在标准的环境，因而对人类健康和适应的功能无法有统一的定义。

其次，物种内部的变异增加了一个物种潜在的适应性，只要一个人注意到某个物种茂盛的生存或适应，他就有可能注意到在某个可以帮助其它同类生存的群体，其环境将有辐射性改变，以使那些适应较差的个体得以存在。而做到这一步，却并非是那些较差个体得到直接帮助，他们是靠某种无法解释和模糊的方式得救的，简而言之，正常和健康并非只有单一的意义。

有时，身体状态偏离我们的文化环境既非健康的状态，也非病态，他们是自然的。例如，色盲可以被看作一种缺陷，然而在特定的伪装情况下，对生存却是至关重要的。色盲将是特别的适应状态。自然环境没有一个标准以测定何为正常，何为异常。因此，被认为是疾病事件的状态可以是：1）它们反对那个文化中所有成员所公认的标准，2）产生了某种疼痛或不适，无法达到某种“适当的”人类目的，3）与自然关系不协调，如秃发。

与疾病相反的是“健康”或“正常”。卡斯（kass，1975）认为：“健康是某种标准或规范……是展示身体自身优秀或适应的能动性的状态。可以公认，相对于每个物种或某种程度上是对个体，即使不能定义，在某种程度上也是可以达到的。”卡斯领会了亚里士多德学派的分析，把健康看作“有机体整体的优秀工作……活的生命在其最佳状态的能动性。”然而这种解释远远没有把问题说清楚，医学对正常的认识也是复杂的和难以捉摸的。格瑞尼（Grene，1978）区别了医学中三种正常的判定：第一，与健康同义；第二，与经常满足同义；第三，有点类似物种成员们的特点。穆菲（Murphy，1979）进一步区分了6种正常的特性：1）满足，中庸，2）代表的或可望的，3）有助于群体生存，4）无害或无损，就象医生对于病人询问某个特别的体征或症状的反应，5）一般的要求，6）这一阶层最完美或最优秀的。还有人提出更详细的要求，但最重要的问题是，这些看法没有超越文化范围的争论，今后很可能引来更多的兴趣和注意。

有关医学语言的哲学探讨，最终目的无非是两个：一个是对疾病或不全的诊断，另一个就是治疗，从而导致社会、群体对此人的态度和评价，是否应当受到保护、优惠，照顾或是歧视、冷遇、抛弃。但是两者都无法找到准确的定义，不但与社会有关，还与个体的环境与状态有关。例如，一个参加奥运会的女运动员无法与一个40岁的中学教师或60岁的农民相比，而一个年轻人的普通感冒可以置之不理，而对一个老年人或有其它疾患的年轻人，可能因为这个小小的感冒而送命。因而，医学语言与对其它事物的命名不大一样，它还受到社会群体、个体乃至宇宙的（季节、气候）影响，不同情况下有不同理解。

医学是一门科学，医学思想是科学的思想。科学思想是一种被控制的直接的思想，是有条理的，它的目的在于组织事物或事件严格精确的观察和描述之上的。语言表现了大脑行为最基本的要素，是社会联系最重要、最常用的手段，是一种社会现象，就象一种用词汇累加的积分，是阐述理念的工具。在狭义上，它反映了自然的客观现象和量的概念，在广义上，它是思想最重要的工具。

科学思想的语言有如下特点：[5]

1）科学思想的语言是认识的和无法评价的，可以在认识和评价性语言之间找出其差别。

2）科学思想的语言在形式上并不重要，但表达了真实发现和实际过程，它通过察觉和想象表示生活的真正目的和重要事实。

3）科学思想的语言是一种寻找、探索和捕获，它反应了科学家在寻找、探索和捕获过程中真实的活动。

4）科学思想语言的领域是或然性的领域，在科学中，探索可知的或然性领域形式的未知数。这个领域得到科学语言的充分表达。

5）科学思想的语言是一种未知的知识的语言，当我们在未知的知识和神秘之间划一道界线时，便可以清楚认识。前者是生疏的，但通过未知到知可被了解；后者是熟悉的，但无法考察。生命、死亡和爱情可以被看作后者的例子，因为他们是十分熟悉但又远远无法知晓的。

6）科学思想的语言扮演着打破砂锅问到底的角色。

7）科学思想的语言全世界通用。

8）科学思想的语言是事实的语言。

9）科学思想的语言是表意符号。

10）科学思想的语言交织着心理活动，通过连结句子所表达。

11）科学思想的语言反应了有关序列的方法。

12）科学的语言在分析事实中发出。

13）科学思想的语言的分析和范畴始终反射了它的特性和偏爱于它在较广泛前景下的功能，然而更成功地表现了它的功能。

科学思想的语言的复杂性，不仅说明了自然界的复杂，更说明了人的复杂性。有生命的人作为个体，受到各种不同因素的影响，不断处在运动中，无法给出精确的、严格的位置，因而也无法对他所处的状态给予其以精确的定义，这就再一次显现了研究交流的重要性。

只有在广泛深入的交流中，尽可能多地了解病人所处的状态，才能得到正确的诊断，给予适当的治疗，并选择最妥当的态度，让患者享有应有的权利，早日康复。

参考文献

[1] 徐梵澄译．五十奥义书 [M]．北京，中国社会科学出版社，2007.

[2] 索绪尔．普通语言学教程 [M]．北京，商务印书馆，1985.

[3] Middlebrook PN. Social Psychology and Modern Life [M] New York，A. A. Knopf，1974.

[4] 吴汝康．自然杂志.5（3）：167，1982.

[5] Sinha，M. N. In：Hury，R. C. ed. Philosophy and Language [M]．DeLhi，Capital Pubilshing House，1984. PP50－57.

第四章　言语：符号与机体

问诊是在临床交流过程中获得信息的，而交流主要是靠符号进行的，言语活动是最重要的交流形式，本章讨论它们是怎样影响交流双方的。

4.1　对言语控制定位研究的简要回顾

现在，凡是学过医的人恐怕都会不加思索地回答言语是由大脑控制，思维不是在心而是在脑，人们平时常说的心里想实际上不科学。

对言语行为的控制机制进行科学的、紧密的探讨，只有100多年的历史。可是在很早以前，人们就开始探讨这方面的奥秘，虽然至今我们的了解还是一鳞半爪，但是简要回顾一下人类在这方面的认识过程，对我们的工作是会大有益处的。

考古学家们发现，早在史前时代，原始人就因为宗教或医疗上的原因，也许还有我们现在无法推出的原因，进行了钻颅术。大约在公元前3万年前，从欧洲、亚洲及南美某些地区出土的颅骨中，由25%甚至更多是被人为地钻了孔。从现在某些少数民族遗留下的对颅骨的特有兴趣，如摆在木桩上、睡在头下作枕头等等，可以推测古人们一直认为头颅在人的生命中起重要作用。

最早记录大脑行为与症状的文件是公元前3500年的一份埃及纸莎草文书，该文书描述了头颅局部损伤影响眼球的协调运动，而且症状发生在损伤的对侧。

古希腊的哲学家认为大脑是灵魂所居。最早的解剖学家，克罗顿的阿尔克马农（Alcmaeon 600 BC）根据自己对神经的解剖和观察，认为大脑是感觉和思维的中心器官，这一思想受到古希腊黄金时代的许多医生的承认和发展。

在希波克拉底时代，虽然疾病都是基于他的四种气质的学说之上，但他还是认为脑的疾病是医学领域的关键。古希腊最著名的哲学家柏拉图（鼎盛时期380 BC）认为虽然欲望和驱力是由脑干指导的，但灵魂推动感觉、推理和运动的部分是在大脑。

可是有趣的是，人类的认识并没有朝着正确的途径往下发展，不然现在人们不会说“心里想”而是说“脑里想”。

柏拉图的一位弟子，对后来的许多学科有重大影响的亚里士多德提出了相反的意见。他认为情感与认识的功能所在是心。古希腊人认为世间万物是由四种元素组成，即火、土、气、水，相对于太阳、土地、天、海；骨髓和血是温暖的，而大脑是冷的，温暖才能产生生命。亚里士多德根据他在鸡胚里发现最早产生生命力的是跳动的心脏来证实他的观点。关于心与脑哪一个是思维中枢所在，一直争论了许久。在莎士比亚的戏剧里有好几处表现了这种混乱。例如在《威尼斯商人》中，波蒂亚说：“告诉我想象产于何处，是心还是脑?”

中国人传统上一直以脏腑作为情绪器官，而心为其主。从先秦的荀子起，就提出“心居中虚，以治五官，夫是之谓天君，”“心者形之君，神明之主。”《黄帝内经》经常提到心及各脏腑与情绪的关系。如《素问·灵兰秘典论篇第八》：“心者，君主之官，神明出焉。肺者，相傅之官，治节出焉。肝者，将军之官，谋虑出焉。胆者，中正之官，决断出焉。膻中者，臣使之官，喜乐出焉。”这种思想一直统治我国医学界，直到1830年王清任出版了《医林改错》一书，才明确提出“灵机记性不在心在脑。”

类似思想几乎也统治了西方医学1500年。盖伦（Galen，129～210），西方医学集大成者，提出肝脏调节心理功能的理论，被人称作器官理论（organism theory）。他强调营养在心理和行为功能中的重要性。盖伦认为，食物在小肠里转换为乳糜（chylo），然后运输至肝变成血，带进自然灵（natural spirits），当血流入心脏又至带入生命灵（vital spirits）。盖伦仔细描述了二极网（retr mirabile），在那里生命灵变成动物灵（animal spirits），储藏于脑室或肺以供机体不时之需。

再读读《黄帝内经·素问·宣明五气篇第二十三》，“精气并于心则喜，并于肺则悲，并于肝则忧，并于脾则畏，并于肾则恐”。《难经·第四十九难》：“忧愁思虑则伤心，形寒饮冷则伤肺，暴怒气逆则伤肝，饮食劳倦则伤脾，”俨然也是一种把心理功能归结于器官的理论。如果说中医缺少解剖资料，则西方柏拉图时代，赫罗非卢斯（Herophilus，335 B. C. E. －280 B. C. E. ））解剖了成百具尸体，也只是指出脑室、尤其是第四脑室下端是感觉－运动之灵地，这就是所谓的脑室理论（Venticuler theory）。

这种脑室理论在盖伦那里稍稍走了点弯路后，又被人在盖伦的基础上发展起来。实际上，在中世纪前一直到16世纪，人们就一直在寻找一种理论，躯体的某个地方是灵魂所在，指导着感觉和运动行为。他们力图要找出二极网是如何结合心理和生理的活动，从而把大脑行为定位于脑室。因为只有在这里才有一个比较舒适的空间，又是躯体的最高地位，自然为躯体的主宰所居。人们提出多种模式，描述脑室及其功能，伊斯兰和基督教国家普遍承认这点，直到文艺复兴才渐渐退出历史舞台。

文艺复兴的三杰之一利奥纳多·达·芬奇将蜡灌进脑室，发现与先前描述的不同。脑脊液的发现令人怀疑这样的状态如何能进行推理的记忆，显然人的最高主宰不应居住在液体里。现代解剖学创始人维萨里（Vesalius，1514～1564）经过大量的解剖发现人脑是与其他没有思维能力的动物脑室，事实上是一样的。大约在1543年。克里特（Criter）打开活动物的脑室，没有发现值得注意的行为改变。

盖伦曾经否认大脑皮质参与人脑活动，现在经典理论被动摇了。人们的注意力开始离开脑室。笛卡尔（René Descartes，1596～1650）第一个打破传统观念，认为松果体是灵魂所在，虽然现在看来亦属谬误，但毕竟打破了1500年的经典看法，无疑是要有勇气的，而且他第一个提出行为是由大脑特定神经元的亚系统活动所致。但请读者注意，现代科学就是建立在笛卡尔－牛顿的思想理论基础之上的。笛卡尔的名言：我思故我在，思是建立在大脑特定神经元的基础之上的。过去，传统意识形态的专家认为他是唯心主义，似乎不是那么准确。

塞尔维斯（Sylvius，F. 1614～1672）和维尔里斯（Willis，T. 1621～1675）提出大脑活动可以追踪到大脑或小脑皮质。维尔里斯提出纹状体是感觉联系的中枢，大脑白质负责想象，灰质经管记忆。这个时期，开始有了大量脑损伤的临床报导。1719年，列文虎克——显微镜的发明人——详细分析了大脑皮质的灰质结构，但精神活动功能定位于脑组织本身的概念仍未被接受。

这时，出现了一位常常被脑和行为科学史的研究者们忽视的科学家。1749年，斯伟登博根（Swedenborgian）提出大脑皮质负责感觉和运动，并提出感觉皮质可以再区分为更小的区。显然这是符合于今天科学的看法的。但在当时却没有人予以重视，人类注定要经历千辛万苦，九转百折才能接受真理。斯伟登博根发现了新耶路撒冷教堂，现在这个教堂以他的名字命名。他把更多的精力和时间投入生理和自然科学，可他的发现却要过二百年才能被承认。

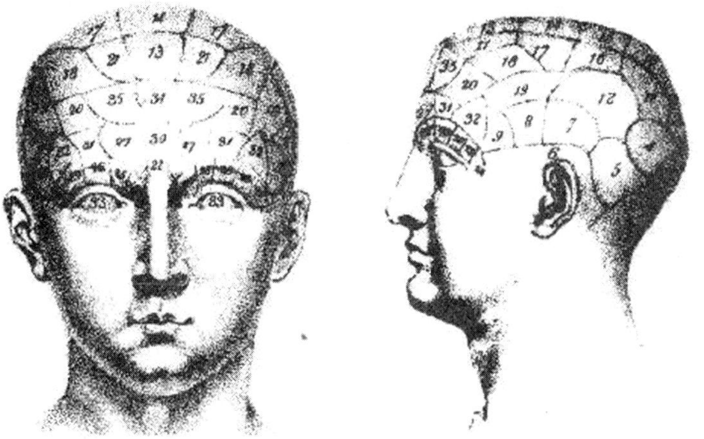

图4.1　高尔的颅相图

高尔（Franz Joseph Gall 1758～1828）和他的学生斯普泽因（Spurzheim C. 1776～1832）创立了颅相学，大多数医学史家认为这时一个重要的转折点。他们认为脑的复杂能力是与脑的个别的严格限定的部位密切联系的，这些部位大小反映了它的能力并在颅骨上表现出来。如图4.1。

看到高尔的颅相图，你会想起什么，《黄帝内经·灵枢·阴阳二十五人》，中国民间流传的《麻衣相法》，还是希波克拉底的气质学说？且不说民间术士的相面，《内经》中就明确勾画出以体型判定心理活动及性格特征的轮廓：

水形之人，比于上羽，似于黑帝，其为人黑色，面不平，大头，廉颐，小肩，大腹，动手足，发行摇身，下尻长，背延延然，不敬畏，善欺绐人，戮死。能秋冬不能春夏。春夏感而感生，足少阴汗汗然。

但是高尔是一个开业医生，一个颇有造诣的解剖学家，一个时代先驱的伟大形象，他的理论是建立在对大脑皮质和头颅的解剖和分析之上的，是对动物和人脑损害的试验、观察以及对亲朋好友、天才、罪犯、疯子、伟人和其它社会典型人物的仔细分析研究之上的。在高尔的著作中说的很清楚，他只是在有条件对已知功能进行仔细解剖后，才确定脑功能区，最后把被检查的行为和颅相的主要特性归类。

文艺复兴以后的欧洲，百花齐放，群星璀灿，许多新学科纷纷如雨后春笋破土而出，生产力飞跃发展，旧的生产关系不能再适应。经过1648年英国的工业革命，1776年美国的独立革命，1789年法国大革命，资产阶级成了新生产关系的统治者，他们充分利用新技术，使科学更加蓬勃发展。各种精密仪器设备的发明使人们发现更新的世界，人类一下觉得自己强大许多，无所不能，他们非常仔细地求证他们的研究成果，既往的许多观点由于无法被证明而被斥为迷信或伪科学。

颅相学几乎从一开始就遭到严厉批评和尖刻嘲讽。1882 年，高尔最后一部著作的第一部分问世之际，法国著名的实验神经学家、比较解剖学家、胚胎学家以及生理学家弗洛伦斯（Flourens，J.）发表了第一篇文章，他为首发起对颅相学的无情攻击。1864 年，弗洛伦斯在他的书中讲了这样一则故事：

颅相学的创始人斯普泽因专门拜访了收藏著名天文学家、被后人号称为“天空立法者”的拉普拉斯之大脑的生理学家麦根弟（Magendie，F.），要求测量拉普拉斯的颅相，麦根弟出示了一具低能儿的大脑冒名顶替，斯普泽因不但热心测量并大加赞赏。

颅相学一方面在科学的严谨性上成了笑柄，另一方面对大脑的研究突飞猛进，使它不得不退避三舍。且不论颅相学科学与否，脑容量的增加毕竟是从猿到人进化过程中的重大改变。

麦根弟的恶作剧似乎是黑色幽默，让人在笑后感到不那么愉快，但他的研究工作十分有意义。1822 年，他证实了脊髓前根与感觉有关，后根与运动有关，这是对 1810 年贝尔的发现以扩展和补充，被后人称作“贝尔—麦根弟定律”。这一发现的重大意义在于，既然脊髓尚有前后根功能之分，那么往上走，大脑是否也有功能之分。

不过值得一提的量，高尔的工作在 21 世纪，又受到了重新评价。2002 年，英国剑桥大学科学哲学系的 Van Wyhe J. 在《英国科学史杂志》上发表文章，第一次在英国研究 Gall 和颅相学的起源。揭示了 Gall 从他那个时代的思想家那里得到的启示，或说借用来的理论，同时也展示了 Gall 的理论系统被承认是一种确定的、研究人类特征的科学。

Gall 有四大论点：首先，他认为大脑是精神活动的器官；其次，躯体的所有的功能都可在脑内定位，前者是一个历史的过程，在 Gall 的时代被确认，后一理论在当时提出确是令人震憾的；第三，Gall 提出大脑各个分区组织是根据个体精神活动的发展而相应生长的，第四，颅骨外部的结构与尺寸是与大脑内部结构相一致的。前面两点是科学贡献，至今人们还在怀念 Gall 在神经解剖领域的重大贡献，而后者则正是后来许多科学家所坚决抵制的。

1824 年，弗洛伦斯提出了大脑皮质是作为一个整体调节智力、意志和概念的。从现代研究来说不无道理，但从当时状况来看，很有可能扼杀对中枢功能定位研究的发展。他的实验是建筑在对鸡、鸽、青蛙（偶尔还有鼠、猫、狗）的大脑部分切除术上的，它们的皮质与灵长类且相去甚远，更别提人。

1825 年，波意耳兰德（Bouilland）根据临床观察提出言语活动是由一个特别的本能的独立于大脑中枢的部分控制着的。人们揣测这一部分与大脑前叶有关。他特地设立一笔奖金给予能够提供一个没有前叶损害却丧失言语的病历的人。

站在这些巨人肩上，布洛卡（Pierre Paul Broca1824 ~ 1880）终于做出了大脑皮质研究史上最有意义的发现。从远古人的钻颅开始，过去了 3 万 6 千年；从埃及的纸莎草文书开始，过去了 3 千 5 百年；真是历尽千辛万苦，然而仅仅是开了个头！

1861 年 4 月 17 日，一个叫利鲍格内（Leborgne）的人在巴黎逝世了。这是一位名不见经传的人物，但却为人类做出重大贡献。他因失语在巴黎住院 21 年，一死其大脑即被摘除，第二天便送到人类学研究室，以期证明波义耳兰德的观点。但是人们大失所望。幸好，布洛卡在利鲍格内逝世前一周，仔细检查了他。8 月份，他根据该病人临床症状的发展以及病理解剖，提出失语的损害是在左半球第三额回处。同年，84岁失语半年而无其它症状的利隆逝世，其大脑更加证实了布洛卡的这一了论断。巴黎医学界轰动了，言语中枢的问题甚至成了政治问题。波义耳兰德在真理面前收回自己的诊断并向布洛卡致敬。那些年，每个医务人员都参加了这场讨论，可见其影响之大。

到1863年，布洛卡已经搜集了20例运动性失语的病例，布洛卡总结说："有8个病例的损害在第三额回的后三分之一，最有意义的是所有病人都是左半球损伤，这已足以给我一个强烈的推测。"

布洛卡的发现有双重意义，一方面第一次把复杂的心理机能定位于脑皮质的特定部位，另一方面，首次证明大脑的左半球和右半球的机能之间有着根本性的区别。

从布洛卡开始，对大脑的研究朝着两个方向。一个方向是神经生理学，主要研究大脑对生理活动的控制。两个年轻的德国医生海兹格（Hitzig）和弗里兹（Fritsh）在柏林的寝室里最早开始了他们的研究。1876年，他们肯定了狗大脑皮质的运动带，并设想亦有运动中枢。以后，英国的佛利耳（Ferier）又做了大量工作，他标记了兔、猫、狗等哺乳动物的运动皮质，并可做精细的皮质切除术。1881年，在伦敦召开医学大会时，法国著名运动神经病学家沙柯看到他所做过的单侧运动皮质切除术而致对侧偏瘫的一只猴子，惊呼："它是个患者！"（Thorwald，1960）。

最后能说明重要问题的是一个叫卢佛蒂（Rofferty）的病人，由于颅骨恶性溃疡使左侧大片颅骨开放，大脑皮质清晰可见。1874年，美国人巴沙罗（Bartholow）对其皮质进行刺激，证实了人类的运动中枢。可惜实验未完，患者就死于原发病。这项工作在1888年由霍斯利（Horsley）和斯恰福（Schafer）在猴及猿身上，格鲁鲍和谢灵顿在大猩猩、黑猩猩和狒狒身上进行的实验而渐趋完成（Grunbaun & Stein，1982）。

运动中枢功能定位使神经科医师得以从症状上诊断神经疾患。1879年，这项理论就被准确应用。1884年11月25日，英国医生古得利（Godlee）准确预言了一个25岁病人颅内肿瘤的大小及区域，经手术证实。随着颅内手术的广泛开展，人们有可能进行感觉中枢的定位。感觉的概念是用语言表达的，只有在人身上进行，因此，感觉中枢的确定是许多年后的事。

布洛卡以后，大脑研究的第二个方向就是朝着神经心理学的方向。古人一直梦寐以求把精神活动与具体的躯体部位联系起来，以窥探人类思维的奥秘，至今尚只有凤毛麟角。300年前，笛卡尔在《沉思》（*Meditations*，1641）和《论人》（*Treatise on Man*，1664）两书中提出了医学与生物医学科学中最具权威的问题，也是人类最为关心的问题：

1）人的心理与神经系统是否可以分开研究？

2）何种范围内心理状态可以还原为神经生理状态？

3）何种范围内心理学的发现可以还原为神经生理学发现？

4）精神状态和脑的特别结构之间有何关联？

5）精神状态的科学之立场是什么？

笛卡尔在300多年前提出的这些问题使我们现在读起来还回味无穷。现代科学是在笛卡尔－牛顿哲学体系的基础上建立起来的。笛卡尔－牛顿把我们的宇宙及生命有机体看作是一个庞大的机器，可以分离组合，按照无数的定律，始终不停地运动，万物均在各自的位置上行使自己的功能，环环相扣，丝丝循因，可以被观察、分类、演绎、归纳、推理、还原。在这一哲学理论的基础上，可以被观察和还原的自然现象，以及阐述这些自然现象的因果关系及理论被归纳分类成现代各自独立的自然科学。

在海兹格和弗里兹总结他们的工作时，就指出："某些特定心理功能或者他们的全部……都需要皮质的特定中枢。"1873年，德国人维尔尼克（Carl Wernicke 1848～1905）发现"感觉性言语中枢"，把布洛卡发现的震动再次推向一个高峰。复杂的心理活动在大脑可以被定位，在神经科学中引起前所未有的振奋。人们热情地在大脑中寻找其他的机能定位，在"光辉灿烂的70年代"这一瞬间，人们已在大脑皮质中找到"概念中枢""书写中枢""阅读中枢"等等。到19世纪80年代，神经学家和精神病学家就开始编纂大脑皮质"机能图"。1934年，德国精神病学家克列斯特（Karl Kleist 1879～1960）总结了前人的研究结果，加上自己在对第一次世界大战中脑部弹伤患者的观察基础，加工整理出心理机能的定位图。如果不看它的内容，这张图有点象高尔的颅相图。

在群情振奋的时代，也有不少冷静的科学家。他们以英国著名的神经学家杰克逊（Jackson，1839～1911）为代表。他提出一个假设：对于形式复杂的心理过程，从脑组织结构水平的立场出发，要比从大脑有限部分的定位立场出发更为适当。他指出，伴随于中枢神经系统症状所做出的定位是与正常的、健康的大脑不同的。脑损害的症状并非一定是揭示了损害组织的功能，而只是精确地反映大脑其他部分在局部损害后的反应，重要的是要记住机体尚生存，而并非是海马或视皮质，更不是一个单一的、隔离的细胞！可是在当时处于狂热地要在皮质寻找更多中枢的人们，杰克逊的话只是杯水车薪，他的论点在40年后才被陆续证实。

1914年，俄国血统的瑞士人曼纳考（Monakow）发现被损伤而抑制的神经功能无需特别的训练和药物治疗，有可能随时间而恢复，甚至重现。1926年，希德（Head）提出，脑损害后存留的部分应作为一个新的整体来看。他第一次注意到有必要对大脑皮质病灶性损伤时所破坏的言语结构进行语言学分析。

1935年，卓林格（Zollinger）首次报导了一例因患神经胶质瘤而切除左侧（优势）大脑皮质的病例。他注意到，虽然患者言语及对语言的反映大大损害了，但没有完全消失。这位43岁右利的妇女在术后17天的生存中，语言的接受表达能力还有所提高。卓林格提示，如果继续生存下去，言语有望恢复至先前水平。至今已有大量事实证明了这一点，无疑对布洛卡的学说是一重大打击。

对裂脑人的最新研究证明，随着时间的增长，单侧的脑有可能代偿对侧脑的功能。我们在下面的章节讨论。

第二次世界大战后，科学技术和工业生产突飞猛进，现代化技术使我们可以从各种新的角度来认识精神活动与大脑的关系，我们在下一节详述。现在我们来反思一下远古到第二次世界大战时，人类对精神活动功能定位研究经历的漫长而曲折的道路。

从上所述，我们看见这条漫长而曲折的道路的走向是：脑（模糊的）→脏腑→脑室→脑（某个特定部位）→脑（分工明确，颅相图）→脑皮质整体→脑皮质分区（布洛卡）→脑皮质（区域性，可代偿）→脑皮质（区域分工，互相联系，包括亚皮质——现代理论）。这些新旧理论交错存在，互相重叠，螺旋式上升，波浪式前进，有的正确认识却要经过几十年乃至几百年才能被人承认，实在不无遗憾。其原因可以简要归纳于三个方面：

4.1.1 文化和宗教

3500 年前埃及对大脑已有一定认识，但却未能发扬光大，这与其文化与宗教影响密切相关。在伊斯兰教传入埃及前，埃及受到希腊、罗马和拜占庭文明的影响和强迫教化，伊斯兰教是从基督教和犹太教中汲取大量养份的，这三个国际性教派为了争夺同一块圣地——耶路撒冷不知流了多少血，牺牲了多少人，战火至今未熄。

伊斯兰教认为世界上只有两种学问——神学和医学，大多数穆斯林学者以医学研究为第二职业。但他们的医术差不多完全是以古希腊罗马科学家的著作为根据，并以此创立阿拉伯哲学学派，在整个穆斯林世界中享有永久声望。作为古埃及纸莎草上的原始文明，自然很快就被湮灭，无法与强大的、占统治地位的文明抗衡。

在中国，明代时对脑活动就有所认识，但清朝王清任明确提出“脑髓说”时，还战战兢兢地说：“灵机记忆不在心在脑一段，本不当说，纵然能说，必不能行……不但医书论病……即儒家谈道德，言性理，亦未有不言灵机在心者。”这种状况在埃及、欧洲，中国都存在了上千年！有时为了真理是要冒杀头危险的。布鲁诺为了维护“日心说”，塞尔维特为了维护血液循环理论，都被活活烧死，人们至今记忆犹新。

4.1.2 科学技术

科学技术的发展直接影响人类对自然界的认识。首先枪弹火药的发明，轻而易举地打穿头颅，提供了大量病例。战争残杀了大量的人，也提供大量科学研究的资料。其次，仪器和技术的发明，直接推动对大脑的认识。显微镜看到微观世界，打开科学殿堂的另一扇大门。近年来发展的电算机 X 线断层扫描（CT）、氟标记正电子 CT（FGG - PCT）、脑血流测定、活化电极法等，为研究人类精神活动提供了既往的科学家无法想象的仪器设备。

4.1.3 科学本身的限制

科学求证的严谨性，限定人类的认识无法超越科学技术的发展，只有看得见的东西才能证实。亚里士多德看见鸡胚的心脏，赫罗非卢斯看见尸体空洞的脑室，弗洛伦斯看见低等动物的大脑，布洛卡和巴沙罗直接观察人脑，观察条件的限制，使结论也局限。

值得提醒大家注意的是，人类精神活动是十分复杂的，就是语言要描述这样的活动也是十分贫乏的。伦理、道德、法律只允许我们在动物身上做实验，因而结论的精确性是值得怀疑的。

许多人索性把脑看作是“黑箱”，如弗洛伊德、斯金纳、巴甫洛夫，各主其说，莫衷一是。这种情况存在于整个自然科学中，某种程度上束缚着科学的发展。

我们花了整整一节来回顾人类精神活动定位研究的历程，并非发发怀古之悠情，而是要让人们意识到，我们今天研究临床交流并非是那么便当顺利的。

4.2 对言语活动机制的现代研究

第二次世界大战以后，对精神活动功能的研究，有了明显的转变。许多研究失语症的专家试图通过评价、分类和描述大脑语言功能的改变来找到一个恰当的设想。很明显，要想表明继发于大脑局部和弥散性损害，必须集合临床医生和语言病理学家的诊断工具。

1946 年，艾森逊（Eisenson），1949 年，哈尔斯蒂德（Halstead）和韦伯曼（Webman）发明了人类最早的两项失语症诊断测试，在某种意义上，只是发展了希德（Head）

把失语症当作符号功能紊乱的概念。随着对言语活动的大量研究，仅60年代以后，对失语症就有7个诊断测试标准。如表4.1所示：

表4.1 失语症诊断测试标准

1. LMTA	失语症的语言方式测定
2. MTDDA	明尼苏达（Minnesota）失语症鉴别诊断测试
3. PICA	波绪（Porch）交流能力索引
4. BDAE	波士顿（Boston）失语症检查诊断
5. WAB	西方失语症组群
6. CADL	日常生活交流能动性
7. FCD	功能性交流测验图

其中MTDDA、PICA和BDAE检测，至今还是常用手段。MTDDA是Schuell于1965年建立起来的。1967年，Porch在MTDDA的基础上，又增加了内容，建立了PICA。1972年，Goodglass和Kaplan建立了BDAE，1983年和2001年，又再版了两次。

用现代化高技术对言语机制进行理论和实验性探讨，更是风起云涌，八仙过海，各显神通。固然难免是盲人摸象，各执所得，不妨将各家学说温习一下，有助于我们全面了解问题。

4.2.1 大脑损伤的研究

苏联科学家在这方面做了大量工作。其领袖人物鲁利亚早在1947年就对失语症的创伤性诊断提出质疑，并分析了局部性大脑损害引起言语紊乱的不同类型。

鲁利亚把言语在大脑内的活动过程分成三个环节。她说："在定位不同的脑损伤时，言语活动的复杂结构可以在不同的环节上受到破坏，从而导致各种不同的言语缺陷。只有将不同形式的言语障碍同后来确定病灶定位作细致的对照，才能为解决言语活动的脑机构问题保证一条困难的、却必然可靠的途径。"

第一个环节有关物理学和声学，即从言语流中精确地分出音素。这是由大脑左半球颞叶（听觉）皮质二级区起决定性作用的。左侧颞区的后上方，由于同中央后回（动觉）的部位和皮质运动前区的下方有着强大的联系系统，实现着高度专门化的听觉分析。这些区域的损伤，一是使音素区分不能实现，使听觉失调；一是使词的音素组成保留下来，然而它的意义的认识却受到严重损害。

第二个环节是对完整句子或完整的连贯性话语的意义的理解。实现这个过程，至少要满足下列条件，1. 在言语记忆中保持句子的全部成分，否则要理解长的句子或展开的言语是不可能的。右利者的左侧颞区中部损伤或左侧颞叶深部损伤会导致患者仅能理解句子中个别词或某个部分，而不能理解整个句子。2. 对句子成分进行同时性综合，并把它放入同时知觉的"意义图式"中去，尤其对理解含有借助于介词、示格词尾和词的顺序所表现的复杂的逻辑语法关系更为重要。右利者左半球顶枕部以及颞顶－枕部密切参与相应的解码过程。3. 主动分析句子内容中最重要的成分，主要指对复杂结构语句的译码，尤其对理解复杂的、展开的、表述的总意义，特别是弦外之音是完全必要的。大脑额叶的损伤，使这一部分无法完成。

第三个环节是将语言组成句子或表达，即表现性语言。迄今为止，对于复杂的表达意图与思想的大脑结构还不甚了了，但与额叶有关是可以肯定的。这里简述比较简单的两种表现性语言的形式。

1）重复性语言　要重复首先得听，听觉皮质的损害已如上述。其次，要有精确的发音系统，这是由左半球中央后回（动觉）皮质的下部所保证的。又次，是从一个发音单位到另一个发音单位或从一个词到另一个词转换的可能性，左半球皮质运动前区，其中包括它的下部的器官在保证对这种转换所需要的运动过程的可望性中起着重要作用。最后，要准确复述，就要区分语言上相近的、然而是有意义的、很好巩固下来的词，使发音服从于规定的程序，并抑制附带的选择。这部分与大脑额叶有关（Goldstein，1948）。

2）以事物命名　这很简单，但比重复性语言要复杂的多。首先，视觉必须清晰。据乌别托克伯（1970）的研究，事物表象的直观的视觉基础被破坏可能是言语命名机能失调的根源，这对右利者来说在左半球颞－枕部。其次，是词的声音结构保持完整。如前所述，这是左侧颞区言语听觉系统的功能。由于对词的音觉障碍，导致给事物命名时充满文字性错误现象，即使提示其词的起首音节也无济于事。又次，寻找所需标志和抑制所有的附带选择。在命名时，相似的事物属性、相近的语义范畴，以及相类似的声音结构或词法结构上的标志，这些筛选是经过左半球皮质三级区（顶－枕部）的。有趣的是，给该部损伤的患者提示命名词的第一音或音节，即可使其“茅塞顿开”，“皤然而悟”。最后，神经过程的灵活性，使已经形成的概念不会因惯性而留滞，而是瞬间即逝，开始另一个思维过程。当左半球运动前区下部或左侧的额颞部皮质损伤时，患者在正确说出第一个命名时，对下一物体仍重复第一个命名，如第一个是苹果，当第二个是梨子时，他仍说是“苹果”。

讨论脑损害基础上对脑功能的研究，我们不能不提到对裂脑人（Split－brain）的研究。1981年，诺贝尔生理和医学奖的1/3授予了在这方面有重大贡献的罗杰·斯佩里（Roger Sperry）。

由于某些疾病，如癫痫，可以用切断大脑两半球的联系（胼胝体、视交叉、海马与前叶）之方法来治疗，这样使大脑两半球互不干扰，各自独立，这就给我们提供了一个极佳的研究大脑两半球功能的模式，在这基础上做了大量实验。斯佩里认为，单独的左半球、优势半球在言语和计算上有很强的优势。右半球在形象视觉（Visno－Spatial），从二维到三维的感觉转换（perceptual transformation），非词语形状的回忆以及认识不同类型复杂的视觉模型均占优势。过去不太重视的两半球差异，现在又被重新认识，人们发现塞尔维氏沟（大脑外侧裂）右侧比左侧长且上端高，下丘脑和31周的胚胎颞平面不对称；在旧石器时代中期的原始人尼安德特人中也发现大脑单侧优势。这种不对称还表现在化学物质上，例如LSD（二乙基麦角酰胺）在左半球活性强，非肾上腺素类物在大脑两侧的作用是有差异的。

大脑两半球似乎存在着彼此矛盾的功能，在操作不同种类的工作时，两半球有着量的不同，而在相同的感觉传入和运动反应的状态下，给予同样信息，两半球活动却有着质的差别。用注视单词、看图识义以及类似的语音（押韵词）对裂脑人进行测试，发现在不需词义及语音解码的情况下，右半球视觉认识占优势；左半球在看图解字的情况下有可能占优势；在押韵情况下，左半球远远胜过右半球，因而两半球在语言的发生及结构的能力上亦有很大不同。

在实际工作中，人们又发现两半球的功能似乎可以代偿，在卓林格以后，人们又做了大量的大脑半球切除术；虽然手术生存率低，到 1977 年仅有两例肿瘤未复发，一例生存 15 年，一例 30 年。但几乎所有病例都报导了语言的恢复。最有意思的是一例追踪了 21 年的患者，他在 5 岁半时，整个左大脑皮质被切除。术后 15 年半，对他进行了神经心理学测试，完全同正常人一样。当时他已是一个工厂的总经理，完成了商业管理和社会学的大学课程。

卡赞尼加（Gazzaniga,），斯佩里早期合作者之一，发现对侧视障碍和同侧肢体瘫痪的裂脑猴子，常常随着时间和锻炼的增多，可以很好地控制手——眼活动。在手术同侧的手活动。格斯奇文德（Geschwind）在病人身上也发现过类似情况。人脑的机能是个整体，这与古德斯坦（Goldstein）1939 年提出的学说不谋而合。他认为脑损害的病人总要避免灾难和危险状况，尽力采用特别技巧以维持环境，如不可避免地将依赖一种再分类的代偿方法，犹如大脑解剖结构再次进行分类以代偿失去的功能。

早在 1866 年伍尔皮恩（Vulpian）就注意到脑损害在成人与小孩的不同造成不同结果。1938 年，肯纳德（Kennerd）正式提出这种区别并被陆续证实。现在一般认为，2 岁以内言语中枢的损伤将随着年龄增加而小时，而 10 岁以后，这种损害将或多或少的保留痕迹。

生命是个整体。鲁利亚和她的同事们曾指出，功能（function）可以有两种意义，一种是某个器官或组织的工作，如涎腺分泌涎液，另一种是个体对环境反应的复杂的适应性能力。它并不是某个器官或组织的演变功能，而是整个系统通过各种形式和途径而完成的心理的或认识的活动。

卡赞尼加对美国的 24 名裂脑人的调查表明：其中 5 名在右半球存在言语能力，更惊人的是 2 名患者通过右半球既能读又能说；其中一名接受了分两个阶段的胼胝体手术，开始时刺激右半球什么反应也没有，后来刺激右半球可以说一句话，2 年后能够谈很长的话。卡赞尼加总结 20 年的观察，推翻过去的看法："人类认识系统与其说是心理实在，不如说是社会的实在。人脑里由多个相应独立的非言语系统组成的"，他在第十二届世界神经学大会上提出新见解：言语系统是某种反应的表现，这种反应是由非言语系统产生的行为所引起的。

4.2.2 对言语发展的经典研究

这方面研究主要是儿童学习语言的生理心理因素，是语言研究的重要方面，对于人际交流无疑有重大影响，在这里只能简要论述。

肯特曾把这方面的研究归纳为七个方面。

（一）婴儿期声道解剖有明显改变，在以后的几年内继续缓慢成熟。新生儿的声道与成人相比，有很大的差异，更类似于非人的灵长目。这就使婴儿在发育的不同阶段，尤其是 1 ~ 3 月的咕咕学语阶段（Cooing state）和 4 ~ 11 月的呀呀学语阶段（Babbling state）发某些音要比其它音为多。例如语音研究表明婴儿最早发出的元音多为中前、低前、中、低后的元音，诸如英语单词 head、had、hud 和 hot 内的元音，而且发音音节变化也很少。

（二）随着成长，中枢神经系统控制发音和其它行为的水平逐渐上行。普罗格曾经假设，音位学发展的形式是由中枢神经系统的成熟来表示的。他提示；哭和简单的反射声音的最早阶段，神经的成熟没有超过桥脑、中脑水平。当1~3个月的婴儿开始咕咕学语时，边缘系统的扣带回开始实行对某些发音的控制，直到6~9个月时，皮质才名符其实的控制发音。米尔勒曾推测，在呀呀学语阶段，皮质最初只有下面3层（即4、5、6层）参与控制发音，只有到了言语行为形成时，皮质的上层才参与活动。

维塔克曾提示当布洛卡区完全成熟以调节声道，以及当神经纤维形成拱形束开始运载从维尔尼克区到布洛卡区的相关信号时，皮质发育过程中有一“再调整（readjustment）”阶段。拉姆塞（Ramsay，1982）对手利及重复音节的咿呀学语之间的关系的研究，支持这一观点。研究表明，单手优势在咿呀学语阶段开始时就有形成的趋势。但是这种优势，可能暂时减退，甚至在咿呀学语开始后四周可能转换。拉姆塞认为这一改变反映大脑半球区域专门化的发展，类似于维塔克所提示的再调整。

（三）学会说话的阶段很难区分，至少某些部分是难以应用于正常的成熟类型之外的。不少人曾经提出过许多不同的阶段模式，一般不外乎4个阶段。

1）反射的和哭的发音阶段。通常认为发生在出生后第一个月内。

2）咕咕或哦哦阶段（Cooing or Gooing），某些音节、元音和辅音可暂时的被分出。

3）咿呀学语阶段。发音的不同越来越明显，婴儿可以用象成人一样的音调来发音。

4）最初的单词发音阶段。在不同场合，孩子可以发出父母或其它成人可以认识的少量单词。

在任何两个阶段之间没有明显的分界线，因此不同的观察者看见不同的阶段是毫不奇怪的。对于现代阶段理论更为严重的问题是：在成长过程中，除了各阶段通常出现的时间之外，没有其它什么可被观察。有时在医疗状况下，某些阶段可以改变。罗斯报道过新生儿期进行气管切开术的患者，他们被剥夺了正常声道、喉的兴奋。一个这样的孩子要到21个月才能除去套管，在这期间不能发音。但他们除咿呀学语阶段外，迅速通过其它正常阶段。这种发展形式可以说明咿呀学语阶段并非学习说话的基本阶段，它可能只是声道和神经控制组织成熟过程中的一个间期。如果一个孩子由于某种原因在相应的年龄不能通过咿呀学语阶段，那么这一阶段可能就此而逝。

（四）导致言语活动的产生和知觉的能力在新生儿是大大分离的。但在生命最初几个月，它们开始统一。

这两个系统的统一与小孩语言背景有关。小孩处身于何种音响环境，影响他自身的发音形式。从某种程度上来，成人的语言活动影响着孩子。虽然也有相反的研究结果，但肯定的结果远远地多于否定的结果。最强有力的例子是斯威尼（Sweeney，1973）报告的一个6周的婴儿，哭喊时发出类似鸟叫的高音，后来发现该婴儿置于此种鸟叫环境的时间多于人类声音的环境中。

德·波义森－巴蒂斯曾报道一个有趣的实验，说法语的成人可以依靠音质和短暂的音的构成区别6~8个月咿呀学语的婴儿的语音，可到了10个月，发音的各个部分均可发现异常，即阿拉伯的婴孩可区别于所有的闭音节，而法语、汉语和意大利的婴孩则区别于开音节。

不同的证据表明，在语言和言语发展的产生和知觉系统有着早期的、渐渐增强的相互作用。库霍指出，这种相互作用的影响可能是强有力的，甚至使只有几天或几周的婴儿的声音总能产生许多特征，高度类似于成人的语音。

（五）节奏或周期的形成，是运动系统组织的自然基础，对于言语中规则的、协调的运动的习得，甚至或许对有目的谈话的习得，都是大有帮助的。

当周期的连结或消散发生在相同有机体的不同部分或不同有机体之间时，周期性成为有机体自然系统尤其重要的力量。从普利高津（Prigogine）起，人们把热力学第二定律用于解释生命系统。周期性（Periodicty or Cycle）是生命系统中动态平衡的根源。节律的组织和消散的机制已用来解释生命系统中千差万别的许多问题：从胃肠道的节律到昆虫运动时大腿组织，到母亲和婴儿之间的相互作用（Kent，1984）。

婴儿咿呀学语过程中有一阶段老是重复着某个基础的音节（如达、达、达、达），这种音形被相当有节奏的重复。这种重复不仅是咿呀学语早期的特征，而且是早期指示单词的基础。例如称狗为“咯、咯”。虽然某些观察家认为这是发音现象的一种特殊种类，但这型发音的出现是与某种更为广义的节律行为紧密相连的。塞壬曾揭示婴儿肢体活动是非常普通的，且在6~7月达到高峰，这与婴儿重复音节的咿呀学语阶段相一致，故推测重复性咿呀学语仅是周期运动整体行为方式的一部分，而不是发音过程的一个局部。它是整体发育过程中的一个部分。因而节律规则可能确实是机体共济调整非常时刻的一个首当其冲的重要信号。

（六）儿童语言习得的早期阶段，音位对比的单位比成年人更大。在声音发展的早期，音位对比单位比成年人更大。在声音发展的早期，音位对比单位是非音素的，更偏向于音节和单词。部分是因为婴儿早期的词汇没有严格的音素原理，孩子们对某个特定的单词可以有高度的不同，甚至是某个简单的词。费尔吉森和法威尔曾经报道儿童出现对单词语音特征的知觉，更多的是把语音位置弄错或置于整个词之外。因此，婴儿早期言语表达的编码很可能与成人相去甚远。

（七）语言习得与言语的运动控制习得相互作用。儿童语音习得肯定依赖于使声道的形状适应于特定音响的需要，以及使肌肉组织最大程度地适应和谐产生音响顺序的能力。反之亦可：儿童运动的敏捷部分地依赖于语音对比的协调以及表达音响对比顺序的需要。

在语言和运动控制相互作用中有两点是最重要的。

第一，语言习得可能不是一种渐渐的、不断发展的方式，儿时生长和衰退合一的方式。在儿童语言发展过程中注意到词汇出现又消失，语音元素集合成词而又放弃，语音对比形成而又消退。简而言之，语音不是一个缓慢生长的过程，而是稳定的增加，是一个发现的过程，系统本身可能在调整以适应语言生长的需要。

第二，语音习得和言语习得就一种运动技巧的作用来说几乎不可分割。即使孩子已经完成基本的言语和语音片断的联结，他或她仍继续改进速度和控制运动的效果，以至个体表达活动所受的限制增加而不影响智力。在这种场合，孩子已接近成人言语活动的形式，言语的频率几乎达到最大值，言语活动受到极大的限制。这种发展形式类似于对其它运动技巧的观察（诸如对动物的修饰方式）。运动技巧习得的早期阶段是以不自如，更确切地说是不协调活动所标志的。随着技巧改进，运动更自如、更快、更不失精确性。

肯特受耗散结构理论的影响，提出一个与传统理论不同的语言发育理论。这个理论没有假定咿呀学语的婴儿的声道是由成人语音单位控制的，而认为语音调节是随着婴儿自己的语音和语音组成的增加而渐渐协调的。这一理论不像传统理论注意语言的对比，而是更多的考虑神经、骨骼和肌肉的成熟。最后，这一理论没有用固定的、一成不变的语音范畴来描述语言的发育，而把语言发育描述成相应于发音活动和婴幼儿期可变更的声道解剖的一种反射系统。

肯特对语言发育过程的描述，很像贝塔郎菲对开放系统的描述。生命是个开放系统，不可逆过程。尽管影响因素众多，纵使经历千辛万苦、千回百折它都会朝着一个特定目标——熵的增加而发展，这就是几率增加和无序的状态。对于生命来讲就是发育、生长、死亡。

肯特的理论也遭到反对。史密斯认为这一理论存在着两个矛盾：1. 不想利用婴儿语言的音节描述，却要说明婴儿正在做什么：2. 期望至少用涉及到正在习得的特别语言成熟特征的新理论的一个组成部分来说明言语的发展，但在探讨那些问题时，却又根本反对有机体与环境的分离。史密斯对新生儿言语知觉和运动系统是分离的以及节律行为与发音关系提出了与肯特不同的看法。

在大脑发育过程中，婴儿呱呱落地时，知觉与运动系统是否已经相连，还是以后在外界环境的刺激下才得以沟通，目前尚未有强有力的证据。但可以肯定在发育的某一点上，他们是分离的。据法尔别尔的研究，在婴儿出生的头几天，不受高级神经——皮质的控制。

质能局部涨落（fluctuation）转换成高度规则的动态平衡使无序变成有序，这是耗散结构理论的核心。涨落就是一种节律的活动。很显然，肯特在言语发展的研究中看到了这种节律运动；看到了儿童言语的习得正是从无序向有序发展的过程；看到了生命系统只是自然界的一个部分，与地球的生态系统乃至宇宙系统均无法分离，无时不刻地受着它们的影响；最后他还看到了生命过程是一个不可逆的过程，这一切都正是普利高津耗散结构理论阐述的思想。美国未来学家托夫勒称这一理论“可能代表下一次科学革命”。肯特将其应用到语言发育上来是很自然的，可谓一大进步。

4.2.3 脑血流方面的研究

采用多道检测方面鉴别局部血流和氧耗量，可以鉴别许多皮质部位和邻近的皮质下部位的局部血流量，同时可以测定所研究的一个半球的总血流量。利用这种方法已查明，完成不同心理测验，记忆的、智力的、运动的、空间定向的心理测验，两半球皮质不同部位中局部脑血流增强的不同镶嵌式是相互适应的，并且是在一个半球泛化性的血流增强的背景上产生的（只研究了占优势的左半球）。这些变化数十秒或几分钟。与背景相比，这些变化平均占15%，明显超过可能的方法误差。

通常，在安静状态下不同脑部位中的血流分布有些不平衡。与其它皮质区相比，前运动区、额叶区以及某些后中央区局部脑血流要高些，在皮质后颞叶区血流也可能有些增强。

完成言语测验（按正、反顺序重复说出一周或一个月的天数）时，前运动区、后中央区以及皮质颞叶中部的局部血流增大。阅读课文时，枕叶皮质以及皮质颞叶区和前运动区的血流增大。对几何图形进行分类时，可以观察到类似的血流分布，在这种情况下，皮质的枕叶、顶叶及颞叶部位的局部血流增大。

完成记忆测试（按相反的顺序重复所呈现的数字顺序）时，可以在皮质的前额区，前中央区以及后颞叶部位观察到局部血流的增大。完成逻辑任务（拉丁文测验）时，皮质前部及颞叶下部位的局部血流增大。

在不同的心理负荷（阅读、说话、心算）条件下，同一皮质区、甚至邻近的皮质部位中局部脑血流变化的程度和性质是不同的，可以同时记住录出局部脑电流的增强和减弱。默读时，左半球顶叶后部出现血流增大。大声朗读（包括清楚的发音）时，这两个部位的局部血流都增大，但在心算时却没有得到同样的效果。解答算术题时，大脑额－颞部位的局部血流增大；在研究“谜图”时，大脑前部的血流水平几乎没有变化，但枕叶的血流急剧增大。因此可以得出结论：与不同思维过程相适应的“神经血液循环模式”是高度分化的。

罗兰德和拉塞尔在进行实体感觉判别测试时对区域脑血流（rCBF）的研究提示：1. 局部脑血流明显增加；2. 局部以外区域血流增加有限；3. 血流最后增加可以是对称的，可能是由于激活的“网状系统”使大脑皮质弥散性活化所致。测试时的脑电图表明，对称并非同时产生的，而且其增加是呈频度性的。

在完成语言认识活动时，左半球血流更大些；而完成空间认识任务时，右半球血流更大。古尔等人认为，血流的这种不对称性是受性别和优势手影响的，女性每单位脑重有更高比例的血流，女性和左利者的快速清除组织（fast－clearing tissue）估计在灰质占更大比例。

脑血流在不同状态下的不同分布可以推测：

1）不同的心理过程在的大脑有一定的分工。

2）影响脑血流的因素，如血管弹力、血液粘滞度等，都将影响心理活动。

4.2.4　脑的代谢

近几年发展的18氟－脱氧葡萄糖正电子计算机扫描术（FDG PCT）被用来探测大脑局部血糖代谢率（LCMRGlc）以区别正常与病理的大脑。各种类型中风病人在清醒静卧状态下，其局部代谢的改变，远比X线电子计算机扫描所发现的损害要广泛的多。

在正常成人，高额叶区倾向于比后额叶及侧枕叶有更高的LCMRGlc。然而，尚不知代谢的差异是否受限制。因为实验中额叶代谢的改变可以既是与侧颞－枕叶的代谢正相关，也可以是负相关，或者毫无关系，这就提示了代谢水平和活动是互不依赖的。

米特和同事们做了大量工作，证明许多亚皮质结构（**尾状核、丘脑、基底神经节**）与语言有关。试验提示尾状核的功能与语言的关系可能与言语的一些基本过程有关，如；简单的和学习实体的语言认识、简单的语法、低级的抽象以及语音和语义实体的区别和顺序。还没有尾状核涉及认识的证据。实施交流活动还是需要大脑更高级的集合系统的活动，亚皮质区仅是其中的一个组成部分。它似乎关联语言和言语中特别重要的组成部分，激起注意和反应的连贯顺序。这些系统的障碍将导致认识和运动的紊乱。局麻下进行神经外科手术时对大脑的电刺激，亦证明这一点。

亚皮质部分与人类的低级本能及情绪关系十分密切。

4.2.5　大脑的生物电和电生理

英国科学家卡顿（Caton）最早记录了大脑的自发电活动，并发现当光落在视网膜上时，枕区电活动的增大于其它区。1929年，伯格用插在颅骨皮肤下的针状电极，记录了脑的总背景电活动，发现规律性的连续节律电波。从那时起，脑电图就在许多生理、心理和医学研究中应用起来，被广泛用于人脑的成熟过程，揭露皮质和皮质下的相互影响，研究定向和条件反射、瞬时和长时记忆机制，分析复杂的整合过程。

研究表明，脑结构成熟的过程，脑结构系统性联系形成的过程要很长时期；在儿童的整个发育期间都可以观察到这一过程。

不同年龄的儿童在感知熟悉的单词时，脑部生物电变化的区域是不相同的。随着大脑的成熟，儿童要到10～12岁才开始出现成人特有的α－节律波，到16～17岁，其脑电图才开始稳定下来。在完成不同的智力活动时，脑电图的表现也不大一样。苏联科学家霍姆斯卡娅等人在1978年做了大量实验。例如：完成言语作业和数学题时，左半球比右半球有更大的活动性（右利者），颞叶区对称部位中各个频率波段（特别是α－波段）的强度关系发生重大变化；完成空间设想和音乐测验时，会引起α－节律的振幅在右半球中首先减低；解答逻辑问题时，右利者在半球额颞叶区可以观察到α－节律变化的中心，完成言语测验（阅读、填写课文中的空白）会引起左半球额叶区和颞叶区的α－节律首先衰退；完成视觉－空间测验时（根据图形解答几何题或解答同类的问题），α－节律在右半球中首先衰退。

比脑电图更进一步，将电极埋藏在脑结构内，直接记录神经细胞的冲动，用这种方式观察到不同言语刺激可以引起神经元群活动的失控特征的特殊改组。观察表明，词所表示的概念之编码和译码乃是复杂的多水平的神经生理过程，其中有下列主要水平：

1）词及其成分（语音、音节）的听觉形象的频率冲动特征，以及言语运动分析器长时记忆的运用。

2）必须再现的言语信号的次级形式神经密码（特别是频率－时间密码，它是超前信号－传入形象密码）的分析过程。

3）形成神经元活动的特殊图相的综合密码。无论在感知词汇还是在再现词汇的情况下，神经元活动的特殊图相都保持着自身的特征，反映了言语中枢信息加工和控制过程的联系。

4）决定词义的语义－句法水平反映在脑神经元系统活动模式结构－机能组织的整体指标中（微观结构特点），这种活动模式形成的速度依赖于言语信号逻辑加工过程和联合联系的状态。

根据已发现的神经生理密码的组织原则，研究了更复杂的心理机能，例如概念概括的脑机制。同时，在脑深部结构核的神经元群中，感知词汇时，首先产生这个词听觉形象所特有的冲动流的改组，这种改组随后被这个词的再现所特有的改组代替，所呈现的词越是熟悉，冲动流的改组就越迅速。

4.2.6 视姿语言（Visual－Gestrual Language）研究

手臂运动受对侧大脑半球控制，然而声道运动却是由同侧脑半球控制的。这种神经控制的差异造成聋哑人语言和两半球言语过程相互联系的神经机制有独自进化的可能。由于手臂是他们交流语言的媒介和调节者，且很大程度受到侧大脑控制，因此对两手控制运动的研究可供我们了解非优势半球语言的能力和语言的手之间的关系。

1870年，芬克伦堡（Finkelnburg）提出左侧大脑半球的损害将产生“说示不能”（asymbolia），包括失语症（aphasia）和失用症（apraxia）。1905年，雷普曼（Liepmann）

确定了左半球损害和失用症之间的关系。他推断发生在左后额叶和顶叶区的损害可能影响姿势能力，而与失语症的存在和加重无关。他推论：1. 失用症伴发于左大脑半球的损伤；2. 并非所有的失语症病人难以发生学习运动；3. 当失用症和失语症同时并发，它们未必同等严重。

古格拉斯和卡普兰在研究中发现：

（一）失语症伴发的体势运动减弱，作为继左半球损害而产生的运用紊乱已有很好了解，但从以下实验结果来看，不支持整体交流紊乱的概念。

1. 与非失语性脑损害且智力水平相当的对照组相比，失语症者姿式能力较差。

2. 失语症者比非失语的对照组更少模仿他人的能力。

3. 当听力的影响受到限制，姿势能力与失语症程度无关。

4. 在没有失语症的情况下，左半球损害比右半球损害导致的姿势运用不能更明显。

（二）运用势姿能力的消弱直接与脑损害者的智力丧失有关的失语症或其它的症状。

在对脑损害病人产生非象征和象征活动的能力进行了一系列研究后，奇姆拉和阿彻巴尔德推论：左半球的特殊功能在早期可能与复杂的运动行为的控制有关，这与近年来对大脑的电刺激所研究的资料相符。奇姆拉和阿彻巴尔德认为；“很可能言语紊乱和失用症是运动秩序削弱的简单表现”，“失语症所影响的并非是特别的一个象征或语言系统，而是说话系统”。

杜菲等人对这种观点持反对态度，他们认为“失语症作为一种包括言语和非言语的符号交流的减退是最好地被认识了”。在研究了 47 例失语症患者，27 名右脑损害，17 名对照者中，他们分别用模仿体姿以测试肢体运动不能和要求受试者用体姿表现图象，从而推论一般的、象征的能力既是非语言（手势）又是语言交流行为事先必备的、基础的条件。肢体运动不能应看作某种分离现象，而不应被认为是解释失语症时手势衰弱的一个有力因素。

波意兹纳等人研究了 4 名单侧脑损害，婴幼儿时即聋哑的失语症患者，他们仅能用美国信号语言进行交流，其中 3 名是左半球、1 名是右半球脑损害。经过各种不同的失语症测定和手势认识测定，右半球损害者未发现预期的失用症，左半球损害的患者都有信号语的失语现象，在信号语和非语言运动能力之间有显著的分离，似乎与其说是基础运动的紊乱，或是表达和理解任何种类符号能力的基本紊乱，不如说是与信号语言的特别语言元素有关。由于信号语和姿势是用相同的方式转入，语言和非语言功能的分离是非常明显的。

与其它方面的研究发现类似，看来局部定位功能似乎不能解释所有现象。

4.2.7 语言、形象和皮质

世界上的语言和文字千变万化，不外乎两种形式：象形文字和音节文字，还有就是介于两者之间的日本假名。几千年来，文字的区别不仅表现为社会文化的差异，思维形式的差异，而且在大脑皮质上形成了皮质的差异。

据认为，左颞叶第二区是负责认知音素的，而且在这个区域发生损伤的病人就不能区别 D 与 P，他们可以把“Dull”写成“Pull，把“Done”写成“Tone”，更有甚者，他们甚至于想不出他们要写的这些词的声音内容。而在中国人，尽管此区有严重损伤，也无此困难。

岩田诚根据对失认、失语、失写及单纯失读等左半球受损伤患者的观察发现，读汉字时，听觉及其含义的经路是联结的；而念假名时，视觉和听觉是结合的。汉字的书写需要唤起文字的视觉表象，而书写假名是把听觉表象变换为主体的表象来实现的。

列维和特雷瓦勒对裂脑人的研究发现，不依赖左半球仍然可以读简单的英语单词。罗金等人发现在左侧语言分析区联结中断后，读熟悉的词汇更多是通过形状来认识的，而他们如读中文将更为方便。故可认为左半球对发音关系更大，而右半球对认识图形关系重大。近代研究认为右半球利用语言词汇仍需通过左半球解码，这显然大为不利，不太符合生物进化。斯库意勒斯提出，在语音文字发明以前的语言系统是由右半球控制的，这样的系统对左利者有利，写和读的扫描均为从右到左（这点已被现代技术证实）。所以他认为，古代社会利用象形文字、符号标志和其它非语言文字系统互通有无，右半球读的能力实际被低估了，右半球的能力远比左半球为强。

大脑两半球对两种文字系统的质的差异，不难想象东西方文化思想的差别有着相当深远的背景。

4.2.8 大脑生长发育的最新研究

近 50 年来，人们才注意到大脑发育的问题。但由于研究方法的限制，只能在动物或尸体中研究。研究认为，人类新生儿已经具有 1000 亿个神经元，是成人脑大小的 25%，2 岁时达到成人脑的 80%，4 岁时达到 90%。6 岁时达到 100%。[1] 按照此说，潜伏期时，大脑已经发育到成人的大小。虽然大脑总体积不再增加，但其内部并不平静。大脑还在不断的发育中。

只是在近 15 年，才有可能通过神经影像学的技术研究活人的脑发育，尤其是核磁共振（magnetic resonance imaging，MRI）和功能性核磁共振技术（functional MRI，fMRI）。1996 年以后，儿科神经影像学研究的论文飞速增长。既往使用脑电图（EEC）和事件相关电位（event - related potentials，ERP）虽然安全，但对脑结构与功能的研究却远远不能达到 MRI 和 fMRI 的效果。[2]

自 2006 年起，美国国家卫生研究院（NIH）利用 MRI、磁共振波谱学（magnetic resonance spectroscopy，MRS）、磁共振扩散张量成像（diffusion tensor imaging，DTI）对出生到刚成熟的健康人脑的结构、行为和认识进行神经心理学、神经学和行为学的数据采集。免费提供给研究者，为科学与临床研究提供了大量依据。[3]

利用核磁共振对人脑研究最重要的发现是：人脑的发育成熟必须经过数十年的时间，在这期间，随着年龄的增加，脑白质纤维束（white matter tracts）和灰质（cortical grey matter）发生线性和非线性的改变。从 4 岁到 22 岁，许多脑区的白质纤维束稳定地增加（图 4.2）；而大脑前叶的灰质体积以非线性的形式不断增加，在 12 岁左右时达到峰值，而颞叶的灰质则要到 17 岁左右时才达到峰值（图 4.3）。还有研究将青少年分成两组，一组平均年龄 9 岁，一组平均年龄 14 岁。发现两组脑区的白质与灰质的密度比例不同。年龄大的组与年龄小的组相比，脑皮质的额叶与顶叶的白质密度较高，而灰质的密度较低。因此，大脑灰质比例的减少是大脑成熟的一个标志。研究表明，灰质比例从后皮质到前皮质逐渐减少，颞叶皮层的灰质比例则是持续减少。说明：感觉与运动区的脑皮质最早发育成熟，然后才是前叶和颞叶的皮质成熟。[2]

陆续的研究发现，前叶皮质灰质比例的减少，要持续到 30 岁左右；背侧前额叶皮质、

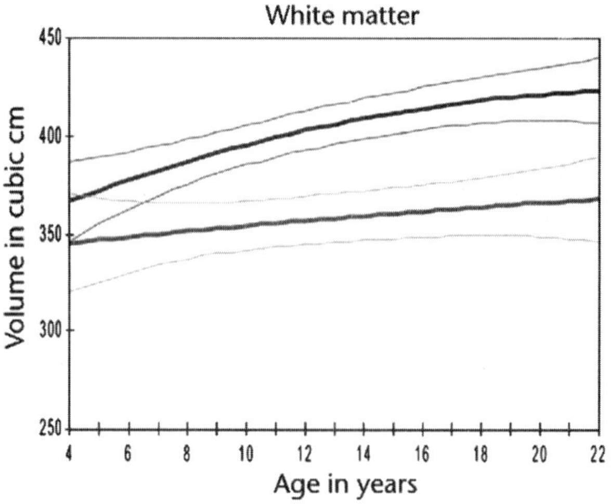

图 4.2　MRI 研究：145 名（4～22 岁）健康志愿者脑白质总体的增加

顶叶皮质和颞叶皮质的灰质比例减少，白质比例增加要持续到 60 岁左右。[2] 也就是说，人脑的真正成熟，要到 60 岁。《论语 · 为政》记载孔子说："吾十有五而志于学，三十而立，四十而不惑，五十而知天命，六十而耳顺，七十而从心所欲，不逾矩。"似乎耳顺是大脑完全成熟的一个外在行为标志。

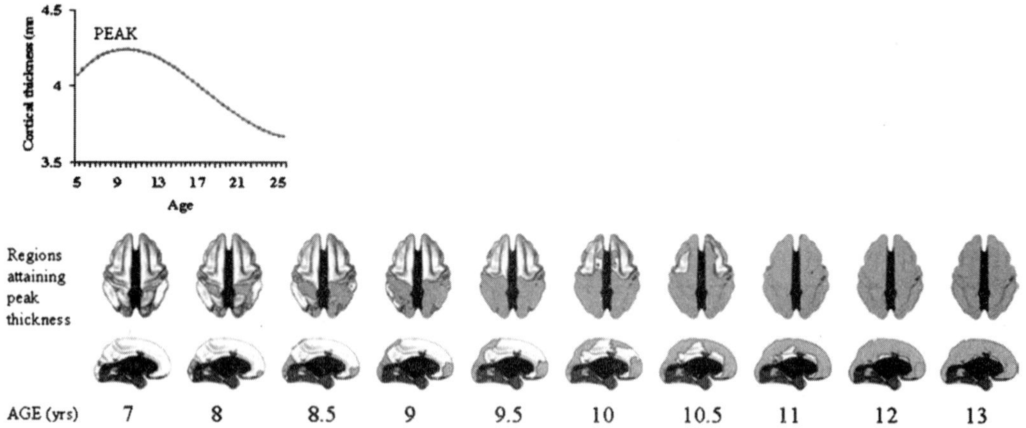

图 4.3　375 名（5～25 岁）健康志愿者大脑两半球皮质厚度峰值变化

学龄前儿童的大脑发育，也得到专门的研究。研究指出：在这一年龄期，脑在结构与生理学特征上每年都有最大的变化。脑结构的发育生长表现为皮质区域的扩大，皮质厚度的减小和广泛不同区域皮质体积的改变，以及大脑亚皮质结构、深核和小脑体积的非单一的增加。灰质与白质比例的变化如同上述。功能方面的改变包括：不论脑的网络节点是增长还是减少，代谢需求和特定的脑半球区域的内部活性都同时明显增加。从婴儿到成人早期，脑结构与生理学的发育表现出一种复杂的临床进展型（additive）和倒退型（subtractive）的落差，因此，学龄前的儿童可以被看作是总体是动态的、精力充沛地向前发展的过程，重在发育成长，为其后的青春期养精蓄锐、蓄势待发。[4] 与其他期相比，本期儿童的外在表现似乎平静，所以认为是潜伏期，但是，内在表现虽然无典型特征，脑的生长发育与变化却是非常迅速的，也是比较和谐的。相对到了青春期后，大脑的发育与儿童期相比，有着明显的不同。[5]不是本文讨论范围，且搁一边。

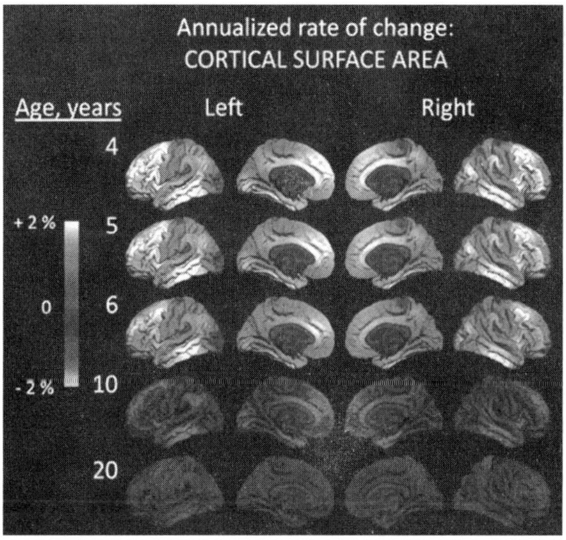

图4.4　脑皮质表面积随年龄变化

人类情感效应还原到人体，还是大脑的对外界的反应，或者说是对社会上其他人的反应，这一行为在大脑不仅与相关的脑区有关，还包括相关脑区的联结，被称作社会脑（social brain）。近10年利用fMRI技术对人的精神活动进行了大量研究，我们如何理解其他人，如何产生对其他人的态度、情绪及反应……。最新的功能性磁共振对大脑的研究发现，在色情的视觉刺激（所爱的客体和非性欲关系）时，丘脑、下丘脑、海马与前额皮质和前环区的多巴胺共同起作用。还有研究在相同条件下，发现了雄激素的作用。十分特别的是，对所爱之体情感唤起定位在脑边缘系统的腹侧被盖区（ventral tegmental area）、伏隔核（nucleus accumbens）和富血管加压素和催产素区（vasopressin and oxytocin rich areas），在性唤起和依恋关系时，它们与前额叶皮质（prefrontal cortical）、前扣带回（anterior cingulate）和海马趾（hippocampal）区一起，表现出积极的规律活动。在仅仅是亲密友谊关系时，这些区域所表现的活动与所爱之体的情感唤起，是完全不同的。用同样方法检测母爱时，在脑的情爱活动区表现出积极的活动，特别活跃的是富血管加压素和催产素区，最活跃的是伏隔核和腹侧苍白球（ventral pallidum），但在侧眶额叶皮质（lateral orbito-frontal cortex）和黑管灰质区（periaquecductal gray）表现出特别的活动。[6]

有研究对306位4～18岁人员进行MRI的检测，按照性成熟度分成青春期前和青春期两组，发现中颞叶皮质（medial temporal lobe，MTL））结构：扁桃形结构（amygdala，AG）、海马体（hippocampus，HC）、右侧鼻外/周的皮质（entorhinal/perirhinal cortex，EPC）和左侧海马旁皮质（parahippocampal cortex，PHC），仅在青春期前组中发生与年龄相关的体积增加改变。一旦青春期发动，上述部位的体积改变只与性成熟度相关。在正常情况下，男孩的右侧海马体体积减少，而女孩的左侧海马体体积增加，同时男孩的左、右侧的海马旁皮质均减少。提示男孩雄激素水平的增加与女孩雌激素水平的增加对大脑所起的反应在不同的一侧。[7]中颞叶皮质的这种与性别特异性和性成熟度的相关性，可以更好地帮助我们了解潜伏期的性心理发展，因为中颞叶皮质的这些组成部分同时与学习、记忆和情感直接相关。

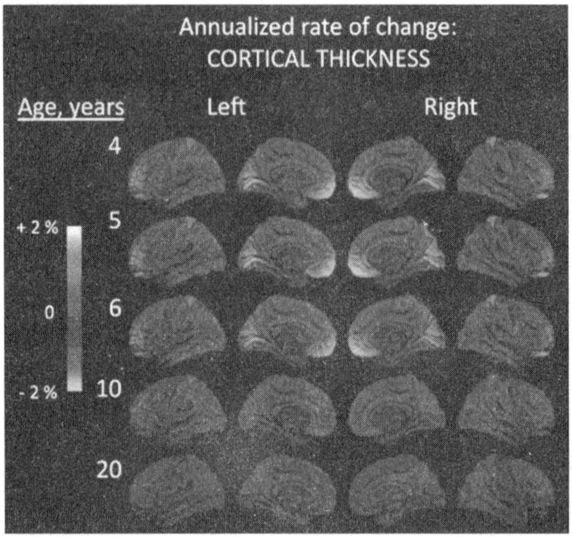

图 4.5　脑皮质厚度随年龄增加

如上所述，图 4.4 到图 4.12 表示了成年以前大脑 MRI 检测所提供的大脑发育进程图，包括皮质表面积、皮质厚度和皮质体积随年龄变化。充分说明人类与其他动物不同的最新进化的高级皮层从出生起一直到体表成熟后，还一直处在生长成熟的过程中。

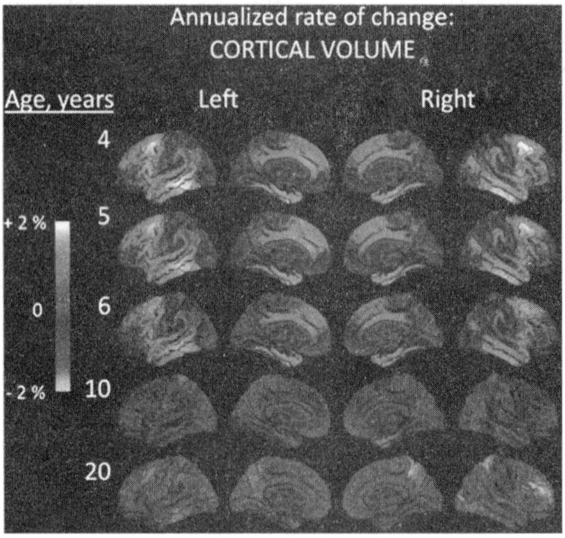

图 4.6　脑皮质体积随年龄增加

图 4.7 是一幅比较简单明了，为 5 到 20 岁的健康人的大脑 MRI。[8]图中红色表示更多灰质，蓝色表示更少灰质。随着年龄的增长和脑的成熟，大脑从后到前灰质的比例逐渐减

少，背侧的连结渐少。成熟早期，脑区执行更为基础的功能，如基本的生命维持，正如口腔、肛门和生殖器的欲望和本能的表现；成熟晚期，脑区执行较高的指令功能，如思维活动、高级的意识体现和逻辑推理。大脑控制推理和其他执行功能的是额叶前部的皮质，越是进化晚期形成的，越是成熟的较晚。在双生子的研究中发现，这种成熟晚期的区域，更少遗传因素，更偏向与较早的成熟区域相关。[8]因此，可以说明在佛洛伊德所指的个体性心理发展的潜伏期的这一时期，人类大脑皮质正在成熟，更高层次的皮质区开始抑制原始本能中枢，表现在心理学上，就是大脑皮质的功能更为显现，并压制了那些原始的需要，或说大脑的原始结构所表现出的本能需要，渐渐被正在发育成熟的大脑皮质部分的功能所掩盖或抑制。

正如100多年前弗洛伊德所期望的那样，“心理学必将成为一门自然科学，也就是说，它的目的是要展现心理过程，而这一过程表现为可以详加枚举的物质微粒的定量形态”。今后20年，脑功能研究的方向，包括：功能联接、脑发育对性别和青春期的影响、基因的影响、青春期脑的环境与文化、青春期脑发育的亚型、青春期脑发育研究的法规与伦理…，必将对心理学、行为学方面的研究，提供更加坚实的生物学基础。

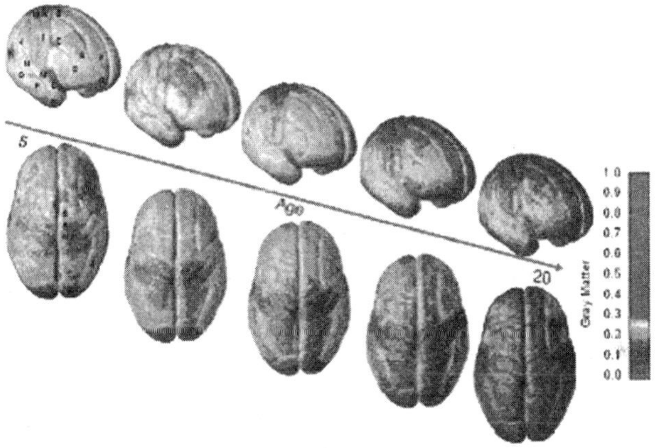

图4.7　5到15岁的健康人的大脑核磁共振成像

4.2.9　大脑的离体信号控制

最新的神经科学决定论认为：世界上不存在自由意志和恒定不变的自我，人的每个决定过程完全是机械程序，结果完全由预先的机械程序所决定；所有的行为百分之百由脑的功能决定，脑功能是由基因和经验相互作用决定的；人仅仅是某种物理系统，我们不要责怪人们的反应行为，它是不可能不由物理规律控制的一系列完全的物理事件。神经科学决定论支持人自身行为具有内在因果性的观点，认为某个时间点的神经元活动状态和概率上的因果关联决定了人的行为。人类行为与神经网络有关。[9]

按照爱因斯坦一波多尔斯基一罗森关联（EPR－correlation）理论，系统表现出相互关联的特性，不需要信号传导或者相互作用，即可以产生协调的行为。[10]21世纪初就不时传出利用电信号控制大脑的研究，2012年2月，浙江大学研究人员宣布在猴子身上实现了大脑信号“遥控”机械手做出抓、勾、握、捏等较精细的手势。[65]香港中文大学为首的科学家采用脑电技术和视觉词汇判断任务，让以汉语为母语的被试区分真词和假词，结果显示，中文双字词在其呈现后约200ms诱发了一个负走向的、以脑顶部和中央区域为中心、分布广泛的脑电反应，称为顶中区N200。词汇重复呈现时，N200出现一个罕见的、大幅度的增强效应。类似的效应在英文等字母文字的识别中并不存在，提示顶中区N200是一个中文特有的脑电反应。进一步的实验表明，该N200不反映感知觉加工，也不反映语音、语义加工，而反映词形加工，提示中文词汇在其识别过程的早期就完成了对个体词形的视觉分析，涉及相当广泛、高级的视觉加工脑区。研究者指出相对于拼音文字，汉字是更为彻底的视觉文字，其脑机制应该更注重视觉加工。[11]足证语言不同，所用大脑的部位不同。

语言是人类意识活动的中心和工具，词汇是语言的基本单位，上述研究证明意识不仅是单纯的精神流动，而是特定的大脑功能，并可从大脑分离并重现。证明对意识的最新定义，如：在量子物理学领域，意识是宇宙万物的特性，以规则、意义和规律来表达；意识包含精神与物质两种性状，但同时也是非物质非精神的；……[12]

4.2.10 小结

从以上九个方面对大脑言语功能的研究，我们基本上可以得出以下几点：

1）大脑皮质有一定分工，左右两侧非对称性，左侧偏向于言语，右侧偏向于运动和理解。当某一功能受到损害时，其它区域有可能代偿，患者年龄越小，代偿可能也越大。

2）大脑局部损害有可能影响到其周围及其有联系的区域。

3）语言功能不仅与皮质有关，而且与亚皮质区、丘脑、基底神经节有关。

4）语言的发展不仅与声道的发育成长有关，还与神经细胞的成熟有关。

5）在进化过程中，运动及运动皮质的进化无疑早于语言，而且有可能直接影响语言和语言皮质的进化。

6）语言与脑的血流、代谢均有关。

7）人类大脑是在不断变化的，有发育生长过程，也有退化衰老过程。

由于实验方法的限制，所有我们在评价和整理实验结果时不要忘记格拉斯曼的提醒：

1）电刺激不能说明刺激区的正常状态，只能说明整个系统对刺激那一点的不正常状态的整体发应。

2）在某个特别区域，某种公认的神经介质并不能说明那个区的反应，只能说明整个系统对那一点大量异常物质的反应。

3）某个单元的记录不能说明那一单元的性质，而是说明与它有所关联的整个系统。

4.3 机体内部的符号系统

不论是语言还是非语言交流，都是离不开符号系统的。近来某些生理学家认为：符号系统的起源可以追溯到细胞过程的调节和单细胞生物的行为，各种生物由此开始使内部符号系统具体化，相互协调运动。他们提出多细胞动物的大脑可以看成是单细胞动物早期化学符号系统的不断加工合成：

1）单细胞生物易变的化学符号被激素——更为稳定的化合物，以及被看成是更为稳定和更为特别的行动通路的神经所替代；

2）符号的领域并不被看作是一种躯体过程，而是一种大脑过程，所以大脑发展了符号层。他们认为：基本问题不是人类符号和语言能力怎样从原始的感觉运动的大脑进化而来，而是符号是怎样在生物系统中存在，在动物内部和动物之间协调活动的符号系统中，什么是有用的和必要的。

早在1906年，杰林格就发现原生物具有许多的多细胞生物具有的复杂的和运动性的行为。它们对人类的各种刺激均有反应，有专门的接受区（虽然还没有接受各种感觉的专门区），频频显示协调的特殊化的收缩。在没有外界刺激时，它们有自发行为以适应活动的改变，通过某种行为搜集以保证有条理的运动；有习惯性（可见有某种记忆），有依照前后关系改变对刺激反应的能力。杰林格总结说："我们在原生质结构里没有找到神经系统的特别物质，神经系统物质是原生物整体。"

即使在单细胞水平，有机体没有内部通讯也难以生存。依靠不同局部的内部通讯过程，有机体的各个亚系统才得以合作，相互协调它们的活动。有了这种协调，有机体才能表现出各种行为。贝尔曼和古德堡认为这种内部通讯过程有下列功能：1. 协调各种单个元素；2. 它们有一种语法结构——即各单独元素相互作用和合作的各种规则之意义和它们发生的方法，3. 它们组成一个符号系统。

细胞生物学、生物化学和遗传学的研究，如核酸、蛋白质合成、遗传密码，DNA重组与复制等等，把生物调节的**内部符号系统**的研究推向高峰。汤金斯把生物调节分成两类模式：简单调节——在调节效应分子和效应之间是一直接化学作用，如酶的诱导、酶活力的反馈变化以及酶的生物合成，其关键在于调节分子本身是重要的代谢媒介，从而使简单调节处于内环境的最佳状态；复杂调节——依靠代谢的"符号"（symbol）和"领域"（domain）进行的。"符号"是当一个细胞暴露于某个特别环境时所积累的一种特别的细胞内效应分子。汤金斯举了两个例子。cAMP（3′5′－环腺甘酸）在绝大多数微生物中象征着碳源耗渴，PPGPP（乌3′二磷酸5′－二磷酸乌甘酸）象征着氮和氨基酸的不足，重要的是在营养和代谢关头，促进它们积累的分子代谢符号无需承担结构关系。代谢的易变性是使它们得以集中快速涨落以适应环境改变，细胞内符号的另一标志于此可见一斑。在复杂调节的情况下，符号对外界反应迅速，可给予它们所控制的代谢过程以一定的保护时间，使有机体对外界的环境适应有一喘息时间，以便从碳源缺乏区游开。例如，碳饥饿的大肠杆菌（E. Coli）发生了鞭毛，使它可以活动。cAMP是鞭毛发生的关键。

"领域"是指由符号控制的整个细胞过程。从cAMP对于大肠杆菌鞭毛发生的必要，可见由符号控制的效应不仅是代谢过程而且包括保护代谢过程的适应性行为反应。

粘土中的一种盘形网状中柱菌（dictyostelium discodium）可以看作一种内部符号系统转换为外部符号应用的模式。这种细胞在饥饿前是以独立的粘液样阿米巴形式存在的。它们像大肠杆菌一样以cAMP作为碳衰竭的符号，它们还能将这种符号传递到外部介质中，使许多单细胞集合成多细胞存在。在这些有机体中，cAMP既是细胞内饥饿的符号，又是一种"激素"，携带代谢信息从一个细胞到另一个细胞。

由于cAMP是不稳定的，不能适应在多细胞动物中长距离的交流细胞内信息。因此，汤金斯认为激素是更为稳定的化学合成物，可以担负此任。他强调，细胞内交流的过程总是以细胞个体内部原始密码开始和终止，敏感细胞由内部符号水平表现的特殊代谢过程是由激素相应水平的合成和分泌"译码"的。当**激素到达效应细胞**，代谢信息被解译成相应的原始的细胞内符号。这样，激素通知了内部符号集中的效应细胞，允许受到相当保护的内部组织合作以适应外部的扰乱。如图 4.8。

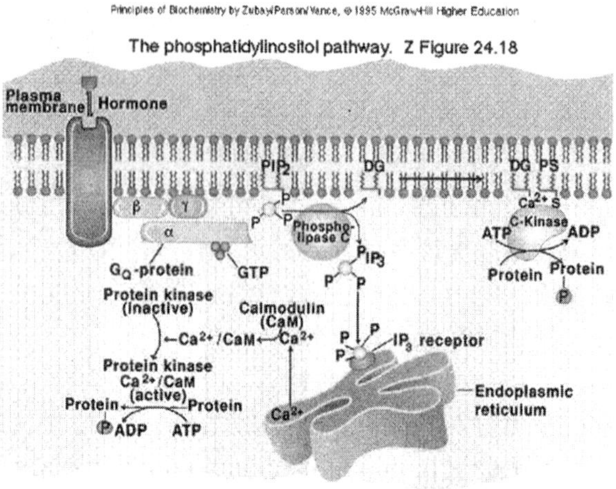

图 4.8　细胞内部的信号传导

1859～1860 年，伯尔纳提出内环境稳定的理论（homeostasis）。他认为“内环境的稳定性乃是自由和独立生命的条件”，“一切生命机制不管怎样变化，只有一个目的，即在内环境中保持生活条件的稳定。”1932 年，坎农的工作使伯尔纳的这一学说真正受到世人重视。坎农研究了机体是通过怎样的机制来达到内环境平衡、电解质平衡、血糖稳定、蛋白、血脂、体温的衡定以及防卫机能，并且把这种平衡从细胞内扩展到机体，扩展到社会。坎农认为，这种平衡的调节是靠两种手段，第一，储存物资，第二，改变机体内部连续作用的速度。“这种储存或发放物资储备，加速或阻延连续作用的力量并不是由具备适应性智力的大脑皮质来操纵的，而是依靠其低级中枢，后者在接到特定信号通知时以自动方式来发生作用的。1948 年，维纳汲取了坎农学说中的营养，在他的名著《控制论：论人和机器的通讯问题》中专门研究了内稳态通讯的问题，内稳态从生命科学进入了工程的物理学。

从伯尔纳→坎农→维纳，人们的认识从环境→机制→通讯，可见这种趋势有其必然性。现代生理科学人体通讯系统已有多方面的认识，对神经传导、内分泌、神经递质以及整个液床—水系统进行了探讨。实际上，在酶代谢、激素作用上，我们可以看到许多实例。换句话说，生命体要生存，离不开机体内的通讯过程。信息的交流使生命体有可能协调活动以适应外界变化。汤金斯说道：“就象在粘土菌中的 cAMP、甾类和甲状腺素的作用，既是激素，也是细胞内的符号。”

当单细胞动物进化为多细胞，原始的没有神经组织的大脑是依靠两种方法工作的。1）更为稳定的化学符号取代了单细胞动物易变的符号及原始神经，提供了比化学扩散更为特殊的通路。2）符号层发展到不再是躯体的过程，而是脑的过程。有学者认为，脑不是新器官，而是最发达的器官，自大约 7 亿年前地球站上出现生命起，为适应环境变化，把来自外界信息作为符号接收，脑成了发生学上的进化，获得了现在意义上的大脑的优势。

语言的能力是伴随着内环境平衡而产生的。机体要维持内稳态，就不能没有通讯，不能没有“语言”。这种语言的概念已不再是我们一般常识下的概念，而是泛指一种交流符号，一种通讯递质。贝尔曼和古德堡坚持说人类语言是所有有机体语言能力的继续。他们认为：内部协调不得不应用内部符号，而且对任何外界行为也是必要的。在动物间的协作既需要符号系统也需要运动系统。这就使最早期的生命形式的语言和运动过程有了模仿的关系。大脑可以被看作是早期单细胞符号系统不断加工精制而成。人类有规则支配符号系统是动物组织中相同基质的继续。他们认为人类语言与其它语言的基本特征在于人类有联合各种符号产生无穷多有意义的符号的能力，而且人类可以发明并使无穷多的符号在他们当中通用。

近50年来，科学家们的态度大都倾向于人只是进化的庞大环节中摆在野兽后面的一环。许多传统上认为是人类独一无二的特征在动物内也陆续发现。例如：制造工具、认识、记忆、创造力、社会义务，甚至利他主义，现在是语言。贝尔曼和古德堡认为，所有动物大脑进化最重要的连续环是语言。

贝尔曼和古德堡的语言能力起源学说遭到颇为严厉的反对，恐怕在语言学家那里这种反对还会激烈。

史密斯指出：1）所有的生命体必定伴随语言和运动的能力，凭什么认为语言至少意味着规则支配有限的化学符号系统。2）考虑到符号对于有机体和环境的关系，贝尔曼和古德堡注意到不仅仅是一个化学类似物的例子，而是进一步注意到化学符号既是组织又是环境的描述。由于生理的约束，可能表示有机体对环境关系的化学符号的种类，必定是有限的，有机体对化学的关系在某种程度上也是固定的，并非所有的化学物质都是信息。因此，人类的符号与其他物种不同是毫不奇怪的。3）如果化学符号的建立和贴切的定律很好的被了解，那么似乎对敏感细胞的联系无需任何化学规则，因为某种更为整体特征的描述将预示化学的活动能力。

马克奈拉吉等人认为，贝尔曼和古德堡没能论及语言的独特性，未能提出语言进化过程中可能的结构。虽然他们从单细胞的细胞内通讯过程定义了语言和运动过程（或许还有知觉和认识过程）的一般起源，但却没有和注意到语言双重结构的起源。正如我们前面所谈到，语言和运动密切相关。持这一论见的学者提出一种结构-内容模式（Frame - Content Model），认为这是语言进化中的一个过渡阶段，从而使语言表现出其特异性。

结构-内容模式在音位学上有一个双手协同的进化程序：当一个物体在无选择的手上时（结构）以及当它在更有偏爱的手上时（内容），这种区别多少显示了双手协作在进化上先于语言。从这种模式我们看到手的利用（打猎或劳动）使手分工，这种分工显示了劳动的组织化，在大脑的进化上形成了优势半球。所以在大量的言语中枢的研究中，都能发现运动的痕迹，这或许能为我们前面谈到的卡赞尼加的学说提供一个侧面证明。

在此，耗散结构理论又被引进。艾贝拉尔认为，语言是一种软系统，由语言确定的两个主要状态是存在（being）和形成（becoming），即名词和动词、形容词和副词。当质量的涨落大于能量的涨落时则存在，当能量的涨落大于质量的涨落时则形成。形成新的存在，更高层次的状态。艾贝拉尔还认为，语言是用行为的“是（is）”和“应该（ought）”连结的。例如，为什么我们能记忆，为什么我们能做事，为什么我们能思考，为什么我们的思想能交流，并能指导我们去工作？我们要进入这样的语言模式里，需要协调总体的催化——在硬系统里是开关，在软系统里则更可能是化学步骤（即酶）。复杂的密码通常是由某个起始信号，或一个原型信号所标志并表现的语言。在每一个这样的复杂系统或复杂系统的合作群体，存在某种特别符号、某种句法和某种语义。

地球上生物系统之间所表现的进化过程，直到哺乳动物以后，特别是灵长目·人科·人类，我们似乎才能非常清晰地认识到，在行为模式之间，在他们的催化行列之间以及我们用说、写、或者身体部位等其他表示所标志的符号语言之间，有一条非常软的连结带。

阿德勒认为人类相比，简单的生命系统所需要的语言是极其微小的，它们的运动与感觉紧密相连，最原始的就是趋向温度和化学物质（营养）。它们直接游向适应的环境，在恶劣的环境里挣扎，在均质的环境里球形扩散，随波逐流，在带有梯度的环境里，它们物以类聚，充分表现自己的“意志”，组成大大小小的“社会”。艾贝拉尔由此推测组成语言的软连结带和运动感觉模式的数量不会相去甚远。他想像复杂系统的热力学、记忆、脑、思想、语言、运动、感觉以及价值和道德观是那样紧密地杯被软连结带相连着。在个体组织内，在相连的组织之间的个体关系，以及在社会合作的整体组织内，都可被“是”和“应该”的概念所相连。

机体内符号系统虽然意见不一，但有几点却是基本相同的。

1）从单细胞起，机体即具有通讯的功能，有其符号系统。

2）随着物种进化，这种符号系统从简单易变的化学物质，进化到较为稳定的化合物，激素，递质，最后进化到常规传导通路——神经系统，乃至大脑。新的通讯系统地建立并没有抛弃旧的系统。如果我们认证追究，即使在神经传导上，也是通过递质的释放改变电位才得以传输信息。

3）从单细胞起，感觉和运动就是紧密相连的，从某种程度上讲，反映了生命组织最原始的“意志”，在这种“意志”上物以类聚，义气相投的有机体形成各自的“社会集团”。

4）语言的发生于运动密切相关，是生物进化过程中的连续体，与生命息息相关。

4.4　言语的致病与治病

在上一节，我们看到了语言能力是怎样在最原始的生命力就存在着，并对生命起着举足轻重的作用。我们也看到这种能力是怎样随着物种的进化而进化，其作用几乎可以说是越来越重要。作为机体各组织、器官和细胞间的化合物、激素和神经传导，我们很容易理解它们如果异常将导致机体病态。但是作为一种脱离了物质形态的抽象的符号系统，它是怎样导致疾病，又是怎样治疗疾病的?

在低等生物那里，符号系统反映了机体的生理状态，外界刺激和“意志”，表现出来的形式是运动，逃避恶劣环境，趋向最佳环境，或是停留群聚，或是任意遨游。随着进化，符号系统的表现形式与运动就不再那么紧密相联，而是朝两个方向发展，运动和思维开始渐趋分离。在高等动物，比如人类，劳动和社会活动使符号系统有了高度抽象的形式——语言。但在这种高度抽象形式产生以前，先有了思维活动。应该说最原始的思维活动就是简单的意志，这种简单的意志跟随着生物的进化，变的复杂微妙起来。有机体受各种因素的限制，不再能够随心所欲，来去自由，基本的本能需要常常要受较高等的外在因素限制，这种简单的意志就变成我们今天叫做情感的东西。过去有人认为情感是人所特有的，说人是感情动物，这是文学家的描写，高等动物猫、狗、猴、猩猩都有着非常丰富的感情，就连鹅看见生人也会攻击，见了熟人也会亲热。汤盛钦认为情感的发生是与符号系统的主要特征，与环境刺激、生理状态和认知过程有关的。

沃尔顿从生理心理角度分析情感含有许多因素：1）某些外在的刺激物；2）特定情感特征的特殊感觉；3）情感倾向以某种特征性活动来表示，并伴有感觉和运动活动；4）植物神经系统和内分泌系统的活动起重要作用，并表现出一定的生理状态；5）如果有欲望和情感的需要，常常能体验到一种兴奋前的生理状态，饥饿、渴感和性冲动是这类状态中最为明显的。

人用语言来描述这种情感，表达这种情感，接受这种情感，但并不是每一个人都能正确地描述、表达和接受。语言是机体内部符号系统最高级的表现形式，是思维和社会活动复杂化的升华，不再是机体物质组成的一部分，不再直接作用于机体而是间接作用于机体。人首先要学会语言才有可能交际、表达和接受外来的语言符号信息。人创造了语言，使知识可以祖祖辈辈遗传积累，使社会化生产得以实现，但却给自己增加了一个包袱，要先学会语言。而且很遗憾的是这种学习由于各种因素影响，可以带来千差万别的结果。这已不再是机体本能的一种表现了。

原始符号系统和语言有那么大的区别，只有用情感（意志）来衔接它们。语言也正是通过对情感活动的影响而作用于机体的。许多历史故事中都传颂着用语言杀人。在《三国演义》中着力渲染了诸葛亮的三寸不烂之舌，当场骂死孙吴的名臣王朗。在三气周瑜中，只听得两旁伏兵大呼："周郎妙计安天下，赔了夫人又折兵"，周瑜大叫一声，口吐鲜血，撞下马来。此时最关键的就在于这一句话含义之尖刻，如果没有这句话，周瑜不过内心痛苦，郁郁不欢罢了，这一句话比一支毒箭还厉害。既生瑜，何生亮，绝顶聪明的周郎一向受人青睐，姑娘们"为得周郎顾，时时误拂弦"，谁知山外有山，天外有天，一时无法承受，命丧黄泉。

据说孔夫子当年与子路流落在荒郊野外，老夫子在落难之时，仍然颐使气指，把子路气煞，怀揣石盘欲打发老师上西天，气势汹汹地问老夫子："杀人可有等级之分?"夫子说:"上士杀人用舌端，中士杀人用笔端，下士杀人怀石盘，"子路仰天长叹，终于放弃不轨思想。

摇唇鼓舌，"造谣生事，挑拨离间，软刀子杀人不见血，世上还有比这更可恨的吗?是以古人说："流言可畏。"

语言是思维的工具，思维是靠语言进行的。在某种情况下，对机体也能产生质的影响。一百多年前，米彻尔就注意到：随着生长发育，个体躯体发育的总趋势和特定的风度是符合他自我发展所经常思考的核心结构的，因此推测躯体知觉通过婴儿时身体暴露部分的多种感觉经验而渐渐形成。这种不同的感觉是由动觉、视觉和触觉器官通过皮质，导致躯体意识概念的膨胀和生长，很可能是在大脑皮质的顶颞叶加以组织和综合的。

这种体格状态的获得需要许多年时间。通过姿势、触觉和视觉概念，每一个体依恋于这种可爱的体型，不同的但足以引起早年家庭经历中带有情感联想的部位，以及双亲对他自身体型的评价，使它的成长受到影响。这种体态是通过语言符号、非语言暗示和对期望的体格和风度的评价积习成性的。于双亲、同伴及成长的孩子们想象的体格相比，父母亲占了极其重要的比例。在某些家庭，身体的长度和体格使受到某种强调和褒贬的，一个儿童对体格的态度，很大程度上是由父母亲的感觉和他们的四肢、肌肉来决定的。同样，父母亲或文化可能过分地强调孩子的体型美或特殊的体型分布，而使孩子的体型向此发展。有趣的是，美国的广告和文化作品过分地重视某种体型，往往会导致追求时髦的年青人不仅痴心向往，而且在自身的体型上也发生质的变化。

值得注意的是，某个特定的家庭和伦理组织，倾向于贬低有性标志的不同身体部分。小提琴家失去手与历史学家失去手意义大不相同。作为心理表示器官的（眼、乳、性器官）的损害对于个性可能有极大的损害，即使疾病本身并不严重。无情感价值的器官如阑尾手术后，几乎对个性毫无影响，而性器官的手术后，并发精神病者并不少见。男性肿瘤患者服用雌激素药物引起乳房发育，常阻碍治疗顺利进行。

用条件反射理论能够较好地解释符号，包括语言是怎样影响躯体的。巴甫洛夫把条件刺激过程认为是一种基本过程。“这个过程的成立，不过是在于无数无关的外在刺激中的某个刺激，和中枢神经的某个确定部分中的某一点的兴奋状态，起了同时一致的作用，而且其时会拓通一条临时通路，以便使这个刺激进入该点。对于这个见解有利的第一点，是如下一个事实的普通性，即是在所有的狗身上，在一切可能想象得到的刺激之下，条件反射都会形成。第二是这类反射的一个决定性特征，即在某些一定的条件下，条件反射必定会重行演出。这就意味着，实际上没有任何其他东西，会复杂化这类反射。”语言以及各类符号：声音、气味、颜色、形状等、都可在经过强化后形成条件反射。如我们常说的望梅止渴，正是由于梅子常常酸的我们口水直流，以至我们一想到梅子时，形成了条件反射，唾液腺大量分泌，解除口腔粘膜的干燥，据说曹操当年带领大队人马冒着酷暑行军，干渴难当，他灵机一动、挥鞭一指，说前面有座梅林。三军将士一听，力从中来，大步向前，很快就到达了目的地。如果将士们从未尝过梅子，曹操就要丧气了。因为他们首先必须联想到梅子的滋味，才能形成反射。

巴甫洛夫认为：“所谓联想或习惯，就是说在个体生活的时期以内，根据神经系统中继的能力而形成的神经联系，是一种最直接阶段的神经活动。联想的形成，是按照信号作用的原则而发生的。当一些无关刺激物一次或几次为某些引起确定的生来反射的刺激物所伴随的时候，这些无关刺激物都会独立地开始产生和这些生来反射相同的效力。在一个小小系列的已经确定的条件下，联想都是必定有规律地形成起来。于是，我们由充分的根据，把联想认为都是些真正的条件反射。”

我们前面提到，人首先要学会语言才有可能交际、表达和接受外来的语言符号信息。现在我们又可发现人不仅要学会语言，还有对语言的感受问题。犹如望梅止渴，要尝过梅子，才知道梅子的滋味，才可能在他人提出梅子时引起条件反射，导致唾液腺分泌。同样一句话，可以使一些人笑，而另一些人跳，这与个体的种种因素有关。如果周瑜以一开始就不是一个才气横溢，聪明盖世，而仅仅是象个鲁肃那样的人，就不至于被气死。

有人认为语言是在输入大脑皮层后，经过边缘系统，影响内分泌系统和植物神经系统，对组织和器官产生作用，导致机能改变，或致病，或治病。

1937 年，帕配兹（Papez）提出有一条情绪回路存在于边缘系统，不仅控制情感，也控制着记忆和其它许多行为。如图 4.16。他指出：神经通路发自下丘脑的乳头体，经丘脑前核、扣带皮层、海马、穹窿、又回到乳头体，完成一个循环。当这个神经冲动沿途与大脑皮层活动相整合时，便产生情绪体系。边缘系统是许多生命本能的中枢，包括摄食、

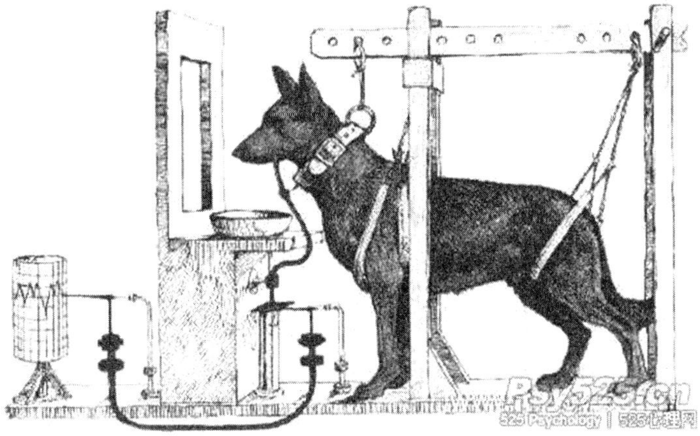

图 4.15　巴甫洛夫的条件反射实验

应激与性，对生命活动至关重要。新近的神经生理学证实，大脑皮层的每一兴奋，如感觉、记忆、观念，都相应激发了下丘脑中某种形式的冲动，下丘脑的这些冲动又通过植物神经和脑脊髓神经系统，激活内脏组织的骨骼肌肉。从躯体内脏系统返回的冲动，经由网状激活系统，再通过丘脑和边缘系统，返回大脑皮层，从而表现了机体对最初刺激的神经反射。这种神经生理反射与意识整合时，便产生“意识”和“情绪”。

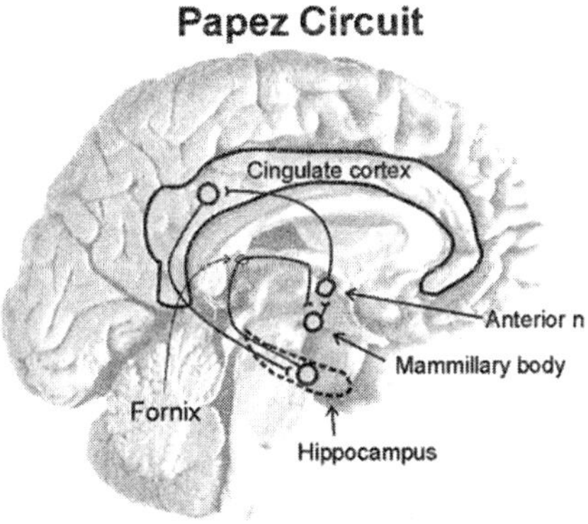

图 4.16　大脑半球中的帕配兹环路

奥尔兹的工作使我们对情感认识又更进一步。他在老鼠丘脑下部和某些中枢脑区埋藏电极，并使动物能自己刺激，结果发现在某些区域，老鼠竟以每小时 2,000 次的频率连续刺激 24 小时而不顾饥饿与性，直到衰竭。另外，这种刺激可因饥饿及性激素水平上升而加强。

这一发现多少有点令人惊恐，动物的一切行为仅仅是为满足脑的某个局部的需要！单细胞如此，多细胞如此，一直到啮齿类，据说该试验曾在猴类身上进行，但奥尔兹没有公布结论。人如果是这样，人类的历史许多部分可能要重写。当然，问题也并非如此简单，仅仅满足大脑某个局部的需要。直到今天，大多数生理、心理学家不得不承认，情绪研究是一个困难而含混不清的领域。大量临床和动物实验表明：除了大脑皮层的某些部分外，属于大脑皮层之下的整个皮质下部位，几乎都可能使产生情绪活动的部分。

情绪对疾病的影响在许多书里被详细描写。其生理机制有众多学说。但是，不论是中医根据阴阳二气和金火水土木五行把人分作各种类型，或是希波克拉底把人分成四种气质，或是巴甫洛夫对人进行神经分型，或是荣格对人进行心理分型……，人们都没有忘记这一点，“精神和情感因素可病理性地影响组织和器官，紊乱的组织和器官可诱发干扰整个生命组织的调节和情感、精神功能。重要的是在医疗实践中，一个医生永远不应忘记疾病与个性的关系。

有人认为每一种精神性疾病都可以从这种或那种角度看成是挫折的反应，个体发生疾病的实际型将依赖于他既往个性的本质和具体型，以及于他早年曾经历过的最严重的挫折有关。但是情感所致病疾病却并不一定仅仅表现在精神疾病方面，往往更多地表现在消化系统，以致人们认为消化系统比面部更为名符其实的表情器官。

1859 年，布灵顿（Brinton）就观察到焦虑往往会引起胃溃疡。1922 年和 1939 年，皮特奇（Beutsch）用现代精神分析法研究精神分裂症时，发现心身疾病可能是连结精神冲突的一种转化过程。1950 年，亚历山大（Alexander）提出：患有溃疡病的患者往往带有强烈的依赖性和情感特征；儿童时期需要受挫折常可导致成年生活时的胃分泌亢进，最后导致溃疡。这是现代心身医学的思想。第一次世界大战时伦敦空袭严重，可精神疾病的发病率比正常时还低，即使有少数病例，也不能单一地归因于空袭及其相关的危害。然而，患消化性溃疡的患者却大大增多。

据美国陆军统计，战斗时精神减员是战斗减员的 1/3，但这种减员往往是一过性的，稍事修整即可恢复（吴柏龄，1986）。但是那些症状较重的“精神应激”患者就没有那么幸运。第二次世界大战时因精神疾患住院的患者，即使出院也是极度冷漠、沮丧和木呆，对任何事都无反应。这些患者往往是到过海外的军人，受到过血肉横飞和高度紧张的刺激（Liebman 1955）。后者与前者显然是两种类型，其患病程度大不一样，没有可比性。

既往对战斗应激一直有过许多讨论，最近腾纳特等人（Tennant，et al，1986）做过一个有趣的调查。他们追踪了第二次世界大战中日本的澳大利亚战俘，这些军人隶属于第八师，1942 年在马来亚战斗中被俘，以后被监禁于新加坡，又被送去修建缅甸 - 泰国铁路，或送去日本采矿。对照组是没有战败的 6、7、9 师的军人，他们驻扎在亚洲、太平洋战场，部分驻扎在中东，因此，这种对照意义较强。因为对照组也有类似经历，但没有被俘这一更深刺激。40 年来，战俘们与对照组相比，没有更多的抑郁症或酗酒问题，除了战后有较高的十二指肠溃疡外，其它疾病的发病率基本相同。

郭亨和古柏综述追踪了 6 年的 3, 654 名第二次世界大战中的白种人军队战俘，并与非战斗的对照组进行对比，发现在太平洋战争的战俘中，诊断为“神经精神症”和”精神变态”者大大增多，而欧洲战场军人却不存在这样的比例。这一人群的调查中还发现，他们在通信回答问题的反应中，工作无能或能力下降有增加趋势。

比伯报告了第二次世界大战和朝鲜战争的 2, 543 位美国战俘的追踪记录，他发现在这些战俘中，发病率、失调和能力低下较对照组（也是参战人员）有明显的增高。在亚洲被俘的战俘有较高的精神症状，因神经精神症和精神变态入院的人员与其它参战人员相比明显增高。

乌撒罗报告了 325 名美国空军战俘在遣返时的体检和 5 年后追踪，发现 1969 年前的战俘有较多的残酷经历，监禁较长，精神疾病较多；在1969年以后的组里，战俘们有较高的教育水平和军阶，遣返时发病率较低，似乎在极度应激的情况下，社会人口统计的不同或多或少有一定的保护因素。

克鲁兹尼克等人追踪了188名美国战俘，67%有创伤后应激紊乱，其中29%完全恢复，38%一直有轻微症状，24%症状有改进，但保留中度症状，8%不康复或变性，统计学表明，创伤后应激紊乱表现与其它精神紊乱无相关意义，未发现有潜伏发作的。这些人返回后，常常短期内大量饮酒，但75%的患者后来减少了饮酒量。

有人认为所有这些应激都是通过两条途径致病的：1）脑和脑所控制的代谢和营养过程的影响，恶劣的环境、贫困及诸如此类因素不仅易致疾病和夭折，而且还加重贫困及罪恶。2）通过环境冲突产生的感情和思想所致，它们引起精神和体力的沮丧，导致整个神经和肌肉无力。这种沮丧不仅是抑郁综合征而且是猜疑（往往发展成偏执狂）的情感基础。

苏联的实验研究发现，情绪应激可引起机体细胞免疫力下降，受应激时间延长达若干小时后，干扰素合成能力下降，并可加重病毒对脑的感染。他们分析，情绪应激干扰血脑屏障，使病毒易于进入脑内。结合临床情况，他们认为在极端因素作用下，病人的神经精神疾患加重，有可能使潜在的病毒感染急性发作。

梅耶（Meyer）曾提出过心理生物学的概念。他认为，文化是导致生活经历的原因，是精神紊乱的起源。包含了特殊状态应激因素效应及对机体的应激影响的内容，是不同个体对应激反应和生活中应激因素产生的理由。他将心理学和生物学联合成了心理生物学（Psychobiology），其中心思想就是要去了解生活经历是怎样影响机体，为什么人们对事件和环境有极大的个体差异。他情调外部环境是生活经历的主要能源。梅耶说："人的功能不仅仅是作为（他）或（她）或（我），而且还是（他们）……是一个群体的家庭、朋友或社会。"最关键的是，他认为经历并不是立即起作用的，而是个性发展受到影响，并影响到今后的行为方式。一种突然的应激因素和慢慢发生的灾难确实在心理功能上产生了严重的冲击。但它们冲击的是某种活动，不是情感和机体。生活经历的影响更大地是被个体怎样评价他们的状态和他们怎样对挑战及适应的反应所左右的。很明显，经历可以改变有机体，同样，人们创造了他们的环境。梅耶认为，这两者的相互作用，是心理应激产生疾病的关键。

由于情绪紊乱引起躯体疾患经证实的，除了消化性溃疡外，还有原发性高血压、神经性皮炎、溃疡性结肠炎、支气管哮喘、风湿性关节炎和甲状腺功能亢进，现在随着心身医学的发展，心身疾病渐渐在躯体各个器官组织的疾患中都有所发现。

70年代，弗里德曼（Freedman）把人的性格分为A型和B型，A型者多血质，性急好斗，争强好胜，恨不的一天之内办完一周之事，生活中没有闲暇之时；B型者反之。弗里德曼研究发现前者容易得冠心病，虽然有人持不同意见，但相当部分人接受了这一观点，有人甚至发现A型性格还与胆结石、高血压等虚度疾病有关。

强烈的精神紊乱，比如强烈的恐惧，可以导致机体积极死亡。弗洛伊德在他的书里曾记录了几个例子。

"在新西兰，有一次，一位僧王在吃完饭后将残肴留置在路旁。他刚走不久、一位饥饿的奴隶发现了这些剩菜，他没问清楚饥就囫囵吞下。就在这瞬间，一位惊恐的旁观者告诉他那些食物乃属于一位僧王，本来他是一位强壮而且勇敢的青年，可是当他听完这致命的消息，全身开始抽筋，胃部发生激烈的绞痛，这种症状一直延续到当天傍晚，他终于不治而死。”

“一位毛利族妇女在吃完某种水果以后，才被告以这种水果是来自于某个被禁忌的地方，同时，人们宣称：她将被杀死，因为她已亵渎了国王的神圣灵魂。这件事事发生在下午，就在隔一天中午，人们发现她已经去世了。”

“有一次，一盒毛利族酋长的火绒匣就杀死了好几位人民。因为，当这盒遗失的火绒匣被拾到的族民利用来点燃烟斗时，他们发现了匣子的所有认识谁，竟然都因惊恐而吓死了。”

这种恐惧心理并非古人独有，今人亦常见。1984 年 8 月到 1985 年 6 月，我国海南岛及雷州半岛流行过一阵缩阳症恐惧，传说神仙要下凡来收采人之生殖器，造成极大的恐怖，发作时男性紧紧抓住生殖器，女性紧紧抓住乳房，唯恐缩入体内，最后甚至晕厥。

喜、怒、忧、思、悲、恐、惊是中医所说七情，与六淫并为疾病成因。《黄帝内经·灵枢·本神第八》说：

天之在我者德也，地之在我者气也。德流气薄而生者也。故生之来谓之精；两精相搏谓之神；随神往来者谓之魂；并精而出入者谓之魄；所以任物者谓之心；心有所忆谓之意；意之所存谓之志；因志而存变谓之思；因思而远慕谓之虑；因虑而处物谓之智。

故智者之养生也，必顺四时而适寒暑，和喜怒而安居处，节阴阳而调刚柔。如是，则僻邪不至，长生久视。

是故怵惕思虑者则伤神，神伤则恐惧流淫而不止。因悲哀动中者，竭绝而失生。喜乐者，神惮散而不藏。愁忧者，气闭塞而不行。盛怒者，迷惑而不治。恐惧者，神荡惮而不收。

心，怵惕思虑则伤神，神伤则恐惧自失。破䐃脱肉，毛悴色夭死于冬。

脾，愁忧而不解则伤意，意伤则悗乱，四肢不举，毛悴色夭死于春。

肝，悲哀动中则伤魂，魂伤则狂忘不精，不精则不正，当人阴缩而挛筋，两胁骨不举，毛悴色夭死于秋。

肺，喜乐无极则伤魄，魄伤则狂，狂者意不存人，皮革焦，毛悴色夭死于夏。

肾，盛怒而不止则伤志，志伤则喜忘其前言，腰脊不可以俛仰屈伸，毛悴色夭死于季夏。

恐惧而不解则伤精，精伤则骨酸痿厥，精时自下。是故五脏主藏精者也，不可伤，伤则失守而阴虚；阴虚则无气，无气则死矣。

是故用针者，察观病人之态，以知精、神、魂、魄之存亡，得失之意，五者以伤，针不可以治之也。

肝藏血，血舍魂，肝气虚则恐，实则怒。

脾藏营，营舍意，脾气虚则四肢不用，五脏不安，实则腹胀经溲不利。

心藏脉，脉舍神，心气虚则悲，实则笑不休。

肺藏气，气舍魄，肺气虚，则鼻塞不利少气，实则喘喝胸盈仰息。

肾藏精，精舍志，肾气虚则厥，实则胀。五脏不安。必审五脏之病形，以知其气之虚实，谨而调之也。

《黄帝内经·素问·血气形志篇第二十四》和《黄帝内经·灵枢·九针论第七十八》也有相近的论述，后文细述，先此略过。

除了以上根据心身因素进行诊断与治疗，《黄帝内经》十分推崇原始人的治病方法和生活方式，传统中医称作祝由的方法，提倡移精变气，进行心理疏导，批判当时医生片面追求汤药针灸的做法。《素问·移精变气论篇第十三》："古之治病、惟移精变气，可祝由而已。今世治病，毒药治其内，针石治其外，或愈或不愈，何至？往古人居禽兽之间，动作以避寒，阴居以避暑，内无眷慕之累，外无伸官之形，此恬憺之世，邪不能深入也。故毒药不能治其内，针石不能治其外，故可移精祝由而已。中古之治病，至而治之汤液，十日以去。八风五痹之病，十日不已，治以草苏草荄之枝。暮世之治病则不然。不本四时，不知日月，不审逆从，病形已成，乃欲微针治其外，汤液治其内，粗工凶凶，以为可攻，故病未已，新病复起。"

除了俗话说：解铃还须系铃人，心病还需心药医。中医设医学十三科中还有祝由一科。祝由是最原始的心理治疗。原始人认为神们（上帝）主宰人们生命，一旦有了伤痛疾病或有何心病，总是不忘向天祷告，寄托情思，希翼以此延续生命或了偿心愿。

除汉朝枚乘的《七发》所载的用语言治病外，古书中还有许多记载，为此类治疗之美谈。

《左传》中记载：一人在朋友家做客，发现酒中有一小蛇，碍于礼貌，不得不将酒喝下，回去后即病倒于床，各种药服皆无效。后来朋友来探望，问之病因，深觉纳闷。回家一看，发现墙上挂有一弓，弓上雕有一蛇，影子正好落在朋友的酒杯里。患者得知后，顿时病愈。杯弓蛇影的成语已被用来形容疑心生暗鬼。

《吕氏春秋》记载：宋国有一名医叫文挚，被请去为齐王治病。他看过病人后对太子说，"王的病肯定会好，但病好后他却要杀我，奈何"？

太子问看："为什么？"

文挚说："只有使王达怒病才能好，王大怒则我必死。"

太子跪拜说："如果能治好王的病，我与母亲将以死说服王，王必然会同意我与母亲的意见，请先生不必担心。"

文挚说："好，我就冒这险吧！"于是王约请了三次去看病，文挚均不去。齐王已有不悦。好不容易去了后，鞋也不脱便上床，还踩着王的衣服，大模大样问王的病。齐王怒而不答，文挚更又出言不逊，大大增加了王的怒火，王怒发冲冠，大骂而起，病已经好了，但怒气不消，下令煮死文挚。太子与王后急争辩保护，王怒不可收，真的将文挚活活煮死了。

这一故事的结尾更为生动。文挚被煮了三天三夜，颜色不变，可齐王怒气仍不消，可见这一怒非同一般。文挚说："真的想杀我，为什么不把我翻过来以绝阴阳之气"。齐王使人将文挚翻过来，一代名医陨落。这一则故事还被移植到扁鹊身上，在皇甫缢所著的《无理论》里，齐王换成了赵简子。在该书里，扁鹊是光荣的胜利者，治好了赵简子的病又未丧命黄泉。

历史上是否有文挚此人值得研究，文挚以后400～500年又出了位名医华佗。

《三国志》中记载，华佗为一郡守看病，认为他盛怒之后，病情将改善。于是收了他大笔的钱而不给他治病，以后又扬长而去，还留下一封信将郡守痛骂一顿。郡守勃然大怒，令人追杀华佗，郡守之子知道原委，暗嘱使人不要去追。郡守怒骂更盛，吐黑血数升，即病豁然而愈。

如果说以上均是历史所载，我们还可从著名的医案中找到例子。

明代医家宋子京治疗一巡道，无其它病，就是不能进食。子京等巡道外出时，偷偷观察了他的面色，便穿着破衣帽，肮肮脏脏地进见。巡道心中不乐，然病却好了。次日叫子京再来，见他衣冠齐整，不由问道："昨日不这样，让我大为气恼。"子京说："昨日打扮是为治病。您平常一帆风顺得的是喜病，一怒则喜消病愈，便能吃饭了。"

清代四川大足名医李建昂治一病人，喜独居暗室，不近灯火，偶出则病情加剧。找遍四方名医，无人能治。李建昂看过病人后，并不开处方，索取病人所写的文章，不按句法，随便乱读。病人叱问："谁在读我的文章，如此乱读。"李建昂置之不理，越读声音越高。

病人忿然夺回文章，说："您不是读书人，不懂句法，为何如此狂妄。"一怒之下，竟对灯面坐，忘记怕明的习惯。此时，李建昂大喜，又给他开了一方，一服竟愈。

有人问他是何原因，他说："此病系郁积而成，得怒则郁解，所以这样做。"这就是中医理论所说的"怒胜思。"现在利用七情疏导宣泄治病的医生实在不多。而中医却把此放在首位，《黄帝内经·素问·宝命全形篇》说："一曰治神，二曰知养身，三曰知毒药为真，四曰制砭石小大，五曰知脏腑血气之珍。"从理论上系统地探讨心理治病，终于可谓是源远流长。

现代心理治疗的基本形式是什么？格李高利和史密尔特济认为就是治疗者与患者之间的信息交流。他们分析了当今世界建立的 140 所性质截然不同的心理治疗学校或训练班，尽管他们在基本假设、整体概念、治疗分析方法和对过去病因、现在功能及将来适应有不同强调，甚至治疗者对相同的基本原理又很不相同的理解和应用，但是都存在重要的相似之处。

1）治疗活动发生在某种充满情感和信任的关系里，治疗者和患者的原则和目的是相互理解和接受的。病人期望帮助，治疗者鼓舞和强化这种期望。

2）治疗者（患者也或多或少地）接受一种基本理论推理（或神话），这种理论包括病理或危难、健康或良好的概念，以及从前者转向后者的基本方法。

3）治疗技术包括新信息的描述，病人通过正式训练、示范、提示、诱导或发现自我的某种形式学习，疗程包括专门地实践这种知识，或通过应用所学知识去完成协作。

心理治疗理论的旗帜如此众多，正是由于个体的社会、文化、经济等各方面的差异造成的。治疗者要与患者站在同一个基准点，要有共同的"信仰"、共同的语言是不太容易的。这就要求治疗者要尽力去了解每个个体的特异性，用他们的语言对他们进行治疗，才有可能被患者的大脑中枢所接受，达到治疗效果。

奎因总结心理治疗对于五种状态的人最为有效。

Y 是年轻人（Young）

A 是适应力强（Adaptable）

V 是言语能力强（Verbal）

I 是理解力强（Intelligebt）

S 是有成就（Successful）

另外，W 财富（Wealtyh）也有帮助，因为心理治疗需时较长，时价昂贵，一般人无力承担。1984 年，每 40 ~ 50 分钟，收费 20 ~ 100 美元不等，平均 50 美元，如果像弗洛伊德所说每周治疗 5 次，则每年需 1 万美金，是一个普通人的生活费。

语言作为高级的符号系统和非语言的信息传递一起通过中枢系统影响机体，促进机体的生长发育，导致机体的兴奋和抑制，甚至使健康的机体突然死亡，濒死的机体充满生机，虽然我们还不能全面系统地解释其中奥妙，但我们已经可以知道整个过程的起因和结果。作为一个医生，应当尽力对有病或有所求的患者输入良好的、有益的信息，以求得到最佳的结果。

参考文献

[1] Hu SY. et al. Volumetric analysis of medial temporal lobe structures in brain development from childhood to adolescence [J]. NEUROIMAGE, 2013, 74: 276 - 287.

[2] Blakemore SJ. Imaging brain development: The adolescent brain [J] NEUROIMAGE, 2011, 61 (2) 397 - 406.

[3] Waber, DP. et al. Four - Year Longitudinal Performance of a Population - Based Sample of Healthy Children on a Neuropsychological Battery: The NIH MRI Study of Normal Brain Development [J]. JOURNAL OF THE INTERNATIONAL NEUROPSYCHOLOGICAL SOCIETY, 2012, 18 (2) 179 ~ 190.

[4] Brown TT. Jernigan TL. Brain Development During the Preschool Years [J]: NEUROPSYCHOLOGY REVIEW, 2012, 22 (4) 313 - 333.

[5] Kelly P. The brain in the jar: a critique of discourses of adolescent brain development [J]. JOURNAL OF YOUTH STUDIES. 2012, 15 (7) 944 - 959.

[6] Kernberg OF. The sexual couple: a psychoanalytic exploration [J]. Psychoanal Rev. 2011 Apr; 98 (2): 217 - 45.

[7] Hu SY. et al. Volumetric analysis of medial temporal lobe structures in brain development from childhood to adolescence [J]. NEUROIMAGE, 2013, 74: 276 - 287.

[8] Thompson P. Imaging Study Shows Brain Maturing. NIMH Press Office [EB/OL] (2004 - 05 - 17) [2006 - 10 - 15] http: //www. mentalhealth. gov/press/prbrainmaturing. cfm.

[9] 马兰. 神经科学实验研究进展综述 [J] 医学与哲学：人文社会医学版，2010，31 (5) 4 - 5，封三.

[10] Walach H. The complementarity model of brain - body relationship [J] Med Hypotheses, 2005, 65 (2) 380 388.

[11] 新华社。中国科学家实现猴子大脑信号“遥控”机械手 [EB/OL] (2012 - 02 - 21) [2012 - 04 - 26] http: //news. xinhuanet. com/2012 - 02/21/c_ 111551590. htm

[12] 张学新，方卓，杜英春，等。顶中区 N200：一个中文视觉词汇识别特有的脑电反应 [J] 科学通报，2012，57 (1) 1 ~ 16

[67] 高也陶. 意识新论 [J]. 医学与哲学：人文社会医学版，2010，31 (7) 1 - 4

第五章　非言语交流

问诊的言语过程语言是最重要的工具，但是，有许多信息并不是通过语言来传达的，这就是非言语交流。

在本世纪初，人们就开始发现符号在人类社会和个体之间的重要作用。米德就此在芝加哥大学开了系统讲座，后人尊他的理论为符号相互作用主义（symbolic interaction）。

米德在分析人类特有的语言信息交流时认为：

首先，是态度（attitudes），这是信息交流的起点，因为它表现了机体和最初活动的内部状态和趋向，是活动发展的内部基础和准备。

其次，是姿态（gesture），或姿势，米德认为人类像其它动物一样，是不断活动的，他们不断做包括运动和声音在内的姿势，体现机体对外界的反应。姿势最后发展为符号，它早期还仅仅是社会活动的一个部分，刚开始时，只是一种自然的信号（natural signal），在普通存在于动物之中。只有当它成为一种惯例的信号，可以绝对的、清楚地提醒对方某种特定的意义时，姿势便成为有意义的姿势或由意义的符号。米德及其拥护者认为，只有人类才能很快地把姿势变成符号，使声音和运动可以标志其它事物。

卡西尔强调了符号是人类存在的特征，区别了符号和信号的不同，提出人是符号动物。卡西尔指出，一条狗会对某些人的行为做出反应，但另一条狗则未必如此。在巴甫洛夫条件反射的实验中，铃声对于一条狗可能是进食的信号，对另一条狗可能则否。而符号则是在个体成员中共享的，是社会性的，是通用的。“信号和符号属于两个不同的领域。信号是物理存在世界之一部分，符号则是人类意义世界之一部分。信号是操作者（operators），而符号则是指称者（designators）。信号即使在被这样理解和运用时，也仍然有着某种物理的或实体性的存在，而符号则仅有功能性的价值。”

语言是最高级的符号，但在交流中，常常看到非言语交流，甚或有非符号交流。非言语交流与言语交流相比，其范围要狭窄的多，言语可以记载历史，千秋万代流传，可以写成小说，诗歌等让读者共享苦乐，可以描述科学知识传授给学习者……。可是，语言和言语是后天习得，受个人环境、社会背景等限制，无法将个人心理精确表达，并使交流对方准确无误地共享自身的感觉，而非言语交流往往发自生理的、本能的功能，能够准确地反映个体感觉。

非言语交流必定是在感觉范围（视、听、嗅、触、味乃至第六感觉），包括有动作无声、无动作无声和发声，以及个体自身现状分泌的气味，来弥补表达能力的不足，交流双方通过视、听、触、嗅等感觉器官来获取言外之意，所谓“说话听声，锣鼓听音”是也。

非言语交流中有的是符号，如手势、某些表情、某些替代符号，它们都有一个特点，可以由个体有意识的控制，被交流对方所接受；有的是非符号的，如机体分泌的气味、机体现状、声音、容颜、气质，这些都是个体无法控制，不由自主地流露，是个体的物质特征。下面我们将分别讨论。

5.1 非符号交流

上一章曾经提到，某些生理学家把生物体内进行协调活动的介质、化学分子、化合物乃至激素，看作是机体内部的符号系统。社会学家则把具体事物约定俗成的标志称作符号。前者是生理介质，后者是社会介质；前者是自然的，后者是人为的；前者是生命本身的组成部分，与机体共生存，因个体相差异，是较低级的，而后者是思维活动的创造，脱离生命而存在，与社会共存亡，是高级的。

在社会交流中，符号是重要媒介，脱离了符号，许多交流无法进行，尤其是高级的抽象思维。就好像盲人不能分辩颜色，聋子不能分辨音律。然而有许多信息却不能言传，只能意会，无需符号表示，就可显露出来。在错综复杂的人世上，个体也许用言语表达一种意思，而非符号的标志却表露了另一种心理状态，也许言语还未说什么，内心已暴露无遗。这在年轻的、刚刚涉世的人当中屡见不鲜。

非符号交流在很大程度上可以说是进化过程中仍然保留下来的。按照达尔文进化论，或许我们可以说，这个世界尚未达到那样一种程度：每个人如果真实暴露内心欲望或爱憎必遭灭顶之灾，否则可能已被淘汰。

5.1.1 嗅觉

在非符号交流中，嗅觉是最古老的交流。在低等动物中，嗅脑曾是大脑最重要和最大的部分。在现代人大脑中却只有很小一个部分，是个退化器官，然而仍不失为一个极为重要的部分。

在早期，嗅觉是生命基本要素得以维持的功能，比如觅食（嗅出事物），防卫（嗅出敌人），性（嗅出异性伙伴），嗅觉成了维持本能需要以及外界交流的重要途径。在某些动物，嗅觉因与进食有关，尤为重要，在进化中变得极为发达，诸如猫、苍蝇。据说猪更为出色，现已有训练猪来查找毒品的。

嗅觉是一种生物化学反应。当不同形状的分子在相应形状的嗅感觉器上通过粘膜屏障与受体结合时，它们与特定的酶起反应，改变膜通透性，激发受体电位，通过神经传导到中枢。

对人类来讲，嗅觉已不再是生命不可或缺的功能。虽然它使我们分辨香臭，分辨具有气味特征性的物体，以避恶就善，但嗅觉在人类与外界交流中已远不是那样重要，它已经退化，另外，嗅疲劳——嗅觉的特征之一，也使它不那么重要，入芝兰之室，久而不闻其香；入鲍鱼之肆，久而不闻其臭。[①]

据最近研究，同一宿舍女生其月经期趋向于同步。分析认为是由于机体除内分泌外，还有外分泌的可能，足以影响周围的个体。在某些较低级的生物，如昆虫，就是靠外分泌生存与通讯。研究发现昆虫有 9 大类外泌素，1）报警，2）单纯吸引，3）自我介绍，4）整洁（包括协助退毛），5）口腔和肛门液体的交换（trophallaxis），6）与固定食物粒子

---

① 语出《孔子家语》，原句为：“与善人居，如入芝兰之室，久而不闻其香，即与之化矣．与不善人居，如入鲍鱼之肆，久而不闻其臭，亦与之化矣。丹之所藏者赤，漆之所藏者黑，是以君子必慎其所处者焉。”可知此句中“闻”的原意为该字正义，表示听觉，听不到大家评论香臭味道，非嗅也。传之今日，“闻”成为嗅的别字！

的交换，7）助长，8）辨别（包括辨别其它伙伴和不同等级的成员），9）等级测定（包括抑制或刺激）。近来还发现外泌素还有告知方位和指示归巢的最用。外泌素作用如此之大，可其质量却是以 10 亿分之 1 克为单位的。

在医生与病人之间，气味是最要的诊断根据。《黄帝内经·素问·金匮真言论篇第四》说：肝若有病，“其臭臊”；心若有病，“其臭焦”；脾若有病，“其臭香”；肺若有病，“其臭腥”；肾若有病，“其臭腐”。讲的就是以嗅觉诊断疾病。

《黄帝内经·灵枢·胀论第三十五》中，还有分析到：“胃胀者，腹满，胃脘痛，鼻焦臭，……胆胀者，胁下痛胀，口中苦，善太息。”

其实，依靠嗅觉判断疾病，一直是西方医学的特征。例如：糖尿病酮症酸中毒时，呼气中含有丙酮，如烂苹果味；肝昏迷时有“肝臭”；口臭不是口腔或牙齿的问题，就是消化道的问题。还有烧尿液，嗅其气味，以做诊断的。这都是临床检验之先驱了。

气味还可给医师提供有关病人的信息，对改善交流有莫大好处。如汗臭味，可以有助于判断病人的工作环境和劳动强度；香水的类型、贵贱以及浓度，有助于了解此人的社会地位、生活情趣和思想风格。如仔细观察还可以发现更多信息。例如，服装高级而香水低劣，可以推测其经济收入与衣饰不等；如香水喷洒过多，可怀疑此人的社会层次：暴发户或社会底层的高薪人员或刚刚踏入有钱阶层，要不然就是有意掩饰自身某种不太令人愉快的气味。

5.1.2 触觉

触觉在非符号交流中也是比较古老的。某些昆虫主要是靠触觉感知外界。美国蟑螂的触觉反射最快仅需 20/1000 秒，平均 50 毫秒，速度惊人之快。

在较高级动物，触觉在个体交流中的重要性，不亚于其它感觉，但触觉似乎要比其它交流途径要更深化一层。两只陌生的动物刚刚接触，先是观望，呼叫，靠近，互嗅，然后互相碰撞，舔毛，如果是异性，可能磨嘴擦脖，好一阵亲热。

人类社会仍然保持着这种触觉礼仪，如握手、拥抱、接吻，有的地方还磨鼻子，这类接触对于异性、年龄的差异都是十分有讲究的。这种礼仪性质的触觉更准确的说，由于代代相传，已经成为一种标志，即一种符号，代表着公众承认的意义。但如果我们排除这些社交规范化的礼仪，我们还能发现接触，比如有好的碰撞、打闹可以放松机体之间的敌意，增进了解，增进友谊。很多小说中都大大泼墨描写情人最初指尖那轻轻的一碰而发生激动的热光，更不说造爱时的抚摸、接吻，……在性医学中，这是一门专门的科学。

西方的帝王经常对臣民捏捏耳朵，拍拍肩膀以示恩宠和信任。不知你自己注意到否，只有熟悉的、友好的人你才允许他搂着你的腰或肩。但即使如此，对于不同年龄、不同性别和不同关系的人，其所允许接触的部位、场合不同，含义也不尽相同。这就是文化的限制。在特定历史时期，都有特定的标准。触觉在交往中是沟通信息的重要渠道，有人认为从握手的方式中可以体现出各种心理状态。对婴儿来讲，肌肤的接触是尤为重要的，是同种间爱的表示，是心理健康发展所必需的。

哈罗及其同事曾在做过大量试验来观察初生的恒河猴对于饥饿与温暖，何者更为重要。其中有个试验是笼子里有两个模拟的母猴，一个用铁丝扎成，但能够供给食物，另一个则以柔软的毛皮制成，但无饮食可供。在 65 天的观察中，小猴直到末期每天均与毛皮的“母猴”一起度过 16 小时，而与铁丝猴仅度过 1.5 小时。进一步研究发现，柔软的活动的“母猴”比柔软的静止的“母猴”要更有吸引力。说明同类的温暖在某种程度上比饥饿的本能更为重要。

在嬉皮士的公社（Communes）和“交朋友小组”的心理治疗法（encounter group）中，都认为语言是人们感情交流的障碍，组内成员通过肌肤接触来交流感情，大有一种返补归真，回到原始的感觉。对某些人竟起到意想不到的结果。米德尔布洛克认为：人们在接触中互相交流感情，传达信念、力量、安慰，而我们的社会实际上将个体与整个活生生的人的反应隔开了，仅剩下的一点就是性的行为。

在触觉中还有一种是尚未真正接触，但却能被感知到，这可能是一种位置觉，与人际距离有关。在南美和南欧人说话时，他们站立之间的距离要比盎格鲁一撒克逊人要近一些。

人际交流时距离的远近大大影响交流效果，这个距离在特定社会有某种默契。距离太近，令人不适，距离远了，反觉生疏。现在还无法解释这种感觉是通过辐射还是其它什么使人产生这种感觉。

有人曾做过这样的试验，在大学图书馆里，试验者故意坐在被试者一码以内的地方，的被试者在 30 分钟内离开，而对照组（在不拥挤情况下）中只有 13% 离开。在飞机上，是为最拥挤的地方，但是可以观察到许多被试者极力避开试验者或收回自己的目光。

据认为，说英语的人的人际最佳距离是 80 ~ 100 公分，阿拉伯人大约是 40 ~ 60 公分，对中国人来说，人际距离似乎不太重要，但也差不多是 80 ~ 100 公分，或许更近点。据笔者体会在城市知识分子或较上层社会，相对于工人农民来说要相对远些，而后者甚至根本不在乎。他们往往觉得距离近些显得更亲热，似乎他们之间所存戒心要比有知识的人或上层社会要少得多。这两类人相遇时，愿意缩短距离的人往往招致希望保持一定距离人的厌嫌。

我们还可以观察到另一种场面。当你去听演讲时，如果你无兴趣，会尽力朝后坐；或者你有兴趣，但为了不使人注目，你也会尽力朝后坐。但是如果这个题目是你所关心，又必须听清不可，便会不顾一切尽量朝前坐，甚至尽早到会占据好的位子。作为演讲者亦有类似情况，如果座无虚席，他将情绪高昂，口若悬河，演说更加精彩生动，但如果听众少，坐得稀稀拉拉，或大家都坐在后排，主持人就会站出来招呼大家坐的紧凑些，往前坐些，以免影响演讲者情绪。

如果一个四个人的小组在一个大房间里围绕着一张可坐几十人的大圆桌开会，这个会议难得开好。相反，同样在这个环境下，你坐在里面独自读书或就餐，一个陌生人未经邀请挨着你坐下，你可能会请他离开或自己离开，要不就窝着火，心里老大不乐。

显然，人际关系越生疏，人际距离越远。在实际接触中，距离还要大。在研究人与人之间交流时，发现不甚相识的大学生在一间大房间内讨论指定的问题时，最接近的是 55 寸。当被试着被友好的介绍认识后，其距离是 47. 5 寸，而不太友好地被介绍认识后，其距离是 80 寸。

人际距离受许多因素影响，例如必须合作运动可减少距离，坐的较近和保持眼睛接触较多容易达成协调的决议。风俗的不同也大有关系，一、二年级的白种小孩在操场上互相距离要比黑人和波多黎各小孩远。其它，如应激、威胁等状态都会改变人际距离。对于个体来说，个体的缺陷，如口臭、腋臭等都会使个体有意加大与他人的距离。

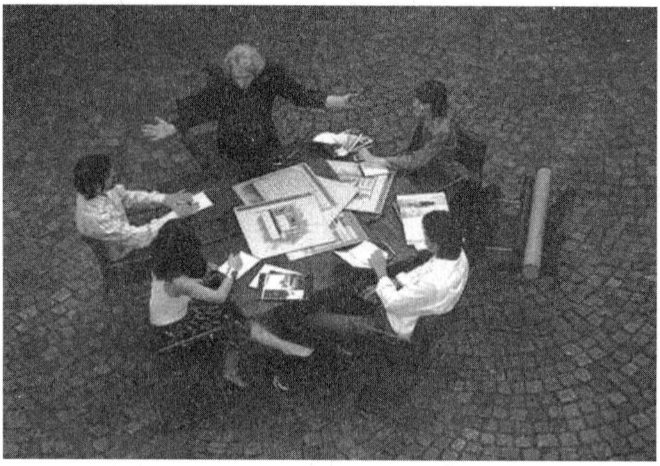

图 5.1　人际交流的距离。可以看出图中各人的关系

米赫拉比安的试验要求被试者报告其它人对自己的喜欢或厌恶程度，试验者站在可以接受的范围，3 尺以内和超过正常范围 7 尺以外，被试者认为前者对他们的好感胜过后者。哈尔认为：6 寸是一个界限，在一个随机的谈话里，如果一个人越过这个界限，另一个人会觉得不适和尴尬，不由自主地调整到适当距离。据观察，在美国较亲密的人际距离是 6 ~ 18 寸，而随机谈话是 30 ~ 48 寸。当然，这种距离不是绝对的，且受许多因素影响。重要的是，如果超越了某种虽然尚未被意识到的标准范围，太近或太远，都可能使你与对方的交流受到影响。

5.1.3　听觉

声音是非常重要的非符号交流。不需见面，几千里外的电话里，你能听出对方的性别，是你认识的人中的某人，以及其喜怒哀乐。声音是语言的载体，语言的情感表达很大部分蕴藏在声音里。歌唱家要感动听众，首先要以情入声，否则声质再好，也难动人。

声音是古老的信息传递渠道之一。在低等动物那里是非常重要的通讯工具。一个成熟的未受精的雌蟋蟀，在雄性特定的范围内可以获得准确的生物学信息。雌蟋蟀的神经系统可以使它从不同类雄性的鸣叫中区分出它同类的声音。这种鸣叫包含了它的性别、它的社会状况、它所占有的领地、以及它所在的位置。这些因素足以引诱动情的雌性伙伴前来作伴，也警告雄性同类尽早躲开。

这种呼唤本领是靠基因遗传的。本特利做过一个杂交试验，用两种不同种类的蟋蟀做亲本，其杂种后代的叫声必定是两个亲本的中间类型。说明后代从两个亲本那里遗传到不同蟋蟀的呼叫基因类型。

一般来说雌蟋蟀是不叫的，如何也有叫的基因表达？在鸟身上所做的试验证实这种基因是连锁遗传的，雌性也带有叫唤的基因，当将雄心激素注入雌性体内，雌鸟一样也能叫唤，而且方式和主要的频率与雄性完全一样。

对鸟的啼鸣进行声谱分析研究时，发现在各种状态其鸣叫的声谱变化都是不同的，而且同种不同群的鸟类在表达同一层意思时其声谱变化也是不尽相同的。有人认为环境刺激是造成鸟类啼鸣的主要因素。用非常不同的啼鸣刺激被隔离的白冠鹨鹧等鸟，它们就产生异常鸣叫，虽然尚存在某些物种特性，但远比野生鸟的啼鸣简单的多。

声音也是人类信息传递的重要组成部分。一种是单纯的声音表达，如一声叹息，一声惊叫，一个暗示的呼叫，几乎不同多说，你马上能明白对方大致处于何种环境。有的时候，单纯的声音的表达远远超过语言表达能力。毕竟这是几千年、几万年遗传下来的，比语言的历史要长久很多。

声音的另一种传递信息的方法是和语言一起，组成言语活动，而且在其中占有相当重要的成分。据认为：在面对面的言语交流中，信息含量大约是：7%的语言+38%声音+55%的面部表情。

声音包括音量、音质、音频、发音、共鸣、呼吸、鼻音、喉音等等众多因素，它们组合成千千万万种声音来表达信息，人们把它称作“副语言”（paralanguage），可见其重要性不亚于语言。

5.1.3.1 音调和语调（pitch and intonation）

朴素科学者（native scientists）认为音调是说话者远非自己能控制的相当永久的特征，而语调相对来说却较易为人所控制且较短暂。因此，我们可望从音调中分辨出说话人的个性和所在群体，而语调往往关连着心境和情感。

音调最能反映的是说话者的性别，而且还非一过性的。斯彻华滋和里列（1968）发现没受过训练的人虽然只能正确辨认极少的单音节言语例子，也能从音调上辨别出说话者的性别。因而，一个高音调的男子可能会被认作是娘娘腔和女性化个性，而低音调的女性可能被认作假小子或男性化。除此之外，音调还反映了说话者的年龄。如果画一坐标，可以看见在两头（年轻和年老时）音调较高，而中年的音调较低。还有人认为高音调的人心情轻松愉快。

从生理上说，性激素对音调确有影响，不说上面鸟类的例子，临床上可以看到经过大量异性激素治疗的人，会使音调改变，而小孩也会因过早使用激素而加重嗓音。

语调包括了各种情感、愤怒、兴趣、厌烦、害怕等等。由于人的感情是复杂的，所以语调也千变万化，很奇怪的是，人们竟能根据语调的变化体会出说话人当时的心理状态以及语言没有表达出来的意思。更奇怪的是，同一个人说话，当时在场的不同的人，能够体会出不同的意思。

在研究情感时发现，许多感情的变化与基础生理变化有关，而且都有语调变化的变现。兴奋的人有许多语调变化，而不兴奋的人却很少有变化。这涉及到某些基本生理变化，如心跳加快，毛细血管扩张，当说话者处于不同的兴奋状态下，可使声道产生不同变化。例如：

热情 = 宽语调 + 微笑

愤怒 = 宽语调 + 舞拳头

温和 = 窄语调 + 微笑 + 放松姿势

沮丧的人可能变现出一种窄窄的、单一的语调，愤怒的紧张的人可能变现出极为广泛不同的语调。而且，人在必要的场合可以人为地控制语调，甚至在要表示某种特殊意思或其它特殊原因时，音调也可人为地改变。在某些特殊场合，特定音调和语调可用来表示特定的状态。据说女性比男性尤为擅长这种修饰。有时人们还常常用相反的音调来表示特殊意义或有意掩饰说话者本色。侦探故事里常有这一类场面，犯人害怕暴露自己而不得不改变音调和语调。

5.1.3.2　**语音变化**（phonetic variation）

当两人交谈时，我们根据口音可能很快了解对方是何方人氏、哪一等级；如果你对那地方熟悉，对那个阶层有一定了解，你马上会想到那地方的风土人情，禁忌喜爱；会考虑到对方的交流圈子、智力状况以及各种生理心理反应。方言不同还可伴随着宗教的不同，强烈地影响听话者对情境和社会性的判断。

中国人有个特点，家乡观念较重。因此，寒暄时根据口音顺藤摸瓜，套家常，拉近乎已是人际交流的重要部分。在某些地区，外乡人不太受欢迎，在柜台上受冷落，到小摊上受欺骗，甚至欺侮。即使口音稍有差别，也会刮目相看。因此，反而加强了口音对人际关系的影响。相同口音的人在外地相遇，可如萍水相逢，他乡遇故知，陌生人相遇时常有的隔阂，可能顿时冰消瓦释。

语音变化对人们间接的心理影响，有时可能妨碍信息的交流。试以拉波夫在纽约市的布鲁克林（Blooklyn）区的调查为例，当听话者认为：1）说话者只是认为听话者是来自布鲁克林区，因此才能使用低等阶层的发音，2）说话者能说高阶层和低阶层两种语音，3）说话者选用了高阶层的语音和听话者说话；那么，听话者可能把说话者看作是势利小人，产生抵抗心理。

语音的变化还涉及到有意无意的舌误，如将两个以上词的音节倒置，造成意思含混，有时候还会出现一时的结巴现象，这都可能使对方估计说话者处于担心和焦虑状态。这种状态的另一种原因就是弗洛伊德的过失心理学的理论。弗洛伊德认为，大多的人类过失（包括舌误），直接反映个性中无意识的紊乱，这种紊乱有点类似情感冲突，但是要轻微的多，更不应为人所察觉。弗洛伊德罗列了大量事实，并一一作了分析。一个医生有必要了解这方面的知识，以便在与病人交流中，能发现其内心深藏的潜意识。

5.1.3.3　**音量和速率**（volume and rate）

两者都涉及言语强度。大声和快速说话可产生强烈的表达，相反则给人低强度印象。

音量往往被认为可以反映个体的内倾和外倾性格，说话声音越响，越显出其外倾性格并显示其自信。大声说话被认为是不好和粗犷的。但不管怎样，人们出于热情、兴奋、愤怒或认为自己的话题是重要的等等场合，说话的声音会情不自禁地加大。

说话的速度直接涉及到对交流者能力的判断。在另一方面，说话的速度和对交流者仁慈的领会有一个倒“U”型的关系。快的或慢的说话速度被人觉得不太仁慈，人们认为相当高度仁慈的人说话应是中等速度。另外，也有某些证据说明言语速度与交流者的信念或说服力成正比。在大声说话的场合，增加速度也伴随着不同的短暂状态，即热情和焦虑。

音量和速率反应了个体的心理特征，但有时在某些特定场合加大音量和速度是必要的。在山区和草原生活的人不可能向城里人那样嘤嘤细语。教师的职业是高声讲话，机房工作的人要高声讲话，他们一旦离开职业环境，职业习惯的惯性仍然存在，这并不能反映他们的心理特征。

音量和速率还与社会阶层有关。一般来说，大声说话是不符合上层社会的规范的。他们提倡压低嗓门和慢条斯理的交谈以显示雍容华贵。而在底层社会，大声和快速说话几乎是他或她们的特色，尤其是底层社会的女性，作为一个泼妇、悍妇，其特征就是大嗓门和机关枪似的说话。

不同文化对言语活动时音量和速率的要求往往是大不相同的，西方文化显然对东方人的说话大声，不太习惯的。

音量和速率可能还与民族、宗教、修养有关。比如说中医或我国古代养身之道，提倡少言低语，恐失气害身。如孙思邈在《千金方》中一再提倡少语、少笑，要多修慎言语，规定甚详。道教《三元延寿书》认为：只有不会调理的人才多说话，多言将损气而不得长寿；大声呼叫，与人争论等都会引起致肺病。

5.1.3.4 **习惯用语（idiolects）**

习惯用语往往反映了团体的习惯、看法。这个团体可大至整个民族、社会，或小至数个人。

习惯用语往往与时代、形势、局势以及文化因素有关。比如解放前，人际称呼为“先生”“太太”“小姐”，解放后一律称“同志”，到文化大革命时要称作“革命同志”“革命小将”“革命战友”，到文革后，称“师傅”为多，有些地方不论对方年纪大小，均称“老师傅”，即使他只有十几岁。当前，基本又恢复了叫“先生”“太太”，由于沿海一带“小姐”的称呼一般是从事色情行业的女性，在许多地方的一般女性被称作“小姐”是会不高兴的，因此，也有称呼为“小妹”，“倩女”和“大姐”的。

在群体当中，往往也会有其独特的语言，新加入的个体会不知不觉地使用这种团体的习惯用语以表示自己对该团体的态度。反之，如果他不能适应这种习惯用语就难以被接受。如20年前在上海，你称人为“师傅”比称“同志”更易起效果，还有一段兴“帮帮忙”，当你求人办事时，这三字成了极好的泡蘑菇用语，不然更不易被理睬。现在，要称为“先生”或者“老师”。

习惯用语有时与所要表达的意思毫无关系，但却像扑克中的大小鬼，什么都可代替。如30年前，北京的学生中流行“根本”，无论你问什么，他总是回答“根本，”而听话者总能明白他的意思。作者读书时的群体中流行“反动”，不管否定、肯定均通用。

习惯用语和语言一样，是要变化的，而且这种变化显而易见，为时较为短暂，可能会因群体新来的伙伴带来了新语词，或者由于某种有影响的事件或作品而改动。如《巴黎圣母院》上映时，某些群体（多为学生、青年），喜欢用“行行好”，谌容的《人到中年》发表后，中年人喜欢用“人到中年”来哀叹逝水流年，北方的语言“盖帽”“镇了”，有时会流行在南方的某个群体里。

习惯用语通常是无明显意识的，但往往反映言语者所处的环境状态以及文化阶层。作为上层的高文化阶层不易受到这种乡井市俗的影响，因为在那种圈子里，任何不合传统高雅文化的东西，都是难以见容的。

习惯用语还包括了另外两层意思：一就是行话，如某些反社会的群体，为了便于逃避社会监督，必须编制一套代号来表达意思，即黑话，另外就是语言的禁忌，委婉语词，在前面已有讨论，不再重复。黑话（或行话）有时与禁忌是互相关联的。在姚雪垠的小说《长夜》中，因饭与“犯”同音，令土匪们忌讳，故把吃饭说成“填瓤子”，甚至连姓氏的范，也改成姓“瓤子”。

5.1.4 **视觉**

在非符号交流中，视觉是捕捉信息最重要的来源。当一个陌生人从你面前走过时，他或她的穿戴、形体、走路的举止可以提供很多粗略的信息。当你与他进一步接触时，或进一步观察时，他的面部表情和行为又将进一步地反映其内心活动。因此，视觉可以从两个过程得到信息，一是来自非主动交流过程或静态交流过程，主要是人体信息，交流一方的长相、形体所反映的个体心理状态，一是从主动交流过程或动态交流过程所得，是指机体各个部分的运动、装饰所表达出来的信息，是人在有意识或无意识活动下所表露的信息。现在我们来讨论各种视觉形象所表达的信息。

5.1.4.1　**穿戴**

俗话说：树要皮、人要衣。佛要金装，人要衣装。全世界各地服装流行之快，反映了人们对穿戴是多么的看重。穿戴不仅反映了个体的职业、经济地位、文化水平，还反映了心理特征。因此，个人的穿戴对于他人的评价来说是极为重要的，而每个人对待定人物的穿戴亦有自己的评价。有人曾把这类信息归结为体势语的一部分 - 偶像信号（iconic signs）。

吉宾斯曾给姑娘们展示了新出版的时装杂志上的各种服装，她们认为可以描述出各种类型妇女所着的服装。另一个实验证明，当你要获得资金或贷款时，穿戴整齐要比衣冠不整有效的多，换一个场合则不然。1971 年 4 月，华盛顿和平进军时，绝大多数人穿着非正规衣裳。有人做了个实验，让一个着嬉皮士服装，另一个人着正规服装去进行反战签名。着嬉皮士服装者所得签名远远超过着正规服装者，前者占接触者的 80%，后者为 65%。可见物以类聚，人以群分。这种类聚是靠人体感官区感觉、去吸引、区分类，在同一个群体中，人们的穿戴将互相影响。近年来，民主运动多被称作颜色运动。各派别以颜色服装以示政治主张。

米德布洛克曾描述一位叫安妮的大学生，她生长在传统家庭，来往者也是传统思想较重的朋友，穿戴齐整。她爱上了一个嬉皮士。当她与男友及伙伴在一起时，因为她穿着齐整而显得极为不合群；而男友和她的伙伴在一起时也显得很不舒适。她为了迎合男友，也穿起嬉皮士的服装，但却遭到家庭不满，旧友白眼，这使她陷入深深的苦恼，不知如何是好。

怎样穿戴一直是人们热衷的话题，人们不仅探求怎样打扮美，而再更深地探求其心理效应。例如，有人以领带打领带窥探男性的内心世界：

打小的紧结——气量小，疑心大，孤寒，一毛不拔。

打的结不大不小——安分守已，为人彬彬有礼，勤奋用功。

大的结但松——感情化，文质彬彬，在宴会场合甚得女同事欢心。

据认为领带表现了男子汉大丈夫气概，象征对异性的吸引……

这些说法实在只能是姑妄听之，类似理论可以找到很多。然而就穿戴来讲，没有一种是一成不变的。时尚随时在变，人的追求永无止境。但是这种变化却是有规律的，是一种涨落。据美国人类学家克鲁伯对妇女时装的观察，发现某个时期裙子增长的妨碍走路，于是它又缩短，乃至另一个极端。因此不断涨落，与时俱进。中国的旗袍也经历了这种趋势。旗袍初行时，其长度在脚踝以上；北伐战争后，缩至小腿肚，渐而膝下，衣袖至肘上；没实行几年，又放长到脚踝上二寸左右；到 30 年代中期，长到可以扫地，连鞋也见不着；不久，又缩短，袖口由肘上缩到上臂半露，再缩到肩下 2～3 寸。

服装的变革与社会变革有关。二次世界大战前，西方流行 18 世纪宫廷贵族沿袭下来的用鲸骨和钢丝软箍围架来衬里，并饰以繁缛的花边彩带花饰的洛可可式女裙和敞开前胸、夸张臀部、收紧腰峰、冶艳浪漫的帝国式服装。战后这种服装几乎绝迹。战争和经济萧条，以后是工业起飞，妇女地位变了，在社会上承担一系列工作，于是服装由长变短，由繁变简，由雍容华贵变为紧身方便。

因而就服饰很难鉴定一个人真正的心理状态，只能由此窥探他或她是否热衷与逐波随流，以及其经济能力。就是这样，还并非最佳办法，因为他的服装很可能是家人或朋友购置的，很难反映其真实状态。

但从不合适宜、明显可笑的色彩搭配或穿饰上，你可以估计此人的文化水平和意识状态。另外，再富贵华丽的衣服也不能掩饰一个人的气质和粗俗的举止。这些都可以暴露出其人的品质、社会地位及其它信息。比如，有的人以洋货为荣，穿一件印有洋字的衣服便趾高气昂，不知自己姓什么，或者是根本不识外文，闹出不少笑话，如腼腆少女衣服上印的外文字是"来糟蹋我"；自视富有的青年穿着廉价的广告服招摇过市。

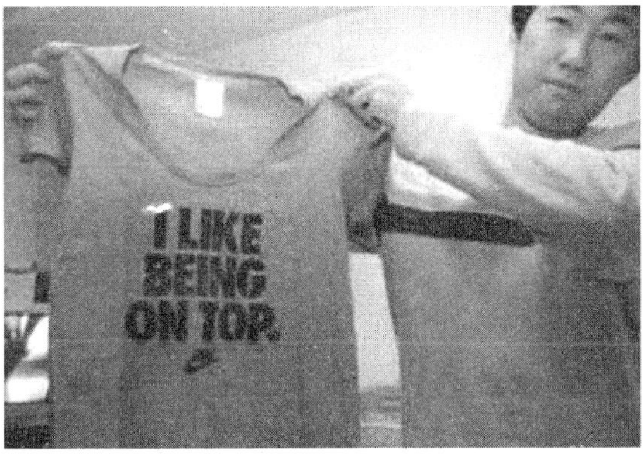

图5.2　有性含义英文字样T恤

据报导，2007年8月，北京一家四口参加欧洲五国十三日游，女主人穿着新买的T恤和家人在各景点游玩，旅途中，有好几次，当地人冲她诡异的笑，一黑皮肤的年轻男子在瞟了她一眼后，嘿嘿笑了两声后，吹起了口哨，一年龄在50岁上下的老教授把朱女士拉到一旁，低声对她说，"你衣服上字的英文意思很不好，还是不要穿了"。在朱女士的再三追问下，老教授才告诉她"I LIKE BEING ON TOP"这句英文在口语中是"想要做爱"的意思。如图5.2。2016年3月，一位16岁的少女歌星在公众演出时，着装上的字体为：HOES TAKE OFF YOUR CLOTHES（妓女脱掉你的衣服）受到媒体的批评，大损其清纯少女形像。

5.1.4.2　**相貌**

我们的祖先告诉我们：人不可貌相，海不可斗量。但大量事实却告诉我们人的外貌这样重要，以至西方每年竟有10亿以上美元花在化妆品上。

试验表明：一个漂亮的女孩用石头扔一只在睡觉的狗，成人会说她是多么迷人的小女孩，举止优雅，毫不自私，无须把她一时的行为看的那么重。但换了一个不那么漂亮的孩子，其结论则恰恰相反。相貌还会影响人们对智力的判断，即使当孩子们回答是相同的，教师们仍然认为漂亮的孩子更聪明、更合群、更有希望上大学。

在真实生活中，长相对情感的吸引力是极为重要的，至少在男性对女性的欣赏中是这样的。据调查，在女大学生中，长相的吸引力和约会的频率之间，其相关系数是0.61。

当问到大学生们期望约会的对象是怎样的，不管男女都说知识、友谊和忠诚比长相的吸引力更重要，然而在现实生活中，他们并不遵循这些准则，他们更喜欢俊美的人。进一步研究发现，学生们认为长期有吸引力使人更易找到好工作，有个好婚姻，得到幸福完美的生活。美容行业这些年的飞速发展，足以证明这一事实。

但是，当你与人们接触越多，长相也就越不重要。约翰·林德赛是最英俊的民主党总统候选人，可是在1972年佛罗里达州的初选中他被毫无魅力的瓦拉斯击败。选民们一旦他们两人所发表的演讲后，林德赛的长相就不再那么重要了。研究发现，电视镜头人物如果在非常短暂的时间内（15秒）出现，同样场合同样一个，戴眼镜就比不戴更让人觉得有知识。但如果时间延长5分钟，两者无甚区别。

因此，长相给人只是按短时间和表面的印象。但有许多事就在这一段时间内完成了。漂亮、美丽还是给人带来便利，不过有时却有反作用了。美貌给她或他带来了许多方便，无需花费太大力气。一旦人老珠黄，失去这种优势后，在各种生活场合，她都将难以适应；而缺少美貌的人，可能一开始就在其它方面发展，以弥补自己的不足。有人追踪观察，在大学期间极有魅力的女性，毕业后25年。当她们40~50岁时，比当时那些缺少吸引力的女同学生活更少满足，更少幸福，更少选择余地。或许也可以说是一种“生于忧患、死于安乐”。

5.1.4.3 毛发

毛发可以反映一个人的营养状况、年龄，只要你不被染料和假发骗过。一个双鬓斑百的人，可能会使你尊敬并联想到你的父亲和祖父。如你想象力丰富一点，“一生报国有万死，双鬓向人无再青”，英雄晚年，雄心难泯；也许你会想到自己亦会有这样一天，而不胜凄凉，这是人类不可抗拒的规律。

但是头发又是很易动人的，对头发的造型和衣服一样，一直是令人琢磨和研究的对象。据说短发表现力量和好斗，长发则呈现温柔和富有同情心。但是目前流行的男性长发，则令大多数人不安，被人认为是一种颓丧、玩世不恭的行为，为传统观念所不容忍。

在西方、金发女郎是美貌、温暖、轻松和女性化的象征，浅黑色被认为较为聪明、冷静、坚强和可以信赖。黑发的男人比金发和红发的男人更令人感到坚定、聪明、雄心勃勃、朴实和强壮。

头发是这样容易刺激人，刑事案件中常常发现发型和头发颜色成为犯罪的诱因。据国际刑警报告，一个杀人狂，与其女友散伙后，专门追杀金发女郎。一次抓获一位女郎，绑在树上，正要下手行杀时，突然发现其诱发颜色与金发微有差别，竟悻悻离去，姑娘死里逃生。胡子也是一种标志。在我国古代，父亲不死不许蓄胡。俗话说、“嘴上无毛，办事不牢”，它又标志着成熟并给人以信赖感。据调查一个络腮胡子、强壮的脸比干净的脸更给人以男性气质。

体毛，尤其是胸口的毛发，在一般无毛的人种，往往被当作凶残的象征，但在美国大学里，学生们认为带有大量体毛的男子更有活力、更为强大和活动性强。

据说眉毛的形状能变现出女性的性格

眉毛长：多爱深思远虑，处事谨慎。

眉毛短：缺乏独立性，但感情丰富。

眉毛浓：多粗心任性，但婚姻恋爱却主动。

眉毛纤细：虚荣心强、重名誉，感情淡薄，对爱情不执著，往往迟婚。

眉心间隔窄：人际关系好，受人欢迎。

眉心间隔宽：自视甚高、个性外向。有领袖欲。

但是爱打扮的姑娘往往把眉毛剃掉，用眉笔随心所欲地按时尚画着眉毛，你只能感叹一句，多么爱美、多么热衷于追求时髦地姑娘！

5.1.4.4 肤色

肤色可以区分人种，也可以帮助诊断疾病。比如黄疸的不同程度描述：橙黄、金黄、深黄、黄绿对鉴别诊断均有帮助。《黄帝内经》中有明确指示："故色见青如草兹者死，黄如枳实者色，黑如炲色者死，赤如衃血者死，白如枯骨者死，此五色之见死也。青如翠羽者生，赤如鸡冠者生，黄如蟹腹者生，白如豚膏者生，黑如乌羽者生，此五色之见生也。"

肌肤的颜色是反映疾病的重要特征，如：肝病面容、二尖瓣面容、久病面容等等。一张古铜色的脸，常反映劳动人民的特征。西方则常以黝黑表示有钱有闲者，表示美。因为这可以说明他们经常在海滩上进行日光浴。

肤色变化还能反映个体心理状态，如苍白表示惊吓，潮红表示羞涩，兴奋或愤怒时常可见脸涨如猪肝色，妒忌时人们常说脸都绿了。

5.1.4.5 五官

五官最明显地表示了一个人地长相特征。当你要描述个人的特征时，绝对不能少掉对五官的描述。在相面学中，五官可有许多讲究，隆准高耸、双目炯炯、天庭饱满、地阔方圆、等等，无疑是描写贵人的。

五官的自然状态，尤其在女性，几乎已被化妆美容给搅混了。一旦化了妆，甚至手术整容，你很难了解庐山真面目，反而有可能得到相反的印象。

鼻子是个很重要的外呼吸道，不仅有生理意义，是嗅觉器官，调节空气，保护呼吸器和嗅器；而且还有心理意义，给人以美感；甚至还有临床意义，如蛙鼻，是鼻窦炎的临床特征。人们普遍认为大鼻子富有挑衅性，现在时髦的是窄鼻子。

据说，有的人在刚说谎时会习惯性地擦擦鼻子，有的人在失望、厌倦或无聊时，常爱用手指挖鼻孔（尽管为文明人所忌讳）；当人们遇到困难时，也会不由自主地摸摸鼻子，法国前总统密特朗就有这种癖好。

西方人一般认为高前额的人聪明，因为他们认为大脑额叶是最高级思维所在，所以这部分越高、说明额叶越丰富，因而也越聪明。他们还认为削弱的两颊表现了虚弱、厚嘴唇给人以美感。但在真实的实验调查中，人们认为低前额、短鼻子的人是幸福、慷慨、活跃的，窄嘴的人被认为比宽嘴的更聪明。在 50 年代初期，厚嘴唇的女性被认为是较轻浮且性欲较强的。但现在时尚已根本改变，对不同形式的性格特征的看法已大有不同。这可能是由于人们的观念不断变化所致，因为社会心理学家们进行调查时，就是依据人们的观念进行统计分析的，这一基础一旦变化，结论也自然改变。古代美人的标准与现在大相径庭。从唐宋的仕女图及日本古代绘画来看，那时的时尚是小眼睛，丰满的女性，而现在，眼睛要大，还要双眼皮才好。

五官给人的印象可能还有一种遗传的或本能的感受。研究发现，1 ~ 2 个月的婴儿看到一个带有两个洞的面具移近即能微笑，只要这两个洞是对称的，而不在乎其他设计如何。但如果只有一个洞，婴儿就不会对它微笑。

五官表达信息，最重要的还是各种运动组合起来的表情。而面部表情则是主动交流过程，是交流中最重要的表达部分，某种程度上说，胜过言语，它自主或不自主地表现了情绪。

研究认为：具体情绪在意识中出现，也就是情绪的主观体验的产生，依赖于面部肌肉精细分化的表情模式活动的、快速的、具体的感觉反馈。由于面部表情和在下丘脑中储存的情绪模式是先天形成的，因此，面部表情的激活向皮层的反馈就产生情绪体验。这时，由下丘脑支配的自主系活动对已产生的情绪起支持的作用。在这个情绪过程中揭示了一个重要事实，那就是依赖于整个脑机制产生的情绪过程，是情绪体验，也是情绪表现；表情是情绪的发生机制，也是情绪的外显行为，它是最敏锐的情绪发生器，也是显示器。表情表露于外，是人们在通讯交往中互相凭借的手段，又是情绪的客观的外显行为，这就从机制上说明了以面部肌肉运动模式作为情绪标志的根据。

根据 50 ~ 60 年代在新几内亚拍摄的两个史前文化民族在接触外界社会前的长达 10 万尺的影片中发现，这些民族虽然衣着与其他民族不同，但他们的面部表情与其他民族全然十分相似。他提出，面部表情和语言不同，异族的语言我们可以不理解，但是他们的面部表情是可以理解的，外国人的表情不是外国语。艾克曼又发现美国和日本的受试者在对影片的每一特定片段上发生的面部表情的相似性的相关系数为 0.9。接着，他又从新几内亚选择了从未看过影片、照片和从未见过外国人的民族做了两个试验。一个试验是给被试说一个悲伤故事，然后让他们从三张照片中选一张悲伤面孔；再述说一个“攻击事件”，请他们选一张愤怒面孔。另一个试验给被试说一个故事，让他们做出符合故事内容的相应表情，结果发现，他们的面部肌肉运动模式与文明人无异，从而证明基本情绪在全人类中是普遍的，跨文化的。

图 5.3　人类基本情绪的表达是共同的

我国的试验证明：成人基本情绪的面部表情在很大程度上保持了自儿童时期以来的原始模式；同时，经过成人的社会化，基本情绪发生很多变异。基本情绪表情可以掩盖、内化或夸大、修饰，而且也已经模式化。这个基本面部表情就是愉快、悲伤、惊奇、愤怒、惧怕、厌恶。对中国婴儿的研究，证实他们的基本情绪的面部表情也是跨文化的、全世界共享的。情绪及表情的内在本质是它们基本上是先天程序化的，人类存在明晰的基本情绪的特定面部表情模式。

人的表情是对社会生活的反应，是社会交往的手段之一，因而先天的内在表情模式，在后天可能起各种各样的变化。近年的试验发现：

1）表情判断是一种复杂的认知过程，可以在两个层次或水平上进行：一个是表情所体现的情绪维度的判断，另一个是表情社会性含义的精细判断。后者设计更复杂的信息加工。

2）面部线索和情境线索都是表情判断的重要根据。只根据面部线索可以对情绪的大致维度作出较好的判断，要分辨表情的细致含义，必须依更具体的情境线索。

3）14 岁的中学生的表情判断力已接近成人的水平，10～14 岁间的表情认记水平有一个剧烈的发展变化。表情判断力的发展同一般社会性认识的发展可能是平行的。

4）研究社会背景线索对表情判断的影响，情境匹配是一个有用的方法。除情境之外，人格、社会地位、文化背景等因素也会影响表情判断，这些都有待于进一步研究。

能够最成功的、随心所欲地控制表情的可能是演员。即使这样，当他们要进行出色表演时，还得先让自己进入角色，去想象角色的境界，才能出神入化地运用面部肌肉，达到所需要求。

既往人们普遍认为，眼神对内心活动起重要表现，但艾克曼等认为，眼睛并非六种基本表现地最佳表示，只有悲伤和恐惧基本上通过眼部表示，生气由脸下半部、眼眉及额头表示。

但是，眼睛的活动的确是表情活动中最重要的。人们说眼睛是心灵的窗子，在电影或摄影艺术中，无声的表达人物心理状态最重要的方式就是眼睛（在动态表达中可能还有手），通过人物注视的方式、范围、频率以及时间来表现心理状态。

注视的方式有千种万种，反映了各种各样的心理特征，这种注视对于对方来讲，常常起到关键作用。但是你很难用语言来描述这种注视。常常有因为注视令对方不乐意而引起双方打斗的，尤其多发生在游手好闲而又血气方刚的年轻人。陌生的双方注视一阵后，莫名其妙打起来，如碰上一方是弱者，还可能被害。相反，一见钟情的注视，从古到今一直被文学家们宣扬。然而试验研究却没有证实这样的普遍说法：你越喜欢的人，越喜欢用眼睛于他或她的接触。在精神病谈话和某些宗教忏悔时，双方总是尽量避免眼睛的接触。

研究发现，当谈话的内容时双方共同喜爱的，一般双方将直接注视着对方的眼睛，而如果谈话的内容不受欢迎，一般双方避免眼睛的接触。另据调查：被试与不喜欢的人之间用眼睛接触比保持一般关系的人要少，但与很喜欢的人眼睛接触如果不比前者多的话，至少也是一样的。

现代科学很难解释为什么能从双方眼睛里得到那么多信息，但是有人却对瞳孔的变化进行了研究，发现当注视喜欢的形象，比如女性的相片册，瞳孔的直径会明显增大。这或许就是情人相见时看到对方眼睛会突然间异常明亮的原因，真是秋波闪烁。

在赫斯的实验中还发现饥饿、味觉、听觉等生理性反应与瞳孔大小的变化有正相关作用，因而推测瞳孔与大脑中其他中枢活动有关，在一定程度上反映了这些中枢的活动。比如味觉和听觉，即使不被受试者喜爱，亦可引起瞳孔变大，但喜好的程度与瞳孔变化的大小却有正相关作用。

赫斯还发现，受试者对对方瞳孔的变化也是十分敏感的，虽然有时他们自己亦不感觉。在一组对 20 名男被试呈现的一系列图片中，有两张是一位漂亮的年轻妇女，这两张照片一张瞳孔较大，一张较小，除此之外，无任何差别。结果被试者对前者的反应比对后者平均强两倍以上；而在试验后，多数人都说两张照片是一样的，没有人注意到其中瞳孔的差别。

注视的范围亦反映了某种心理特征，但常常与场合有关。如果是一次正常的工作谈话，下级低垂眼帘，会被上级认为有抵触情绪；但如果这个上级不是与他面对面谈话，而是看他的相片，眼睑下垂或许被认作是羞涩、内倾的一种表现。在陌生的环境下，一个人东张西望可能表现他观察事物的能力和对周围的兴趣；但如果他内心有鬼，或许是惊惶失措，心神不宁的表现。

注视的频率和时间长度也是交流的重要因素。在一个试验中，让两个被试者读一份试验说明，一个人埋头阅读，另一个人在阅读时抬头观望两次，后者被认为较为轻松和不拘小节。

当你正在注视着某个人，而当时对方忽然发现并且眼光相对时，你也许会找个话题，微笑或移开视线，否则两人都会相当尴尬。曾做过一个试验，观察十字路口红灯前的驾驶员和行人的行为态度，并设立了对照组，一组互相对视，对照组则否，他们发现一旦红灯停止，试验组比对照组更快的离开。当他们发现自己被注视，在 1 ~2 秒内将移开视线，行为立即紧张起来，或者抚弄衣服，加快转速档，频频注视交通灯，要不就开始与旁的人搭腔，当红灯一变，他们立即离开。

前面提到当精神病医师与病人谈话时，或者神职人员在听取信徒忏悔时，都尽量避免接触患者的眼神，这样很可能避免中止对方打开的话匣，让他毫无顾及将心事和盘托出。可见这种对视可能会使对方警惕、害怕、自我防卫而力求隐私不被侵犯。在低等动物那里，凝视是一种敌对的表现。人害怕凝视，仿佛害怕自己内心的活动或罪恶被人揭露一般。

但在特殊场合，人希望自己成为众人的视线中心，这就是好出风头的人，尤其是年轻的姑娘或小伙，他们或她们穿上奇装异服，挖空心思鹤立鸡群、超凡脱俗以期求得美貌英俊的异性关注，满足内心的需求，就像那些雄性的鸟禽，一般都带有美丽的羽毛，它们互相炫耀争妍，争得雌性的青睐。俗话说，女为悦已者容，好打扮的人首先关注的是她所喜爱的人是否关注或欣赏自己的装束和容貌。如果是丑陋的或不足喜欢的人为她的美丽吸引而忘情地注视她时，她还会出厌恶或鄙弃，甚至刻薄地挖苦，但心中仍不免沾沾自喜。

但人却常常因为各种原因或限制不得不隐瞒自己的感情，或用佛罗伊德的话来说，自我（ego）常常要抑止本能（id），有时对极端厌恶的人往往要满面堆笑来接待。关键是，人对表情的变化并不是随时就能识别的。

试验发现，短于 2/5 秒的表情不大可能被识别，短于 1/5 秒的表情完全不可能引起人们注意，处于这两个长度之间的表情也未能被认为表情有变化。一个病人以称赞的口气谈她的朋友，治疗者断定病人脸部呈现出愉快的表情，但当将此片断用慢镜头重放时，人们却看到一阵愤怒的表情掠过她的面部。

最近，人们还发现左右面部的表情还有所差异。在哥伦比亚大学进行了一次有趣的试验，学者要求参试者用面部表现出内心的恐惧、憎恶、兴奋和惊讶等表情，同时拍下一系列照片，然后将所得照片分左右两侧对称截开，左与右，右与右剪接起来，结果得出两组与原来不同的新形象，从各个不同角度分析对照，几乎所有人都赞成这样一个观点：人的左脸如同心灵的明镜完全表露了人的真实感情，右脸则是更象一幅假面具，在假笑、假装伤心，做“鬼脸”，根本没有表露人的喜、怒、哀、乐的真实感情。

面部表情是内心活动重要且最易被观察到的迹象，但既然人人都明白这一点，也就会尽力去掩饰面部表情活动，因而其准确率值得怀疑。除一些客观指标，如面部皱纹、瞳孔变化是无法掩饰的，其它都应推敲而定。

5.1.4.6 形体

人们认识到形体姿势比面部表情更为诚实，更能准确地反映内心活动。给实验者看一部无声电影，内容是对精神病人地谈话，病人当时否认自己有焦虑或紧张（后来承认），一半的受试者看到患者的头面部，另一半受试者仅看到颈部以下。结果前部分人占70%说患者是轻松愉快的，18%隐约感到患者处于紧张状态；而后一部分人中，68%发现患者处于紧张状态，仅有11%说其是轻松愉快的。

形体自身就可反映出躯体的强壮或虚弱，也反映文化，还反映疾病。著名小提琴家帕格尼尼，他所拉的某些小提琴曲，有的至今还无人能够够演奏，以至人们惊呼他是神，是魔鬼，不然如何能奏出非人能奏的音符。近来有人指出，帕格尼尼患有马凡氏综合征，又叫蜘蛛症，四肢及手指颀长是这个疾病的特征之一，所以他有常人所不具有的特长手指，以拉奏“魔鬼”旋律。

在正常人，形体也有其特殊的社会心理意义。前以述及，一百多年前，米切尔（Mitchell）就提出，随着生长发育，个体躯体发育的总趋势和特定的体形是符合他自我（ego）发展所经常思考的核心结构的，个体的社会环境给予躯体形状的最高评价对个体有深远影响，这种心理因素在皮质的活动将趋使个体本身也有朝此方向发展的可能。

在克里特岛上发现的公元前1400多年前的米诺斯文化的雕塑或壁画，反映了当时人的审美观。女子肌肤雪白，男子朱红，男女都束腰，蓄长发，并留有一咎发丝在耳前，注重头饰。这种风俗无疑说明了当时克里特人民的时尚倾向，男子亦刻意追求女性的温柔美，使岛民失去男性气概和强悍，以致一有外敌入侵，克里特几乎没有什么抵抗能力，很快便灭亡了。

史前时期给我们留下的壁画、雕塑、造型很好地记载了当时人民的心理状态。那漫长的原始时代，生存极为艰难的人，自然盼望能多产多育，以促进种族繁衍，人丁兴旺以增强劳动力和战斗力，生殖崇拜在各民族都存在了相当时期。在史前艺术的造型上，明显表现了这一点，生殖与性器官占有重要的比例，今人无法想象。与今人相比，这些造型极度夸张性器官，但许多学者对原始部落进行考察时，都发现他们真实存在。达尔文发现某原始部落最美的女性，其臀部之大，以致不得不依靠山坡的斜度才可站立。

春秋战国时，楚王喜欢细腰女子，宫中女子为了争宠束腰饿肚，以致饿死不少。中国传统以小脚为美，竟使中国的妇女人为地将脚缠小，多么可怕和可恶的人间悲剧！

今天，我们依然可以看到原始祖先遗传下来的品质。两性除了在生殖器官上不再那么夸张外（女性依然没有很大变化），整个形体上未有明显差异。男性呈倒三角，女性呈正三角，只是更追求明快的曲线和各个部分的合乎比例。女性选美，依然推崇胸围、臀围，所差别的是要细腰，而男性的造型基本可以追溯到古代，变化甚小。

对形体的追求随着时间的流逝而改变，男，男性似乎没有什么明显的变化，就像男式西装，多少年来基本没有变化；而女性形体却似乎不到十年就有改变。

5.1.4.7 体势语

静态的形体所能表示的信息显而易见是有限的，生命存在的原本形式就是运动，身体各个部分的运动又能组成千千万万的表达形式。有的已约定俗成，成为公众的符号，表达特定意义，我们将在下节讨论；有的还未被人知，属于个体无意识流露出的动作，但却很能表达个体的心理状态。例如根据一个人的背影，你可推测他正在干什么。

很久以来，精神治疗学家就力图从人们的形体姿势来分析人的精神状态，因为语言和面部表情有时实在不能完全表示患者的感觉，因而不得不借助体势语言（body language）来寻找辅助材料。另外，语言本身与众多因素有关，是否能准确地表述还是个问题。体势语就显得比较原始，比较诚实地反映个体信息。弗罗伊德在他的著作里报道了许多生动的例子。他认为，个体的种种过失、行为、包括动作和记忆的错误、笔误、口误等等都与无意识有关，而这种无意识必定与个体的经历有关，并反映了个体真实的内心欲望。

很遗憾，有关体势语的有意义的实验型研究，直到本世纪 50 年代才开始。首先，人们开始探讨是否无需语言及面部表情，身体的姿势亦能反映个体信息。试验证实了这一点。用处于应激或愉快状态的人物相片，掩去面部来测试人是否正确分辨，这一点被证明了。

其次，人们进一步探讨体势语语语言和面部表情究竟有何区别，实验证明，面部表情和身体姿势所反映的信息几乎恰恰是相反的（见前述）。在以“交友小组活动进行心理治疗的研究中，人们也认为语言和面部表情难以真正反映人们内心的感觉。因为我们所受的一切教育都告诉我们如何适应社会要求，如何以公认的礼仪去待人接物。也只有这样，才能被社会承认，才能较好地生存，因此，我们不得不控制我们的语言和面部表情以满足社会要求，而对体势语言人们才刚刚认识，还没有一套对身体姿势的社会要求，因而他们也无需造假。

米德尔洛克（Middlebrook）将体势语言的规则分为四大类：

1）运动的形式(The pattern of motion)

1944 年就有过一个试验，用三个几何图形拍摄成电影，一个大三角形，一个小三角形，还有圆形，向各特定方向以各种速度不断运动，要求受试者把所看到的图形用某种特定性征来描述，绝大多数受试者认为大三角形是侵犯的、低劣的和霸道的、小三角形被人认作是英勇的、反抗大恶霸的；而圆形则被认为是女性的和羞怯的。几何图形的运动被当作一系列有意义的活动，那些运动形式足以使受试者把它们看成是挑斗、霸道、遮掩、追逐等等。

几何图形单独运动已经被证实确是判断特征的具有一定意义的因素。但真正的人际活动中是否有相同作用，尚需进一步证实。从人体的整体活动看，协调、韵律、节奏和习惯对运动都有一定的影响。比如显示体形线条的牛仔裤和迪斯科，刚刚流入我国时遭到许多非议，但现在不仅老年人穿和跳、幼儿园的娃娃也穿和跳，公众接受并承认了它的美。卖牛仔裤的个体户，大多成了万元户。

2）身体的方位(body orientation)

这是指个体肩膀和腿相对于对方的角度。研究发现，当受试者看到试验者的眼睛时，他将把试验者对他的方位较小认为是自己不太受欢迎，而当受试者不看试验者的眼睛时，身体方位无明显影响。

身体的方位有时可以显示或隐瞒个体的优点或缺陷。例如，有的人只有一侧面部有酒窝，他会有意无意地展示这半边面庞，眠嘴微笑以表现这酒窝，这至少说明他对你无恶感并希望你对他满意。摄影师在这方面有相当研究，他们夸下海口，只要让他们化妆和摆姿势，他们可以使任何一个女子在照片上成为有魅力的人。对形体的研究在教材里占重要篇幅。据说，意大利著名影星索菲亚·罗兰的右边脸比左边更为迷人，故摄影师总是乐意从右侧角度为其摄影。

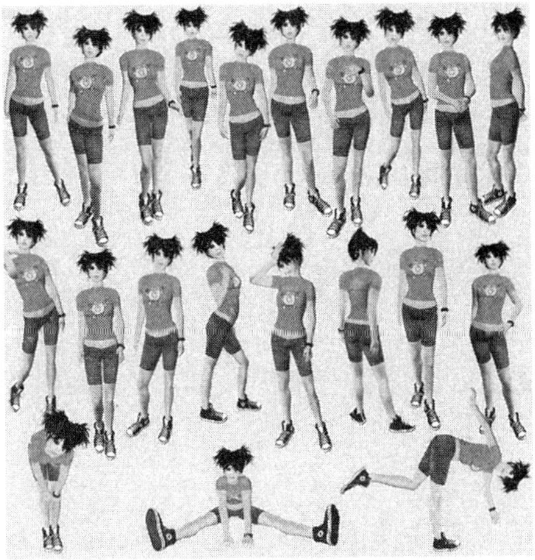

图 5.4 不同的身体方位

3）**身体的姿势**(accessibility of body)

这是指四肢的开放程度。当女性坐着，两手放在膝盖上，双脚落地而不交叉，被认作处于“开放”状态，与坐着双手交叉胸前，双脚交叉相比，前者明显的愉快。

女性四肢的这种交叉，可能与社会文化有关。西方女性多穿裙子，从礼仪上讲，要求坐时双脚应交叉才合乎礼貌，所以只有在非正式场合或真正是“得意忘形”时才可能看到失态的场面。

4）**身体的放松**(body relaxation)

身体的角度常可反映机体放松的程度，当对方稍稍倾身于个体时，男女受试者都会认为自己较受欢迎，反之则不然。然而放纵的程度并不说明喜爱的程度。人对他人的各种喜恶爱憎均可表现为程度的放松。当他不喜欢对方时，可能极少也可能极大放松，而喜欢时则是中等度放松。

机体的放松还于所处环境有关。据观察，在精神病职工大会上，较低级的职员（实习医生）就比较高级者（精神病学家）来的紧张。但在我国，你难得看到这种现象。人们对会议已经疲沓，别说实习医生，就是住院医生（在我国实习医生不属医院职员）也不会紧张，除非此会与他相会时，低级人员会更紧张，差别越大，紧张度越高。

紧张不仅是一种害怕、恐惧的心理，有时可能还是相爱的表现，较为封建闭锁的民族尤其多见，特别是在初恋时，心仰慕之，又无法多接触，即使听到对方名字或见到其背影，都会面红耳热，心跳气急。

四肢的活动性往往会泄露被掩饰的紧张表情，如拢拢头发，摸摸鼻子，抚弄衣裳，抖动双腿。例如，在记者招待会上，一位男子镇定自若地坐在扶手椅上回答记者提问，尽管他面带笑容，侃侃而谈，然而双腿却紧紧绕在一起贴在扶手椅上，不一会儿，一条腿松开，脚尖在地板上不停击拍，随后又跷起二郎腿，上面一条不住晃动，泄露处他那轻松镇静的表情下蕴藏着紧张、烦躁而又拼命压抑的情绪。

斯扎兹（Szasz）曾经把某些特别的非符号语言（或某种特别的偶像信号行为）命名为病理性体势语言，例如，癔病和某些大脑疾病的形式不过是患者不能使用言语交流而退化到某种原始语言的偶像信号。事实证明，谁能够精确地掌握体势语的意义，谁就能很好的与人相处。研究发现，敏感地理解体势语的人往往能有牢固而幸福的婚姻。

体势语可以分作三大类；备战的姿势，传达信心的姿势和表示厌烦的姿势。这种分类准确与否姑且不论，但从中我们可以窥视到姿势千变万化的丰富含义。

1）备战的姿势

①备战姿势。典型的是双手插腰，两腿自然分开，如图 4.5 左；或坐着，一手撑在大腿中央，一手侧插在腰下，上身微向前倾，他们往往坐在椅子前端，椅背似乎无存在必要。一般可表示一个人的欲望已成形且有把握做到。这种情形较为激烈时，可以演变为双臂分开，双手抓住桌边，往往是一触即发状态。遇到这种情形千万多加小心，万不可再引发导火线。

② 寻求信心。最常见的是双手交叠，大拇指互搓，搔头皮，捏手掌等，还有一种是嘴内衔笔，或嚼、或吮，在小孩则可能吮拇指，咬指甲等等。

③合作。手放在脸颊边，外套不扣，坐时上身前倾，神情激昂。

④挫折。当对方将给予尼挫折时，他可能呼吸急促，嘘之以口鼻（如嗤、呼之声），小指交叉紧握，同时身体僵直，双腿交叠，当一个人遇到挫折后，可能会将手放在颈背上，顿足跺脚，懊悔不已。

2）传达信心的姿势

①信心。尖塔姿势，把两手指尖合起来，形成一种“教堂尖塔”的手势。这是一种有信心的动作，有时也是一种装模作样的主教式，自大骄傲的动作，表现出其人对自己所说的一切十分肯定。据说，自视愈高的人，其尖塔姿势位置也愈高，有时甚至齐眉，从手缝中看人。

权威姿势，两手背后相握，下边抬起，这是较为典型的权威姿势，如图 4.5 右。但如果背后紧握的双手位置较高，则可能是一种羞怯的表示。

身体后倾，两手支着后脑勺是美国人最常见的姿势，也被认为是一种自信放松的姿势。

②紧张。清喉咙，在演讲或开始发言前清喉咙是屡见不鲜、司空见惯的，可见这是一种紧张的变现。

坐立不安，大多是下列原因：（1）太疲倦，（2）对所谈不感兴趣，（3）生理反应的习惯动作已到，如午餐、睡眠，（4）坐椅不适，（5）想着其它事。

说话时以手掩嘴，有吃惊的意思，但有时也反映一个人对所说的话感到抱歉或吃惊时也会这么做。

坐时扯裤子，这与做决定有关。一个人想做出某种决定时，他会猛扯裤子，而且在椅子上坐立不安。决定下后，这个动作就会停止。临床交流时往往也能看见到这类动作，这

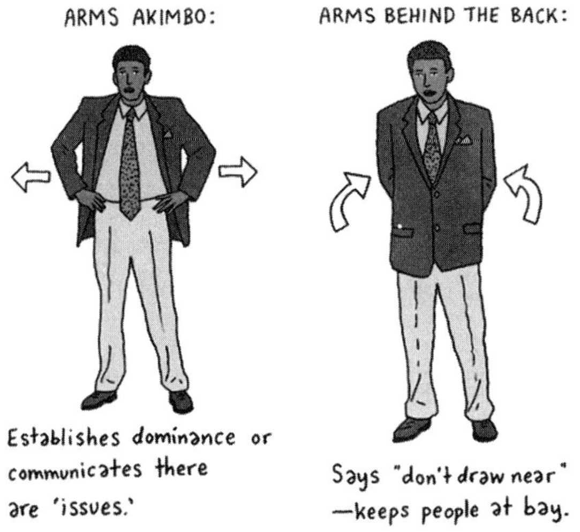
ARMS AKIMBO:
ARMS BEHIND THE BACK:
Establishes dominance or communicates there are 'issues.'
Says "don't draw near" —keeps people at bay.

图 5.5　备战姿势（左）与权威姿势（右）

时病人往往在考虑是否摇进一步透露某个信息，或进行某项检查，或采纳某种决定。

③自制。两手搁在背后，一手紧握住另一只握着拳头的手腕和手臂，这是一个人紧张、压力或不安的情况下最常出现的一种姿势。表现在脚上（常常是坐着时），常见到脚踝交叠，双手抓紧，在牙科座椅上常常可见到这类姿势。

3）表示厌烦的姿势

① 厌烦。敲桌踩脚，比如用手或笔在桌上敲着单调的节奏，用脚打拍子，不停地抖动，其心理状态可由其敲击的轻重及速度的快慢很容易看出来。据精确分析来看，我们在没有耐心或焦虑的时候，会想回复到过去生活经验中自己觉得很有安全感的情境中，比如在子宫里，那时母亲的心跳令人感到舒适，因而我们在烦躁时会制造重复的声音，非言语地表达自己的需要。

以手指支头，视线朝下，其不耐烦的心境溢于言表。

胡乱涂鸦，这种涂鸦自然会影响当事者的交流，必然会分散其精力，显然他对这场谈话已经觉得应该尽早结束为好。

目光空洞，视而不见，恍恍惚惚，心不在焉，他可能凝视着某一点，而实际上却什么叶没看见，内心在想着其它的事。

② 接受。一手放在胸前，另一手指向受礼的人是古罗马军队表示效忠的敬礼方式，至今美国人对国旗表示效忠时用的也是类似姿势。在戏剧表演中，这种姿势公认为表示真挚及诚实。但在妇女一手或双手搁在胸前，通常是一种保护的姿势，说明受到了突然的惊吓或惊喜。

接近他人。当一个人热衷于某一话题，往往会挨近对方，声调也跟着提高；当超过最适距离时，对方如无同感，可能会后退调整最适距离。经常可以看到谈话者不断移动着，直到话题被转变，或者一方因故或借故离去。

③爱慕。男女双方遇到自己所喜爱的对象时，往往会情不自禁地修饰自己的行为或服饰，比如在行走时，她或他会突然绷紧肌肉，浑身不自在，手足无处放，原因是迎面而来

了一位英俊貌美的异性。当他们三二结伴时，其中有人会突然提高声调、吸引对方注意，或有意离开伙伴，接近对方，以显示出自己。

另外，理理头发、压压衣服，目光下视或直视，摆弄臀部或大腿等一般是女性的高招，而男性可能挺直胸膛，卖弄自己的拿手好戏。法国前总统蓬皮杜在其自传中就说，他小时看见漂亮的姑娘走过，会骑上自行车赶上前，在车上要弄各种把戏，以搏姑娘欢心。

④期待。言语间的停顿，这是较常见的一种。在交谈时有意无意地间歇片刻，期待对方的反应或主动表示自己所期望的内容，在期望得到报酬而又怕明说会降低自己身份时往往如此。

擦掌。当人们即将获得某种满足，或即将参与某项竞争如比赛时，往往会擦擦手掌，乃至摩拳擦掌变成一种常见成语，以表现一种跃跃欲试的状态。这很可能是一种生理现象。人在紧张状态下，交感神经兴奋，手掌容易出汗，不由自主地要将其擦去。

总而言之，非符号交流是用非符号的单位来承受某种原始事件的形象，以连续的活动组成，常无法区别其始终，是由生物学特征或食物的自然特性构成的原理或原则所控制的。由于非符号表达时基于自我表现的形象，它是各个国家、各种文化、各色人种以及各样物种之间通用的语言。人很容易分辨较高等动物的喜怒哀乐，而人所训养的动物也很容易分辨人的好恶。翻白眼、吼叫、四肢挥舞或四蹄刨动，是有蹄类以上动物（包括鸟类）通用的愤怒姿势。

非符号交流的时间性很强，一般只能表述目前状况，对既往和将来无能为力。由于运动和质体被用来交流需要预定的空间量，因而非言语表达要求相当的空间，是一种依靠草图、形象或小刻度模式变现的、可供选择的三维形象。既然它空间性如此之强，因而从各个角度来观察会得到不同的印象。就象米开郎琪罗的雕像——摩西，从前后左右四个方向看，其动态皆不相同。当然，不能排除在某个特殊状态，比如二维平面上的画像，达·芬奇的蒙娜丽莎，不论哪个角度，她都朝你神秘的微笑。

非符号交流的表达，是靠大量的肌肉协调运动所组成的，而面部表情肌是最为复杂、最为细小的。控制这些肌群活动的中枢神经系统在种系发生学上，很可能是较古老的结构。比如边缘系统，甚至可能还有更低级的结构——爬虫复合体。正是这样，人类人才有可能与他们远古的种系进化上的祖先有共同的情感流露，也正是这样，非言语表达才能脱却大脑皮层控制，不受高级思维压抑，悄悄流露出人们内心真实的世界。

非符号交流不但在种系发生上由悠久历史，每个个体都留下与生俱来的痕迹，在个体生长发育史上也存在重要的时间差异。比如，婴儿及儿童在还未学会语言前，完全是以非符号语言来进行交流，即使是几个月的婴儿也会相当准确判断他人对自己的好恶。随着对语言的学习，非符号交流才渐渐退到人际交流的第二线，但是，永不消失！

5.2 非言语交流

在上一节，我们所说的非符号交流，几乎都是人类心理活动或无意识活动在行为上的表露，及由人类的基本感觉所侦知的外界活动。这些交流属于人类的本能活动，无需更多的大脑工作，几乎是自动的，不受控制的。非言语交流是更高层次的交流，它可以是符号的、象征的、或约定俗成的，可以被控制。故人们把前者叫做迹象、记号或体征（sign），而后者则叫做符号（symbol）。

5.2.1　迹象和符号

在迹象和符号之间的另一个区别是，当两者都同指某一具体事物（referent）时，在迹象与涉及物之间的关系是直接的和立即的，然而，符号与涉及物间的关系在时间和空间上则是间接的、疏远的。例如，烟是火的迹象，当烟雾袅袅时，说明那儿有火。狗吠是它在愤怒，但并不能说明它昨日与其它的狗吵架。然而，“愤怒”作为一个词则是一个符号，它可能涉及你现时状态，也可能涉及你或其它人过去或将来可能状态，甚至可能是毫无意义的。因而，迹象（sign）是具体的，而符号（symbol）则是抽象的。

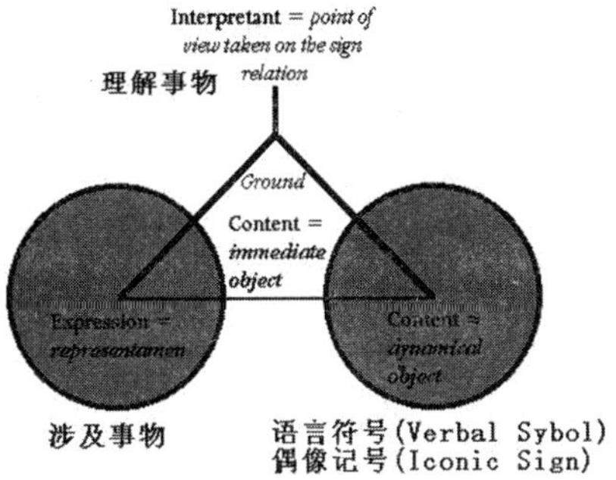

图 5.6　信息－形象－理解

信息要被接收，不管是迹象的，还是符号的，总要涉及三个方面：信息——迹象、记号或符号，偶像或形象——所涉及的事物，主管意识——理解。如图 5.6.

实际上，信息并非只有自然形象和符号两种区别，它可以是具体的形象到最抽象符号之间的某个部分。烟是火的具体形象之一，因火生烟，我们因烟来判断哪里有火，这种迹象被称作指示性迹象（indexical sign）。有些形象就不那么具体。比如，绘画和雕塑向我们提供了人和其它事物的形象，这就是所谓偶象性形象。在原始的文字中往往可以看到我们现在的抽象符号是从偶象形象过渡来的。在古埃及、玛雅、恩西比底和中国的象形文字中，可以找到大量例子。如：日、月、川、火、山……十分形象。

即使在音节字母的语言里，也存在具体形象的痕迹。有人虚构一个假设，西方字母 S，最早也有一定的实物模型，它表现了某种“丝丝”作响的动物——蛇，故其呈现为蛇形。

非言语符号是语言符号的初级形式，更为具体，更为形象地表达信息。音乐舞蹈就是一种原始的非言语交流。人们通过有节律的拍子、动作来表达内心的情感，围捕野兽的场面，以及对生活的渴望，而围观者也能通过观看，体会到这种激动、紧张和欢悦。在今天音乐舞蹈的学科里，特定的乐器，特定的舞姿都被赋予一定的内涵，以表达一定的含义。

非言语交流存在于社会中，一样是连接社会的媒介。在有复杂社会结构的动物中，非言语交流是主要交流方式。人类对蚂蚁、蜜蜂、大猩猩等秩序井然的动物社会做了大量研究。

蚂蚁和蜜蜂的社会由成千上万的个体组成，分工明确，等级森严。试想没有一套系统的。

精密的通讯手段，它们怎样完成庞大复杂社会活动。冯·弗里希对蜜蜂进行 20 年观

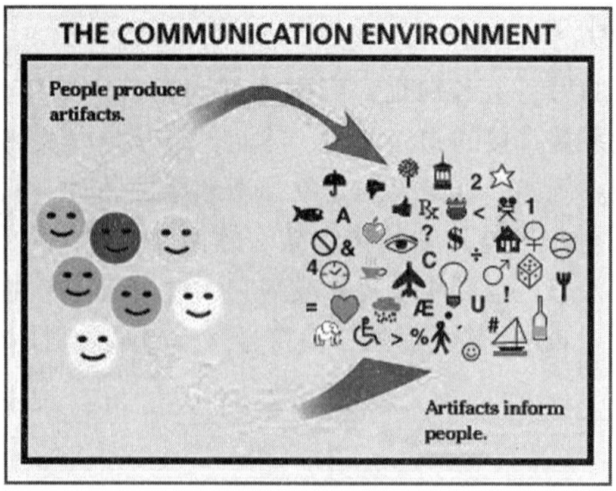

图 5.7　人类创造出各种标记或者符号，又反过来作用于人类

察，发现它们的通讯是以舞蹈形式来表达的，各种不同的舞蹈形式以及与蜂房、太阳的角度、舞步速度和舞蹈时翅膀振动发出的声音可以表示食物的远近和飞行方向。

在较高级的动物，基本上具备人类所有的嗅、视、触、听觉，也和人一样靠这几方面进行交流。这与我们前面谈的非符号交流中蟋蟀、鸟类的歌唱，以及上面所说蚂蚁、蜜蜂的交流又是大不一样。在较高级的动物，例如狗或灵长类不仅是为了食、性本能而进行交流，它们还反映一定的情感意识，有特定的咆哮，眨眼睛来反映个体意志。

在人类的近亲、聪明的大猩猩那里，人类一度要想教育它和人一样说话。本世纪 30 年代克洛格（Kellogg）夫妇，50 年代哈叶斯（Hayes）夫妇曾把刚出生的人类婴儿和刚出世的大猩猩一块养育，让他们有相同的教育环境，以期观察猩猩究竟能否学会说话，和人究竟有何差别。但是当人类的婴儿成长到已会说话时，大猩猩和后代仍是“金口不开”，即使给它吃小灶，后来又花了相当时间教它说话，结果，也仅能学会为数可怜的英语单词。大猩猩是除人以外最有智力的生物了，可是与人相比，仍然天差地别，令人好生失望。难道人竟是地球上独一无二的符号生物！但是，人们终于发现这两个实验存在这根本性的差错。首先，大猩猩的解剖构造与人完全不同，不可能象人一样发育；其次，语言并非人之唯一的符号系统。真是山穷水尽疑无路，柳暗花明又一村。

甘德纳（Gandner）夫妇教一只名叫瓦肖依的小猩猩以手势语，这是在美国聋哑人那广泛使用的一种手势语（ASL，American Sign Language），最后，瓦肖依学会大约 150 个 ASL 手势语，并能将它们联成句子，以表达意思、以后又在其它的猩猩身上得到证实。1987 年，一个猩猩学会 500 个手势语，能表达多种意思，美国《时代》周刊将其列为 1987 年重大新闻。

据此类推，其它的社会化生物由于解剖构造与人相去太远，自然其符号系统与人相去甚远。很显然，从我们前面论述过的机体内部符号系统到人类抽象符号系统的进化，必定是逐级演变的，完全可能与生物的进化链是相符合的。假设存在比人类智力更高的物种，其通讯交流系统必定要比人类这种符号系统更为高级，也许只要脑子内有思维活动，产生电波变化，就可被对方接收。

但就现在来说，通过视觉感知的符号系统还是人类交流的重要部分。我们很难在符号与非符号之间明确划分界线，只能把那些可被人为控制的，被社会约定的以及特殊用途、又非语言的信号或标志作为非言语交流来阐述。

5.2.2 着装

在上一节我们谈到穿戴打扮可反映一个人的心理状态和社会潮流的逐浪随波，人们在不知不觉中反映了个性品质，但在另一面，穿戴却又极为明显的标志。军人、警察有他们的制服，不同军、兵种着装不同，不同级别的军人着装亦不同，还有不同等级的军衔标志。当然这首先是战争的需要，但又反映着着装者的经历、身份和荣誉。各个民族还有其独特的服装，医生与病号、护士服装也各不相同。

在某些特殊场合，对着装的要求是十分严格的。且不说部队的军务条令里有详细规定军人着装，在外交场合、正式会议、法庭上、教堂里，对着装均有严格要求，就是一般平民学校、电影院，也不允许着背心、短裤、拖鞋入学。一定规定的着装要求该人要有严肃态度，当你穿上正式服装，心理上就有压力，要遵守特定的秩序和礼仪，同时也让其它人感到你的尊严，尊重你，尊敬你的工作。

据法新社报道，2004 年 2 月 10 日，法国国民议会以压倒多数票通过一项颇具争议的法律，禁止女学生在公立初中和高中佩戴伊斯兰头巾，同时强迫学生摘除大十字架和犹太人的小帽等具有明显宗教标志的服饰。不过，这一法案不适用于私立中学，也不适用于海外的法国学校。该法案将于 3 月份递交参议院投票表决，并于 2004 年 9 月正式实施。当天下午，美国的 CNN（有线电视新闻网）、英国的 BBC（英国广播公司）等世界各大媒体在波旁宫的圆形大厅汇聚一堂，CNN 还对投票过程进行了现场直播。一部仅仅涉及法国内政的法律受到如此高度的国际关注，这在法兰西第五共和国的历史上还是头一遭。其后在伊拉克，两名法国记者被绑架，绑架者要求法国政府废除上述法令，以换回人质，法国政府发言人表示，尽管绑架两名法国记者的伊拉克武装要求法国废除在学校禁止佩戴伊斯兰头巾的法令，但法国不会这样做。可见服装的意义之大。

用服装来表示个人态度，古以有之。西汉初年，陈平、周勃灭吕氏时，对将士们说，支持刘家者把左边袖子脱下，忠于吕家者把右边袖子脱下。

家境尚可，却衣衫褴褛，不修边幅者会被人认为玩世不恭、颓废、对社会不满。有时还能被用来表示某种情绪。据说陈立夫（国民党中统头子）给胡宗南作媒，胡心中不满，又不敢得罪，穿着士兵的棉袄，开着破吉普去接姑娘，半路车子抛锚，还走了老长一段路，其结果可想而知。

5.2.3 颜色

颜色有其流行时尚，但却有特定的表达意义。在中国，皇帝占有了金黄色，其它人敢用，则要被杀头。红色有喜庆、热烈、高贵的格调，我国新娘要着红色。红色象征流血，是革命的标志。文化大革命，红色的海洋，所有街墙被刷成红色。红色的波长传的远，醒目，又标志着危险，劝君止步。文化大革命中竟有人提出，为何红灯表示停止，革命岂能停止不前，建议更换停车标志。

秦及汉初时，官服多用黑色，黑色在五行中属水。汉朝更替秦朝，认为是以土克水，土为黄色，汉文帝时改尚黄色，至隋以后，朝廷命令禁止士庶百姓穿黄色或赤黄色衣服。唐代起，严格规定品官章服的颜色，三品以上服紫，四品深绯、五品浅绯，六品深绿、七品浅绿、八品深青、九品浅青、庶人只能穿白衣，称为“白丁”（也被认做目不识丁）。

刘禹锡在其脍炙人口的《陋室铭》中自豪地宣称：相识有鸿儒，往来无白丁。此外又有青衣小旦，黄冠道士，以及拉皮条者被叫做绿头乌龟等等。

各民族对颜色的感觉不一，苏联十月革命时，一方叫红军，一方叫白匪，我国土地革命时也这么叫。阿拉伯人以绿色为贵，可能与沙漠中缺少绿色有关。而有些地方却厌恶绿色，英国人认为绿是裹尸布的颜色，日本人认为绿色不吉祥，南美人认为绿是魔鬼的颜色。比利时人忌蓝，巴西人忌棕黄，乌拉圭忌青，埃及人忌黄。如果仔细查查，都能找到缘由，找到某个典故。

20世纪30年代前后的调查发现，白种人、黑种人、日本人和印第安人最不喜欢白和黄，墨西哥人和菲律宾人也都不喜欢白色，因此曾提出白色不为人类喜爱。1935年，周先庚首次对我国中、大学生做了一系列试验，发现中国学生大都喜欢白、蓝，而不喜欢紫、灰。后来沈西璋的研究证实了这点。最近的研究（曾虹文，1987）揭示，中国人对颜色的看法50年来已有所改变，其对颜色喜好的顺序是：绿、白、蓝、红、黄、橙、紫、黑、灰。最喜欢绿色，与白、蓝有显著性差异。颜色爱好与性别、年龄、地区、知识结构有关，18岁后基本定型。

另外，在颜色与情绪关系的调查中发现（吴筱珍，王骧业，1987），我国大学生对蓝、绿、红引起肯定的情绪反应，而紫、黑引起否定的情绪反应，橙、黄居中，男女大学生基本相似。

从生物学角度讲，颜色对生命有至关重要的作用。

第一，维持生存，颜色保护弱小动物，使它的颜色与环境相同，不易被捕食者认出，或便于捕食。非洲有一种叫变色龙的动物，竟能根据环境，变换身体颜色，以保护自己，捕食猎物。还有一种破坏性颜色，机体的背景颜色的变化误一位有食物存在而逼近，反而成为猎物，例如一种石斑鱼和太平洋西北地区的一种树蛙，就以此猎取食物。

第二，性吸引。在禽类、雄禽美丽的羽毛在性选择上占重要地位，植物开花，以其颜色鲜艳招引风飞蝶舞，使花粉得以传播，延绵种族。

第三，警告。果实未熟时，色青，与树叶相同，避免采食，成熟时，变红或黄，鼓励采食。既保护种子的成长成熟，又鼓励采食以帮助播散种子。又如菌类越鲜艳有毒。有一种蜂保护自己时，常成团成簇地聚在一起，与环境形成鲜明对比，警告来犯者不要轻举妄动。颜色提供了一种信息，表示机体所处的状态是否有害。

人类很巧妙地利用的颜色，如战士的军装，医生的大褂，均有特定的颜色。而有颜色的单词组成的词汇或词组使语言更为生动，更为形象化：如白云、红日、蓝天、青山、绿水……又如：赤胆、黑心肝、红眼病、白痴……

5.2.4 姿势

姿势是非言语交流中最重要的一种，不用说聋哑人以手势语作为最重要的交流媒介，舞蹈、表演，尤其是哑剧，最明显地表现了姿势的作用。我们在上一节谈论了人体不自觉的运动所表现出的信息，而人体有意识的活动，则能反映出更多的信息量，包括抽象的信息。

据说，法国大革命的领袖之一丹东被押上断头台时，行刑者害怕他那锋利的语言对人民的煽动，封住了他的口。但他临刑前还是尽力朝前伸出了一只手，变现了一种宁死不屈，忠于革命的胸怀。

姿势作为特定意义，在语言之前便已存在，语言固有万般好处，却无法取代手势。人类的感情太复杂，表达的方式再多，也是不够的。春秋战国时期，楚国进攻郑国，一个叫穿封戌的将军俘虏了郑国守将皇颉。楚国王子围要争功，说是他俘虏了皇颉。于是上，请伯州犁裁决。伯州犁把皇颉叫来，高举着手指看王子围，“他是王子围将军，是我国国君的爱弟。”又低下手来指着穿封戌，“此人是穿封戌，郊区的一个县尹，是谁俘虏了将军呢?”俘虏说：“我遇到王子，被他打败。”这就是有名的成语“上下其手”的出处。

姿势作为一种特定的表达方式，渐渐地演化成社交礼仪中很重要的一个部分，也是社会交往中重要的非言语交流的部分。我们伸出一只手表示请进，请先走，请这边来，伸出大拇指表示赞赏、表扬……，这些姿势都是有讲究的，不可随意比划。比如，做请的姿势，一般是手掌和手背与地面垂直，或掌心向上，五指并拢，而没有掌心向下，五指分开的。伸出大拇指时，必须四指握拳，拇指朝天，如果四指不握拳，拇指向下，则不能表达赞赏的意思。

身势语言的礼仪中有时竟可成为至高无上的规矩，任何人不得逾越。比如原始部族在祭祀前的祈祷仪式，在杀俘虏及捕获猎物时的欢呼舞蹈，祭司的念咒画符，对首领的跪拜，都有严格的姿势限定，任何人不得逾矩，否则必遭謶杀。

当国家形成后，身势语非但没有减少，反而变本加厉。晋见皇帝三跪九拜，三呼万岁。即使小民见官，也得跪拜磕头。磕头似乎还成了国粹，传到英国，竟创造出一种中式西文：koetow，显然是闽粤语音。直到清朝末年，著名的保皇党人康有为还说：“若不下跪，要此膝何用!”

资本主义宣扬自由、平等、博爱，若为自由，生命爱情可抛，岂肯低下高贵的头，更不用说下跪。但身势语的重要性没有减少，两个熟人见面要点头、招手、握手、甚至拥抱、接吻，寒暄致意，少了一项皆不可，而且其中还大有讲究，两人相见，必须是长辈向晚辈，女性向男性，上级向下级先伸手，后者才可伸手相握，否则大不敬。这种繁文缛节在外交学上，是一门专门学问。

只要有社会存在，生命形式存在，身势语就是一项很重要的交流方式。因为社会必须交流，生命必须运动，即使到共产主义，也不会消失。相反，到那个时候，人们将更加注重社会交流的礼仪，处处以此约束自己。我们今天提倡五讲四美，八荣八耻，其中讲礼貌、讲文明、讲道德、讲纪律、语言美、行为美、都与这种礼仪有关，且几乎全部包括在社会礼仪的范畴内。

既然身势语+是社会礼仪中的重要部分，照理说它应该有规范化，是受到社会公认的。可事实上，准确地说，它只是习惯化的。很难发现有哪一个国家明文规定他的人民应遵循怎样的身势语来进行社会交流。更多的是，孩子们从懂事起就模仿大人，在社会实践中学习，祖祖辈辈遵守着相同的礼仪，子子孙孙流传下去。在初入社交场合时，他们也可能会出少许差错，但几乎无须更多指点，很快就在强大的社会力量下不知不觉地给纠正了。

世界著名哑剧大师马西尔·马西安不用语言却足以感动全世界各族人民，何所以然，主要是身势的运用，如果绑住他的躯体，光靠他的面部表情，远不能让人理解，只要当他做出动作，你才能真正了解。哑剧演员用他的身势和面部表情塑造的形象，像一幅画、一座雕塑、一首乐曲，突破语言界限，这就是托尔斯泰所说，艺术语言能毫无区别地感染所有人，“艺术能在任何人身上产生作用，不管他的文明程度和教育程度如何。而且图画、声音和形象能感染每一个人，不管他处在某种进化的阶段上。”

作为哑剧大师，他的身势表演是艺术，而作为一般人，其身势活动也是一种颇为值得学习研究的学问。比如教师，其手势、身势如何，对学生的理解相当重要。毛泽东就强调一个好教师应该用手势来帮助教学。近来对莎士比亚的研究，发现一个人们既往经常忽略的要点，即视觉意境（visual imagery）。贝文顿（Bevington，1984）搜集了大量例子证明莎士比亚利用服装和道具来表现角色的社会状态、特征、个性、命运和心理变化，并阐明姿势和运动是怎样用来表达内心活动和情感状态的。舞台空间被用来暗示象征性的位置和局部，礼仪被用来表示角色和暗示冲突，姿势自身带有它象征的词汇成了某种“语言”，而且胜过口说的语言，一句话，正如贝文顿的书名所指，运动胜过雄辩（Action is eloquence）。

符号的英文单词（symbol）有另一个意思就是象征。最早的符号是形象的符号，是象征性的，艺术就其本质而论，也是一种象征。因而你不难想象，就象一个善于表演的演员并非一蹴而成，一个普通人要很好地掌握身势语亦非易事。虽然非符号交流的不由自主的身体活动透露出内心无意识活动一麟半爪的迹象，但大脑内意识活动所欲表达的意思却未必能随心所欲地表达出来。更何况身势语（不包括聋哑人的手势语）的表达没有词汇，没有规范，往往无师自通，各有的的特色。但是，对个别的手势现象以及各地区的差别、特征已经有不少人在加以研究，只可惜为数不多。让我们试举几例。

鼓掌(applause) 在中国、美国与英国等一些国家，鼓掌都表示欢迎或赞赏，如演讲者登台时或演讲完毕，听众以鼓掌报以欢迎。在中国，不但听众鼓掌，演讲者或演出者也鼓掌，以表示与听众共感情，答谢听众的欢迎。但是，如果在说英语的国家，演讲者的鼓掌会被认为是为自己喝采，除了极端自信的人，一般人绝不会如此。

招手(beckon)　在中国，要召唤某人来，其姿势通常是掌心朝下，手臂或手掌上下摇动。当美国人招呼某人来时，他将伸出手，掌心向上，食指伸出前后移动，其余三指自然弯曲，这在中国人或许会认为是不礼貌的，是一种轻视的姿势，是用来召唤“仆人”或下等人的。

又例如：食指和中指组成的“V”字形，在西方国家被用来表示胜利的欢悦，成功的信心，对同伴的鼓舞。然而，很重要的一点，做这个手势时，手掌必须朝前，千万不要相反，否则要闹大笑话，这个姿势就变成“你滚到地狱去!”

对一般的身势语言进行更深一层的探讨，我们可以发现，在更高一层的文化里，人们对身势语有较为统一的看法。在我国戏剧界，一个好人或坏人，从他脸谱上就可以一眼看出，忠臣或奸臣、武将或秀才，全有暨定的格式，花脸张飞、红脸关公、白脸的几乎无一不是奸臣，内在的性格在脸谱上全部显现出来。固然这是戏剧界为了表现艺术形象，但这种脸谱化似乎从文化的传统模式上深深地印在国人的大脑里，在一切艺术形式上表现出来。我国的文学艺术作品。历来好人与坏人界限分明，爱憎明确，非但有特定脸谱，还有特定姿势，什么狞笑、奸笑、皮笑肉不笑、鼠目寸光、鬼头鬼脑、鬼鬼祟祟……一眼即可读出系坏人的行径，与事实生活中很难相符，一时迷惑多少无知少年。

非言语交流有两种特定状态，一种是完全交流（total communication），双方对信息的反应是等同的，在交流时不存任何值得探索和思考的余地，就好象一对老夫老妻，多年生活在一起，原来需要用许多言语来表达的细小情节，现在已完全不需要了。有人把这种交流称作无趣（boredom）。另一种交流状态是交流中断（non - communication），又称作废话（nonsense），在这种状态下，交流双方的反应完全不同。

还有一种保护性交流（defensive communication）。当个体处于受威胁或估计自己身处劣境时，会使其极力要保护自己，从而使交流受阻。他可能身不由己地要说假话，做出违心的行为以蒙蔽对方，保护自己。这种情况往往发生在群体或社会间存在有批评的、权威的趋势或有一个控制的、或占优势者夹杂于团体间。实际上法律、伦理道德、社团法规往往起这一作用。例如一个性病患者，生怕家人、亲友、单位得知，毁了自己前程，他将千方百计地隐瞒病史、姓名、家庭住址、工作单位，但是这只限于特定的社会或群体。

实际上，在非言语交流过程中，着装、颜色和姿势所起的符号作用与语言一样，是受着众多因素影响的，而非符号交流却不太受这些因素左右，如果我们以符号来做为界限，或许也是一种分类方法。

由于有如此众多的因素影响着人际交流，因此所谓的完全交流或无趣交流，是很少的。人际交流的特征就是频频的误解、冲突和不足。这种论点固然带有悲观情调，但却提出一个十分重要的问题，也促使我们努力寻求探讨最佳的交流。

有学者研究了 1975 年到 2000 年之间，初级卫生机构中医生与病人交流的相关研究文章，所有诸如：“医生与病人关系”，“医务人员与病人关系”，“语言交流”，“非语言交流”和“非语言行为”为关键词的所有文章，结果有 8 篇是研究非语言交流的，14 篇研究语言交流。

有正性结果的语言交流包括：同情，肯定和支持，不同的以病人为中心的提问技巧，掌握时间，病史采集，解释，强势和积极型的医师表现，正性的强化，幽默，社会心理的谈话，健康教育和信息共享的时间，友谊，谦恭有礼，定向检查，总结和分类。

有正性结果的非语言交流包括：点头，前倾，直接的身体强化，放松手腿，手臂对称，较少直接对视。

结论是：由于缺少统一的检测方法，发现冲突，尤其是对非语言行为的研究相对缺少经验研究，上述的研究结果受到一定的限制。然而，医学教育者应当加强教育和强化已知的行为，以提高教育水平，不断更多地了解医生的行为怎样才能更好地提高病人的治疗效果。

第六章　问而极之

《黄帝内经·灵枢·邪气藏府病形第四》说："问其病，知其处，命曰工。"但是，黄帝问岐伯的是：怎么样才能"见而知之，按而得之，问而极之"。望诊而知之，脉诊而得之，惟有问诊才能极之，才能最高程度的知晓病情。由此知，只有通过问诊才能把疾病的诊断与治疗做到最准确完善。

6.1　前人总结

明代张介宾的《十问歌》见于《景岳全书·传忠录·十问篇》：一问寒热二问汗，三问头身四问便，五问饮食六问胸，七聋八渴俱当辨，九因脉色察阴阳，十从气味章神见，见定虽然事不难，也须明哲毋招怨。

清代陈修园的《医学实在易·问证诗》对张介宾的《十问歌》进行了修改：一问寒热二问汗，三问头身四问便，五问饮食六问胸，七聋八渴俱当辨，九问旧病十问因，再兼服药参机变，妇人尤必问经期，迟速闭崩皆可见，再添片语告儿科，天花麻疹全占验。

两人出生时间相隔 190 年，问诊内容所差不多。前八问，陈修园继承了张介宾，第九问，张介宾说是是依靠脉诊、色诊以察阴阳，显然不完全是问诊了；陈修园将其改为问病史，非常高妙的修正。第十问，张介宾是从气味辨别神情，这是嗅诊，也非问诊，陈修园将其改为问病因，在此是问发病过程，也是现代所说问病史，改的确实不由人不服。

陈修园在十问上，还加了两问，根据女性（月经）与儿童（传染病）的特性所发之问，以补足病人范围的齐全。陈修园的问诊理论，基本被传承下来，1950 年代，国家卫生部中医司颁布的《中医病案书写格式与要求》改编为："问诊首当问一般，一般问清问有关，一问寒热二问汗，三问头身四问便，五问饮食六问胸，七聋八渴俱当辨，九问旧病十问因，再将诊疗经过参，个人家族当问遍，妇女经带病胎产，小儿传染接种史，痧痘惊疳嗜食偏。"在陈修园的基础上，结合现代临床医学采集病史的要求，增加了问一般情况，诸如：姓名，性别、出生年月、职业……等等；另外增加了询问个人史和家族史的内容。前者是病历档案信息完整的要求，后两者其实也与病因相关。

近年，有学者认为，问诊实为四诊之首，上述问诊范围还不够，应当增加：1）问情绪条目，2）问男科条目，3）修正、完善一些症状的定义及其辨证意义，并建议改编为："一问寒热二问汗，三问疼痛四头身，五问饮食六问便，七问情绪八睡眠，九问妇女十问男，十一儿科皆占全"。[1]

之所以，年与日驰，不断有学者想到要修定十问歌，并添加条款，很显然，想要问而极之，用以上的总结，都是不够的。天体浩渺，万物庞大，人事复杂，个性偏颇，若以一概全，必有疏漏。

作者在此尽力探讨、分析和补充问诊内容，也只能是抛砖引玉，希望后人能够更为广阔地引证和补充问诊的内容。随着科学技术的发展，也还会有更新的内容需要补充。

6.2 问诊概要索引

既然十问，乃至十二问都无法完整呈现问诊的内容，那么怎样才是更为充实的问诊内容呢？本文仅从《黄帝内经》的范围里讨论问诊概要。

6.2.1 问诊之道

什么是道？中国传统文化对此说法多多，以至还衍伸出道家，道教。

老子五千言的《道德经》开篇即说："道可道，非常道。"据马王堆出土的帛书考证，"常"字本为"恒"，因避讳汉文帝刘恒（前202年~前157年）之名，以"常"字替代"恒"。由此可知，这个道的演说和阐述，是"非恒"的，不断变化的！

据说是孔子所编的《周易·系辞·第五章》曰："一阴一阳之谓道，继之者善也，成之者性也。仁者见之谓之仁，知者见之谓之知。百姓日用而不知，故君子之道鲜矣。"在此，道是阴阳变化，仁智相别，隐藏于日常生活之中！

《周易·系辞·第十二章》说："形而上者谓之道，形而下者谓之器，化而裁之谓之变；推而行之谓之通，举而措之天下之民，谓之事业。"在此，道是在有形之器之上的，无形、无味、无色，来去无踪！

《黄帝内经·素问·阴阳应象大论篇第五》："阴阳者，天地之道也，万物之纲纪，变化之父母，生杀之本始，神明之府也。治病必求于本。"此处对道的认识，如"一阴一阳之谓道"相近，天地之道是阴阳，治病之本！后文有专门一章《问审阴阳》对此进行讨论。

《黄帝内经·素问·气交变大论篇第六十九》对道更有进一步的阐述：①

黄帝问岐伯："五运更治，上应天期；阴阳往复，寒暑迎随；真邪相薄，内外分离；六经波荡，五气倾移；太过不及，专胜兼并；我想了解它们的来龙去脉，以及有什么名称，可以吗?"

岐伯稽首再拜，回答说："问得太好了，只有充分明了什么是道才会问出这样的问题！这是上帝所贵，先师传之，臣虽不聪敏，也曾经前往听闻其旨。"岐伯非常客气谦虚，拐了个弯，似乎不想回答这个问题。

黄帝追着说："我听说找到徒弟却不教导，是谓失道；而教导不当之人，则是怠慢泄漏天宝。我虽然没有至高的德行，不足以承您传受至道；但是，承蒙百姓爱戴，如果不能得到您的教诲，会使他们悲哀的。希愿夫子能够把前辈的经验传承下来，永远不消失。这正是我的职责所在，我会遵照您的教导严格执行，可以吗?"

岐伯无奈，只好说："请听我言。《上经》曰：夫道者，上知天文，下知地理，中知人事，可以长久，就是这个说法!"

黄帝仍不明白："是个什么说法?"

岐伯说："顺应其自身气位也。位于天上者，就是天文；地下的位置，就是地理。通于人气与天、地之变化者，就是人事！故太过者先天，不及者后天，所谓治化而人应之也。"

---

① 作者转换为现代文，原文可见本书第二章。

上述引文中的《上经》已经不知何处寻找，显然在《黄帝内经》就已经存在，岐伯不是信口开河。此“道 ”：上知天文，下知地理，中知人事。天、地、人，三才也，人在天、地之中，必须与天、地通气，顺应天地变化，才能够健康长寿。

在《黄帝内经·灵枢·逆顺肥瘦第三十八》中，岐伯再次阐述了这个“道”：“人之为道者，上合于天，下合于地，中合于人事，必须有明确的法则，以便测量度数，有方法模式可以检测对照，其后才可能传承焉。所以，工故匠人不能不用尺寸而来测量短长，不用绳墨而衡定水平，不用置规而画出圆形，不用直尺而量出方角。可见用这些方法，都是自然之物，方便使用和教化，无非是逆还是顺乎自然也。”①

如此看来，《黄帝内经》中岐伯所说的“道”是可以度量的，与老子在《道德经》所说的“道”，似乎不尽相同。这是中国文字的广博、包容和模糊性的关系。如果仔细读前后文，《黄帝内经·灵枢·逆顺肥瘦第三十八》所谈及的“道”，是黄帝问针刺之道，岐伯所答，而且岐伯说的是，人之为道者……，其主语是人，而非道。或者说，道是变化无常的，而人要行道，要“上合于天，下合于地，中合人事”，以自然为模板、为规矩、为尺度，以行其“道”！

在《黄帝内经·素问·着至教论篇第七十五》中，黄帝问他的学生雷公，“你知道什么是医之道吗?”

雷公回答说：“背诵医书而颇能理解，能理解而未必能辨别，能辨别而未能明了，能明了而未必能发扬光大，只足以治疗一般干部，不足以治疗公侯帝王。但愿能学习到量天的方法，参合四时阴阳，分别星辰与日月光，传承发扬前人经验，使后世更能明白医理，上可通神农，下可以传医术，以补伏羲、神农两位皇帝所不足。”

黄帝说：“善。不要迷失方向，你说的不过是阴阳表里，上下雌雄相输应也。而道，**上知天文，下知地理，中知人事**，可以长久，以这种方式教化众庶，就不会产生怀疑与危险，所撰写的医道论篇，可传后世，可以为宝。”[2]

足见，医道之要：**上知天文，下知地理，中知人事**。

6.2.2 上知天文

上知天文知什么?《黄帝内经》最重要的核心之一，就是五运六气。而五运六气正是天文学范畴。五运六气是传统医学天地人合一理论在临床应用的具体方法。

《黄帝内经》称宇宙为太虚，太虚中充满阴阳二气。

阴阳二气形成天与地。

阴阳之中复有阴阳。

天的阴阳，是：寒、暑、燥、湿、风、火。称为六气。六气化作三阴三阳。

地的阴阳，是：金、木、水、火、土。称为五行。五行生成地上万物。

组成地上万物的五行之气，上升于天，就成为五运之气。

五运之气与天之六气的生化演变过程及其对宇宙、天地、万物、包括人的影响，就是五运六气学说。

因此，五运六气说包含了中国古代的天文、历法、气象、物候、养生，乃至风水、命

---

① 作者转换为现代文，原文可见本书第二章。

理学说。

关于五运六气的学说，自古以来就有无数专业研究人士的讨论，近年也有许多专著讨论，或说运气学说是传统中医之精华。不论是攻击中医者还是崇信中医者，都承认这一点。

上个世纪末，有个八十八岁的老中医叫干祖望，据说是一位名医、专家、教授，对中医的所有理论都大加挞伐，他说："五运六气，的的确确是中医的中心内容，而且昔者你不懂它你就无法成为高级中医。它在中医学的身份、地位、实用，完全和儒家（专业文化的学者）中的八股文一模一样，你不懂就根本无法进入儒门，它的身份、地位之高，不言可喻。但谈实用，老实说，比"卫生纸"更不如。……昔者有见识的大名医，早就否定这个五运六气了。如：

何梦瑶（1693～1783）曾谓"运气之说，拘牵不通，固为有识者所不信"（见《医碥·运气说》）

曹赤电（1878～1956年）在吴鞠通（1736～1820年）《医医病书·运气论十四》篇后注："按司天运气之说，黄帝不过言天人相应之理（这是人与他周围环境统一论）。后人以为是年何气司天，民生何病，拘定何药，定千万人之病，一一与之尽合，不许一人生他病乎。此皆固执不通之言，误人不少。"

章太炎（1869～1936年）在《章太炎医论·猝病新论》中，也批判这种毫无一用的唯心运气学说，写了不少使人共鸣而信服的言论。[2]

干老先生的话对古代把运气说当作千古不易之理，当作不可动摇之金科玉律自有其理，但科学不是以谩骂和攻击来奠定其坚实基础的，过犹不及，其结果与过分推崇五运六气所致的后果没有什么两样。据说宋朝，朝廷每年公布次年"运历"，把四季之病，治疗用药都机械规定成为条款，让医生照章诊疗。[3]这种做法，显然与医理又是不合，落入死记硬背、生搬硬套的教条主义窠臼，引来批判和攻击也在理中。

五运六气的理论主要存在于《黄帝内经·素问》的七篇大论之中。它们是：《天元纪大论》，《五运行大论》，《六微旨大论》，《气交变大论》，《五常政大论》，《六元正纪大论》和《至真要大论》。这七篇文章是唐朝名医王冰根据他老师的藏品，补正和注释的，从文字篇幅上看，它们占据《黄帝内经》全部文字的三分之一以上。历来对这七篇是否《黄帝内经》的原著争论很大。[3]

但是，不管真假，也不管是反对还是赞成，对于五运六气学说是传统中医的重要理论基础或核心，大家都是承认的。

在1966年以前，五运六气的研究还属于比较深奥的问题。某些医史学者将运气学说作为历史加以探讨，追溯其源起和演变。其中以范行准先生《五运六气说的来源》一文影响较大，对运气学说的贬抑态度，称之为"近于宿命论"的"式占"之术。

1959年，对运气学说持肯定态度的学者任应秋先生出版了《五运六气》，是为现代第一本运气学说的入门之书。该书以《素问》七篇大论为本，系统讨论了运气学说的各有关问题。1962年，胡海天先生于《广东中医》发表连载文章，作"五运六气"的讲座，在中医界亦有一定的影响。

"文革"结束以后，运气学说才又重新登大雅之堂。但这次运气学说的命运非同昔比，它不仅在中医界得到了很多人的青睐，而且也引起了某些其他学科人士的浓厚兴趣和重视。研究运气学说在七十年代末以来异乎寻常地成为热门，研究专著也陆续问世。

1980年代以来，对运气说持肯定态度的学者从理论文献和实际验证两方面来进行确立自己的观点。任应秋先生认为运气学说“是中医学在古代探讨气象运动规律的一门科学”，即中医气象学。方药中先生认为，运气推算的“干支格局”，是古人对天象、气候、物候、病候长期观测的总结。它吸取了当时天文、地理、历算、哲学知识，运用阴阳五行和干支的排列组合形式来加以表述。但是，运气推算只是的部分内容，因此不能以现代气象验证的符合率来评价运气学说的价值。[4]

当代传统中医研究者认为：“运气七篇对中医学的巨大贡献是无与伦比的。运气学说是中医理论的重要基础，作为运气学说的核心理论——气化，又是中医理论的精髓。因此，运气七篇对中医学最大的贡献是把中医理论上升到了一个更高的境界，即气化境界。”[5]有兴趣的读者也可参阅作者近年所著的《中华传统养生历》（2006～2020）。

《中华传统养生历》即是《黄帝内经》中的五运六气历，特别关切太阳视运动的规律，这与中国传统的农历大不相同。因为特别注意气候变化、时间周期与人体生理现象的相关性，又称作气候历。我们把其编制为传统养生历。

1）五运六气历的基础是根据太阳周年视运动来计算的，以冬至点为参考系的日地月三体运动来决定五运六气，[6]辅以中国传统的阴阳、五行理论。我们且将阴阳、五行这些抽象的概念先置一边，可以说五运六气历是来自先民积年累月对天象和星体运动的观测，总结、归纳、推理、演绎，是可以重复的，用现代的语言来表述，这是科学的；这一科学理论的基础，就是天体的运动不息。

2）阴阳五行虽然是抽象的理论，但首先，传统中医一直延续到今天，足以证明他们确实有其存在的道理。其次，阴阳之论，两极之说，现代科学无可否认；第三，关于五行的科学性，争议很多，五脏相音的研究为五行提供了数字化的参数。[7,8]2014年，陈瑞祥先生以太阳与地球运动来阐述五行，是五行论研究的里程碑。[9,10]

3）既然星体运动有规律可循，阴阳五行有实践足以证明，人确实生活在宇宙之中，这个无数星体的宇宙中，目前科学只发现地球上才存在生命，因此，人们就有可能从中寻找到某种有意义的关联。

4）《黄帝内经》特别强调了星体运行的位置与健康的关系，如：

《黄帝内经·素问·气交变大论第七十一篇》说，最高深的医学要道，上知天文，下知地理，中知人事，才可以获得健康长久。

《黄帝内经·素问·六微旨大论第七十篇》说，天地上下有固定的位置，气行左右有明确的规律，不符合这些位置和规律，邪气就要入侵，符合这种位置和规律，正气就长存体内。

《黄帝内经·素问·六元正纪大论第七十三篇》说，五运六气这样的周期规律，胜气复气的正常循环变化，都是遵循固定的规律的，不可以不明察。所以说，掌握其要领，一句话就说可以说清楚，不掌握其要领，就会造成众说纷纭，流散无数的说法。

《黄帝内经·素问·五运行大论第六十九篇》说：气顺从则平和，气逆反则生病，不按部就班在适当的位置则生病，迭移变换了适当的位置则生病，不能坚守在适当的位置上则有危险。

5）我们用《黄帝内经》的五运六气历来指导健康，就像农民种庄稼需要根据节气，指导耕地，播种，浇水，施肥，锄草，剪枝，收获，才能种瓜得瓜，种豆得豆。我们根据《黄帝内经》的五运六气历来指导养生，知道何时应当吸收何种营养，注意何种保健，提防何种邪气，进行何种防护，以期健康长寿，远离疾病。

6.2.3　下知地理

下知地理知什么？《黄帝内经》核心理论之一五行论的要点之一，就是地理与人体健康的关系。《黄帝内经》所说的地理，大致可以分成二大类：一是方位，即、东、南、西、北和中，二是季节物候：健康与疾病，诊断与治疗，均不离此。

6.2.3.1　地理方位

《黄帝内经》一再强调不同地理方位与健康的关系。

首先，是个体的出生与生长的地理位置，因其气候、水土关系，直接造成个体的体质特征，如：《黄帝内经·素问·异法方宜论篇第十二》中，黄帝问："医生治病也，同样一种病而治疗方法各不同，病都能好，是为什么呢？"

岐伯回答说："这是地势不同所造成的。

故东方之域，天地之所始生也。鱼盐之地，海滨傍水，其民食鱼而嗜咸，皆安其处，美其食。鱼者使人热中，盐者胜血，故其民皆黑色疏理。其病皆为痈疡，其治宜砭石。故砭石者，亦从东方来。

西方者，金玉之域，沙石之处，天地之所收引也。其民陵居而多风，水土刚强，其民不衣而褐荐，其民华食而脂肥，故邪不能伤其形体，其病生于内，其治宜毒药。故毒药者亦从西方来。

北方者，天地所闭藏之域也。其地高陵居，风寒冰冽，其民乐野处而乳食，脏寒生满病，其治宜灸焫。故灸焫者，亦从北方来。

南方者，天地所长养，阳之所盛处也。其地下，水土弱，雾露之所聚也。其民嗜酸而食胕，故其民皆致理而赤色，其病挛痹，其治宜微针。故九针者，亦从南方来。

中央者，其地平以湿，天地所以生万物也众。其民食杂而不劳，故其病多痿厥寒热。其治宜导引按蹻，故导引按蹻者，亦从中央出也。

故圣人杂合以治，各得其所宜，故治所以异而病皆愈者，得病之情，知治之大体也。"

其次，是造成疾病的邪气、"风"所来的方向，如：《黄帝内经·灵枢·九宫八风第七十七》：

"风从南方来，名曰大弱风，其伤人也，内舍于心，外在于脉，气主热。

风从西南方来，名曰谋风，其伤人也，内舍于脾，外在于肌，其气主为弱。

风从西方来，名曰刚风，其伤人也，内舍于肺，外在于皮肤，其气主为燥。

风从西北方来，名曰折风，其伤人也，内舍于小肠，外在于手太阳脉，脉绝则溢，脉闭则结不通，善暴死。

风从北方来，名曰大刚风，其伤人也，内舍于肾，外在于骨与肩背之膂筋，其气主为寒也。

风从东北方来，名曰凶风，其伤人也，内舍于大肠，外在于两胁腋骨下及肢节。

风从东方来，名曰婴兀风，其伤人也，内舍于肝，外在于筋纽，其气主为身湿。

风从东南方来，名曰弱风，其伤人也，内舍于胃，外在肌肉，其气主体重。此八风皆从其虚之乡来，乃能病人。三虚相搏，则为暴病卒死。”

我国地大物博，古代中国版图没有现在这么大，其地理位置的划分见图6.1。

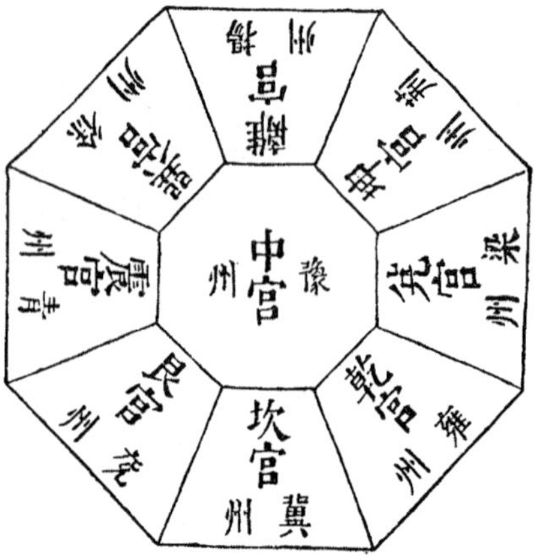

图6.1　九宫分野图

此图是出自《禹贡》，按后天八卦排列的。按中国传统，上方是南方，下面是北方，左边是东方，右边是西方。《黄帝内经》一个很重要的理论基础就是，不同地方的人，不同的体质，产生不同疾病，应当进行不同的调理和不同的治疗。因此，我们简要介绍一下当时大概的地理。

中宫：　豫州

《禹贡》：荆河惟豫州。地域是西南至南条荆山，北面距黄河。

《辞海》：荆为荆山，在今日湖北省南漳县西，河为黄河。

东方：　青州

《禹贡》：海岱惟青州。地域是东北至大海，西南为泰山。

《辞海》：以上大海指今之渤海，岱即泰山。

东南方：徐州

《禹贡》：海岱及淮惟徐州。地域是东面至大海，南面至淮河，北面至泰山；泰山南面，济河之东为徐州，泰山北面，济河之东则为徐州，

《辞海》：以上大海指今之黄海，岱即泰山，淮是淮河，济东即济水之东。

南方：　扬州

《禹贡》：淮海惟扬州。地域是北面至淮河，东南至大海。

《辞海》：以上大海指今之东海，淮即淮河。

西南方：荆州

《禹贡》：荆及衡阳惟荆州。地域是北面为南条荆山，南面为衡山之南。

《辞海》：荆为荆山，在今日湖北省南漳县西。衡山在今湖南省衡山县。衡阳指衡山之南。

西方：　梁州

《禹贡》：华阳黑水惟梁州。地域明朝时是四川、云南二省，包括现在的贵州省的贵

阳、思州、普安等。

《辞海》：华指华山，华阳为华山之南。以上之黑水古来说法不一，有澜沧江、怒江、金沙江等说法。

西北方：雍州

《禹贡》：黑水西河为雍州，地域是西面距黑水，东面至西河。

《辞海》：以上黑水说法不一，有张掖河、党河（在今甘肃）、大通河（在今青海）等说。西河指今，大海指今山西和陕西间的黄河。

北方：　冀州

《禹贡》：冀州。地域是三面距河：兖河的西面，雍河的东面，豫河的北面。

《辞海》：指今山西和陕西间黄河以东，河南和山西间黄河以北和山东西北、河南东南部之地域。

东北方：兖州

《禹贡》：济河惟兖州。地域是西北距黄河，东南方为济河。

《辞海》：济指黄河以南自今河南荥阳北、东北流至今山东利津南入海的古济水，河指自今武陡东北流至今河北沧县东北入海的古黄河。

由上可见，与《黄帝内经》时代较为接近的地理版图《禹贡》与现在我国的范围已经大不相同，粗略地说，如今版图北方还有东三省，南方还有浙江、福建、两广……，如果加上岛屿则更不能概括。如果再以全球的观点来看，《黄帝内经》的地理概念就难以适应全球化的推广和应用。

解决这一问题的关键，还是要与太阳视运动相联系。也就是说，如果《禹贡》所指的九州分野，是与《黄帝内经》所指的地理相同，则其最重要的参照物，还是太阳与地球的位置，以此来分别东、西、南、北、中。这也可以很好的说明，世代居住当地的中医往往其诊断准确性与治疗效果要比初来乍到的中医高。这就是传统中医理论核心之天人合一。

6.2.3.2　季节物候

季节一般指四季往来，春、夏、长夏、秋、冬，以应五行。也有说四季春木、夏火、秋金、冬水，而每季最后一月对应土。每个季节都有其特殊性，如：春耕、夏种、秋收和冬藏。春来秋去，万象更迭，年复一年。万物随季节变化轮回，被称作物候。

物候具有典型的中国传统文化特征，即二十四节气，都对应相应的生命特征。每季度有六个节气，每个月有两个节气，每个节气的有三候，每候五天。每一候都有动、植物的变化，所以称物候。

如此，每年 360 天，比当今测算的地球绕太阳运动一周，即公历一年，少 5.25 天。公历四年为一个闰年，多一天，以补一年计 365 天的余数 0.25 天；农历则每四年多一个闰月。

地球每 365 天 5 时 48 分 46 秒，围绕太阳公转一周，每 24 小时还要自转一次。由于地球旋转的轨道面同赤道面不是一致的，而是保持一定的倾斜，所以一年四季太阳光直射到地球的位置是不同的。以北半球来讲，太阳直射在北纬 23.5 度时，天文上就称为夏至；太阳直射在南纬 23.5 度时称为冬至；夏至和冬至即指已经到了夏、冬两季的中间了。一年中太阳两次直射在赤道上时，就分别为春分和秋分，这也就到了春、秋两季的中间，这两天白昼和黑夜一样长。

在地球上的其他国家中，一般只有春分，夏至，秋分和冬至这四个表示地球与太阳的特定关系的日子，并代表了一年中四个季节的开始。我国先民在长期的农耕作业中，发现农作物的生长与太阳和地球的关系十分重要，只有顺应这种关系进行各种庄稼的耕作，才能获得收成。最后，总结出并创立了二十四个节气。它们是：

反映四季变化的节气有 8 个：立春、春分、立夏、夏至、立秋、秋分、立冬、冬至，其中立春、立夏、立秋、立冬叫做“四立”，表示四季开始的意思。

反映温度变化的节气有 5 个：小暑、大署、处暑、小寒、大寒。

反映天气现象的节气有 7 个：雨水、谷雨、白露、寒露、霜降、小雪、大雪。

反映物候现象的节气有 4 个：惊蛰、清明、小满、芒种。

从古人对节气最早的命名，如《尚书》记载的" 日中"、" 宵中" 等，可知二十四节气的形成与太阳有着密切的关系。“节”的意思是段落，“气”是指气象物候。节气是根据地球在公转轨迹上的位置划分的，并描述了地球因太阳所呈现出来的自然现象。因地球绕日一年转 360 度，将 360 度分为 24 份，每份是 15 度，15 度为一个节气，每个节气即约 15 天，这就构成了二十四个节气了。

二十四个节气中每个节气的命名，均含有气候变化和物候特点，以及这些节气与农作物生长状态相关的意义。这二十四个节气按时间顺序的排列是：即立春、雨水、惊蛰、春分、清明、谷雨、立夏、小满、芒种、夏至、小暑、大暑、立秋、处暑、白露、秋分、寒露、霜降、立冬、小雪、大雪、冬至、小寒、大寒。以上依次顺数，逢单的为节气，简称为“节”；逢双的为中气，简称为“气”，合起来就叫“节气”。

人们为了便于记忆二十四节气的顺序，把二十四节气中顺序每节气各取一个字编成了下列的歌诀：“春雨惊春清谷天，夏满芒夏暑相连，秋处露秋寒霜降，冬雪雪冬大小寒”，成了我国先民，乃至当代人的农业耕作及日常活动的重要依据。

1）立春［正月，指农历，下同］

自秦代以来，我国就一直以立春作为春季的开始。立春是从天文上来划分的，而在自然界、在人们的心目中，春是温暖，鸟语花香；春是生长，耕耘播种。在气候学中，春季是指候（5 天为一候）平均气温 10℃至 22℃的时段。时至立春，人们明显地感觉到白昼长了，太阳暖了。气温、日照、降雨，这时常处于一年中的转折点，趋于上升或增多。小春作物长势加快，油菜抽苔和小麦拔节时耗水量增加，应该及时浇灌追肥，促进生长。农谚提醒人们：“立春雨水到，早起晚睡觉”大春备耕也开始了。人们常爱寻觅春的信息在哪里呢？那柳条上探出头来的芽苞，“嫩于金色软于丝”；那泥土中跃跃欲出的小草，等待“春风吹又生”；而为着夺取新丰收在田野中辛勤劳动的人们，正在用双手创造真正的春天。

立春三候：

初候，东风解冻，阳气温和而来，坚冰开始化散。

二候，蛰虫始振，冬眠的动物开始准备出洞了。

三候，鱼陡负冰。虽然冰尚未化，但鱼儿感觉到阳气的来临，向上浮游在冰下。

2）雨水［正月］

雨水节气的涵义是降雨开始，雨量渐增，在二十四节气的起源地黄河流域，雨水之前天气寒冷，但见雪花纷飞，难闻雨声淅沥。雨水之后气温一般可升至0 ℃以上，雪渐少而雨渐多。光阴易逝，季节催人，“一年之计在于春”。

雨水三候：

初候，獭祭鱼。鱼儿经过一个冬天在冰下的调养，上浮而出，水獭先得而食。

二候，候北雁。小雁开始由南向北迁徙。

三候，草木萌动，可以耕田播种了。

3）**惊蛰**［二月］

反映自然物候现象的惊蛰，含义是：春雷乍动，惊醒了蛰伏在土中冬眠的动物。这时，气温回升较快，长江流域大部地区已渐有春雷。到了惊蛰，我国大部地区进入春耕大忙季节。真是：季节不等人，一刻值千金。惊蛰虽然气温升高迅速，但是雨量增多却有限。这时小麦孕穗、油菜开花都处于需水较多的时期，对水分要求敏感，春旱往往成为影响小春产量的重要因素。植树造林也应该考虑这个气候特点，栽后要勤于浇灌，努力提高树苗成活率。惊蛰时节，春光明媚，万象更新。通过细致观察，积累物候知识，对于因地制宜地安排农事活动是会有帮助的。

惊蛰三候：

初候，桃始华，阳和发生，桃花萌发，渐渐盛开。

二候，仓庚鸣。黄鹂开始鸣于树间。

三候，鹰化为鸠。树木茂盛，老鹰无法捕食猎物，只好飞去北方草原，天空成为鸠鸟的天下。

4）**春分**［二月］

春分是反映四季变化的节气之一。我国古代习惯以立春、立夏、立秋、立冬表示四季的开始。春分、夏至、秋分、冬至则处于各季的中间。春分这天，太阳光直射赤道，地球各地的昼夜时间相等，所以古代春分秋分又称为“日夜分”，民间有“春分秋分，昼夜平分”的谚语。春分后，我国大部分地区越冬作物进入春季生长阶段。华中有“春分麦起身，一刻值千金”的农谚。

春分三候：

初候，玄鸟至，黑色的小燕子年年春天都来这里。

二候，雷乃发声。春蚕破蛹而出。

三候，始电。古人认为雷与电都属阳，冬天为阴，所以阳不得出，春天来临，阳始破阴而出，阳久受抑制，积累能量，于是雷鸣电闪，破阴而出。

5）**清明**［三月］

清明是表征物候的节气，含有天气晴朗、草木繁茂的意思。清明这天，民间有踏青、寒食、扫墓等习俗。常言道：“清明断雪，谷雨断霜。”时至清明，盆地气候温暖，春意正浓。但在清明前后，仍然时有冷空气入侵，甚至使日平均气温连续3天以上低于12℃，造成中稻烂秧和早稻死苗，所以水稻播种、栽插要避开暖尾冷头。“清明时节雨纷纷”，是唐代著名诗人杜牧对江南春雨的写照。

清明三候：

初候，桐始华，梧桐开始开花。

二候，田鼠化为鴽，牡丹华。牡丹开始开花，田中青黄不接，田鼠只能躲在洞中吃食去年积累的食物，只有鹑鸟在田中飞来飞去。

三候，虹始见。太阳照在湿气中，折射出七彩之光。

6）谷雨［三月］

俗话说："雨生百谷"。雨量充足而及时，谷类作物能够茁壮生长。谷雨节气就有这样的涵义。谷雨前后的降雨，常常"随风潜入夜，润物细无声"，这种夜雨昼晴天气，对大春作物生长和小春作物收获是颇为适宜的。

谷雨三候：

初候，萍始生，水塘中浮萍生长。

二候，鸣鸠指其羽，春耕大忙季节，鸠鸟拍动两个翅膀，催着农民加紧耕作播种。

三候，戴胜鸟飞降于桑林间，指导采桑的蚕妇进行女工活。

7）立夏［四月］

顾名思义，立夏是指夏季开始。但是，各地冷暖不同，入夏时间实际上并不一致。按气候学上以五天平均气温高于22℃为夏季的标准。《易纬》有立夏"电见"之说。立夏以后，大雨来临的早迟和雨量的多少，与农业生产关系密切。此时如不下较大的雨，那些无水灌溉的农田就无法犁耙栽秧。

立夏三候：

初候，蝼蝈鸣，蝼蛄开始鸣唱。

二候，蚯蚓出，天气已经热了，蚯蚓出来感受阳光。

三候，王瓜生，花谢瓜出。

8）小满［四月］

二十四节气大多可以顾名思义，但是小满却有些令人费解。原来，小满是指麦类等夏熟作物灌浆乳熟，籽粒开始饱满。四川盆地的农谚赋予小满以新的寓意："小满不满，干断思坎"；"小满不满，芒种不管"。把"满"用来形容雨水的盈缺，指出小满时田里如果蓄不满水，就可能造成田坎干裂，甚至芒种时也无法栽插水稻。因为"立夏小满正栽秧"，"秧奔小满谷奔秋"，小满正是适宜水稻栽插的季节。俗话说："蓄水如蓄粮"，"保水如保粮"。为了抗御干旱，除了改进耕作栽培措施和加快植树造林外，特别需要注意抓好头年的蓄水保水工作。但是，也要注意可能出现的连续阴雨天气，对小春作物收晒的影响。

小满三候：

初候，苦菜秀，热气如火，开始上升，火为苦味，苦菜生长茂盛。

二候，靡草死，葶苈之类，寿命已尽。

三候，麦秋至，麦子熟了。

9）芒种［五月］

芒种是表征麦类等有芒作物的成熟，是一个反映农业物候现象的节气。时至芒种，秧苗嫩绿，一派生机。"东风染尽三千顷，折鹭飞来无处停"的诗句，生动的描绘了这时田野的秀丽景色。农谚"芒种忙忙栽"的道理就在这里。

芒种三候：

初候，螳螂生。

二候，鵙始鸣，伯劳鸟开始叫了。

三候，反舌无声，百舌鸟倒是不啼叫了。

10）夏至［五月］

夏至这天，太阳直射北回归线，是北半球一年中白昼最长的一天，夏至这虽然白昼最长，太阳高度角最高，但并不是一年中最热的的时候。因为，近地层的热量，这时还在继续积蓄，并没有达到最多之时。夏至以后地面受热强烈，空气对流旺盛，午后至傍晚常易形成雷阵雨。这种热雷雨骤来疾去，降雨范围小，人们称为“夏雨隔田坎”。唐代诗人刘禹锡在四川，曾巧妙地借喻这种天气，写出“东边日出西边雨，道是无晴却有晴”的著名诗句。

夏至三候：

初候，鹿角解，鹿角开始脱落更新。

二候，蝉始鸣，荔枝红了。

三候，半夏生，这味药物正好此时生长，也就被命名了。到了此时，半个夏天过去。

11）小暑［六月］

绿树浓荫，时至小暑。已是盛夏，颇感炎热，但还未到最热的时候。日最高气温高于35 ℃的集中时段，这对杂交水稻抽穗扬花不利。除了事先在作布局上应该充分考虑这个因素外，已经栽插的要采取相应的补救措施。小暑以后因常受副热带高压控制，多连晴高温天气，开始进入伏旱期，必须及早分别采取抗旱、防洪措施，尽量减轻危害。小暑前后，各地进入雷暴最多的季节。雷暴是一种剧烈的天气现象，常与大风、暴雨相伴出现，有时还有冰雹，容易造成灾害，亦须注意预防。

小暑三候：

初候，温风至，天气开始转变。

二候，蟋蟀居壁，翅膀尚未长成，无法飞行。

三候，鹰始挚，阴气始生，苍鹰先觉，开始训练自己的搏击能力，以备秋时长空捕猎。

12）大暑［六月］

大暑是炎热的意思。大暑表明它是一年中最热的节气。一般说来，大暑节气是一年中日照最多、气温最高的时期，30℃以上高温日数最集中的时期，也是盆地东部35℃以上高温出现最频繁的时期。大暑前后气温高本是气候正常的表现，因为较高的气温有利于大春作物扬花灌浆，但是气温过高，农作物生长反而受到抑制，水稻结实率明显下降。为了抗御伏旱，除了前期要注意蓄水以外，还应该根据当地气候特点，改进作物栽培措施，立足于“早”，以趋利避害。燠热的大暑是茉莉、荷花盛开的季节，馨香沁人的茉莉，天气愈热香愈浓郁，给人洁净芬芳的享受。高洁的荷花，不畏烈日骤雨，晨开暮敛，诗人赞美它“映日荷花别样红”，生机勃勃的盛夏，正孕育着丰收。

大暑三候：

初候，腐草为萤，萤火虫在夜空中飞闪。

二候，土润溽暑，湿气开始降临。

三候，大雨时行。一场雨下一场凉。

13）立秋［七月］

“立秋之日凉风至”明确地把立秋与天凉联系起来。可见，立秋就是凉爽的秋季开始了。由于各地纬度、海拔高度等的不同，实际上是不可能都在立秋这一天同时进入秋季的。按照气候学上以候（5 天）平均气温在 10℃至 22℃之间为春、秋的标准，在我国除了那些纬度偏北和海拔较高的地方以外，立秋时多未入秋，仍然处于炎夏之中，即使在东北的大部分地区，这时也还看不到凉风阵阵、黄叶飘飘的秋天景色。对于地处中亚热带的四川盆地来说，常年 8 月暑气犹重。在全年皆冬或者冬长无夏、春秋相连的高原和高山地区，说不上秋季什么时间开始。

立秋三候：

初候，凉风至。

二候，白露降，真正的白露还要一个月，但寒气已经可以感觉到了。

三候，寒蝉鸣，寒蝉凄切，对长亭晚，骤雨初歇，秋色已备。

14）处暑［七月］

处暑是反映气温变化的一个节气。“处”含有躲藏、终止意思，“处暑”表示炎热暑天结束了。少数年份也有如杜诗所说“三伏适已过，骄阳化为霖”的景况，秋绵雨会提前到来。所以要特别注意天气预报，做好充分准备，抓住每个晴好天气，不失时机地搞好抢收抢晒。

处暑三候：

初候，鹰乃祭鸟，仓鹰开始捕杀飞鸟。

二候，天地始肃，落叶纷纷，秋高气长。

三候，禾乃登，秋收季节来临。

15）白露［八月］

白露是由于温度降低，水汽在地面或近地物体上凝结而成的水珠。所以，白露实际上是表征天气已经转凉。白露有着气温迅速下降、绵雨开始、日照骤减的明显特点，深刻地反映出由夏到秋的季节转换。按气候学划分四季的标准，时序开始进入秋季。农谚有“白露天气晴，谷米白如银”的说法。充分认识白露气候特点，并且采取相应的农技措施，才能减轻或避免秋雨危害。另一方面，也要趁雨抓紧蓄水，特别白露是继小满、夏至后又一个雨量较多的节气，更不要错过良好时机。

白露三候：

初候，鸿雁来，大雁飞来，晓来谁染霜林醉。

二候，玄鸟归，小燕子飞去了。

三候，群鸟养羞，不事迁徙的鸟儿要准备过冬的粮食了。

16）秋分［八月］

秋分是表征季节变化的节气。秋分这天，太阳位于黄经 180 度，阳光几乎直射赤道，昼夜几乎等长。这时，“一场秋雨一场寒”。一股股南下的冷空气，与逐渐衰减的暖湿空气相遇，产生一次次降雨，气温也一次次下降。唐代著名诗人李商隐“巴山夜雨涨秋池”的名句，生动形象地描绘出四川秋多夜雨的气候特色。

秋风三候：

初候，雷声始收，进入秋季，不再听得雷声了。

二候，蛰虫坯户，冬眠的动物要准备过冬的住所了。

三候，水始涸，雨水不再，水流渐干。

17）寒露［九月］

古代把露作为天气转凉变冷的表征。仲秋白露节气“露凝而白”，至季秋寒露时已是“露气寒冷，将凝结”为霜了。绵雨甚频，朝朝暮暮，溟溟霏霏，影响“三秋”生产，成为一种灾害性天气。伴随着绵雨的气候特征是：湿度大，云量多，日照少，阴天多，雾日亦自此显著增加。但是，秋绵雨严重与否，直接影响“三秋”的进度与质量。

寒露三候：

初候，鸿雁来宾，南飞的小雁已经是最后一批了。

二候，雀入大水为蛤，鸟雀归巢难见，滩涂上海产丰富。

三候，菊有黄花，秋菊独秀。

18）霜降［九月］

霜降节气含有天气渐冷、开始降霜的意思。即使在纬度相同的地方，由于海拔高度和地形不同，贴地层空气的温度和湿度有差异，初霜期和霜日数也就不一样了。用科学的眼光来看，“露结为霜”的说法是不准确的。露滴冻结而成的冻露，是坚硬的小冰珠。而霜冻是指由于温度剧降而引起的作物冻害现象，其致害温度因作物、品种和生育期的不同而异；而形成霜，则必须地面或地物的温度降到0 ℃以下，并且贴地层中空气中的水汽含量要达到一定程度。因此，发生霜冻时不一定出现霜，出现霜时也不一定就有霜冻发生。但是，因为见霜时的温度已经比较低，要是继续冷却，便很容易导致霜冻的发生。北宋大文学家苏轼有诗曰：“千树扫作一番黄，只有芙蓉独自芳。”

霜降三候：

初候，豺乃祭兽，肉食动物开始准备过冬的食物了。

二候，草木黄落，落叶尽，草木枯。

三候，蛰虫咸伏，冬眠之虫开始进入冬眠期。

19）立冬［十月］

说到“冬”，自然就会联想到冷。“立，建始也”，表示冬季自此开始。“立冬之日，水始冰，地始冻”。现在，人们常以凛冽北风，寒冷的霜雪，作为冬天的象征。在气候学上，不固定以“立冬”这天作为各地冬季的开始，而是以气温来划分季节，即候（5 天）平均气温低于10℃为冬季，这样就比较节合当时的物候景观。

立冬三候：

初候，水始冰，水开始结冰了。

二候，地始冻，土地冻结。

三候，雉入大水为蜃，野鸡也不见了，海中的蚌始肥。

20）小雪［十月］

小雪表示降雪的起始时间和程度。雪是寒冷天气的产物。大雪以前降雪的机会极少，即使隆冬时节，也难得观赏到“千树万树梨花开”的迷人景色。

小雪三候：

初候，虹藏不见，大地干燥，不再有阳光折射湿气产生虹的现象了。

二候，天气上升，地气下降。阳藏阴收。

三候，阴塞而成冬，阴气闭固。

21）大雪［十一月］

“大雪”表明这时降雪开始大起来了。如果能够目睹大地白雪皑垲，绿树披银饰玉，常是终身难忘的趣事。“瑞雪兆丰年”，是我国广为流传的农谚。在北方，一层厚厚而疏松的积雪，象给小麦盖御寒的棉被。雪中所含的氮化合物比雨水多4倍，积雪慢慢融化后渗入土中，能增加土壤中的氮素，易被农作物吸收利用。雪水温度低，能冻死地表层越冬的害虫，也给农业生产带来好处。但是，在南方，雪后如逢晴夜，地面热量散失较多，则会出现冻害，使豌、胡豆等作物受到一定损失。

大雪三候：

初候，鹖鴠不鸣，懒散的寒号虫不垒窝，终于被冻死了。

二候，虎始交，考虑开始交配产子。

三候，荔挺出，马兰开始生长。

22）冬至［十一月］

冬至是按天文划分的节气，古称“日短”“日短至”。冬至这天，太阳位于黄经270度，阳光几乎直射南回归线，是北半球一年中白昼最短的一天。冬至以后，随着地球在绕日轨道上运行，阳光直射地带便逐渐北移，使北半球白天渐增长，夜晚逐渐缩短。冬至日虽日照时间最短，地面吸收的热量比散失的热量少，但是地面过去长期积累的热量，还在继续散失，近地层气温尚未降至最低，所以这时还不是一年中最冷的时候。过了冬至，虽然昼渐长，夜渐短，但是在短期内仍然是昼短夜长，地面每天吸收的热量，还是比散失的热量少，所以气温并没有立即回升之势。群众中习惯自冬至起“数九”，每九天为一个“九”。到“三九”前后，地面积蓄的热量最少，天气也最冷，所以说“冷在三九”。天文学上把冬至作为冬季的开始，这对于我国多数地区来说，显然偏迟。

冬至三候：

初候，蚯蚓结，蚯蚓卷曲在地下深处。

二候，麋角解，麋开始脱角。

三候，水泉动，冬天到，太阳寒水生。

23）小寒［十二月］

寒即寒冷，小寒表示寒冷的程度。俗话说，“冷在三九”。“三九”多在1月9日至17日，也恰在小寒节气内。但这只是一般规律，少数年份大寒也可能比小寒冷。而人们记忆犹新的1975年冬，气温最低的节气竟是大雪哩！

小寒三候：

初候，雁北乡，大雁来。一岁之中论及雁来去的有四候，正月雁北者，为小雁；八月，鸿雁来，为大雁；九月鸿雁来宾，小雁；十二月，雁北乡，大雁。

二候，鹊始巢，鹊为来年生子，搭建鹊巢。

三候，雉鸲，野鸡开始啼鸣。

24）大寒［十二月］

同小寒一样，大寒也是表征天气寒冷程度的节气。近代气象观测几记录虽然表明，在我国绝大部分地区，大寒不如小寒冷，但是，在某些年份和沿海少数地方，全年最低气温仍然会出现在大寒节气内。对于某些作物来说，在一定生育期内需要有适当的低温。冬性较强的小麦、油菜，通过春化阶段就要求较低的温度，否则不能正常生长发育。

小寒、大寒是一年中雨水最少的时段。常年大寒节气，“苦寒勿怨天雨雪，雪来遗到明年麦。”在雨雪稀少的情况下，不同地区按照不同的耕作习惯和条件，适时浇灌，对小春作物生长无疑是大有好处的。

大寒三候：

初候，鸡乳，鸡产卵。

二候，征鸟厉疾，苍鹰猛厉迅急地搏击长空。

三候，水泽腹坚，冰冻三尺，水结正坚。

由上可见，节气与物候反映的是动物与植物，或说地球上生命的四季作息时间。这一作息表是循环往复，年年如此的。传统中医、中药对季节物候有严格的要求。如：何时采药，何时炼药，何时服药……都有许多要求。现代有人将其纳入时间医学的范畴。

上述二十四气七十二候，摘取自张介宾《类经图翼》。追溯上古文明，可以发现《夏小正》是此源头。《论语·卫灵公第十五》：颜渊问为邦。子曰：“行夏之时，乘殷之辂，服周之冕，……”可见在孔子时代，夏朝的历法，就已经被实践证明是符合自然规律，有助于农业生产的。《夏小正》是《礼记》中最古老的篇章，直接关系到农业、畜牧业的收成，乃至民生国计。如果有所不妥，不可能延用至今。

据何新先生考证：夏小正（夏历）是观察天文坐标而制订的，经历了太阳崇拜到北斗、北极崇拜的演变，因此在《夏小正》中，我们可以读到十个月的描述都提到星座位置。[11]二十四气七十二候的内容，有不少出自《夏小正》，甚至存在全文照抄的现象。天文与地理物候是相应相干的，与植物生长相关，亦与人体健康相关，因此，在夏朝时，《黄帝内经》的天人合一的概念或思想，就已经相当成熟了，也可能五运六气的雏形已经具备。作者在研究《黄帝内经》人体解剖学时，发现肠胃的解剖尺寸是商朝的尺寸，[12]或许可以推断出《黄帝内经》整体思想的发展演变过程：夏朝已经有天、地、人相生的概念，到商朝对人体医学的研究，就更进一步，从天文向人体具体细节发展，非常符合恩格斯在《自然辨证法》中所描述了人类知识的发展趋势。

为阅读方便，将《夏小正》的经、传文字附于本章之末。供读者参考（宋体文字为经文，仿宋字体为传文）。

6.2.3.3 历史变迁

《黄帝内经》所述的地理物候，务必不可生搬硬套，泥古不化。随着历史变革，《黄帝内经》时代的九州九野，已非本来面目。加之近些年的气候变化，有宇宙演变的原因，或者更多是人为的因素，也非两千多年前之原貌。但是，有一点可以肯定，当今世界性的对环境保护的强烈要求，无非是当今人类已经明显感觉到了气候变化对人类生命的影响，不得不为此强烈呼吁，并对人类影响气候的行为加以限制。

2009 年 12 月 7 ~ 18 日在丹麦首都哥本哈根召开。来自 192 个国家的谈判代表召开峰会，商讨《京都议定书》一期承诺到期后的后续方案，即 2012 年至 2020 年的全球减排协议。这一会议也被称为哥本哈根联合国气候变化大会，这是一次被喻为“拯救人类的最后一次机会”的会议。基于现实困境，各国政府、非政府组织、学者、媒体和民众都非常关注本次哥本哈根世界气候大会，哥本哈根的议题在一直是各大国际外交场合的重点议题。

气候科学家们表示全球必须停止增加温室气体排放，并且在 2015 到 2020 年间开始减少碳排放。科学家们预计想要防止全球平均气温再上升 2℃，到 2050 年，全球的温室气体减排量需达到 1990 年水平的 80%。焦点问题主要问题集中在“责任共担”。各个国家就此争吵不休。但是，这一全世界都认识到的气候影响人类的大会上，很少有人注意到，《黄帝内经》早就指出这个问题，并且也是传统中医的理论核心之一。

在后面相关章节，还将进一步的讨论《黄帝内经》这一天人合一理论。

6.2.4 中知人事

中知人事知什么？

首先，《黄帝内经》主要内容就是人的解剖、生理、病理及诊断和治疗方法，与人体直接相关，医者必须掌握。

其次，《黄帝内经》指出了维持健康长寿的方法，指出健康的生活方式。

再次，《黄帝内经》指出人们的性别、生长环境、社会地位、经济关系、工作职务……都与人的健康与疾病相关。

概要而论，《黄帝内经》就是一部论人与天、地和社会之间关系的著作，要想健康长寿，人必须与天、地和社会和谐。所以，王冰（约 710 ~ 805）编纂《黄帝内经·素问》时，把《上古天真论篇》置于首篇，开篇即黄帝问岐伯为何上古之人“春秋皆度百岁，而动作不衰”，与今时之人“年半百而动作皆衰者”，是时代不同，还是今时之人有什么过失？岐伯回答说：

“上古之人，其知道者，法于阴阳，和于术数，食饮有节，起居有常，不妄作劳，故能形与神俱，而尽终其天年，度百岁乃去。

今时之人不然也，以酒为浆，以妄为常，醉以入房，以欲竭其精，以耗散其真，不知持满，不时御神，务快其心，逆于生乐，起居无节，故半百而衰也。”

岐伯进一步阐述了上古先圣教化百姓，“虚邪贼风，避之有时，恬惔虚无，真气从之，精神内守，病安从来。是以志闲而少欲，心安而不惧，形劳而不倦，气从以顺，各从其欲，皆得所愿，”这就是躲避邪贼，心安体闲，顺气从欲，然后，注意其食，保持温暖，在乡随俗，不羡慕他人富贵华奢，”嗜欲不能劳其目，淫邪不能惑其心，愚智贤不肖，不惧于物，故合于道。所以能年皆度百岁而动作不衰者，以其德全不危也！”岐伯的健康生活方式，就是人事。知此人事，还有真人、至人、圣人和贤人之分：

“上古有真人者，提挈天地，把握阴阳，呼吸精气，独立守神，肌肉若一，故能寿敝天地，无有终时，此其道生。

中古之时，有至人者，淳德全道，和于阴阳，调于四时，去世离俗，积精全神，游行天地之间，视听八远之外，此盖益其寿命而强者也，亦归于真人。

其次有圣人者，处天地之和，从八风之理，适嗜欲于世俗之间，无恚嗔之心，行不欲离于世，被服章，举不欲观于俗，外不劳形于事，内无思想之患，以恬愉为务，以自得为功，形体不敝，精神不散，亦可以百数。

其次有贤人者，法则天地，象似日月，辨列星辰，逆从阴阳，分别四时，将从上古合同于道，亦可使益寿而有极时。”

中国传统文化中，孔夫子及其后之儒家大德，也无非只尊称圣人而已。道家却以真人自居。

6.3 问诊与辨证

如果仅仅是：上知天文，下知地理，中知人事，似乎还是不够的，还要善用这些知识，用以临床实际诊断治疗，否则死读书本，只能是平庸医生。因此，知道问什么还不够，还不能称作好医生；必须把问到的症状及相关资料进行整合，分析，或说是辨症。有权威甚至认为，中医与西医的区别就是辨症，后又演化为辨证（据说是为了靠拢辩证法）。

孙思邈（581～682）人称药王，他的《千金方》记载总结的药方，集前人之大成，但其书开篇不是药，而是人，是医生的基本素质要求，其中《大医习业》一节，就强调了一名好医生的素质培养：

"凡欲为大医，必须谙《素问》《甲乙》《黄帝针经》、明堂流注、十二经脉、三部九候、五脏六腑、表里孔穴、本草药对、张仲景、王叔和、阮河南、范东阳、张苗、靳邵等诸部经方。又须妙解阴阳禄命，诸家相法，及灼龟五兆，《周易》六壬，并须精熟，如此乃得为大医。若不尔者，如无目夜游，动致颠殒。次须熟读此方，寻思妙理，留意钻研，始可与言于医道者矣。又须涉猎群书，何者？若不读五经，不知有仁义之道；不读三史，不知有古今之事；不读诸子，睹事则不能默而识之；不读《内经》，则不知有慈悲喜舍之德；不读《庄》《老》，不能任真体运，则吉凶拘忌，触涂而生。至于五行休王、七耀天文，并须探赜，若能具而学之，则于医道无所滞碍，尽善尽美矣。"

由此可见，要成为一名好医生，仅读医书是远远不够的！

五经，此处五经，不是传统中医之五脏之经脉，而是儒家典籍《诗经》《尚书》《礼记》《周易》《春秋》的合称。儒家认为，读《诗经》使人温柔宽厚；读《尚书》使人疏通知远；读《周易》使人洁静精微；读《礼记》使人恭俭庄敬；读《春秋》教化属词比事。据说当年孔夫子实际编有六经，还有一经为《乐》，很早就佚失了，据说读《乐》教化广博易良。汉武帝（刘彻，公元前156～公元前87年）时独尊儒术，立五经博士，儒教国家化由此谓开端。认为这些书使人知有仁义之道。

三史，魏晋南北朝以司马迁（公元前145～公元前90）《史记》、班固（32～92）《汉书》和刘珍（？～约126）《东观汉记》为三史。唐朝开元（713～741）以后，因《东观汉记》失传，乃以《史记》、《汉书》和《后汉书》为三史。孙思邈为开元前人，所指的三史应当是前者，但此处，三史的意思，显然不应当局限，相对于现代人，就不是读三史，而应当读二十四史。读史使人知古今之事。

诸子，一般指先秦诸子百家。相应今天，就远远不止诸子百家，古今中外，各种学说理论，必须知晓，否则"睹事则不能默而识之"。

《内经》，孙思邈此处提及《内经》，与《大医习业》前后对比，显然不是指《黄帝内经》。在其文章之前的时代，所提《素问》《甲乙》和《黄帝针经》，基本就是我们今天读到的《黄帝内经》内容。虽然在孙思邈去世后30多年，王冰才出生。但《汉书》已经纳有《黄帝内经》篇目，孙思邈同时的杨上善（575～670），也编纂有《黄帝内经太素》。从整体文章来看，以及孙思邈的道士身份，此处所提《内经》，应当是道家修炼指南之《黄庭内景经》，由于骈体古文要求的对仗，此处略写为《内经》。实则意思为读《黄庭内景经》使人知慈悲喜舍之德。

《庄》《老》，庄子与老子均被道家奉为鼻祖，他们的书自然是不可不读的。实际则为道家处世为人之原则。故孙思邈认为，如果不能熟读《庄》《老》，则“不能任真体运，则吉凶拘忌，触涂而生。”由此可见，孙思邈是儒道并重。孙思邈没有提及佛家之说，当时佛教理论已经传入中国几百年了，尤其在南北朝陶宏景时代，佛教更是得到广泛的传播。孙思邈不可能不知道，却未提及，可能有其想法。

五行休王，五行自不必说，是《黄帝内经》与阴阳理论并列的重要学说。五行休王是根据五行生克理论，与四季之关系，所产生的五种状态，即：休、王（也有作旺的）、相、死、囚。

当令者王，我生者相，生我者休，克我者囚，我克者死。如：春季为木气当令，为王。木生火，夏季火为相。木克土，长夏土为死。水生木，冬季水为休。金克木，秋季金为囚。余类推。这一理论也是《黄帝内经》五运六气说的依据之一。但是这一理论被后人大力发扬，在许多领域都应用这一理论，如：四柱推命，奇门遁甲……。很显然，如前文所述同样道理，孙思邈在此所指的不仅仅是《黄帝内经》的五运六气，而是指五行休王在更为广泛领域的应用。

七耀天文，七曜又称七政、七纬、七耀。中国古代对日（太阳）、月（太阴）与金（太白）、木（岁星）、水（辰星）、火（荧惑）、土（填星、镇星）七大星座的一种总称，是先人观测天象的重要指标。这七个星球在《黄帝内经》中亦常有出现。以日、月为阴、阳，其它五星代表五行。这五颗星不是随便定义和命名的，古人仰首观天时，这五颗星在人头顶均衡的分面在东、南、西、北和中五个位置，相应于地上五行，并相互影响，其演变规律相同，因此得名。《史记·天官书》中记载：“天有五星，地有五行。”

《易·系辞上》“天垂象，见吉凶，圣人象之”，即是以此来预测未来，调控人世。《尚书·舜典》因此说：“在璇玑玉衡以齐七政。”孔颖达（574～648）注疏：“七政，其政有七，于玑衡察之，必在天者，知七政谓日月与五星也。”

要能够真正准确的辨证论治，就得掌握上述理论，所以，孙思邈说：“若能具而学之，则于医道无所滞碍，尽善尽美矣”，始能得成大医！当然，而今科学发达昌盛，仅就人体本身的学问，一个人要想全面掌握，已经非常不易，惶论还要了解医学以外之学问，因此，能够达到孙思邈所说的大医标准之医生，基本上不存在！

6.4 问诊与治疗

问诊并非只是诊断，在问诊的过程中，治疗已经在不知不觉中开始了，有许多时候，问诊还未结束，治疗已经完成，或者治疗计划已尽在医生心中。一般常见的有下列三种情况：

6.4.1 审人天和谐以调理

通过问诊，了解病人是因天、地、人不合谐，或精神、情志原因所造成的，当即可以通过解析、精神宣导、……等等治疗手段，在问诊的过程进行治疗。

《黄帝内经·素问·逆顺肥瘦第三十八》中，岐伯说“人之为道者，上合于天，下合于地，中合于人事”后，又强调“必有明法，以起度数，法式检押，乃后可传焉。故匠人不能释尺寸而意短长，废绳墨而起平水也，工人不能置规而为圆，去矩而为方。知用此者，固自然之物，易用之教，逆顺之常也。”就是说，天、地、人都具备一定的规矩和法式，不可以任意取舍，必须遵其法则，顺其自然，才可以传承后世。

黄帝接着问："愿闻自然奈何?"

岐伯回答说："临深决水，不用功力，而水可竭也。循掘决冲，而经可通也。此言气之滑涩，血水清浊，行之逆顺也。"只要顺其自然，治疗疾病，保持健康均可不费功力。

黄帝追问，"怎样才能知道正确的处理方法?"

岐伯说："以言导之，切而验之，其非必动，然后仍可明逆顺之行也。"通过言语开导，宣导，教导，看其效果，不一定要采取实际动作，如：手术、处方或针灸……等，就可以知道什么是逆，什么是顺。

黄帝赞叹道："窘乎哉！圣人之为道也。明于日月，微于毫厘，其非夫子，孰能道之也。"值得一提的是，调理精神，有点像20世纪西方开始流行的精神分析治疗方法，但又不完全是。此节所述的调理，还包括从天人合一的角度，来调整病人的住所、饮食、情志（精神）……。

6.4.2 辨病之标本以施治

通过问诊，辨别疾病的标与本，辨证施治。《黄帝内经·素问·至真要大论篇第七十四》说："是故百病之起有生于本者，有生于标者，有生于中气者，有取本而得者，有取标而得者，有取中气而得者，有取标本而得者，有逆取而得者，有从取而得者。逆，正顺也，若顺，逆也。"后一句有点难解，张介宾在《类经》解释："病热而治以寒，病寒而治以热，于病似逆，于治为顺，故曰逆，正顺也。病热而治以热，病寒而治以寒，于病若顺，于治为反，故曰若顺，逆也。本论曰：逆者正治，从者反治。是亦此意。"

《黄帝内经·素问·至真要大论篇第七十四》继续说："故曰：知标与本，用之不殆，明知逆顺，正行无问，此之谓也。不知是者，不足以言诊，足以乱经。故《大要》曰：粗工嘻嘻，以为可知，言热未已，寒病复始，同气异形，迷诊乱经，此之谓也。

夫标本之道要而博，小而大，可以言一而知百病之害，言标与本，易而无损，察本与标，气可令调，明知胜复，为万民式，天之道毕矣。"

上文所说《大要》一书，早已经不得而见。据说《黄帝内经》中可以读到早已经佚失的书籍五十余部，作者可以指出14部。[12] 足见其也是积累前人经验而成。上文所说"粗工嘻嘻，以为可知"一句，正是我们今天常见的那种，"学了三年，走遍天下"的临床医生。黄帝听岐伯如此结论，不由说：

"善。夫百病之生也，皆生于风寒暑湿燥火，以之化之变也。经言盛者泻之，虚则补之，余锡以方士，而方士用之尚未能十全，余欲令要道必行，桴鼓相应，犹拔刺雪汙，工巧神圣，可得闻乎?"

岐伯曰："审察病机，无失气宜，此之谓也。"岐伯一语慨之。在《黄帝内经·灵枢·师传第二十九》对按标本治疗提出"春夏先治其标，后治其本；秋冬先治其本，后治其标。"说明《黄帝内经》对疾病治疗的分别对待。为后世春病秋治，冬病夏治提供了理论依据。

但是，对于针灸缓解症状而言，《黄帝内经》另有指南，《素问·长刺节论篇第五十五》说："刺家不诊，听病者言，在头，头疾痛，为藏针之。刺至骨病已，上无伤骨肉及皮，皮者道也。"

可见标本论治，不可简单而言。

6.4.3 察病人所便而顺养

制定辨证施治的疗程时，要注意问病人所便。《黄帝内经·灵枢·师传第二十九》记载，黄帝听说之前的医学大家，诊疗疾病的心得体会，并没有记载下来，因此向岐伯求教，说："余愿闻而藏之，则而行之，上以治民，下以治身，使百姓无病，上下和亲，德泽下流，子孙无优，传于后世，无有终时，可得闻乎?"

岐伯回答说，问得太好了！"夫治民与自治，治彼与治此，治小与治大，治国与治家，未有逆而能治之也，夫惟顺而已矣。顺者，非独阴阳脉，论气之逆顺也，百姓人民皆欲顺其志也。"治国与治民一样，顺着百姓的意思去做就行了。

黄帝问："怎么样才是顺而治之呢?"

岐伯回答说："入国问俗，入家问讳，上堂问礼，临病人问所便。"岐伯这四个问，也是问诊之核心！从入其国（自禹家天下以来，诸候封国无数），到进入人家，到延坐入堂，到临床见到病人，四个层次的询问。非常惊讶的是，居然读到许多的中医注解，将最后一问，"临病人问所便"，解释为问大、小便。问二便确实对诊断确实非常重要，但是，在此处绝对不是问大、小便！此处的便是方便，是顺着病人的意思！本书在问其他一章，专门就此进行讨论，以提请读者注意。

唐朝王冰编注《黄帝内经》时，有许多后人攻击其为伪书，后来发现王冰之前隋朝杨上善（585~670）编注的《黄帝内经太素》，虽然编目与王冰不同，但其内容与文字多与王冰所编注基本相同，故足以证实王冰没有伪造《黄帝内经》。杨上善的《黄帝内经太素》将四时养生编在第二卷《摄生》中，命名为《顺养》。该篇文字在王冰编注之书中可见的有：《素问·宣明五气篇》、《素问·四气调神大论》、《灵枢·师传篇》、《灵枢·九针论》，以及晋朝皇甫谧（215~282）所编之《甲乙经》[①] 文字相同。可见杨上善对顺时养生的重视。下面文字是其中一段，亦可见《黄帝内经·素问·四气调神篇第二》：

"春三月，此为发陈。天地俱生，万物以荣，夜卧早起，广步于庭，被发缓形，以使志生，生而勿杀，予而勿夺，赏而勿罚，此春气之应，养生之道也；逆之则伤肝，夏为实寒变，奉长者少。

夏三月，此为蕃秀。天地气交，万物华实，夜卧早起，无厌于日，使志勿怒，使华英成秀，使气得泄，若所爱在外，此夏气之应，养长之道也；逆之则伤心，秋为痎疟，奉收者少，冬至重病。

秋三月，此谓容平。天气以急，地气以明，早卧早起，与鸡俱兴，使志安宁，以缓秋刑，收敛神气，使秋气平，无外其志，使肺气清，此秋气之应，养收之道也；逆之则伤肺，冬为飧泄，奉藏者少。

冬三月，此为闭藏。水冰地坼，勿扰乎阳，早卧晚起，必待日光，使志若伏若匿，若有私意，若已有得，去寒就温，无泄皮肤，使气极夺。此冬气之应，养藏之道也；逆之则伤肾，春为痿厥，奉生者少。"

"夫四时阴阳者，万物之根本也。所以圣人春夏养阳，秋冬养阴，以从其根；故与万

---

① 《针灸甲乙经》是针灸学专著，该书集《素问》、《针经》（即《灵枢》古名）与《明堂孔穴针灸治要》三书中之有关针灸学内容等分类合编而成。

物沉浮于生长之门。逆其根则伐其本，坏其真矣。故阴阳四时者，万物之终始也；生死之本也；逆之则灾害生，从之则苛疾不起，是谓得道。”

其实上述引文的精神，一直贯穿于中国传统文化的养生思想中，吕不韦（公元前292~公元前235）主编《吕氏春秋》，就是以这一思想来穿针引线，作为编撰全书的主题。成为中国养生学的一部重要著作。只是吕不韦因与秦始皇的关系，受到后代儒生贬低，该书一直没有得到应有的学术地位。

问其所便而顺养正是问诊过程中的重要的治疗之一！

6.5 附:《夏小正》经、传文

正月。

启蛰。言始发蛰也。

雁北乡。先言雁而后言乡者，何也？见雁而后数其乡也。乡者，何也？乡其居也，雁以北方为居。何以谓之居？生且长焉尔。“九月遰鸿雁”，先言遰而后言鸿雁，何也？见遰而后数之，则鸿雁也。何不谓南乡也？曰：非其居也，故不谓南乡。记鸿雁之遰也，如不记其乡，何也？曰：鸿不必当小正之遰者也。

雉震呴。震也者，鸣也。呴也者，鼓其翼也。正月必雷，雷不必闻，惟雉为必闻。何以谓之雷？则雉震呴，相识以雷。

鱼陟。负冰。陟，升也。负冰云者，言解蛰也。

农纬厥耒。纬，束也。束其耒云尔者，用是见君之亦有耒也。

初岁，祭耒，始用畼。初岁祭耒，始用畼也。畼也者，终岁之用祭也。其曰“初”云尔者，言是月始用之也。初者，始也。或曰：祭韭也。

囿有见韭。囿也者，园之燕者也。

时有俊风。俊者，大也。大风，南风也。何大于南风也？曰：合冰必于南风，解冰必于南风；生必于南风，收必于南风；故大之也。

寒日，涤冻涂。涤也者，变也，变而煖也。冻涂也者，冻下而泽上多也。

田鼠出。田鼠者，嗛鼠也，记时也。

农率均田。率者，循也。均田者，始除田也，言农夫急除田也。

獭献鱼。獭祭鱼，其必与之献，何也？曰：非其类也。祭也者，得多也，善其祭而后食之。“十月豺祭兽”，谓之“祭”；“獭祭鱼”，谓之“献”；何也？豺祭其类，獭祭非其类，故谓之“献”，大之也。

鹰则为鸠。鹰也者，其杀之时也。鸠也者，非其杀之时也。善变而之仁也，故其言之也，曰“则”，尽其辞也。

农及雪泽。言雪泽之无高下也。

初服于公田。古有公田焉者。古者先服公田，而后服其田也。

采芸。为庙采也。

鞠则见。鞠者何？星名也。鞠则见者，岁再见尔。

初昏，参中。盖记时也云。

斗柄县在下。言斗柄者，所以着参之中也。

柳稊。稊也者，发孚也。

梅、杏、杝桃则华。杝桃，山桃也。

缇缟。缟也者，莎随也。缇也者，其实也。先言缇而后言缟，何也？缇先见者也。何以谓之？小正以著名也。

鸡桴粥。粥也者，相粥之时也。或曰：桴，妪伏也。粥，养也。

二月。

往耰黍，禅。禅，单也。

初俊羔，助厥母粥。俊也者，大也。粥也者，养也。言大羔能食草木，而不食其母也。羊盖非其子而后养之，善养而记之也。或曰：夏有煮祭，祭者用羔。是时也，不足喜乐，善羔之为生也而祭之，与羔羊腹时也。

绥多女士。绥，安也。冠子取妇之时也。

丁亥，万用，入学。丁亥者，吉日也。万也者，干戚舞也。入学也者，大学也。谓今时大舍采也。

祭鲔。祭不必鲔，记鲔何也？鲔之至有时，美物也。鲔者，鱼之先至者也，而其至有时，谨记其时。

荣堇、采蘩。堇，菜也。蘩，由胡；由胡者，蘩母也；蘩母者，旁勃也。皆豆实也，故记之。

昆小虫，抵蚳。昆者，众也，由魂魂也。由魂魂也者，动也，小虫动也。其先言动而后言虫者。何也？万物至是，动而后着。抵，犹推也。蚳。蝭卵也，为祭醢也。取之则必推之，推之不必取之，取必推而不言取。

来降燕，乃睇。燕乙也。降者，下也。言来者何也？莫能见其始出也，故曰‘来降’。言‘乃睇’何也？睇者，眄也。眄者，视可为室者也。百鸟皆曰巢，突穴取与之室，何也？操泥而就家，入人内也。

剥鲜鲤。以为鼓也。

有鸣仓庚。仓庚者，商庚也。商庚者，长股也。

荣芸，时有见稊，始收。有见稊而后始收，是小正序也。小正之序时也，皆若是也。稊者，所为豆实。

三月。

参则伏。伏者，非亡之辞也。星无时而不见，我有不见之时，故曰伏云。

摄桑。桑摄而记之，急桑也。

季杨。杨则苑而后记之。

羖羊。羊有相还之时，其类辨辨然，记变尔。或曰：羖，羝也。

螜则鸣。螜，天蝼也。

颁冰。颁冰也者，分冰以授大夫也。

采识。识，草也。

妾、子始蚕。先妾而后子，何也？曰：事有渐也，言事自卑者始。

执养宫事。执，操也。养，大也。

祈麦实。麦实者，五谷之先见者，故急祈而记之也。

越，有小旱。越，于也。记是时恒有小旱。

田鼠化为鴽。鴽，鹌也。变而之善，故尽其辞也。鴽为鼠，变而之不善，故不鴽尽其辞也。

拂桐芭。拂也者，拂也。桐芭之时也。或曰：言桐芭始生貌拂拂然也。

鸣鸠。言始相命也。先鸣而后鸠，何也？鸠者鸣，而后知其鸠也。

四月。

昴则见。

初昏，南门正。南门者，星也。岁再见。壹正，盖大正所取法也。

鸣札。札者，宁县也。鸣而后知之，故先鸣而后札。

囿有见杏。囿者，山之燕者也。

鸣蜮。蜮也者，或曰，屈造之属也。

王萯秀。

取荼。荼也者，以为君荐蒋也。

秀幽。

越，有大旱。记时尔。

执陟攻驹。执也者，始执驹也。执驹也者，离之去母也。陟，升也。执而升之君也。攻驹也者，教之服车，数舍之也。

五月。

参则见。参也者，伐星也，故尽其辞也。

浮游有殷。殷，众也。浮游，殷之时也。浮游者，渠略也，朝生而莫死。称“有”，何也？有见也。

鴂，则鸣。鴂者，百鹩也。鸣者，相命也。其不辜之时也，是善之，故尽其辞也。

时有养日。养，长也。一则在本，一则在末，故其记曰“时养日”云也。

乃瓜。乃者，急瓜之辞也。瓜也者，始食瓜也。

良蜩鸣。良蜩也者，五采具。

匽之兴，五日翕，望乃伏。其不言“生”而称“兴”，何也？不知其生之时，故曰“兴”。以其兴也，故言之“兴”。五日翕也。望也者，月之望也。而伏云者，不知其死也，故谓之“伏”。五日也者，十五日也。翕也者，合也。伏也者，入而不见也。

启灌蓝蓼。启者，别也，陶而疏之也。灌也者，聚生者也。记时也。

鴂为鹰。唐蜩鸣。唐蜩者，匽也。

初昏大火中。大火者，心也。心中，种黍、菽、糜时也。

煮梅。为豆实也。

五月。

蓄兰。为沐浴也。

菽糜。以在经中，又言之时，何也？是食矩关而记之。

颁马。分夫妇之驹也。

将闲诸则。或取离驹纳之法则也。

六月。

初昏斗柄正在上。五月大火中，六月斗柄正在上，用此见斗柄之不正当心也，盖当依依尾也。

煮桃。桃也者，杝桃也；杝桃也者，山桃也；煮以为豆实也。

鹰始挚。始挚而言之，何也？讳杀之辞也，故言挚云。

七月。

秀雚苇。未秀则不为雚苇，秀然后为雚苇，故先言秀。

狸子肇肆。肇，始也。肆，遂也。言其始遂也。其或曰：肆杀也。

湟潦生苹。湟，下处也。有湟，然后有潦；有潦，而后有苹草也。

爽死。爽也者，犹疏也。

荓秀。荓也者，马帚也。

汉案户。汉也者，河也。案户也者，直户也，言正南北也。

寒蝉鸣。寒蝉也者，蜺乐也。

初昏织女正东乡。时有霖雨。

灌荼。灌，聚也。荼，雚苇之秀，为蒋褚之也。雚未秀为菼，苇未秀为芦。

斗柄县在下，则旦。

八月。

剥瓜。畜瓜之时也。

玄校。玄也者，黑也。校也者，若绿色然，妇人未嫁者衣之。

剥枣，栗。剥也者，取也。

零。零也者，降也。零而后取之，故不言剥也。

丹鸟羞白鸟。丹鸟者，谓丹良也。白鸟，谓闽蚋也。其谓之鸟，何也？重其养者也。有翼者为鸟。羞也者，进也，不尽食也。

辰则伏。辰也者，谓星也。伏也者，入而不见也。

鹿人从。鹿人从者：从，群也。鹿之养也离，群而善之。离而生，非所知时也，故记从、不记离。君子之居幽也，不言。或曰：人从也者，大者于外，小者于内率之也。

鴽为鼠。

参中则旦。

九月。

内火。内火也者，大火；大火也者，心也。

遰鸿雁。遰，往也。

主夫出火。主以时纵火也。

陟玄鸟，蛰。陟，升也。玄鸟也者，燕也。先言“陟”而后言“蛰”，何也？陟而后蛰也。

熊、罴、貊、貉、鷈、鼬，则穴。若蛰而。

荣鞠，树麦。鞠，草也。鞠荣而树麦，时之急也。

王始裘。王始裘者，何也？衣裘之时也。

辰系于日。

雀入于海为蛤。盖有矣，非常入也。

十月。

豺祭兽。善其祭而后食之也。

初昏，南门见。南门者，星名也，及此再见矣。

黑鸟浴。黑鸟者，何也？乌也。浴也者，飞乍高乍下也。

时有养夜。养者，长也；若日之长也。

玄雉入于淮，为蜃。蜃者，蒲卢也。

织女正北乡，则旦。织女，星名也。

十一月。

王狩。狩者，言王之时田也，冬猎为狩。

陈筋革。陈筋革者，省兵甲也。

啬人不从。不从者，弗行。于时月也，万物不通。

陨麋角。陨，坠也。日冬至，阳气至，始动，诸向生皆蒙蒙符矣，故麋角陨，记时焉尔。

十二月。

鸣弋。弋也者，禽也。先言“鸣”而后言“弋”者，何也？鸣而后知其弋也。

元驹贲。元驹也者，螘也。贲者，何也？走于地中也。

纳卵蒜。卵蒜也者，本如卵者也。纳者，何也？纳之君也。

虞人入梁。虞人，官也。梁者，主设罔罟者也。

陨麋角。盖阳气旦睹也，故记之也。

参考文献

[1] 王天芳．中医问诊教学内容与方法要改进［N］．《中国中医药报》2005，01－07（总2274期）．

[2] 干祖望．还中医本来真面目［EB/OL］．http：//www.douban.com/group/topic/7156403/（2009－07－02）［2015－09－11］．

[3] 孟庆云．王冰补注运气七篇辨识［M］．见：任应秋，刘长林编．《内经》研究论丛．武汉，湖北人民出版社，1962，第291页．

[4] 中国医学通史．中医理论各专题内容的探讨［EB/OL］．http：//yxzl.baiduyy.com/kklp/zgyxts/1029/445.htm（?）［2015－09－11］．

[5] 杨力．中医运气学［M］．北京科学技术出版社，1995，第11页．

[6] 傅立勤．干支纪年与五运六气的天文背景［J］．中国医药学报，1986，1（1）31－34.

[7] 高也陶．闻诊［M］．北京，中医古籍出版社，2008.

[8] 高也陶，施鹏，Sheldon X Lin.《黄帝内经》阴阳二十五人数学模型的建立［J］．医学与哲学，2004，25（12）41－44.

[9] 陈瑞祥．五行公理系统及其模型：五行理论体系的系统化（一）［J］．中医杂志，2014，55（9）721－727.

[10] 陈瑞祥．五行公理系统的生克关系：五行理论体系的系统化（二）［J］．中医杂志，2014，55（16）1351－1356.

[11] 何新．《夏小正》新考［M］．沈阳，万卷出版公司，2014，第1－50页．

[12] 高也陶．《黄帝内经》人体解剖学［M］．北京，中医古籍出版社，2009.

第七章　首问阴阳

问诊之始，当推察问阴阳最为重要。阴阳理论是中国传统文化的核心，《易》与《黄帝内经》将其铸造，并成为传统中医最重要的理论。明代张介宾的《十问歌》中，“九因脉色察阴阳，十从气味章神见”，其后，清代陈修园收录了张心在将《十问歌》之九问以下进行的修订诗，认为张介宾的九问阴阳，十问气味均不属于问诊范畴，至今许多中医学者都说修改的好。[1]但殊不知，张介宾的《十问歌》是以诗歌的形式表述，用词上要符合诗歌的形式，尽量省略重复之词。此歌命名“十问”，歌中前面有六问，七聋与八渴已经非简单之问，而是用了“辨”一词，九问阴阳是在切脉与察色的基础上，再加询问以合参。十问气味，实际是因嗅其气味，再结合望诊所见之“章神”，以及之前所问之饮食和所切之脉象，更进一步的询问。《十问歌》是后一问比前一问复杂，并在上一问的基础之上推进。可叹后人不解张介宾，还自以为是！

7.1　首审阴阳

《黄帝内经·素问·阴阳应象大论篇第五》是传统文化中，对阴阳定义最为详细的论著，也是传统中医论阴阳最为重要的总结性篇章，就连注释《易》的学者，也常常引用本篇作为注解阴阳的依据，一般可以归纳为：1）阴阳的基本观念，2）阴阳的基本内容，3）阴阳的方位、四季、昼夜、五脏……，4）取法阴阳的诊断方法，5）法阴阳变化，定调治之法。摘录片断如下：

阴阳者，天地之道也，万物之纲纪，变化之父母，生杀之本始，神明之府也，治病必求于本。故积阳为天，积阴为地。阴静阳躁，阳生阴长，阳杀阴藏。阳化气，阴成形。寒极生热，热极生寒。寒气生浊，热气生清。清气在下，则生飧泄；浊气在上，则生䐜胀。此阴阳反作，病之逆从也。

故清阳为天，浊阴为地；地气上为云，天气下为下雨；雨出地气，云出天气。故清阳出上窍，浊阴出下窍；清阳发腠理，浊阴走五藏；清阳实四支，浊阴归六府。水为阴，火为阳，阳为气，阴为味。味归形，形归气，气归精，精归化；精食气，形食味，化生精，气生形；味伤形，气伤精，精化为气，气伤于味。阴味出下窍，阳气出上窍。味厚者为阴，薄为阴之阳。气厚者为阳，薄为阳之阴。味厚则泄，薄则通。气薄则发泄，厚则发热。壮火之气衰，少火之气壮，壮火食气，气食少火，壮火散气，少火生气。

气味，辛甘发散为阳，酸苦涌泄为阴。阴胜则阳病，阳胜则阴病。阳胜则热，阴胜则寒。重寒则热，重热则寒。寒伤形，热伤气；气伤痛，形伤肿。故先痛而后肿者，气伤形也；先肿后痛者，形伤气也。风胜则动，热胜则肿，燥胜则干，寒胜则浮，湿胜则濡泻。

天有四时五行，以生长收藏，以生寒暑燥湿风。人有五脏化五气，以生喜怒悲忧恐。故喜怒伤气，寒暑伤形。暴怒伤阴，暴喜伤阳。厥气上行，满脉去形。喜怒不节，寒暑过度，生乃不固。故重阴必阳，重阳必阴。故曰：冬伤于寒，春必温病；春伤于风，夏生飧泄；夏伤于暑，秋必痎疟；秋伤于湿，冬生咳嗽。

故曰：天地者，万物之上下也；阴阳者，血气之男女也；左右者，阴阳之道路也；水火者，阴阳之征兆也；阴阳者，万物之能始也。故曰：阴在内，阳之守也；阳在外，阴之使也。

《黄帝内经》其他论述阴阳的章节还有很多，如《素问·五运行大论篇第六十七》也说："天地者，万物之上下也，左右者，阴阳之道路也。"如论述诊法的《素问·脉要精微论篇第十七》："诊法常以平旦，阴气未动，阳气未散，饮食未进，经脉未盛，络脉调匀，气血未乱，故乃可诊有过之脉。切脉动静而视精明，察五色，观五藏有余不足，六府强弱，形之盛衰，以此参伍，决死生之分。"

又如论述阴阳与人体关系的《素问·宝命全形论篇第二十五》："天有阴阳，人有十二节。天有寒暑，人有虚实。能经天地阴阳之化者，不失四时。知十二节之理者，圣智不能欺也，能存八动之变，五胜更立，能达虚实之数者独出独入，呿吟至微，秋毫在目。"

审察阴阳还与治疗密切相关。《素问·阴阳应象大论篇第五》还说："审其阴阳，以别柔刚，阳病治阴，阴病治阳。定其血气，各守其乡，血实宜决之，气虚宜掣引之。""故善用针者，从阴引阳，从阳引阴，以右治左，以左治右，以我知彼，以表知里，以观过与不及之理，见微得过，用不殆。"

《黄帝内经·灵枢·根结第五》："用针之要，在于知调阴与阳。调阴与阳，精气乃光，合形与气，使神内藏。"

真正理解、体会和通达阴阳与万物相关的人不多。类似论述，《黄帝内经》中还有几篇，一般都被当今学者当作迷信、糟粕处之。

张介宾在《景岳全书·阴阳篇》中说："凡诊病施治，必须先审阴阳，乃为医道之纲领。阴阳无谬，治焉有差？医道虽繁，而可以一言蔽之者，曰阴阳而已。故证有阴阳，脉有阴阳，药有阴阳。以证而言，则表为阳，里为阴；热为阳，寒为阴；上为阳，下为阴；气为阳，血为阴；动为阳，静为阴；多言者为阳，无声者为阴；喜明者为阳，欲暗者为阴。阳微者不能呼，阴微者不能吸；阳病者不能俯，阴病者不能仰。以脉而言，则浮大滑数之类皆阳也，沉微细涩之类皆阴也。以药而言，则升散者为阳，敛降者为阴；辛热者为阳，苦寒者为阴；行气分者为阳，行血分者为阴；性动而走者为阳，性静而守者为阴。此皆医中之大法。至于阴中复有阳，阳中复有静，疑似之间，辨须的确。此而不识，极易差讹，是又最为紧要，然总不离于前之数者。但两气相兼，则此少彼多，其中便有变化，一皆以理测之，自有显然可见者。若阳有余而更施阳治，则阳愈炽而阴愈消；阳不足而更用阴方，则阴愈盛而阳斯灭矣。设能明彻阴阳，则医理虽玄，思过半矣。"

大医在上，阴阳对诊疗疾病的重要性已经有精确的论述，不敢再重复啰嗦！

7.2 审察性别

察阴阳，最初、最简单的是察患者的性别。曾几何时，任何人都知道辨别性别。但是在今天，性别不是简单可辨。从先天生理上讲，有兼男兼女、非男非女……之性别；从后天生理来讲，有手术变性之男、女，手术去势之男、女，如太监；从心理上讲，就更为复杂，有兼男兼女、非男非女、形男内女、形女内男……等等不一而足。

7.2.1 《黄帝内经》区分的性别

作为医书的《黄帝内经》，几千年前就对这类问题，有相当的关注，如《灵枢·五音五味第六十五》对女性、后天生殖器官操作、后天去势与先天去势人的生理与外形进行了专门的讨论。

黄帝曰：妇人无须者，无血气乎？

岐伯曰：冲脉任脉皆起于胞中，上循背里，为经络之海，其浮而外者，循腹右上行，会于咽喉，别而络唇口，血气盛则充肤热肉，血独盛者澹渗皮肤，生毫毛。今妇人之生有余于气，不足于血以其数脱血也，冲任之脉，不荣口唇，故须不生焉

黄帝曰：士人有伤于阴，阴气绝而不起，阴不用，然其须不去，其故何也？宦者独去何也？愿闻其故。

岐伯曰：宦者去其宗筋，伤其冲脉，血泻不复，皮肤内结，唇口内荣故须不生。

黄帝曰：其有天宦者，未尝被伤，不脱于血，然其须不生其故何也？

岐伯曰：此天之所不足也，其任冲不盛、宗筋不成，有气无血，唇口不荣，故须不生。

此处顺便提一下，我们今天读到的《黄帝内经》主要是唐朝王冰编纂的版本。《黄帝内经·灵枢·五音五味第六十五》主要讲述的是五音五味的内容，张介宾曾经指出其中错误多多，在其《类经》中谈到五音与经络脏腑之关系时，就指出有六处与医义不符，并说“但前节言调者十二条，后节言同者九条，总计言角者十二，徵者六，宫者八，商者八，羽者七；有重者，如左手阳明上，右足太阳下，右足阳明下，右足少阳下；有缺者，如左手阳明下，右手阳明上，右手阳明下，左足太阳上，左足太阳下。且有以别音互入，而复不合于表里左右五行之序者。此或以古文深讳，向无明注，读者不明，录者不慎，而左右上下大少五音之间，极易差错，愈传愈谬，是以义多难晓，不敢强解，姑存其文，以俟后之君子再正。”

而且其内容在该篇中所占篇幅也不是最多。该篇先讲述了五音五味后，就讨论了上述性别的生理，其后又讨论了血与气。倒是后面部分内容居多。是王冰对本篇的理解与命名出了偏差，还是本篇原本就是几个残篇所合并的呢？

7.2.2 性别之分

如上所述，《黄帝内经》中阐述了五种不同的性别，就是：男性、妇人、后天伤阴之人、后天去势之人（宦者）、先天无势之人（天宦）。

在此，《黄帝内经》对后天伤阴之人、后天去势之人（宦者）具有详细的观察与分析，前者因外伤影响生殖功能，但可能没有进行去势手术，而后者是后天行去势手术的。前者胡须仍然可以保留，而后者胡须脱落。《黄帝内经》并给出原因：“宦者去其宗筋，伤其冲脉，血泻不复，皮肤内结，唇口内荣故须不生。”

《黄帝内经》继续指出，后天去势之人（宦者）与先天无势之人（天宦）病因不同而症状相同的道理。为不同性别的人进行不同的治疗方案，提供生理病理基础。

7.2.3 性别之别[①]

在科学发展的当今社会，性别之分已经远远超过《黄帝内经》时代。除了上述五种性别状态外，根据胚胎发育过程中所表现出来的外生殖器变异来诊断性别畸形。这在

---

① 此节引自教科书。

《黄帝内经》时代，肯定也存在，但可能在很小的时候就因为父母的担心和害怕，死在襁褓之中。古代文献中，也偶有记载。

现代医学根据性染色体、染色质、性腺及外生殖器的不一致，一般可分为真、假两类两性畸形，后者又可分为男性假两性畸形和女性假两性畸形。

1）**真两性畸形**　性腺生殖器及性征具有男女两性的特点，即具有卵巢和睾丸，或为一个性腺内具有两种性腺组织（又称卵睾）。染色体为46XX或46XY，或二者嵌合体。外生殖器可为女性、男性或二者混合型。真两性畸形的发生原因尚不清楚。

外阴部表现同时存在男性及女性的生殖器官，在阴唇部能扪及睾丸，有月经来潮者不难确诊。在与假两性畸形鉴别困难时可行性腺活检，真两性畸形性腺具有两种性腺组织。

2）**假两性畸形**　性腺与外生殖器呈相反的性别。

（1）男假两性畸形　具有睾丸组织，性染色体为XY，性染色质为阴性，发育有不同程度的女性内、外生殖器官。根据患者的外生殖器形态、阴囊的异常、睾丸大小部位及阴部外观分为三型。①男性外生殖器型 阴茎发育较正常，伴有阴茎阴囊型的尿道下裂及一侧隐睾，在隐睾侧有小子宫及输卵管甚至有上段索条状的阴道。原因是由于胚胎发育中副中肾管退化不全，自动的发育成子宫、输卵管、上段阴道。②外生殖器似男非男型 有明显的阴囊会阴型尿道下裂，阴囊分裂成两片形似阴唇，尿道开口下方还有盲端阴道的开口，假阴道在3～5厘米。阴茎短小，睾丸发育正常，有附睾、射精管，但前列腺小，乳房不发育。主要是胚胎在发育过程中，雄激素的靶细胞受体对雄激素缺乏效应，为X连锁隐形遗传。③睾丸女性化症候群 根据外阴、体态又可分为女性化不完全型和女性化完全型，此类病人自幼均作女性打扮。女性化不完全型：阴蒂肥大为阴茎，大小阴唇发育差，大阴唇皮肤有皱褶如阴囊，睾丸在两侧阴囊内或腹股沟处，阴道深浅不一，呈盲端，身材同男性，肩平宽，臀围小，四肢粗大，有喉结但不突出，皮下脂肪少，但乳房较丰满。女性化完全型：外阴部酷似女性，但阴道深浅不一呈盲端，睾丸多位于腹股沟处，身材较苗条，肩窄臀宽，皮肤细腻，皮下脂肪较丰富，喉结不明显，乳房为少女型，无腋毛、阴毛。此型为X连锁隐形遗传病，是由于发育过程中，靶细胞的雄激素受体完全缺失，影响了雄性化的发展。

临床检查：性染色体为XY，有睾丸，必定具备女性内或外生殖器如盲端阴道、输卵管或子宫等，雄激素分泌正常，即可诊断为男性假两性畸形。

（2）女假两性畸形　具有卵巢组织，性染色体为XX，性染色质为阳性，外生殖器呈现不同程度的男性化。临床表现为患者具有男性体征，阴蒂肥大甚至与男性阴茎相似，体毛呈男性分布，肌肉发达，有喉结及声音嘶哑，皮肤粗糙，面部为男性，上唇有须，两耳前有鬓角等。由于男性激素过多，可影响乳房及子宫的发育，无月经来潮，阴毛的分布又为女性，阴道口小，常因阴唇后联合过长而将阴道口遮盖。此型的病因为先天性肾上腺皮质增生，也可由于妊娠早期母体内雄激素过多所致。先天性肾上腺皮质增生为一种常染色体隐形遗传病，肾上腺分化发生在副中肾管发育滞后和外生殖器和尿生殖窦发育之前，故仅引起外生殖器异常，内生殖器仍为女性。

临床检查：阴蒂明显增大，阴唇后联合过长，会阴增宽，身材偏矮及其他男性体征。内分泌检查可见尿-17酮类固醇与孕三醇含量增高，血浆睾丸酮也明显增高，即可确诊为女性假两性畸形。

提醒注意的是，一般临床中医在问诊中，只能观知外表的性别特征，不太可能进行外生殖器检查。鉴于就诊者外表的非常表现，有时也未必方便进行深入的追问。但此性别的正确区分，很可能影响临床用药的准确性。因此，在久治无效的病例，又有区分性别的困惑，要考虑进一步追问的可能。

7.2.4 变性人

现代的变性人属于《黄帝内经》所说的后天去势者（宦者）吗？答案是否定的。

古时的宦者多为战俘、奴隶、为生计所迫而进行去势，进入皇庭贵族，以无生殖功能之躯体，伺候孤男众女。因为拥有众女之孤男，不可能满足应付众女之要求，男性社会，又不允许身边女性与其他男人交配，以保证血缘之纯正。在这种情况下，以外力将男性奴隶生殖器割去，是残忍的，痛苦的，更重要的还是身心的耻辱。后来发展成一种刑法：宫刑、腐刑。最著名的就是汉朝史官司马迁。司马迁（公元前145年~公元前90年）在《报任安书》中，多处痛诉这种经历：

故祸莫憯于欲利，悲莫痛于伤心，行莫丑于辱先，诟莫大于宫刑。

太上，不辱先，其次不辱身，其次不辱理色，其次不辱辞令，其次诎体受辱，其次易服受辱，其次关木索、被箠楚受辱，其次剔毛发、婴金铁受辱，其次毁肌肤、断肢体受辱，最下腐刑极矣！

仆以口语遇遭此祸，重为乡党戮笑，以污辱先人，亦何面目复上父母之丘墓乎？虽累百世，垢弥甚耳！是以肠一日而九回，居则忽忽若有所亡，出则不知其所往。每念斯耻，汗未尝不发背沾衣也！

古代的后天去势者，多为男性去势，在身体发肤上仅去男性生殖器而已。变性人则不仅是通过手术改变生殖器这么简单，与古代后天去势者最重要的区别是，变性人是心理上倾向于变成异性的冲动或需要，远远超过忍受手术去势、改变性征和服用性激素维持性征的痛苦。

现代医学把无论变性与否，想改变自己生理性别的人，都称之为易性者。易性者不论其原本的性别是男是女，他/她们从心理上否定自己的性别，认为自己的性别与外生殖器的性别相反，而要求变换生理的性别特征。故又称变换性别癖或性别转换症，属于性别身份识别障碍。他们一般：1）深信自己内在是异性；2）声称自己是异性，但身躯发育并非异性；3）要求医学改变躯体成为自己所认定的性别；4）希望周围人按其体验的性别接受自己。基本原因有两个，一种就是内在的原因，由生物因素所致或者从某种意义上讲DNA决定；第二种就是后天的教育，人生影响，主要受父母或是监护人影响。

易性癖一般从幼年即懂事起就有性身份认同障碍，青春期心理逆变，持续地感受到自身生物学性别与心理性别之间的矛盾或不协调，强烈要求通过变性手术来改变自身的性解剖结构，在变性要求得不到满足时，常因内心冲突而极度痛苦，甚至导致自残、自戕。这种症状普遍存在于世界各地，男女皆可发病，可见于不同的民族和职业，发病者的生活经历、文化背景和社会条件也不尽相同。

在印度称这类人为海吉拉（Hijra），历史根源可以追溯到的印度两大史诗：《罗摩衍那》和《摩诃波罗多》（成书年代约为公元前1500，相当于中国夏朝时期，中国这一时期，目前只发掘出甲骨文），公认的印度文学的基础，最初的诗。

在《罗摩衍那》中，王子罗摩（印度人心目中的神）放弃王位，离开妻子和弟弟自我放逐了14年，在林中苦苦修炼并得到神力。在这些年中，所有的男女仆人都离开了罗摩，只有一个被去势的仆人等了14年，一直等到主人归来。这个仆人就成了“海吉拉”的始祖。因为“海吉拉”从一开始就得到了罗摩的祝福，因此，印度传统上认为“海吉拉”具有法力，是吉祥的人，能为人带来好运、驱除厄运，而遭到其诅咒的人就会失去性能力。

在《摩诃波罗多》中，撒呀瓦力的两派子孙争夺王位，基于军事需要，得找个活人献祭，选中了阿拉梵，尽管只剩一天的生命，阿拉梵要求举行婚礼，但没有女人愿意成为寡妇，于是印度神话中的男神克里希纳以女人的模样从天而降，与阿拉梵做了一夜夫妻。因此海吉拉颂扬阿拉梵，一部分因为这桩婚姻的一方是男人，另一方是男人幻化而成的女人，此外海吉拉颂扬阿拉梵，也因为他是社会的受害者和牺牲者。全印度的海吉拉每年会在一个叫做库瓦干（唯一祭祀阿拉梵的地方）的地方参加庆典，并且嫁给阿拉梵，第二天成为寡妇。

因此，在印度，海吉拉（变性人）成为了第三性别，成为印度文化文化和印度社会的一个不可忽略的分支。2009年至2015年，已经有印度、尼泊尔、澳大利亚、新西兰和泰国承认了第三性别。在中国，第三性别已经崛起，并崭露头角，融入社会。

7.3　阴阳五态之人

上述性别的辨别，一般都具有解剖结构与生理功能的偏失于正常，或者通过手术改变性解剖特征。《黄帝内经》还就心理的变化，进行了阴阳五态人的分型。中医古籍出版社出版的拙著《本末出候/望诊：＜黄帝内经＞理论和技术的现代研究》中做过较为详细的论述，在此只做简要的讨论。

阴阳五态人，见《黄帝内经·灵枢·通天第七十二》，黄帝向少师请教人之阴阳，少师回答说：“天地之间，六合之内，不离于五，人亦应之，非徒一阴一阳而已也，而略言耳，口弗能遍明也。”

少师区分五态之人为：“太阴之人，少阴之人，太阳之人，少阳之人，阴阳和平之人。凡五人者，其态不同，其筋骨气血各不等。”态者，形态也，因“筋骨气血各不等”而造成个体之形态不同。但少师具体所描述的，首先，更多、更主要的是心理状态：

太阴之人，贪而不仁，下齐湛湛，好内而恶出，心和而不发，不务于时，动而后之，此太阴之人也。

少阴之人，小贪而贼心，见人有亡，常若有得，好伤好害，见人有荣，乃反愠怒，心疾而无恩，此少阴之人也。

太阳之人，居处于于，好言大事，无能而虚说，志发于四野。举措不顾是非，为事如常自用，事虽败，而常无悔，此太阳之人也。

少阳之人，諟谛好自贵，有小小官，则高自宜，好为外交，而不内附，此少阳之人也。

阴阳和平之人，居处安静，无为惧惧，无为欣欣，婉然从物，或与不争，与时变化，尊则谦谦，谭而不治，是谓至治。

其次，少师描绘了阴阳五态的的形体与行为：

太阴之人，其状黮黮然黑色，念然下意，临临然长大，腘然未偻，此太阴之人也。

少阴之人，其状清然窃然，固以阴贼，立而躁崄，行而似伏，此少阴之人也。

太阳之人，其状轩轩储储，反身折腘，此太阳之人也。

少阳之人，其状立则好仰，行则好摇，其两臂两肘，则常出于背，此少阳之人也。

阴阳和平之人，其状委委然，随随然，颙颙然，愉愉然，䁥䁥然，豆豆然，众人皆曰君子，此阴阳和平之人也。

值得注意的是，《黄帝内经》所说的阴阳五态之人，是典型状态，自然界中，很少有些典型状态之人。因此，具体审别时，要注意其偏重、混合与对立，以确定分型。

7.4 阴阳二十五人

阴阳五态人，以阴阳为分类根据；阴阳二十五人，则主要以五行来分类。阴阳二十五人主要是以闻和望来分型，于问诊内容则较少。较为相关的为年加，在问年龄一章中叙述。

中医古籍出版社出版的几部拙著《五脏相音：<黄帝内经>失传2000多年的理论与技术的现代研究》和《闻诊》，对阴阳二十五人有较为详细的论述，此处仅一笔带过，不再多述。

7.5 阴阳之形能

察问阴阳不仅是审查性别、辨别心理，还要识别病患的形气之阴阳，这对诊断与治疗具有重要意义。而问诊在这一过程中也有关键作用。

《黄帝内经·素问·阴阳应象大论篇第五》：

“帝曰：法阴阳奈何？

岐伯曰：阳胜则身热，腠理闭，喘粗为之俯仰，汗不出而热，齿干以烦冤，腹满死，能冬不能夏。阴胜则身寒，汗出，身常清，数栗而寒，寒则厥，厥则腹满死，能夏不能冬。此阴阳更胜之变，病之形能也。”

日本著名的汉医世家丹波元简（1755～1810）在《素问识》中说：“能与态同。”把形能解释为形态，当今许多医家及注释者，也都持此说，并进一步地说，“能、态，是古今字；态、态，是繁简字。”这种解释，似乎过为简单浅陋，不够贴切。

张介宾在《类经》中对“形能”一词的解释可能比较符合原意：“形言阴阳之病形，能言气令之耐受也。”形为形体结构，能为体力能量。如上文中阴阳体征的寒、热、汗出汗不出、栗、胀、冬夏之耐受，都是能量的表现。因此，问诊的医生，就得追问病人的感受，判断疾病之形能，以确定阴、阳两者之间的胜、复关系，为诊断提供依据。

《黄帝内经·灵枢·根结第五》中提到形气，可以证明张介宾所说的“能言气令之耐受”，有相当的道理。黄帝问：“形气之逆顺奈何？”

岐伯回答说：“形气不足，病气有余，是邪胜也，急泻之；形气有余，病气不足，急补之；形气不足，病气不足，此阴阳气俱不足也，不可刺之，刺之则重不足。重不足则阴阳俱竭，血气皆尽，五脏空虚，筋骨髓枯，老者绝灭，壮者不复矣。形气有余，病气有余，此谓阴阳俱有余也。急泻其邪，调其虚实。故曰：有余者泻之，不足者补之，此之谓也。”

《黄帝内经·灵枢·邪气藏府病形第四》中，黄帝问：患有疾病之人，“其病形何如？岐伯回答说：

“虚邪之中身也。洒淅动形。正邪之中人也微，先见于色，不如于身，若有若无，若亡若存，有形无形，莫知其情。”

黄帝再问：“余闻之，见其色，知其病，命曰明。按其脉，知其病，命曰神。问其病，知其处，命曰工。余愿闻见而知之，按而得之，问而极之，为之奈何？”这里黄帝把见、按和问三者作为诊断的手段，显见在准确判定病能上，三者都是非常重要的。

岐伯认为三者不可或缺，必须综合判断：“夫色脉与尺之相应也，如桴鼓影响之相应也，不得相失也，此亦本末根叶之出候也，故根死则叶枯矣。色脉形肉，不得相失也，故知一则为工，知二则为神，知三则神且明矣。”

7.6 阴阳之调御（问房中）

性生活是问诊的重要内容，显然也是属于问阴阳的内容之一。性是重要的生理功能，直接与人体健康相关，因此，临床医生不得不知道。

《黄帝内经·素问·阴阳应象大论篇第五》在论述完上节阴阳之形能后，黄帝继续问：“怎样调此阴阳二者？”这一问句内容其实非常广泛，涉及阴阳的各个方面。但是，岐伯的回答，却把这调此二者的内容，给局限到了性行为。岐伯说：“能知七损八益，则二者可调，不知用此，则早衰之节也。”其后，描述了四十、五十和六十岁年龄段的人生衰老历程，并总结，“知之则强，不知则老，故同出而名异耳。愚者不足，智者有余。有余则耳目聪明，身体轻强，老者复壮，壮者益治。是以圣人为无为之事，乐恬憺之能。从欲快志于虚无之守，故寿命无穷，与天地终。此圣人之治身也。”与《黄帝内经·素问》开篇《上古天真论篇第一》的理论相互呼应。

因此，2000 多年来，对“七损八益”的解释很多，在王冰（约 710 ~ 805）之前的杨上善（565 ~ 670）编纂的《黄帝内经太素·阴阳》有相类于《黄帝内经·素问·阴阳应象大论篇第五》的内容，杨上善注为：认为“阳胜八益为实，阴胜七损为虚”，八益是指“阳胜”之身热、腠理闭、喘粗、俯仰、汗不出而热、齿干、烦冤、腹满死等 8 个症状，七损是指“阴胜”之身寒、汗出、身常清、数栗、寒、厥、腹满死等 7 个症状。

王冰注“七损八益”为：“女为阴七可损，故海满而血自下；男为阳八宜益，交会而精泄。”而马莳则解释为道家房中术之采阴补阳之说。

张介宾认为：王冰所说女之经血，本来可调；男之泄精，何以有益？而马氏采阴补阳，只对男有补而对女则被采无益，更是无稽之谈。于是张介宾在《类经》中注释“七损八益”时，专门加以按语，认为其有两层意思。

其一，以《易经》原理来阐述：“此言死生之本原也。七为少阳之数，八为少阴之数。七损者言阳消之渐，八益者言阴长之由。夫阴阳者，生杀之本始也。生从乎阳，阳不宜消也；死从乎阴。阴不宜长也。使能知七损八益之道，而得其消长之几，则阴阳之柄，把握在我。故二者可调，否则未央而衰也。”

其二，以《上古天真论篇第一》的理论来阐述：“女得七数，男得八数，使能之七之所以损，则女可预防其损而益自在也；能知八之所以益，由男可常守其益而损无涉也。阴阳皆有损益，能知所预，则二者何不可调哉！此说亦通。”

根据上述第二种观点，有进一步讨论说：《上古天真论》认为，男子八岁肾气始盛，至四八而极，此为男子的四益；女子七岁肾气始盛，至四七而极，此为女子四益——合为八益。男子肾气五八始衰，至八八而竭，此为男子的四损；女子五七始衰，至七七而竭，这是女子的三损——合为七损。

1973 年，马王堆汉墓出土的帛书中有十种医书，其中《天下至道谈》非常明确地指出了何为七损八益，由此对《黄帝内经·素问·阴阳应象大论篇第五》中的“七损八益”才有了统一的认识。七损八益确为房中之术。《天下至道谈》说：

气有八益，又有七损。不能用八益、去七损，则行年卌而阴气自半也，五十而起居衰，六十而耳目不聪明，七十下枯上脱，阴阳不用，灌泣流出。今之复壮有道，去七损以振其病，用八益以贰其气，是故老者复壮，壮者不衰。君子居处安乐，饮食恣欲，皮腠曼密，气血充赢，身体轻利。疾使内，不能道，产病出，汗喘息，中烦气乱；弗能治，产内热；饮药灼灸以致其气，服饵以辅其外，强用之，不能道，产痤肿橐；气血充赢，九窍不道，上下不用，产痤疽，故善用八益、去七损，五病者不作。

上述引文中的 40 岁到 70 岁的年龄段描述，与《黄帝内经·素问·阴阳应象大论篇第五》的相应文字，几乎一样。当年马王堆出土这些帛书时，有学者以帛书中记载足臂只有十一经脉，认为这些文字的年代比《黄帝内经》早，因为《黄帝内经》记载是十二经脉。在 2008 年出版的拙著《<黄帝内经>人体解剖学》一书中，已经对此作过详细的评论，在此不重复。当时搜集反驳的依据时，没有发现上述两部文字如此相近的证据。这里就提出一个问题，这两段文字如此接近，是《黄帝内经·素问·阴阳应象大论篇第五》抄袭或引用《天下至道谈》呢，还是后者抄袭或引用前者？因为与本书主题相关不大，且按下不表。

但我们已经非常明确的知道了，《黄帝内经·素问·阴阳应象大论篇第五》提到的七损八益是指当时提倡的健康养生的性生活，而显然这只是在当时贵族中流传的秘术。这一秘术到了唐代，大多数人已经不清楚了，或者说已经不流行了。但不能否定《黄帝内经》认为健康的性生活，是调御阴阳的方法。

因此，在察问阴阳时，必须了解求医者的性生活方式，是否犯七损之禁忌，是否和谐健康，是否影响健康，与疾病的发生有什么样的关系。

7.7 四时之阴阳

一年四季，亦有阴阳之分，《黄帝内经·素问·六微旨大论》说：“上下有位，左右有纪。”因此，疾病的发生、发展与痊愈与四季密切相关，问诊时，了解病人发病时节，或容易得病、缓解疾病的时节，都有助于疾病的诊断与治疗。我们在问四时的章节再详细讨论。

参考文献

[1] 老膺荣，朱泉.《十问歌》的演变及补遗 [J]. 山西中医 21 (4) 61-62, 2005.

第八章　问 年 龄

问完阴阳，问年龄。年龄与健康、衰老、疾病和死亡关系密切，是问诊最重要、最基本的内容之一。

人之生命随着时间消逝，步步走向死亡。司马迁在《史记·封禅》中载：公孙卿上礼书於汉武帝曰："黄帝迎日推筴，后率二十岁复朔旦冬至，凡二十推。三百八十年，黄帝仙登於天。"由此看来，黄帝至少活了 380 岁以上。皇甫谧（215～282）著《帝王世家》说，黄帝在位 100 年，年龄 111 岁。似乎这一生存年龄比较接近现实生活。中国民间传说认为彭祖寿命最长，葛洪（284～364）《神仙传》中记载他为黄帝之孙子"帝颛顼之玄孙：年七百六十岁而不衰老。"

《黄帝内经》论述年龄最多说到一百岁。孔子（公元前 551～公元前 479）寿命七十三，孟子（公元前 372～公元前 289）寿命八十四，圣人且如此，因此，中国民间说，七十三、八十四，阎王不请自己去。到魏晋之间的著名文士嵇康（224～263）著《养生论》，开篇即说，"或云上寿百二十，古今所同，过此以往，莫非妖妄者。"人寿不过 120，至少说明当时已经有人活到这个岁数，与现代最前沿的科学研究及最高寿命基本相符。

8.1　时空概念

自 137 亿年前，宇宙大爆炸，就开始有了时间与空间。一种不可逆的状态。2000 多年前，古希腊哲学家德谟克利特（约公元前 460～公元前 370 年）就说过，人不可能跨过同一条河流。孔子也对着奔流之水，感叹人生"逝者如斯夫"！都是人类对时间与空间的一种感触。

孔子作《易传》说，太极生两仪，两仪生四象，四象生八卦。以八卦为基础，可以推出 64 卦，以至无数。有点类似大爆炸后产生宇宙的状态。老子（约公元前 571 ～约公元前 451 年）在《道德经》中说，道生一，一生二，二生三，三生万物。也可以看作类似时间流逝与空间万物的产生。

庄子（公元前 369～公元前 286）可能是我国最早思考时空概念的智者。他在《齐物论》中说："昔者庄周梦为蝴蝶，栩栩然蝴蝶也，自喻适志与，不知周也。俄然觉，则蘧蘧然周也。不知周之梦为蝴蝶与，蝴蝶之梦为周与？周与蝴蝶，则必有分矣。此之谓物化。"虽然，庄周在此把不知是自己梦为蝴蝶，不是蝴蝶梦为自己，充分认识到两者必有所分，并将其定义为物化。有点相对论的味道。按照当今的理解，庄子是在静坐冥思中，悟到这一现象。所以，后来他追求的是物我两忘，天人合一的境界，被后世道家尊为祖师、南华真人，其学说与老子之说并称为老庄学说。

在《逍遥游》中，庄子更是进一步的讨论了小大的问题，"小知不及大知，小年不及大年。奚以知其然也？朝菌不知晦朔，蟪蛄不知春秋，此小年也。楚之南有冥灵者，以五百岁为春，五百岁为秋。上古有大椿者，以八千岁为春，八千岁为秋。而彭祖乃今以久特闻，众人匹之。不亦悲乎！"朝菌生存不到半月，见不到月亮的阴晴圆缺；蟪蛄生存不到一年，见不到春夏秋冬；楚之南冥灵的一“年”是相当于人间 2,000 岁，上古大椿的一“年”相当于人间 32,000 岁。他们对时间的理解绝对是不可同日而语的，对空间的概念更是不可能一样！

古希腊哲学家亚里士多德（公元前 384 ~ 公元前 322）用认为时间是连续的，空间是固定的（地球是宇宙的中心）。哥白尼（1473 ~ 1543）的“日心说”，打破了古典时空观，流逝时间和无限的空间组成了人类的世界。经典物理学、即机械唯物主义的的创始人之一、笛卡尔（1596 ~ 1650）指出时间的特性是持续性，空间的特性是广延性，认为广延性是一切物体的共同属性。另一位创始人牛顿（1643 ~ 1721）提出“绝对时间”“绝对空间”的观点。其特征就是认为：物质、时间与空间三者互不相关，时间、空间是物质存在及转化的框架，不同的参考系可以使用同一个时间和空间的基准。

到了量子物理学时代，相对论的时空观则认为：物质、时间与空间三者密切相关，时间是具有相对性的，与运动速度相关，就是爱因斯坦（1879 ~ 1955）那个著名的质能方程公式：

$$E = mc^2$$

其中，E 是能量，单位是焦耳（J）。M 是质量，单位是千克（Kg）。C 在数值上等于光速的数值大小，$c = 299792458m/s$。

该公式表明物体相对于一个参照系静止时仍然有能量，这是违反牛顿系统的，因为在牛顿系统中，静止物体是没有能量的。这就是为什么物体的质量被称为静止质量。公式中的 E 可以看成是物体总能量，它与物体总质量（该质量包括静止质量和运动所带来的质量）成正比，只有当物体静止时，它才与物体的（静止）质量（牛顿系统中的‘质量’）成正比。这也表明物体的总质量和静止质量不同。反过来讲，一束光子在真空中传播，其静止质量是 0，但由于它们有运动能量，因此它们也有质量。① 因此，在相对的时间里，运动时钟变慢，运动的尺子缩短，物体质量随速度的增加而增大。

一般来说，时空观只是力学、物理学、天文学和哲学的基本概念，但是则是理论研究和科学研究最基础的概念，可以延伸应用到其他各个专业领域。比如说，时空观可以延伸到心理学领域。人们对外界的认识，必定是在大脑中活动，神经精神领域随着人们对外部世界的认识发展，也同样促进内部世界的进化。比如，人类可以通过记忆组织而成的对待时空的看法，人类也可以经过理性反思而得到的崭新的时空观，甚至可以穿越不同的宇宙。

因此，我们对人类年龄的认识，不应当仅仅局限在人生百年，或者百二十年的基础上。物理学正面临着重大的突破，人类对时空的认识必定在短期内会进行重大的转变！[1]

8.2 年龄与生长发育（肾气）

唐代王冰编注《黄帝内经》时，就把论述生殖年龄及其生理变化的篇章《上古天真论》置于《黄帝内经·素问》的第一篇，足以说明他对年龄与生长发育关系重视的程度。

---

① 百度百科：质能方程式［EB/OL］(2015 - 10 - 10)［2015 - 11 - 03］http：//baike. baidu. com/link？url = UBBtQqZY rcxshvxh1 _ KcM _ 2eE_ alQCfwDq8 PlDzdMVa 6 nPuF 1c4 TIeSPX KeVqEUAbe 3vv MAn 9VYQRe 1SkH CwbW

这一段文字如下：

女子七岁，肾气盛，齿更发长。

二七，而天癸至，任脉通，太冲脉盛，月事以时下，故有子。

三七，肾气平均，故真牙生而长极。

四七，筋骨坚，发长极，身体盛壮。

五七，阳明脉衰，面始焦，发始堕。

六七，三阳脉衰于上，面皆焦，发始白。

七七，任脉虚，太冲脉衰少，天癸竭，地道不通，故形坏而无子也。

丈夫八岁，肾气实，发长齿更。

二八，肾气盛，天癸至，精气溢泻，阴阳和，故能有子。

三八，肾气平均，筋骨劲强，故真牙生而长极。

四八，筋骨隆盛，肌肉满壮。

五八，肾气衰，发堕齿槁。

六八，阳气衰竭于上，面焦，发鬓颁白。

七八，肝气衰，筋不能动，天癸竭，精少，肾脏衰，形体皆极。

八八，则齿发去。

上述引用文字中，要特别强调几个问题：

1）上述年龄，是以中国传统的虚岁论；

2）女性以七的倍数计，男性以八的倍数计；因此，女子计述到七七四十九岁，男子计述到八八六十四岁；

3）上述引文讲的是生殖年龄，是岐伯回答黄帝所问：”人年老而无子者，材力尽邪？将天数然也？”根据本文所述，女性 14 岁（虚岁，下同）即可生子，到 49 岁绝经，显然比现代早。似乎越早怀孕生子，绝经期越早，可能与“材力”过早耗尽有关。

4）上述引文虽然重点以“肾气”为核心，“肝气”为辅，但是，岐伯后面补充说：“肾者主水，受五脏六腑之精而藏之，故五脏盛，乃能泻。今五脏皆衰，筋骨解堕，天癸尽矣，故发鬓白，身体重，行步不正，而无子耳。”所以，重要的是，五脏之气随年龄增长，由发育、生长、强壮而又慢慢衰竭。

5）上述引文讲述的是一般现象，特殊现象时有发生，而临床所关注的往往是特殊对象，才更有辨证价值。因此，黄帝又问：“有其年已老，而有子者，何也？”按照民间传说，黄帝本人就属于这种情况。

岐伯回答：“此其天寿过度，气脉常通，而肾气有余也。此虽有子，男子不过尽八八，女子不过尽七七，而天地之精气皆竭矣。”强调男性八八之数，女性七七之数。

黄帝继续追问：“夫道者年皆百岁，能有子乎？”

岐伯回答：“夫道者能却老而全形，身年虽寿，能生子也。”修行得道者，却老全形，不受天数限制，可以生子！

8.3 年龄与寿夭（五脏气）

《黄帝内经·素问·上古天真论篇第一》所说的重点是男、女生殖生理，其中主要是以肾气为主，肝气为辅，因此，女性只是论及二七十四岁到七七四十九岁，男性从二八十六岁论到八八六十四岁，而人之长寿或短命是与五脏之气均相关的！

《黄帝内经·灵枢·天年第五十四》讨论的范围更广：

黄帝问于岐伯曰：愿闻人之始生，何气筑为基，何立而为楯，何失而死，何得而生？

岐伯曰：以母为基，以父为楯，失神者死，得神者生也。

黄帝曰：何者为神？

岐伯曰：血气已和，营卫已通，五藏已成，神气舍心，魂魄毕具，乃成为人。

黄帝曰：人之寿夭各不同，或夭寿，或卒死，或病久，愿闻其道？

岐伯曰：五藏坚固，血脉和调，肌肉解利，皮肤致密，营卫之行，不失其常，呼吸微徐，气度以行，六府化谷，津液布扬，各如其常，故能长久。

……（所略为望诊内容，笔者注）

黄帝曰：其气之盛衰，以至其死，可得闻乎？

岐伯曰：人生十岁，五藏始定，血气已通，其气在下，故好走。

二十岁，血气始盛，肌肉方长，故好趋。

三十岁，五藏大定，肌肉坚固，血脉盛满，故好步。

四十岁，五藏六府十二经脉，皆大盛以平定，腠理始疏，荣华颓落，发颇颁白，平盛不摇，故好坐。

五十岁，肝气始衰，肝叶始薄，胆汁始灭，目始不明。

六十岁，心气始衰，善忧悲，血气懈惰，故好卧。

七十岁，脾气虚，皮肤枯。

八十岁，肺气衰，魄离，故言善误。

九十岁，肾气焦，四藏经脉空虚。

百岁，五藏皆虚，神气皆去，形骸独居而终矣。

黄帝曰：其不能终寿而死者，何如？

岐伯曰：其五藏皆不坚，使道不长，空外以张，喘息暴疾，又卑基墙，薄脉少血，其肉不石，数中风寒，血气虚，脉不通，真邪相攻，乱而相引，故中寿而尽也。

从本篇文字看，从十岁讲到百岁，但从文中整体来看，本篇中的岁数是指该年龄段的上限，因此，应当说是从出生讲到一百岁，共10个年龄段。同上节一样，是以虚岁计。从内容上看，本篇阐述了以下几个理论：

1）生命的产生来自父母之基楯，自然，生命与父母之遗传有密切联系。

2）父母之基与楯相合，即两精相搏而成神，这一得神的过程是为："血气已和，营卫已通，五藏已成，神气舍心，魂魄毕具，乃成为人"

3）形成这一过程的特异性、个别性，乃至偶然事件，造成个体五脏、血气的强弱结果，都是造成人的寿命短长的原因。因此，提示我们，在问诊时，要特别要注意，以助判断个体的诊治与预后。

4）出生后，每十年为一个生命阶段，到百岁一共十个生命阶段，不同的生命现象将因五脏气的生成、壮大与衰退而变化。

5）本篇未分男女性别，更不见男八、女七之说，而以四十岁为峰值，之前为五脏气的生长过程，之后为五脏气的衰退过程。这一峰值期与《黄帝内经·素问·上古天真论篇第一》所说的，女性35岁，"五七，阳明脉衰，面始焦，发始堕"，男性40岁，"五八，肾气衰，发堕齿槁”，还是颇为相近的。

6）五脏气的生长过程，几乎是同步的；而五脏气的衰退过程，却是逐一而退，每一年龄段衰退一气，其先后秩序为：41～50岁，肝气始衰；51～60岁，心气始衰；61～70岁，脾气虚；71～80岁，肺气衰；81～90岁，肾气焦；91～100岁，五脏皆虚，神气皆去。提请读者注意的是，这一衰退过程，不是信口开河而说，而是严格按照五行生克理论来排列的。即：肝木→心火→脾土→肺金→肾水，沿箭号方向是五行相生关系，衰老时，从肝木起，逐一消退，由于生我者消弱，我自衰弱，我生者亦随之消退。另外，读者还可以发现，这一顺序与一年四季的顺序相同，春木→夏火→长夏土→秋金→冬水。颇有年与月去，日与时驰，光阴不再的味道！

7）一个重要的提示，现在满大街小巷卖补肾之药，以期延年益寿，滋补阴阳，看来都是受到《黄帝内经·素问·上古天真论篇第一》的理论影响。要想延缓衰老，似乎也可以补肝为上！这不是本书题目，且搁一旁。

但是，对于问诊者来说，则不可不知。

8.4 早衰者及其判断

以上讨论了正常情况下，随着年龄增长而至的生理变化。《黄帝内经·素问·阴阳应象大论篇第五》阐述了早衰的现象。

能知七损八益，则二者可调，不知用此，则早衰之节也。

年四十，而阴气自半也，起居衰矣。

年五十，体重，耳目不聪明矣。

年六十，阴痿，气大衰，九窍不利，下虚上实，涕泣俱出矣。

七损八益就是调和阴阳，在上一章，我们专门讨论了这个概念，在此不赘述。如果求医者有与年龄不相符合的症状如上所述时，则早衰可以诊断。

现代医学的早衰症，与《黄帝内经》所述的早衰，完全不是一个概念。1886年和1897年，两位医生分别首先描述了这种疾病的症状群，后来以他们的名字命名为一疾病为早衰综合征（Hutchinson－Gilford Syndrome），本病为一综合征，特点为发育延迟，至婴儿时期就发生进行性老年性退行性改变。是一种极端罕见的先天遗传性疾病，其患者身体的老化过程十分快速。而罹患此病孩童的年龄很少超过13岁，在美国，大约每八百万个新生儿之中就有一位得到此疾。美国国家人类基因组研究所最新研究显示，人体1号染色体上编码“核纤层蛋白A”（Lamin A）的基因发生变异，可能是导致早老症的最常见原因。

由此而知，传统中医所定义的早衰，只是生理功能较实际年龄段正常的生理功能减退的表现，是否与基因相关，目前只能说还未找到。因为，现代医学正在迈入所有疾病和健康与基因相关的时代，就连非正常的生活方式，个体的兴趣爱好，都可能找到相应的基因。

8.5 年加与疾病生成

年加的概念，似乎现代人知之不多，就是中医之中也少有人提及。那么什么是年加呢？《黄帝内经·灵枢·阴阳二十五人第六十四》：

黄帝曰：其形色相胜之时，年加可知乎？

岐伯曰：凡年忌下上之人，大忌常加。七岁，十六岁，二十五岁，三十四岁，四十三岁，五十二岁，六十一岁，皆人之大忌，不可不自安也。感则病行，失则忧矣，当此之时，无为奸事，是谓年忌。

形色相胜是望诊的概念，拙著《本末出候/望诊》一书中，已经详加讨论，此处不赘述。黄帝在此提出当形与色相胜克之时，发生“年加”问题。在这一年龄的人，就要特别小心！

岐伯回复时，说的是：“年忌下上，大忌常加，……”因此，综观前后文，显然“年加”就是在“年忌时，加上特定的岁数。也就是，以七岁为基础，每加九岁的年龄，是一个年加之数。上述原文中，加到了六十一岁，继续加下去，应当还有七十岁，七十九岁，八十八岁，九十七岁，一百零六岁，一百一十五岁。加到 12 个九岁时，则基本也就走到人生尽头了。

《黄帝内经》原文只叙述到六十一岁，是因为六十一岁以后，不属于年加，还是因为省略文字的原因，现在不得而知。但从现代人的生存平均年龄已经远远超过《黄帝内经》时代，因此，继续往后推算，还是有必要的。

在上面所述的年加岁数时，凡是形胜色者和色胜形者，要特别小心，不仅是注意养生，还要注意做人，不做坏事，才能够保持健康，否则忧愁与疾病是随时而至的。“无为奸事”指的是什么呢？从上下文来看，这一“奸事”，不完全是男女交合之事，如果引伸为社会伦理道德的范围，则《黄帝内经》的内涵，则更为广大深远矣。

《黄帝内经》原文只加到了六十一岁，可能是计算到一甲子，60 年（虚岁 61 岁）。七岁是《黄帝内经》中女性成长的倍数，奇数七，是阳数，不是阴数，是卦之六爻再上一位，在《周易》只有全阳的乾与全阴的坤这两卦才有用九与用六两个特别的爻象辞。其中微妙，可能还有待推究。如果有能够接触死亡登记的读者，稍做统计分析，即可得知是否有统计学意义。

8.6 出生年月与寿夭

由于计算岁数的方法有许多，以及病史留存的记录准确方便，因此，现代的问诊，更多的是问出生年岁，以便后来者读起来，能够准确理解病人的年龄与发病关系，以及病程发展和预后。

不同岁月或不同季节出生的人，影响寿命的短长，这在民间始有说法，曾几何时，被认为是封建迷信，但是，近来渐渐被科学认识。近年来似乎这方面的研究多了起来。

2015 年，美国一些科学家进行了有关"婴儿最佳出生时间"的专题研究。他们通过对 10 余万名不同民族、年龄、经济状况、文化背景的男女公民的调查统计，证实精神病患者出生于 1 ~ 2 月的差不多占了三分之一，而 6 月出生者极少。这是因为，6 月的气温温暖但又不炎热，特别有利于大脑皮层关键时期的生长发育（即出生后一个月）。

形形色色的癌症患者中，出生于 12 ~ 3 月者比例最高，也是出生于 6 月者最低。

在盛夏季节（7 ~ 8 月）出生的婴儿患哮喘者的比例最大，有趣的是：仅仅早一个月，即6月出世者比例又是最小。①

发表在《老龄化研究期刊》上的研究显示：在度过100岁生日的美国人中，出生在秋天的人居多；如果出生在3月或者夏季，活到百岁的可能性会降低。②

研究者调查了1574名美国百岁老人，他们的出生年代从1880年到1895年。学者将这些老人的实际年龄与他们的10855名兄弟姐妹（其寿命短于这些百岁寿星）进行了比较，通过统计结果发现：出生月份对人 能否活过百岁确实有增减作用。出生在9～11月份的人活过百岁的可能性会增加；而出生在3～7月份的人很有可能吃不到百岁生日蛋糕。当学者把这些数据资料 与美国1900年进行的人口普查进行比较后，也验证了上述结论。

据美国CNN（美国有线电视新闻网）报道，美国一项针对7万名百岁老人进行的调查研究显示，除了健康的生活方式、正确的养生方法以及个人性格特征外，出生月份也成为影响寿命长短的一大主因。这项研究表明：③

春季出生者肠胃差。美国西南密苏里州立大学的研究发现，春天出生的人更易患肠胃疾病和学习障碍症。英国国家统计局的研究人员根据2011年人口普查数据也分析得出，四月出生的人平均智商较低，而且这个月份出生的人群中身体不健康者比例较高。

夏季出生者更快乐。出生的季节还可能影响一个人的性格，美国和澳大利亚的研究人员发现，相对来讲，夏天出生 的人往往更快乐，冬季出生的人则较悲观、爱抱怨。

秋季出生者较长寿。研究发现，秋季出生的人较春季出生的人长寿。这是由于人们生命早期阶段接触的环境会影响寿命，比如春季出生的婴儿，其母亲在冬季孕期摄取营养不够完全，接触到的阳光较少，因此人体合成的维生素D也相对减少，而这些因素都会影响婴儿健康。德国马克斯·普朗克人口研究中心公布的一项调查成果也显示，秋天出生的人更长寿，而且年老后不易得病。此外，英国一项研究还发现，9月份出生的儿童，其学业成绩通常优于其他月份出生的同龄人。

冬季出生者易失眠。北京大学第三医院睡眠中心进行的一项“慢性失眠症患者出生月份分布规律研究”显示，在该院就诊的慢性失眠症患者中，有40%以上的人出生在冬季，而夏季出生 者最少，仅占16%。丹麦研究人员还发现，冬天出生的人更易患上精神疾病。据统计分析，冬季出生者患精神分裂症和忧郁症的比例比其他月份出生者要高出8%。

在北京老年医学研究所原所长高芳堃教授看来，虽然“出生月份能影响寿命”的说法听起来有些荒谬，但国内外研究其实有一定道理。因为季节确实会改变日照时间长短、气温高低等胎儿受孕育期的外界环境，也会影响孕妇营养摄取和体内激素分泌状况，这些都会通过 母亲对胎儿在宫内的发育带来影响。

但要明确的是，胎儿出生后的健康情况受多种因素共同作用。高芳堃认为，决定寿命

---

① 几月出生的人患癌比例高［EB/OL］（2015－08－26）［2015－08－26］http：//health. sina. com. cn/d/2015－08－26/doc－ifxhcvsc4369151. shtml

② 百岁老人多出生在哪个季节［EB/OL］（2015－11－03）［2015－11－04］http：//health. sina. com. cn/hc/2015－11－04/doc－ifxkhcfq1100011. shtml［2015－11－03］

③ 出生月份或能决定寿命［EB/OL］（2016－01－23）［2016－01－23］http：//health. sina. com. cn/d/2016－01－23/doc－ifxnuvxc1646937. shtml

长短的主要有两点重要因素，一是遗传因素；另一个是环境因素，包 括胎儿在母体时的宫内环境，自然环境如水、阳光、空气等，以及社会环境如文化、教育、家庭、地域、卫生等。所以影响人长寿的因素很复杂，绝不能单一强调出生季节的作用。

如上所述，现代研究与《黄帝内经》的理论，越来越靠近了。

参考文献

[1] 高也陶。暗意识猜想 [J] 医学与哲学 2012，33（9A）27~30.

第九章　问 地 点

问诊问完阴阳、年龄后，问地点。地点包括的范围，不仅仅是出生地点、籍贯，还包括生长地点、工作地点、发病地点……。这些地点，都与健康和疾病相关。《黄帝内经》说天人合一，是传统中国文化的四字节律习惯，天人合一的完整概念，是天、地、人三者合一。因此，问地点的重要性，就不言而喻。

《黄帝内经・素问・阴阳应象大论篇第五》说："故天有精，地有形，天有八纪，地有五里，故能为万物之父母。清阳上天，浊阴归地，是故天地之动静，神明为之纲纪，故能以生长收藏，终而复始。惟贤人上配天以养头，下象地以养足，中傍人事以养五脏。天气通于肺，地气 通于嗌，风气通于肝，雷气通于心，谷气通于脾，雨气通于肾。六经为川，肠胃为海，九窍为水注之气。以天地为之阴阳，阳之汗，以天地之雨名之；阳之气，以天地之疾风名之。暴气象雷，逆气象阳，故治不法天之纪，不用地之理，则灾害至矣。"

9.1　籍贯

从中国历史文化上看，问籍贯一直是人际交往重要纽带。不仅仅是医疗诊断过程，而且事关到整个社会秩序。由于现代社会的流动性大，近年才认为问出生地点更为重要，而之前的医学问诊的一般情况中，问的也是籍贯。我们有必要分清籍贯与出生地点的概念。

在古代，单个"籍"的字面意思是指一个人的家庭对朝廷负担的徭役种类，也就是指其所从事的职业，如"盐户"（专门为朝廷煮盐以服役的）、"军户" 等 。今天还留下比较明显的痕迹就是"国籍"。

"贯"有的连续的意思。久而久之，大概是文明发展到登记人口的时代，出现"籍贯"一词，以是祖居地或原籍，以表示一个家族族群的某一时期的某一位祖先的长久居住地，显然为后来，人口繁衍增多，社会流动扩大，姓氏变化增加，如：许多北方少数民族进入中原后，采用中原姓氏。为了追踪家族血源，籍贯成为一种重要的文化标志，尤其是特别注重门阀贵族世系的魏晋时代。这种文化是中国传统文明的自豪，从现代医学角度讲，又减少了近亲婚配的可能，使后代更为健康。

籍贯一般看父系，以太祖父（或高祖父或曾祖父）的长久居住地或出生地作为个人籍贯，少有看母系，或者有些民族是以母系为主，以太祖母（或高祖母或曾祖母）的长久居住地或出生地作为个人籍贯。一些已经离开了祖先的出生地或已经离开了家乡的人，他们的后代，仍然习惯于追溯祖先的出生地或祖先的家乡（即祖籍）来作为自己籍贯。这也成了社交文化中，拉老乡关系的一种方法。

国家公安部公通字［1995］91 号文件规定，公民的籍贯应为其祖父（可含以上祖先）的居住地；祖父去世的，填写祖父去世时的户口所在地；祖父未落常住户口的，填写祖父应落常住户口的的地方；公民登记籍贯后，祖父又迁移户口的，该公民的籍贯不再随之更改。

1999 年，全国范围内重新填写新版《干部履历表》时，中共中央组织部和国家档案局联合下发的“填写说明”里对籍贯的定义是：祖父的出生地。

近代以来，尤其是改革开放以后，中国出现了数量巨大的流动人口和人口迁徙，以深圳为例，二十多年间，从一个小渔村发展到人口 1000 多万的大城市，成为位列北京、上海和广州之后的中国第四大城市，甚至有人认为已经超过广州。绝大多数人口是外来人口。大量的年轻人不知道自己的籍贯地或忘记了自己的祖籍地，或勉强以父亲或母亲的户籍地作为自己的籍贯地，这已经失去了籍贯的意义。同时衍伸出了另外的新词。如：

户籍，是公安机关对当地固定居住人口，进行管理的在册登记。在边远地区、老城镇，户籍中的大多数人口可能是其籍贯，在新建城市或较大城市，则大多数是外来籍贯落户当地。

原籍，指的是个体迁徙到某地前的户籍所在地，这个户籍也可能是其籍贯，也可能不是。

户籍地，就是指拥有中华人民共和国国籍的公民 18 周岁以前的户籍所在地，即个人的出生的地方（按照最新的地域划分）或居住地，不是父亲或母亲的户籍地，也不一定是祖父母或外祖父母的户籍地。

祖籍，一般要追溯到曾祖父辈。祖籍或可更准确的表达籍贯，今后可能用的要比籍贯更贴切，更频繁。

古人对籍贯看的很重，还有一个重要的原因，在于即使是父、祖做大官，其子弟依然要回原籍参加科举考试。这科举考试的意义，在于仕途所必经。其意义不言而喻。因此，自宋代起，官方就严令不得“冒籍科考”，设有专职官职，清代乾隆皇帝甚至亲自过问“冒籍科考”案子，非常类似于今天的“高考称民”，虽然如今高考不是以籍贯，而是以户籍所在地为考试地。但古往今来，目的是一样的！

南宋著名的代表人物朱熹（1130 ~ 1200），父系朱姓祖籍从唐朝起就世代居住在南宋江南东路徽州府婺源县。20 世纪早期，婺源从安徽划到江西，1947 年又划回安徽，1949 年后又改划到今江西省。朱熹生于南剑州（今南平）尤溪，（今属福建尤溪县），其父朱松，宋宣和年间为福建政和县尉，侨寓建阳（今属福建）崇安，后徙考亭。朱熹年轻时随母定居崇安（今福建武夷山市），求学侨寓于延平、建州、建阳、崇安一带（今南平市到武夷山市建溪一脉）。朱熹虽然生于南剑州尤溪县，后来又迁到建阳一带，但是朱熹的祖籍在婺源，所以朱熹的籍贯是徽州婺源，是南宋徽州婺源人。

由此看来，说朱熹籍贯为徽州府婺源县，或徽州，或婺源，肯定没有问题。但由于历史上婺源曾是安徽省，曾是江西省，说其籍贯是安徽或江西，是错是对？

籍贯在问诊中非常重要的是指出了个体的祖先生活的地方，包括当地的民俗、生活习惯、饮食、禁忌……等等与健康直接相关的信息，也包括了诸如地方病、遗传病一类可供临床鉴别诊断的参考价值。例如，江苏省启东县是世界上肝癌发病最高的地方，据调查，即使当地人移居外地，包括国外，其肝癌发病率也几乎不会改变。福建省同安县的肝癌发病率仅次于江苏省启东县，但其发病原因与启东另有特性。

9.2 出生地点

问出生地点是近些年才日益被重视，原因是社会流动性大大增强，如果按照公安部的规定，以祖父居处地为个体籍贯，有可能还未未到该个体的父亲辈，该家庭就已经不在该居住地生活了。籍贯对个体的意义渐行渐远。

根据《黄帝内经》的天人合一理论，在天、地之间生存的生命，与天地相呼应，所以《素问·阴阳应象大论篇第五》以天、地之特征来对应人体：

天不足西北，故西北方阴也，而人右耳目不如左明也。

地不满东南，故东南方阳也，而人左手足不如右强也。

这是根据中国的地势来看的：西北是高原，因山高而显得天低，北为阴，右为阴，因此，右耳目为阴，不如左耳目感觉敏锐；东南是沿海，地低天高，南为阳，左为阳，因此，左侧肢体运动功能不如可侧。这种理论根据和逻辑推理，科学家们一定会认为太离奇了，甚至荒诞。但是，那都是事实存在。而且，该理论非常明确地将感觉与运动功能分开了。天对应感觉功能，地对应运动功能。从分类角度上看，在现代医学远远没有出现时，《黄帝内经》已经明确了感觉与运动生理的不同。

黄帝听了上述理论，也觉得奇怪，进 步问："这是什么道理?"

岐伯回答说："东方阳也，阳者其精并于上，并于上则上明而下虚，故使耳目聪明而手足不便也。西方阴也，阴者其精并于下，并于下则下盛而上虚，故其耳目不聪明而手足便也。"

岐伯进一步的阐述，东方为阳，西方为阴。阳气向上聚集，则人体上部之精气强于下部，所以头部感觉器官的功能强于手足运动功能；阴气向下扩散，则人体下部精气强于上部，所以，头部感觉器官的功能弱于下部手足运动功能。由此看来，经常进行倒立活动，确实对人体有调节阴阳之精气的益处。更重要的是，这一理论是五个方向或区域上，影响人体健康与疾病的理论关键。

《黄帝内经·素问·阴阳应象大论篇第五》说：

东方生风，风生木，木生酸，酸生肝，肝生筋，筋生心，肝主目。其在天为玄，在人为道，在地为化。化生五味，道生智，玄生神。神在天为风，在地为木，在体为筋，在脏为肝，在色为苍，在音为角，在声为呼，在变动为握，在窍为目，在味为酸，在志为怒。怒伤肝，悲胜怒；风伤筋，燥胜风；酸伤筋，辛胜酸。

南方生热，热生火，火生苦，苦生心，心生血，血生脾，心主舌 。其在天为热，在地为火，在体为脉，在脏为心，在色为赤，在音为徵，在声为笑，在变动为忧，在窍为舌，在味为苦，在志为喜。喜伤心，恐胜喜；热伤气，寒胜热；苦伤气，咸胜苦。

中央生湿，湿生土，土生甘，甘生脾，脾生肉，肉生肺，脾主口。其在天为湿，在地为土，在体为肉，在脏为脾，在色为黄，在音为宫，在声为歌，在变动为哕，在窍为口，在味为甘，在志为思。思伤脾，怒胜思；湿伤肉，风胜湿；甘伤肉，酸胜甘。

西方生燥，燥生金，金生辛，辛生肺，肺生皮毛，皮毛生肾，肺主鼻。其在天为燥，在地为 金，在体为皮毛，在脏为肺，在色为白，在音为商，在声为哭，在变动为咳，在窍为鼻，在味为辛，在志为忧。忧伤肺，喜胜忧；热伤皮毛，寒胜热；辛伤皮毛，苦胜辛。

北方生寒，寒生水，水生咸，咸生肾，肾生骨髓，髓生肝，肾主耳。其在天为寒，在地为水，在体为骨，在脏为肾，在色为黑，在音为羽，在声为呻，在变动为栗，在窍为耳，在味为咸，在志为恐。恐伤肾，思胜恐；寒伤血，燥胜寒；咸伤血，甘胜咸。

东、南、西、北和中，地上五方对五行，木、火、金、水和土。在天为六合，前、后、左、右、上和下，对应六气，风（木）、寒（水）、湿（土）、燥（金）、暑（火）和火，前者为平面，后者为立体。后者立体之上、下，在地上合为平面之中。而暑（火）和火则为热、为光，为相火，为实火。

《黄帝内经·素问·阴阳应象大论篇第五》所说的五方地势特征与人体健康的理论，是天人合一理论的重要核心内容。个体出生地点的天文与地理特性，必定影响个体的健康状态，以及生理体质。所以，现代医学问诊时偏向于以问出生地点代替问籍贯。

9.3 生长地点

在当今人口高流动性的时代，有时问籍贯和出生地点，都无法准确反映个体与地势特征的相关性，因此，可能还要加入生长地点的概念，才能更准确地表述个体与地势条件的相关性。

《黄帝内经·素问·异法方宜论篇第十二》：

黄帝问曰：医之治病也，一病而治各不同，皆愈何也？

岐伯对曰：地势使然也。

故东方之域，天地之所始生也。鱼盐之地，海滨傍水，其民食鱼而嗜咸，皆安其处，美其食。鱼者使人热中，盐者胜血，故其民皆黑色疏理。其病皆为痈疡，其治宜砭石。故砭石者，亦从东方来。

西方者，金玉之域，沙石之处，天地之所收引也。其民陵居而多风，水土刚强，其民不衣而褐荐，其民华食而脂肥，故邪不能伤其形体，其病生于内，其治宜毒药。故毒药者亦从西方来。

北方者，天地所闭藏之域也。其地高陵居，风寒冰冽，其民乐野处而乳食，脏寒生满病，其治宜灸焫。故灸焫者，亦从北方来。

南方者，天地所长养，阳之所盛处也。其地下，水土弱，雾露之所聚也。其民嗜酸而食胕，故其民皆致理而赤色，其病挛痹，其治宜微针。故九针者，亦从南方来。

中央者，其地平以湿，天地所以生万物也众。其民食杂而不劳，故其病多痿厥寒热。其治宜导引按蹻，故导引按蹻者，亦从中央出也。

故圣人杂合以治，各得其所宜，故治所以异而病皆愈者，得病之情，知治之大体也。

所以，问诊知道病人地域的差异，以作为治疗的重要参考。

9.4 工作地点

出生地点、生长地点对于年龄较大的人来说，可能未必能够充分说明病人的最重要的影响地域。按照当今社会习惯，一般6～7岁入小学，12～13岁进中学，18～19岁进大学，22～23岁大学毕业。相当部分的人，进大学是在外地，开始离乡背景，毕业后又未能回乡。在外结婚，生儿育女的，更多的时间，不是在出生地点和生长地点，因此，这类人来就诊，就必须考虑其工作地点的地势。

问诊时，有必要仔细询问出生、生长和工作地点的不同，包括地域的不同和所在地居住时间的长短。这些都与疾病的发生与预后关系密切。最常见的现象是，人们到新的地方居住生活，初始阶段，会发生这样那样的健康问题。如北方人到了南方，很多人皮肤都不堪小咬，皮肤上一个个红肿疙瘩，还有多多的抓痕。一段时间后，机体习惯了小咬们的侵袭，他们的皮肤也会与南方本地人一样，几乎没有感觉和反应了。

如果迁居地相聚更远，则反应也会更敏感。空气、花粉、虫螨……等，都可能对机体产生各种刺激，带来各种反应。但是，未必都是不好的反应。如果是从有过敏源物质的地方，迁居到没有过敏源物质的地方，则对健康有重大好处。因此问诊时，如果能够问出居住地点的各种细节，对诊断与治疗必然会有极大的好处。

9.5　发病地点

有些反应非常敏感，因此，问发病地点就重要了。也可能病患到外地出差，旅游时发病，或者回到家后发病，这就需要医生警惕，详细了解发病地点了。

例如，平原人氏至高原，气喘、头痛、夜间不能入睡、食欲差、大便溏次数多……，这些症状都是高原空气中含氧量偏低的的原因。随着个体在高原居住的时间增加，机体代偿表现为红细胞增多，以对应空气中含氧量的减少，依靠红细胞增加来补偿机体的供血不足。这是一个过程。当个体从高原返回平原时，增多的红细胞不会立即减少，因此则可能因为红细胞增多，而引起相应的症状。

所以，问发病地点及其与症状发生的相关性，不可忽略。

9.6　之前的诊断与治疗地点

在问诊时，还有一个细节不能忘记，即，病人之前诊断与治疗的地点。

临床医生一定要关心病患之前求医的地点，被诊断的疾病，以及所进行过的治疗。尤其是慢性疾病者，一定有过诊断及治疗史。

通过了解之前的诊断与治疗地点，可以了解病人去过的地点，求医的层次，用药的源头，以综合判断治疗效果，修正和调整诊断，加减药物处方，以调和人与天地之间的和谐。

第十章　问 四 时

《黄帝内经》所述的五运六气，正是传统中医理论中，最为核心的内容之一！不过，也有人认为其是中医的糟粕。如果我们承认传统中医的理论是天人合一，则无法否认五运六气。五运六气是传统中医或说我们的祖先追求天人合一所进行的深层次探索。想想几千年前，祖先们没有科学设备，完全是凭肉眼观察与冥思观想，得出天人合一的理论体系，即使当今高科技时代，也无法推翻这一理论。曾经有段时间，现代中医自己都不屑一提。但几十年过去，后来者还是发现祖先的理论实在。五运六气又被重新认识和认可。

笔者在《中华传统养生历》（2006～2016）中，对五运六气作了11年的前瞻性研究，即按《黄帝内经》理论，在每年到来以前，粗略预测来年天气、气候及它们与人体健康的关系，似乎有一定的道理。在拙著《本末出候/望诊：<黄帝内经>理论与技术的现代研究》中，也做了较为详细的讨论，因此，细节在此不做赘述。本章仅讨论问诊时应当注意哪些内容，并一一落实。

10.1　四时

四时，一般指一年的四季，春、夏、秋、冬。是太阳与地球的视运动。古人很早就注意到一年四季的变迁，及其与人体的关系。最早的记载，或者可以在我国最早的史书《竹书纪年》中，略见一斑。

西晋初年（279～281?），在现在的河南省汲县、当时称作汲郡的地方，一座古墓被盗开，墓中发现大量的竹简，其上的文字似蝌蚪，非当时文字，后来学者们整理出来的这些文字，被称作《汲冢书》，其中有一部记载历史事件的简书，被命名为《竹书纪年》。

《竹书纪年》出自魏安釐王（？～公元前243）的坟墓，共十三篇，记载了自黄帝以降（《今本竹书纪年》）、或自夏代以降（古本）至周幽王为犬戎所灭，以事接之，再述三家分晋后，记载魏国之事至安釐王之二十年。似乎是魏国的史书。书中记载大略与《春秋》皆多相应。但记载夏朝的内容多于记载殷朝的内容，而且有许多大事件，与其他史书，如《史记》所述不一。后代学者考证，多认为《竹书纪年》为准。

《今本竹书纪年》记载了舜传位于禹的故事：

“（舜）在位十有四年，奏钟石笙莞未罢，而天大雷雨，疾风发屋拔木，桴鼓播地，钟磬乱行，舞人顿伏，乐正狂走。舜乃磬堵持衡而笑日：‘明哉，天下非一人之天下也，亦乃见于钟石笙莞乎。’乃荐禹补天，使行天子事也。于是和气普应，庆云兴焉，若烟非烟，若云非云，郁郁纷纷，萧索轮囷，百工相和而歌《卿云》。

帝乃倡之曰：‘庆云爛兮，糺缦缦兮，日月光华，旦复旦兮。’群臣咸进，顿首曰：‘明明上天，爛然星陈。日月光华，弘于一人。’

帝乃再歌曰：‘日月有常，星辰有行。四时从经，万姓允诚。於予论乐，配天之灵。迁于圣贤，莫不咸听。鼚鼚乎鼓之，轩乎舞之。精华已竭，褰裳去之。’于是八风循通，庆云从集，蟠龙奋迅于其藏，蛟鱼踴跃于其渊，龟鳖咸出其穴，迁虞而事夏。舜设坛于河，依尧故事。”[1]

虽然有学者认为《今本竹书纪年》的伪书之嫌，但是从“日月有常，星辰有行。四时从经，万姓允诚”，可见先民的天人合一观！《黄帝内经》中不时提到日月、星辰和四时，与《竹书纪年》基本相同，其五行理论也正是从四时发展而来。这或者可以为作者考证并提出《黄帝内经》中有些篇章出自殷商之前提供一点旁证。

根据何新先生对上古历法的研究认为：“上古历法最早起源据说是‘黄帝历’。‘黄帝’本为太阳神帝之名，后乃转变为人王之名。黄帝‘治五气以治历’，建立了五行十月的太阳历法。”[2]这一考证，或许可以成为《黄帝内经》五行理论及五运六气的源头的一个旁证。

《黄帝内经·灵枢·岁露论第七十九》讨论了天地日月，四时寒温与疾病寿命之关系：

黄帝曰：有寒温和适，腠理不开，然有卒病者，其故何也？

少师答曰：帝弗知邪入乎。虽平居其腠理开闭缓急，其故常有时也。

黄帝曰：可得闻乎？

少师曰：人与天地相参也，与日月相应也。故月满则海水西盛，人血气积，肌肉充，皮肤致，毛发坚，腠理郗，烟垢着，当是之时，虽遇贼风，其入浅不深。至其月郭空，则海水东盛，人气血虚，其卫气去，形独居，肌肉减，皮肤纵，腠理开，毛发残，膲理薄，烟垢落，当是之时，遇贼风则其入深，其病人也，卒暴。

黄帝曰：其有卒然暴死暴病者，何也？

少师答曰：三虚者，其死暴疾也；得三实者邪不能伤人也。

黄帝曰：愿闻三虚。

少师曰：乘年之衰，逢月之空，失时之和，因为贼风所伤，是谓三虚。故论不知三虚，工反为粗。

帝曰：愿闻三实。

少师曰：逢年之盛，遇月之满，得时之和，虽有贼风邪气，不能危之也。

黄帝曰：善乎哉论！明乎哉道！请藏之金匮，命曰三实。然，此一夫之论也。

黄帝曰：愿闻岁之所以皆同病者，何因而然？

少师曰：此八正之候也。

黄帝曰：候之奈何？

少师曰：候此者，常以冬至之日，太一立于叶蛰之宫，其至也，天必应之以风雨者矣。风雨从南方来者，为虚风，贼伤人者也。其以夜半至也，万民皆卧而弗犯也，故其岁民少病。其以昼至者，万民懈惰而皆中于虚风，故万民多病。虚邪入客于骨而不发于外，至其立春，阳气大发，腠理开，因立春之日，风从西方来，万民又皆中于虚风，此两邪相搏，经气结代者矣。故诸逢其风而遇其雨者，命曰遇岁露焉，因岁之和，而少贼风者，民少病而少死。岁多贼风邪气，寒温不和，则民多病而死矣。

值得注意的是，《黄帝内经·素问》论述五运六气的七篇大论以大寒为一年起首，而《灵枢·岁露论第七十九》特别强调了冬至与立春两个节气，两者有所不同。至今南方一些省份还特别重视冬至养生进补的习俗，看样子是不无理论基础的。

10.2 四时气

星辰、日月之运行，地球绕太阳运动，故有四时。地球与太阳的位置不同，故四时之气亦不同，因而，与人体健康密切相关。《黄帝内经·素问·四气调神大论篇第二》对四时有详细的阐述，并指出：

夫四时阴阳者，万物之根本也。所以圣人春夏养阳，秋冬养阴，以从其根；故与万物沉浮于生长之门。逆其根则伐其本，坏其真矣。故阴阳四时者，万物之终始也；生死之本也；逆之则灾害生，从之则苛疾不起，是谓得道。

逆春气则少阳不生，肝气内变。

逆夏气则太阳不长，心气内洞。

逆秋气则太阴不收，肺气焦满。

逆冬气则少阴不藏，肾气独沉。

《黄帝内经·灵枢·顺气一日分为四时第四十四》定义了四时之气：

黄帝曰：夫百病之所始生者，必起于燥温寒暑风雨阴阳喜怒饮食居处，气合而有形，得脏而有名，余知其然也。夫百病者，多以旦慧昼安，夕加夜甚，何也?

岐伯曰：四时之气使然。

黄帝曰：愿闻四时之气。

岐伯曰：春生，夏长，秋收，冬藏，是气之常也，人亦应之。

由上可知，四时气以生、长、收、藏为特征，如果人体在四个季节中，不能够以此特点与天、地相应，则疾病来入，百病始生。所以，岐伯说："是不应四时之气，脏独主其病者，是必以脏气之所不胜时者甚，以其所胜时者起也。"

每年季节有早到、有晚到的时候，前者称为太过，后者称为不及。高原与低地的季节亦有不同，而导致四时气的不同。《黄帝内经·素问·六元正纪大论篇第七十一》说：

帝曰：四时之气，至有早晏高下左右，其候何如?

岐伯曰：行有逆顺，至有迟速，故太过者化先天，不及者化后天。

帝曰：愿闻其行何谓也?

岐伯曰：春气西行，夏气北行，秋气东行，冬气南行。故春气始于下，秋气始于上，夏气始于中，冬气始于标，春气始于左，秋气始于右，冬气始于后，夏气始于前，此四时正化之常。故至高之地，冬气常在，至下之地，春气常在。必谨察之。

如《黄帝内经·素问·痹论篇第四十三》阐述风、寒、湿三气杂至，是为痹。痹又分几种，与患病季节相关：

以冬遇此者为骨痹，以春遇此者为筋痹；以夏遇此者为脉痹；以至阴遇此着为肌痹；以秋遇此者为皮痹。

又如《黄帝内经·灵枢·论疾诊尺第七十四》阐述四时之变，各易生之疾患：

四时之变，寒暑之胜，重阴必阳，重阳必阴；故阴主寒，阳主热，故寒甚则热，热甚则寒，故曰寒生热，热生寒，此阴阳之变也。

故曰：冬伤于寒，春生病热；春伤于风，夏生飧泄肠澼，夏伤于暑，秋生痎；秋伤于湿，冬生咳嗽。是谓四时之序也。

因此，知四时气还是治疗的准则，即："顺天之时，而病可与期。顺者为工，逆者为粗。”

10.3　问四季、月份与时辰

由此，问四时是临床问诊的要点。《黄帝内经·素问·四气调神大论篇第二》说：“夫四时阴阳者，万物之根本也。所以圣人春夏养阳，秋冬养阴，以从其根；故与万物沉浮于生长之门。逆其根则伐其本，坏其真矣。故阴阳四时者，万物之终始也；生死之本也；逆之则灾害生，从之则苛疾不起，是谓得道。”

四时可问乎？天地玄黄，不是靠问出来的。地球围绕太阳旋转运动一圈，太阳能量对地球照耀角度的不同，即产生四季。粗看似不问自知，但要仔细量之，则不问不可。

《黄帝内经·素问·天元纪大论篇第六十六》载：

甲己之岁，土运统之；乙庚之岁，金运统之；丙辛之岁，水运统之；

丁壬之岁，木运统之；戊癸之岁，火运统之。

子午之岁，上见少阴；丑未之岁，上见太阴；寅申之岁，上见少阳；

卯酉之岁，上见阳明；辰戌之岁，上见太阳；巳亥之岁，上见厥阴。

厥阴之上，风气主之；少阴之上，热气主之；太阴之上，湿气主之；

少阳之上，相火主之；阳明之上，燥气主之；太阳之上，寒气主之。

上述引文的第一段是五运与天干的关系，第二段是三阴阳三阳与地支的关系，第三段是三阴三阳与六气的关系。是推论五运六气的重要术数。

10.3.1　脉其四时动

人之血气的状态，如：阴阳或盛衰，与四时相关。《黄帝内经·素问·脉要精微论篇第十七》：

帝曰：脉其四时动奈何？知病之所在奈何？知病之所变奈何？知病乍在内奈何？知病乍在外奈何？请问此五者，可得闻乎？

岐伯曰：请言其与天运转大也。万物之外，六合之内，天地之变，阴阳之应，彼春之暖，为夏之暑，彼秋之忿，为冬之怒，四变之动脉与之上下，以春应中规，夏应中矩，秋应中衡，冬应中权。

是故冬至四十五日阳气微上，阴气微下；夏至四十五日阴气微上阳气微下，阴阳有时，与脉为期，期而相失，知脉所分，分之有期，故知死时。微妙在脉，不可不察，察之有纪，从阴阳始，始之有经，从五行生，生之有度，四时为宜，补写勿失，与天地如一，得一之情，以知死生。

由上述可知，四时之脉不同，与临床问病时，要问：病之所在，病之所变，病何时在内，病何时在外，结合脉象，以定疾病的诊断与治疗。《黄帝内经》这里所指的四时是指四季，春、夏、长夏、秋、冬。并应五行。

《黄帝内经》以上所述，是以太阳视运动来阐述阴阳五行。几千年来，似乎并没有受到足够重视。2014 年，陈瑞祥先生以太阳视运动规律推导出五行公理系统，[3,4]与《黄帝内经》以上所述不谋而合。或者说是用现代数学语言证明《黄帝内经》以上所述是一个公理系统：阴阳五行的公理系统。作者评价其是传统中医的重大里程碑。[5]但是，当作者将此评论进一步详细分析、讨论，成文投稿至某一杂志时，编辑将稿送多个中医专家评审，最终未能通过。大概投稿之时，还未能像现在这样理解《黄帝内经》，还有未究竟之处，因而不能得到发表的机会！

《黄帝内经·素问·八正神明论篇第二十六》：

“帝曰：星辰八正何候？

岐伯曰：星辰者，所以制日月之行也。八正者，所以八风之虚邪以时至者也。四时者所以春秋冬夏之气所在，以时调之也。八正之虚邪而避之勿犯也。以身之虚而逢天之虚，两虚相感，其气至骨，入则伤五脏，工候救之，弗能伤也。故曰：天忌不可不知也。

帝曰：善。其法星辰者，余闻之矣，愿闻法往古者。

岐伯曰：法往古者，先知针经也，验于来今者，先知日之寒温，月之虚盛，以候气之浮沉，而调之于身，观其立有验也。

观其冥冥者，言形气荣卫之不形于外，而工独知之。以日之寒温，月之虚盛，四时气之浮沉，参伍相合而调之，工常先见之。然而不形于外。

故曰观于冥冥焉！通于无穷者，可以传于后世也。是故工之所以异也。然而不形见于外，故俱不能见也。视之无形，尝之无味，故谓冥冥，若神髣佛。”

《黄帝内经·素问·金匮真言论篇第四》中，黄帝问：“五脏应四时，各有收受乎？”

岐伯就回答说：有。并按五行五方等为黄帝分析，春季病之在筋也，夏季病之在脉也，长夏病之在肉也，秋季病之在皮毛也，冬季病之在骨也。

临床问诊，疾病四时相关与否，与四时脉象相应与否，不可忽略。是以岐伯总结说：“故善为脉者，谨察五脏六腑，一逆一从，阴阳表里，雌雄之纪，藏之心意，合心于精，非其人勿教，非其真勿授，是谓得道。”

《黄帝内经·素问·三部九候论篇第二十》中，黄帝问，冬天为阴夏天为阳如何来判断疾病？

岐伯回答说：”九候之脉皆沉细旋绝者为阴，主冬，故以夜半死。盛躁喘数者为阳，主夏，故以日中死。是故寒热病者以平旦死。热中及热病者以日中死。病风者以日夕死。病水者以夜半死。其脉乍疏乍数，乍迟乍疾者，日乘四季死。

形肉已脱，九候虽调犹死。七诊虽见，九候皆从者不死。所言不死者，风气之病，及经月之病，似七诊之病而非也，故言不死。若有七诊之病，其脉候亦败者死矣。必发哕噫。”

岐伯是把脉与四季结合起来判断的，四季有阴阳，脉有阴阳，疾病亦有阴阳，几个方面的阴阳综合起来，即可判断生死与疾病预后。因此，岐伯强调，“必审问其所始病，与今之所方病，而后各切循其脉，视其经络浮沉，以上下逆从循之。”

比利时的一项最新研究发现，伴随着季节的变化，人体大脑的活跃程度、注意力以及记忆能力都是发生变化的。美国国家科学院对这项研究发现给予认可。美国《福布斯》杂志 2016 年 2 月 24 日披露这一最新研究成果，称这项科学发现对于人脑认知科学具有实际研究意义。

该项研究结果显示，在秋季，人体大脑的工作记忆能力最强，而在春季最弱。此外，人体大脑的专注能力在夏季最强，在冬天最弱。在冬天，白天的时间是最短的，人体大脑也在冬季分配了最低程度的资源来维持专注力。在夏季，白天的时间是最长的，人体大脑就分配了更多的资源来增强专注力。同样，人体大脑中的记忆资源也是秋来变强，春来变弱。研究人员认为，大脑功能的这种变化是通过适应季节变化的气候特征，从而整体上在全年平衡大脑功能和表现的一种方式。一个常见的现象是，人的心情会伴随着季节的变化调整而出现变化。人的心情变化很可能代表着人脑的某个重要功能特征。[6]

10.3.2 月份脉要

《黄帝内经》不仅指出四时之脉与疾病的关系，并且进一步的讨论了一年十二个月每个月诊病的要点。

《黄帝内经·素问·诊要经终论篇第十六》说：

黄帝问曰：诊要何如？

岐伯对曰：正月二月，天气始方，地气始发，人气在肝。

三月四月，天气正方，地气定发，人气在脾。

五月六月，天气盛，地气高，人气在头。

七月八月，阴气始杀，人气在肺。

九月十月，阴气始冰，地气始闭。人气在心。

十一月十二月，冰复，地气合，人气在肾。

《黄帝内经·素问·诊要经终论篇第十六》这一段落的阐述是与本章上一节所引用的《黄帝内经·素问·金匮真言论篇第四》中的相关段落的进一步的论述。上一节所述的是四时（季）阴阳五行，此一节所述的每个月的天地阴、阳之气，虽然文中没有提及阳气，但与上一节文字结合起来读，则阴、阳之气与五行都可以看出来。此节更是进一步讨论了阴、阳五行与人体组织和器官的关系。因此，询问患病或症状的月份与诊断也是十分重要的。

《黄帝内经·素问·六节藏象论篇第九》：

"天为阳，地为阴；日为阳，月为阴；行有分纪，周有道理。日行一度，月行十三度而有奇焉。故大小月三百六十五日而成岁，积气余而盈闰矣。"

"天以六六为节，地以九九制会，天有十日，日六竟而周甲，甲六覆而终岁，三百六十日法也。"

《黄帝内经》以360日为一年，因为"大小月三百六十五日而成岁"，所以，每四年就差不多多出一个月，于是在历上多一闰月，故说"积气余而盈闰矣"，故有"日行一度，月行十三度而有奇焉"，此处的"日行一度"是指太阳视运动的一周，而不是一天，这与现在公历每四年一闰，几乎是一样的。由此可知，在一年不同的日子里，气是不同的。针刺亦有不同。如《黄帝内经·灵枢·终始第九》：

"春气在毛，夏气在皮肤，秋气在分肉，冬气在筋骨，刺此病者各以其时为齐。故刺肥人者，以秋冬之齐：刺瘦人者，以春夏之齐。"

《黄帝内经·素问·诊要经终论篇第十六》说：

故春刺散俞，及与分理，血出而止，甚者传气，间者环也。夏刺络俞，见血而止，尽气闭环，痛病必下。秋刺皮肤，循理，上下同法，神变而止。冬刺俞窍于分理，甚者直下，间者散下。

春夏秋冬，各有所刺，法其所在。春刺夏分，脉乱气微，入淫骨髓，病不能愈，令人不嗜食，又且少气。春刺秋分，筋挛逆气，环为嗽，病不愈，令人时惊，又且哭。春刺冬分，邪气著藏，令人胀，病不愈，又且欲言语。夏刺春分，病不愈，令人解堕，夏刺秋分，病不愈，令人心中欲无言，惕惕如人将捕之。夏刺冬分，病不愈，令人少气，时欲怒。秋刺春分，病不已，令人惕然，欲有所为，起而忘之。秋刺夏分，病不已，令人益嗜卧，又且善梦。秋刺冬分，病不已，令人洒洒时寒。冬刺春分，病不已，令人欲卧不能眠，眠而有见。冬刺夏分，病不愈，气上，发为诸痹。冬刺秋分，病不已，令人善渴。

10.3.3 转归之日

讨论了四季、十二月与疾病的关系后，《黄帝内经》还阐述了日子与疾病的重要性。每个月的不同日子，疾病转归与预后不同。《黄帝内经·素问·刺热篇第三十二》说：

肝热病者，……庚辛甚，甲乙大汗。气逆则庚辛死……。

心热病者，……壬癸甚，丙丁大汗。气逆则壬癸死……。

脾热病者，……甲乙甚，戊己大汗；气逆则甲乙死……。

肺热病者，……丙丁甚，庚辛大汗。气逆则丙丁死……。

肾热病者，……戊己甚，壬癸大汗。气逆则戊己死……。

《黄帝内经·灵枢·五禁第六十一》中，黄帝问岐伯是否存在不可以针刺的时日，岐伯回答说：

甲乙日自乘，无刺实，无发蒙于耳内。

丙丁日自乘，无振埃于肩喉廉泉。

戊己日自乘四季，无刺腹，去爪泻水。

庚辛日自乘，无刺关节于股膝。

壬癸日自乘，无刺足胫，是谓五禁。

引文中的十个日，则天干日。实际还是与五行相关。甲、乙为木，丙、丁为火，戊、己为土，庚、辛为金，壬、癸为水。以五行生克为论。

10.3.4 时辰断病与子午流注

讨论了四季、十二月、时日与疾病的关系后，《黄帝内经》还阐述了每天十二个时辰与疾病的关系。

《黄帝内经·灵枢·顺气一日分为四时第四十四》：“以一日分为四时，朝则为春，日中为夏，日入为秋，夜半为冬。朝则人气始生，病气衰，故旦慧；日中人气长，长则胜邪，故安；夕则人气始衰，邪气始生，故加；夜半人气入脏，邪气独居于身，故甚也。”

这一理论实际是子午流注的基础。《黄帝内经·灵枢·五十营第十五》认为人之气一日间行走人体一周，与天周二十八宿是相应的：“天周二十八宿，宿三十六分；人气行一周，千八分，日行二十八宿。人经脉上下左右前后二十八脉，周身十六丈二尺，以应二十八宿，漏水下百刻，以分昼夜。故人一呼脉再动，气行三寸，呼吸定息，气行六寸；十息，气行六尺，日行二分。二百七十息，气行十六丈二尺，气行交通于中，一周于身，下水二刻，日行二十五分。五百四十息，气行再周于身，下水四刻，日行四十分。二千七百息，气行十周于身，下水二十刻，日行五宿二十分。一万三千五百息，气行五十营于身，水下百刻，日行二十八宿，漏水皆尽脉终矣。所谓交通者，并行一数也。故五十营备，得尽天地之寿矣，凡行八百一十丈也。”

根据《黄帝内经》的理论，十二经脉相应十二时辰，每天一定时间内，气都在一定的位置，这为后来气功、点穴一类的武术，提供了理论基础。

10.3.5 节气的早晚

按照《黄帝内经》，一年分为四时（季）、十二月，二十四气（节气）。每月三十日，每五日为一候；每三候为一气。每月二气，每六气为一季，四季为一岁。节气与天、地相通。如果节气不是准时来到，或早或晚，风、寒、暑，湿的降临，或多或少，则扰乱人体秩序，疾病生矣！

《黄帝内经·素问·六节藏象论篇第九》说："五日谓之候，三候谓之气，六气谓之时，四时谓之岁，而各从其主治焉。五运相袭，而皆治之，终期之日，周而复始，时立气布，如环无端，候亦同法。故曰：不知年之所加，气之盛衰，虚实之所起，不可以为工矣。"就是说，要想成为好的医生，就必须知道五运六气，即：年、月、日、时，节气物候，这些都与人体健康息息相关，一有不足，势必影响众多天地阴阳变化、寒暑胜缺，人体新陈代谢、吐故纳新，并因此带来各种病邪。

《黄帝内经·素问·生气通天论篇第三》非常详细地阐述了阴、阳两气与风、寒、暑、湿对人体的影响：

黄帝曰：夫自古通天者，生之本，本于阴阳。天地之间，六合之内，其气九州、九窍、五脏十二节，皆通乎天气。其生五，其气三，数犯此者，则邪气伤人，此寿命之本也。

苍天之气，清静则志意治，顺之则阳气固，虽有贼邪，弗能害也，此因时之序。故圣人传精神，服天气而通神明。失之则内闭九窍，外壅肌肉，卫气解散，此谓自伤，气之削也。

阳气者，若天与日，失其所，则折寿而不彰。故天运当以日光明。是故阳因而上，卫外者也。

因于寒，欲如运枢，起居如惊，神气乃浮。

因于暑，汗，烦则喘喝，静则多言，体若燔炭，汗出而散。

因于湿，首如裹，湿热不攘，大筋緛短，小筋驰长。緛短为拘，驰长为痿。

因于气，为肿，四维相代，阳气乃竭。

阳气者，烦劳则张，精绝，辟积于夏，使人煎厥；目盲不可以视，耳闭不可以听，溃溃乎若坏都，汩汩乎不可止。

阳气者，大怒则形气绝而血菀于上，使人薄厥。有伤于筋，纵，其若不容。汗出偏沮，使人偏枯。汗出见湿，乃生痤疿。高梁之变，足生大丁，受如持虚。劳汗当风，寒薄为皶，郁乃痤。

阳气者，精则养神，柔则养筋。开阖不得，寒气从之，乃生大偻。陷脉为瘘，留连肉腠，俞气化薄，传为善畏，及为惊骇。营气不从，逆于肉理，乃生痈肿。魄汗未尽，形弱而气烁，穴俞以闭，发为风疟。

故风者，百病之始也，清静则肉腠闭拒，虽有大风苛毒，弗之能害，此因时之序也。

故病久则传化，上下不并，良医弗为。故阳畜积病死，而阳气当隔。隔者当泻，不亟正治，粗乃败之。

故阳气者，一日而主外。平旦人气生，日中而阳气隆，日西而阳气已虚，气门乃闭。是故暮而收拒，无扰筋骨，无见雾露，反此三时，形乃困薄。

岐伯曰：阴者，藏精而起亟也，阳者，卫外而为固也。阴不胜其阳，则脉流薄疾，并乃狂。阳不胜其阴，则五脏气争，九窍不通。

是以圣人陈阴阳，筋脉和同，骨髓坚固，气血皆从。如是则内外调和，邪不能害，耳目聪明，气立如故。

风客淫气，精乃亡，邪伤肝也。

因而饱食，筋脉横解，肠澼为痔。

因而大饮，则气逆。

因而强力，肾气乃伤，高骨乃坏。

凡阴阳之要，阳密乃固，两者不和，若春无秋，若冬无夏。因而和之，是谓圣度。

故阳强不能密，阴气乃绝。阴平阳秘，精神乃治；阴阳离决，精气乃绝。因于露风，乃生寒热。

是以春伤于风，邪气留连，乃为洞泄。

夏伤于暑，秋为痎疟。

秋伤于湿，上逆而咳，发为痿厥。

冬伤于寒，春必温病。

四时之气，更伤五脏。阴之所生，本在五味；阴之五宫，伤在五味。

所以，《黄帝内经·素问·阴阳应象大论篇第五》说："天有四时五行，以生长收藏，以生寒暑燥湿风。人有五脏化五气，以生喜怒悲忧恐。故喜怒伤气，寒暑伤形。暴怒伤阴，暴喜伤阳。厥气上行，满脉去形。喜怒不节，寒暑过度，生乃不固。"

10.4 喜恶季节

亿万苍生，各有特异。得天地秉赋，成个体特质。反之，通过个体对季节的喜恶，也可以反过来推断其体质。

《黄帝内经·灵枢·阴阳二十五人第六十四》阐述了五行人的喜恶季节：

木形之人……能春夏不能秋冬，秋冬感而病生，

火形之人……能春夏不能秋冬，秋冬感而病生，

土形之人……能秋冬不能春夏，春夏感而病生，

金形之人……能秋冬不能春夏，春夏感而病生，

水形之人……能秋冬不能春夏，春夏感而病生。

由上文可见，《黄帝内经》认为：

1）亿万苍生可以分成五种形态之人（引文省略了五形人的其他表述，可见于相应篇章），五形即五行；

2）上述五形人的秩序是以相生关系而排列，同时也是按照日月运行，即四季顺序排列；

3）前半年与后半年不同，长夏土与后半年相同；

4）前、后半年之人只适应自身的季节，不适应另一季节，也就是，春夏（木、火）之人与秋冬（金、水和土）之人是相对的，互不适应。

5）在不适应的季节里，因为有感与内、外界不良的因素，就可能生病。

在《黄帝内经·灵枢·五变第四十六》中，专门讨论了诊断时"先立其年，以知其时"的诊断方法：

“黄帝曰：余闻病形，已知之矣！愿闻其时。

少俞答曰：先立其年，以知其时。时高则起，时下则殆，虽不陷下，当年有冲道，其病必起，是谓因形而生病，五变之纪也。”

所以，临床问诊时，注意询问病人喜恶的季节，有助于诊断！

10.5 预后转归季节

临床问诊，了解症状发生的季节及病人喜恶季节，还有助于判断预后。《黄帝内经·素问·疟论篇第三十五》说：

“帝曰：论言夏伤于暑，秋必病疟，今疟不必应者何也？

岐伯曰：此应四时者也。其病异形者，反四时也。其以秋病者寒甚，以冬病者寒不甚，以春病者恶风，以夏病者多汗。”

“帝曰：夫病温疟与寒疟，而皆安舍，舍于何脏？

岐伯曰：温疟者，得之冬中于风，寒气藏于骨髓之中，至春则阳气大发，邪气不能自出，因遇大暑，脑髓烁，肌肉消，腠理发泄，或有所用力，邪气与汗皆出，此病藏于肾，其气先从内出之于外也。如是者，阴虚而阳盛，阳盛则热矣。衰则气复反入，入则阳虚，阳虚则寒矣。故先热而后寒，名曰温疟。”

《黄帝内经·素问·咳论篇第三十八》：

“五脏各以其时受病，非其时各传以与之。人与天地相参，故五脏各以治时，感于寒则受病，微则为咳，甚者为泄为痛。乘秋则肺先受邪，乘春则肝先受之，乘夏则心先受之，乘至阴则脾先受之，乘冬则肾先受之。”

《黄帝内经·素问·方盛衰论篇第八十》记载：

“雷公请问：气之多少，何者为逆，何者为从？

黄帝答曰：阳从左，阴从右，老从上，少从下，是以春夏归阳为生，归秋冬为死，反之则归秋冬为生，是以气多少，逆皆为厥。

问曰：有余者厥耶？

答曰：一上不下，寒厥到膝，少者秋冬死，老者秋冬生，气上不下，头痛巅疾，求阳不得，求阴不审，五部隔无征，若居旷野，若伏空室，绵绵乎属不满日。”

《黄帝内经·灵枢·岁露论第七十九》：

“黄帝曰：有寒温和适，腠理不开，然有卒病者，其故何也？

少师答曰：帝弗知邪入乎。虽平居其腠理开闭缓急，其故常有时也。

黄帝曰：可得闻乎？

少师曰：人与天地相参也，与日月相应也。故月满则海水西盛，人血气积，肌肉充，皮肤致，毛发坚，腠理郄，烟垢着，当是之时，虽遇贼风，其入浅不深。至其月郭空，则海水东盛，人气血虚，其卫气去，形独居，肌肉减，皮肤纵，腠理开，毛发残，胶理薄，烟垢落，当是之时，遇贼风则其入深，其病人也，卒暴。

黄帝曰：其有卒然暴死暴病者，何也？

少师答曰：三虚者，其死暴疾也；得三实者邪不能伤人也。

黄帝曰：愿闻三虚。

少师曰：乘年之衰，逢月之空，失时之和，因为贼风所伤，是谓三虚。故论不知三虚，工反为粗。

帝曰：愿闻三实。

少师曰：逢年之盛，遇月之满，得时之和，虽有贼风邪气，不能危之也。

黄帝曰：善乎哉论！明乎哉道！请藏之金匮，命曰三实。然，此一夫之论也。

黄帝曰：愿闻岁之所以皆同病者，何因而然？

少师曰：此八正之候也。

黄帝曰：候之奈何？

少师曰：候此者，常以冬至之日，太一立于叶蛰之宫，其至也，天必应之以风雨者矣。风雨从南方来者，为虚风，贼伤人者也。其以夜半至也，万民皆卧而弗犯也，故其岁民少病。其以昼至者，万民懈惰而皆中于虚风，故万民多病。虚邪入客于骨而不发于外，至其立春，阳气大发，腠理开，因立春之日，风从西方来，万民又皆中于虚风，此两邪相搏，经气结代者矣。故诸逢其风而遇其雨者，命曰遇岁露焉，因岁之和，而少贼风者，民少病而少死。岁多贼风邪气，寒温不和，则民多病而死矣。"

上述《黄帝内经·灵枢·岁露论第七十九》提出了三虚和三实，均与年、月、时相关：

三虚：乘年之衰，逢月之空，失时之和。

三实：逢年之盛，遇月之满，得时之和。

前者一遇不良因素，即易致病，而后者"虽有贼风邪气，不能危之也"。因而顺其年、月、时而进行调养，则是《黄帝内经》所推重的养生之法。

10.6 问睡眠

在第六章"6.4.3 察病人所便而顺养"中，我们提到了《黄帝内经》中要求的顺养，指出四时不同的睡眠要求，春夏两季为夜卧早起，秋季早卧早起，冬季早卧晚起。很显然，提出人之睡眠应当与日落日出相应。冬季日落早、日出迟，故应当早卧早起。因此，诊疗时应当问睡眠时间，以排除与疾病的产生相关原因。

在现代临床医学中，睡眠也是很重要的一个问题，但问题的关键，在于传统中医关心的是个体睡眠是否与太阳视运动相呼应，而现代临床关心的是个体的睡眠是否充足，是否安稳。更新的还要问是否打鼾。研究认为许多疾病与睡眠打鼾有关。但是，由于商业的原因，可能相当部分是被夸大的。

睡眠还与梦有关，我们在后面的章节专门讨论。

参考文献

[1] 王国维. 今本竹书纪年疏正［M］. 见方诗铭，王修龄. 古本竹书纪年辑正［M］. 上海古籍出版社，1981. 第198页.

[2] 何新.《夏小正》新考［M］. 沈阳，万卷出版公司，2014，第5页.

[3] 陈瑞祥. 五行公理系统及其模型：五行理论体系的系统化（一）［J］. 中医杂志，2014，55（9）721－727.

[4] 陈瑞祥. 五行公理系统的生克关系：五行理论体系的系统化（二）［J］. 中医杂志，2014，55

(16) 1351 - 1356.
[5] 高也陶.《本末出候/望诊：<黄帝内经>理论与技术的现代研究》[M]. 北京，中医古籍出版社，2015. 第36 - 37页.
[6] 魏莱. 研究表明人脑功能随季节变化出现差异 [EB/OL] (2016 - 02 - 25) [2016 - 02 - 25] http: //tech. sina. com. cn/d/f/2016 - 02 - 25/doc - ifxpvysx1632545. shtml.

第十一章　问 饮 食

《难经·六十一难》说："问而知之者，问其所欲五味，以知其病所起所在也。"显然，问饮食，或问"所欲五味"，是问诊的重点所在！

11.1　饮食五味

人不饮食，则无法长期存活，三天不饮水则危在旦夕，七天不进食则神不附体。古人把食物分成五大类，是为五味饮食。

11.1.1　五味与五行

《黄帝内经·素问·六节藏象论篇第九》说：

帝曰：善。余闻气合而有形，因变以正名。天地之运，阴阳之化，其于万物，孰少孰多，可得闻乎？

岐伯曰：悉哉问也，天至广不可度，地至大不可量，大神灵问，请陈其方。

草生五色，五色之变，不可胜视；草生五味，五味之美，不可胜极。嗜欲不同，各有所通。

天食人以五气，地食人以五味。五气入鼻，藏于心肺，上使五色修明，音声能彰。五味入口，藏于肠胃，味有所藏，以养五气，气和而生，津液相成，神乃自生。

如上所述，天地万物，可分成五大类，以食物来说，就是五味饮食，甘、酸、苦、辛和咸，对应五行为土、木、火、金和水。五味饮食进入肠胃后，化为五气，各有其对应的脏腑，五气相和，周身循环，维持生命。本书将摘录李时珍《本草纲目》的食物五味分类，附于章后，供读者参考。在此不作赘述。

11.1.2　五味食物与五脏

五味食物对应五脏，是传统中医诊疗的重中之重。《黄帝内经·灵枢·五味论第六十三》对此有非常详细的论述，引用如下，不作赘述：

黄帝问于少俞曰：五味入于口也，各有所走，各有所病，酸走筋，多食之，令人癃；咸走血，多食之，令人渴；辛走气，多食之，令人洞心；苦走骨，多食之，令人变呕；甘走肉，多食之，令人挽心。余知其然也，不知其何由？愿闻其故。

少俞答曰：酸入于胃，其气涩以收，上之两焦，弗能出入也，不出即留于胃中，胃中和温，则下注膀胱，膀胱之胞薄以懦，得酸则缩绻，约而不通，水道不行，故癃。阴者，积筋之所终也，故酸入而走筋矣。

黄帝曰：咸走血，多食之，令人渴，何也？

少俞曰：咸入于胃；其气上走中焦，注于脉，则血气走之，血与咸相得，则凝，凝则胃中汁注之，注之则胃中竭，竭则咽路焦，故舌本干而善渴。血脉者，中焦之道也，故咸入而走血矣。

黄帝曰：辛走气，多食之，令人洞心，何也？

少俞曰：辛入于胃，其气走于上焦，上焦者，受气而营诸阳者也，姜韭之气熏之，营卫之气，不时受之，久留心下，故洞心。辛与气俱行，故辛入而与汗俱出。

黄帝曰：苦走骨，多食之，令人变呕，何也？

少俞曰：苦入于胃，五谷之气，皆不能胜苦，苦入下脘，三焦之道，皆闭而不通，故变呕。齿者，骨之所终也，故苦入而走骨，故入而复出，知其走骨也。

黄帝曰：甘走肉，多食之。令人悗心，何也？

少俞曰：甘入于胃，其气弱小，不能上至于上焦，而与谷留于胃中者，令人柔润者也，胃柔则缓，缓则虫动，虫动则令人悗心。其气外通于肉，故甘走肉。

如上所述，追问求医者饮食情况，对诊断与治疗有极大的帮助。

11.1.3　五味食物与气

五味饮食虽然各有其归属脏腑，但食物经胃肠消化吸收后，与经呼吸所纳入的天气混合，在循环系统中周身运行，因而，对人体之气有直接影响。《黄帝内经·素问·阴阳应象大论篇第五》说：

“阳化气，阴成形。寒极生热，热极生寒。寒气生浊，热气生清。清气在下，则生飧泄；浊气在上，则生䐜胀。此阴阳反作，病之逆从也。

阳为气，阴为味。味归形，形归气，气归精，精归化，精食气，形食味，化生精，气生形。味伤形，气伤精，精化为气，气伤于味。阴味出下窍，阳气出上窍。味厚者为阴，薄为阴之阳。气厚者为阳，薄为阳之阴。味厚则泄，薄则通。气薄则发泄，厚则发热。”

上面引文是阴阳在气与形、气与味上的应象，理解上述引文则对理解传统文化对食物的阴、阳、气形、气味、寒、热、清、浊、厚、薄的分类有进一步的帮助。把上述引文秩序重新编排，以阴阳分，则得下面文字：

阳化气，阳为气，气生形，形归气，气归精。精食气，气伤精，精化为气。阳气出上窍。气厚者为阳，薄为阳之阴。气薄则发泄，厚则发热。热气生清。清气在下，则生飧泄。

阴成形，阴为味，味归形，味伤形，形食味。化生精，精归化，气伤于味。阴味出下窍。味厚者为阴，薄为阴之阳。味厚则泄，薄则通（此处“通”字应为寒之意或寒之误。笔者注）。寒气生浊，浊气在上，则生肿胀。

于是知，阴阳为一体，或为气与味，或化成气与形。气与形相生相归，与精相化相伤，出于上窍；味与形相归相伤，与精相化相食，出于下窍。气厚的食物，则为阳，厚气化散则是阳向阴之转变，气厚则生热；味厚的食物为阴，厚味化散则是阴向阳的转变，味薄则生寒。由此，气味与寒热的相互关系显现，还是阴阳关系，而且上述文字总结为“寒极生热，热极生寒。此阴阳反作，病之逆从也。”阐述了食物与健康的关系，阴阳食物不可偏重，也不可偏废。

传统中医“气”之一字，包含了太多的意思，近代以来，几乎所有的知名人士对此一字均大发感慨，甚至批判，如孙中山、陈独秀、胡适、鲁迅……。《黄帝内经》论气，包括天之气、地之气与人体之气。而人体之气，其实是天之气与地之气的组合。天之气化为呼吸之气，地之气以食物形式进入体内，两者维持生命，缺一不可。现代研究者，多重视前者，而忽略后者。《黄帝内经》特别强调了五味食物之气。《黄帝内经·灵枢·五味第五十六》说：

黄帝曰：愿闻谷气有五味，其入五脏，分别奈何？

伯高曰：胃者，五脏六腑之海也，水谷皆入于胃，五脏六腑，皆禀气于胃。五味各走其所喜，谷味酸，先走肝，谷味苦，先走心，谷味甘，先走脾，谷味辛，先走肺，谷味咸，先走肾。谷气津液已行，营卫大通，乃化糟粕，以次传下。

黄帝曰：营卫之行奈何？

伯高曰：谷始入于胃，其精微者，先出于胃之两焦，以溉五脏，别出两行，营卫之道。其大气之搏而不行者，积于胸中，命曰气海，出于肺，循咽喉，故呼则出，吸则入。天地之精气，其大数常出三入一，故谷不入，半日则气衰，一日则气少矣。

上述文字中所述的胃为“五脏六腑之海”，此海就是食物之气（谷气）之海。这一气又分为营气与卫气，积于胸中，与天地之气混合，维持生命之呼吸吐纳，呼出三纳入一，谷气弥补了出多入少的缺额，因此，半日不进食则气衰，一日不进食则气少，再之则无气！

11.1.4 食物与疾病

如上所述，食物与生命、健康和疾病的关系就不言而喻了。如《黄帝内经·素问·痹论篇第四十三》论述，风寒湿三气杂至，生成痹。痹客于六腑，“此亦其食饮居处，为其病本也。六腑亦各有俞，风寒湿气中其俞，而食饮应之，循俞而入，各舍其腑也。”“荣者水谷之精气也，和调于五脏，洒陈于六腑，乃能入于脉也。故循脉上下贯五脏，络六腑也。卫者水谷之悍气也。其气慓疾滑利，不能入于脉也。故循皮肤之中，分肉之间，熏于肓膜，散于胸腹，逆其气则病，从其气则愈，不与风寒湿气合，故不为痹。”

食物消化后，清气向上，为荣气；浊气向下，为卫气。在体内循环，荣气在内，卫气在外。营养全身，维持新陈代谢，生命存活。同时，也因食物关系，影响疾病生成与人体健康。

11.2 所欲五味

以上阐述，可知五味食物与气血之关系。因此，食物的偏废多寡，直接影响个体之性格。或者反过来说，性格的特征，影响个体对食物的喜恶。两者何是因，何是果，可能无法一概而论，但对于临床诊断与治疗来说，则有着相当重要的指引。所以，《黄帝内经》认为，问诊之要，在于问所欲五味。《黄帝内经·素问·生气通天论篇第三》说：

四时之气，更伤五脏。阴之所生，本在五味；阴之五宫，伤在五味。

是故味过于酸，肝气以津，脾气乃绝。

味过于咸，大骨气劳，短肌，心气抑。

味过于甘，心气喘满，色黑，肾气不衡。

味过于苦，脾气不濡，胃气乃厚。

味过于辛，筋脉沮弛，精神乃央。

是故谨和五味，骨正筋柔，气血以流，腠理以密，如是则骨气以精。谨道如法，长有天命。

人不进食，则无法生存。进食五味如果有所偏废，则可能导致疾病。所以，谨慎调和五味食物，则是维护健康的重要方法。《黄帝内经·灵枢·五音五味第六十五》是一篇非常奇怪的文章，张介宾在《类经》中说它错误多多，尤其是论述五音的部分。作者认为这是一部由残篇汇集的篇章。[1] 这篇文章是继《阴阳二十五人第六十四》之后的，文中论及阴阳二十五音人的饮食：

上徵与右徵同，谷麦、畜羊、果杏，手少阴藏心，色赤味苦，时夏。

上羽与大羽同，谷大豆，畜彘，果栗，足少阴藏肾，色黑味咸，时冬。

上宫与大宫同，谷稷，畜牛，果枣，足太阴藏脾，色黄味甘，时季夏。

上商与右商同，谷黍，畜鸡，果桃，手太阴藏肺，色白味辛，时秋。

上角与大角同，谷麻、畜犬、果李，足厥阴藏肝，色青味酸，时春。

此处只选择了五五二十五音人中的10个音为代表，每个音选择了上（正）音与大音或右音，也就是以每一音之正中以上的频率范围的音，目前没有研究能够说明这是否具有特别的意义。每一音人所对应的五味食物，包括了谷、畜、果，以及季节、食物相应的颜色，对应的五脏。据此，可以根据病人的实际情况，以推断病人的疾病状态，供以作为诊断与治疗的对照。

11.3 饮食调理

《黄帝内经·素问·五常政大论第七十二篇》说：

“病时间有长有短，药方的量和组成有多有少，有毒有无毒，应当经常加以考虑运用。

大毒的药方治病，可以治疗六成的疾病；

常毒的药方治病，可以治疗七成的疾病；

小毒的药方治病，可以治疗八成的疾病；

无毒的药方治病，可以治疗九成的疾病；

谷肉果菜，饮食调养，可以去除全部的疾病。

但是，也不能过量，过量了就可能损伤人体的正气，反而有致病的可能。”

如果不能完全去除疾病，必须按照以下方法来治理：

首先，必须分析当年的五运六气，不得伤及天和。

其次，对已经过盛的，不得再行补充，对已经不足的，不得再行泻泄，从而影响人的健康。

再次，不要引入邪气，不要离开正道，以使人寿命缩短。

可见谷肉果菜，饮食调养的重要性和好处，当然，这只能对健康、亚健康的人而言。有病的人还是要服药治疗。

《周礼·天官冢宰》记载周朝时，就分有医师、食医、疾医、疡医、兽医和巫医等医疗职业的分工。食医的责任是：

“掌管调和王候们的饮食的选择和食物的配对，使其应天地之生化进食。

调剂食物：在春天时调和主食；在夏天时调和羹汤；在秋天时调配医药；在冬天时调配饮料。

调和五味：春天多食酸味和食物；夏天多食苦味和食物；秋天多食辛味和食物；冬天

---

① 高也陶．本末出候/望诊：《黄帝内经》理论与技术的现代研究［M］．北京，中医古籍出版社，2015.

多食咸味的食物。

凡要配膳：牛肉宜配粳米；羊肉宜配黍米；猪肉宜配高粱，犬肉宜配小米，雁肉宜配麦子，鱼肉宜配菰米。

当时有文化，有地位的君子，都会模仿这种饮食方法。"

由于目前无法对五味进行定性和定量的分析，我们碰到最大问题是，现代人的生活资源已经远远要超出古人不知多少倍，有很多食物如何确定其五味属性。在日常生活上，很多人问，河鱼海鲜在五味中算什么？五畜有四足的牛、犬、猪和羊，两足的鸡，鸭是两足的禽，可以算入鸡一类吗？

而编者认为，《黄帝内经》的撰写者，主要是生活在中原地区的先民，距离海边较远，吃鱼的习俗不多，有些水葬习俗的地方，根本就是不吃鱼。所以，中原地区的先民对鱼的了解不多。另外，《黄帝内经》重要的核心思想之一，就是讲天人相应，一方水土养一方人。《黄帝内经・素问・异法方宜论第十二篇》专门讨论这一点。作者译之如下，以便读者更好的理解。

黄帝问："医生治病，同样的一种病而治疗方法各不同，但都能够治好，是什么原因也？"

岐伯回答说："这是地理的原因造成的。东方是太阳初生的地方，得到天地始生之气，出产鱼和盐。由于地处海滨而接近于水，所以，生长在东方之地的人们多吃鱼，而喜欢咸味，随地而安居，以鱼盐为美食。但由于鱼使人热积于中，盐能走血，所以该地的人们，大都皮肤色黑，肌理松疏，患上的疾病多为痈疡。对其治疗，大都宜用砭石。因此，砭石是从东方传来的。

西方地区，盛产金玉，遍地沙石，山高天低，人们依山陵而住，其地多风，水土坚硬刚冷，不甚考究衣服，穿毛巾，睡草席，饮食却都是鲜美酥酪骨肉之炔，因此油多体肥，外邪不容易侵犯他们的形体，患上的疾病都发自身体内部。治疗宜用带毒之药。所以毒药从西方传来。

北方地区，天寒地冻，万物收藏，地势高。人们依山而居，四居无定所，吃的是牛羊乳汁，寒入内脏，消化不良。治疗用艾火炙灼。所以艾火炙灼的治疗方法，是从北方传来的。

南方地区，万物生长滋养，阳气最盛的地方，地势低下，水土薄弱，雾露会聚。人们喜欢吃酸和腐的食品，其皮肤腠理致密而带红色，所发疾病多为筋脉痉挛麻痹。对其治疗，宜用微针针刺。所以，九针的治病方法，是从南方传来的。

中央之地，地形平坦而多潮湿，物产丰富，人们的食物种类很多，生活安逸，发生的疾病多是痿弱、厥逆、寒热等病，这些病的治疗，宜用导引按摩的方法。所以导引按摩的治法，出自中部地区。

一个高明的医生，是能够将许多治病方法综合起来，根据具体情况，随机应变，灵活运用，使患者得到适宜治疗。所以治法尽管各有不同，而结果是疾病都能治好病的原因是由于医生能够了解发病的原因。掌握治疗原则的缘故。"

因此，临床问诊时，了解病人的饮食习惯对于疾病的诊疗具有重要的意义。

11.4 部分常见食物的五味分类

以下各食物的五味，全是引自明朝李时珍编撰的《本草纲目》。需要说明的是：

1）有些食物具有两种味性，只好重复。

2）每一食物，主要摘录了三个方面的内容，味属，药性和毒性。味属有五：酸、咸、甘、苦、辛五味；药性有四：寒、热、温、凉四气。前人有注：“本草五味不言淡，四气不言凉，……何也？淡附于甘，微寒即凉也。”(2)

3）《本草纲目》对许多食物的不同部位，都分开说明。本书一般指的是普通的食用部位，不再另行说明。但对个别特殊的食物，还是分别标出了。

4）同一食物有多种名称，可能不同地域称呼的也不一样。作者只能根据自己的理解标出食物名称。如有不解，只有请读者自己向《本草纲目》求助。

11.4.1 酸味食物

大麦醋糟：酸、微寒、无毒

马齿苋：酸、寒、无毒

酸笋：酸、凉、无毒

青芝：酸、平、无毒

杏：酸、热、有小毒

紫堇：酸、平、微毒

梅：酸、平、无毒

棠梨：酸、甘、涩、寒、无毒

海红：酸、甘、平、无毒

落葵：酸、寒、滑、无毒

楂子：酸、涩、平、无毒

山楂：酸、冷、无毒

山梨：酸、涩、寒、无毒

酸石榴：酸、温、涩、无毒

木瓜：酸、温、无毒

橙：酸、寒、无毒

柚：酸、寒、无毒

金桔：酸、甘、温、无毒

杨梅：酸、甘、温、无毒

橄榄：酸、甘、温、无毒

猕猴桃：酸、甘、寒、无毒

乌贼鱼：酸、平、无毒

白雄鸡肉：酸、微温、无毒

雉：酸、微寒、无毒（野鸡）

雀卵：酸、温、无毒

江猪肉：酸、平、有小毒（生江南者，耳小）

豭猪肉：酸、冷、无毒（北燕、朝鲜之猪）

李：苦、酸、微温、无毒
波罗蜜：甘、微酸、平、无毒
酸枣：酸、平、无毒
山茱萸：酸、平、无毒（肉枣）
金樱子：酸、涩、平、无毒
郁李仁：酸、平、无毒
山葡萄：甘、酸、平、无毒
枇杷：甘、酸、平、无毒
甘石榴：甘、酸、温、涩、无毒
桔：甘、酸、温、无毒
梨：甘、微酸、寒、无毒
黑雌鸡肉：甘、酸、温、平、无毒
黄雌鸡肉：甘、酸、咸、平、无毒
水龟肉：甘、酸、温、无毒
乳酪：甘、酸、寒、无毒
猫肉：甘、酸、温、无毒
竹蜂：甘、酸、寒、无毒
韭：辛、微酸、温、涩、无毒
桃：辛、酸、甘、热、微毒

11.4.2　苦味食物

赤铜屑：苦、平、微毒
沙参：苦、微寒、无毒
丹参：苦、微寒、无毒
芍药：苦、平、无毒
菊：苦、平、无毒
野菊：苦、辛、温、有小毒
茵陈蒿：苦、平、微寒、无毒
白麻：苦、平、无毒（又名苘麻）
王瓜：苦、寒、无毒
天门冬：苦、平、无毒
米酒：苦、甘、辛、大热、有毒
苜蓿：苦、平、涩、无毒
芜菁：苦、温、无毒
白花菜：苦、辛、微毒（羊角菜）
何首乌：苦、涩、微温、无毒
海藻：苦、咸、寒、无毒
糯稻米：苦、温、无毒
淡豉：苦、寒、无毒
苦菜：苦、寒、无毒

生苣：苦、寒、无毒
莴苣：苦、冷、微毒
鹿藿：苦、平、无毒
苦匏瓠及子：苦、寒、有毒
苦瓜：苦、寒、无毒
赤芝：苦、平、无毒
李：苦、酸、微温、无毒
桃仁：苦、甘、平、无毒
柰：苦、寒、有小毒
槠子：苦、涩、平、无毒
槟榔：苦、辛、温、涩、无毒
慈菇：苦、甘、微寒、无毒
松脂：苦、甘、温、无毒
枸杞子：苦、寒、无毒
苦竹叶：苦、冷、无毒
（竹堇）竹叶：苦、平、无毒
露蜂房：苦、平、有毒
水龟胆汁：苦、寒、无毒
山龟：苦、温、无毒
海蛤：苦、咸、平、无毒
鹅胆：苦、寒、无毒
羊肝：苦、寒、无毒
羊胆：苦、寒、无毒
羊肉：苦、甘、大热、无毒
马肉：辛、苦、冷、有毒
牛胆：苦、大寒、无毒
凡猪肉：苦、微寒、有小毒
猪肝：苦、温、无毒
猪胆：苦、寒、无毒
米麦麨：甘、苦、微寒、无毒
黎豆：甘、微苦、温、有小毒
黄瓜菜：甘、微苦、微寒、无毒
银杏：甘、苦、平、涩、无毒

11.4.3 甘味食物

露水：甘、平、无毒
冬霜：甘、寒、无毒
腊雪：甘、冷、无毒
夏冰：甘、冷、无毒
流水：甘、平、无毒

井泉水：甘、平、无毒
山泉水：甘、平、无毒
钢铁：甘、平、无毒
玉屑：甘、平、无毒
食盐：甘、咸、寒、无毒（指海水盐）
甘草：甘、平、无毒
黄芪：甘、微温、无毒
人参：甘、微寒、无毒
黄精：甘、平、无毒
当归：甘、温、无毒
甘蕉：甘、大寒、无毒
麦门冬：甘、平、无毒（韭）
葵：甘、寒、滑、无毒。（又名滑菜。为百菜主，其心伤人）。
月季花：甘、温、无毒
土茯苓：甘、淡、平、无毒
忍冬：甘、温、无毒
香蒲：甘、平、无毒
菰：甘、冷、滑、无毒（又名茭白）
苹：甘、寒、滑、无毒（又名苿菜）
凫葵：甘、冷、无毒（又名莕菜）
莼：甘、寒、无毒（又名水葵）
小麦：甘、微寒、无毒
小麦面：甘、温、有微毒
小麦粉：甘、凉、无毒
小麦面筋：甘、凉、无毒
燕麦：甘、平、无毒
粳米：甘、苦、平、无毒
籼米：甘、温、无毒
胡麻：甘、平、无毒（又名油麻）
稷米：甘、寒、无毒
黍米：甘、温、无毒
高粱米：甘、涩、温、无毒
荞麦：甘、平、寒、无毒
米泔：甘、凉、无毒
玉米：甘、平、无毒
黄粱米：甘、平、无毒
白粱米：甘、微寒、无毒
青粱米：甘、微寒、无毒
菰米：甘、冷、无毒

薏苡仁：甘、微寒、无毒
黑大豆：甘、平、无毒
大豆黄卷：甘、平、无毒（豆芽）
黄大豆：甘、温、无毒
赤小豆：甘、酸、平、无毒
绿豆：甘、寒、无毒
绿豆粉：甘、凉、平、无毒
绿豆皮：甘、寒、无毒
绿豆芽：甘、平、无毒
白豆：甘、平、无毒
豌豆：甘、平、无毒
蚕豆：甘、微辛、平、无毒
豇豆：甘、咸、平、无毒
白扁豆：甘、微温、无毒
刀豆：甘、平、无毒
黎豆：甘、微苦、温、有小毒
豆腐：甘、咸、寒、有小毒
糯米粥：甘、温、无毒
秫米粥：甘、温、无毒
黍米粥：甘、温、无毒
粳米粥：甘、温、平、无毒
籼米粥：甘、温、平、无毒
粟米粥：甘、温、平、无毒
粱米粥：甘、温、平、无毒
米麦麨：甘、苦、微寒、无毒
粽：甘、温、无毒
蒸饼：甘、平、无毒
酒母：甘、温、无毒
谷芽：甘、温、无毒
葡萄酿酒：甘、辛、热、微毒
饴糖：甘、大温、无毒
酒糟：甘、辛、无毒
干饧糟：甘、温、无毒
白菜：甘、温、无毒
蓬蒿：甘、辛、平、无毒
芹菜：甘、平、无毒
胡萝卜：甘、辛、微温、无毒
旱芹：甘、寒、无毒
胡芹苗：甘、辛、温、无毒

菠菜：甘、冷、滑、无毒
蕹菜：甘、平、无毒
东风菜：甘、寒、无毒
荠菜：甘、温、无毒
苋菜：甘、冷利、无毒
蒲公英：甘、平、无毒
黄瓜菜：甘、微苦、微寒、无毒
生瓜菜：甘、微寒、无毒
蕨菜：甘、寒、滑、无毒
薇：甘、寒、无毒
胭脂菜：甘、平、微毒
醍醐菜：甘、温、无毒
百合：甘、平、无毒
山丹：甘、凉、无毒
土豆：甘、辛、寒、有小毒
薯蓣：甘、温、平、无毒（山芋）
甘薯：甘、平、无毒
地蚕：甘、平、无毒
竹笋：甘、微寒、无毒
茄：甘、寒、无毒
瓠瓜：甘、平、滑、无毒
番瓜：甘、温、无毒
菜瓜：甘、寒、无毒
黄瓜：甘、寒、有小毒
丝瓜：甘、平、无毒
紫菜：甘、寒、无毒
石莼：甘、平、无毒
石花菜：甘、咸、大寒、滑、无毒
鹿角菜：甘、大寒、滑、无毒
龙须菜：甘、寒、无毒
黄芝：甘、平、无毒
紫芝：甘、温、无毒
木耳：甘、平、有小毒
杉菌：甘、辛、微温、无毒
香蕈：甘、平、无毒
蘑菇蕈：甘、寒、无毒
鸡菌：甘、平、无毒
土菌：甘、寒、有毒
竹蕈：甘、咸、寒、无毒

地耳：甘、寒、无毒
石耳：甘、平、无毒
巴旦杏：甘、平、温、无毒
生枣：甘、辛、热、无毒
大枣：甘、平、无毒
梨：甘、微酸、寒、无毒
柑：甘、大寒、无毒
甘石榴：甘、酸、温、涩、无毒
桔：甘、酸、温、无毒
枇杷：甘、酸、平、无毒
樱桃：甘、热、涩、无毒
银杏：甘、苦、平、涩、无毒
核桃：甘、平、温、无毒
榛：甘、平、无毒
钩栗：甘、平、无毒
龙眼：甘、平、无毒
余甘子：甘、寒、无毒
甜瓜瓤：甘、寒、滑、有小毒
甜瓜子仁：甘、寒、无毒
西瓜瓤：甘、淡、寒、无毒
西瓜皮：甘、凉、无毒
西瓜仁：甘、寒、无毒
荔枝：甘、平、无毒
椰子浆：甘、温、无毒
波罗蜜：甘、微酸、平、无毒
无花果：甘、平、无毒
沙棠果：甘、平、无毒
葡萄：甘、平、涩、无毒
山葡萄：甘、酸、平、无毒
甘蔗：甘、平、涩、无毒
沙糖：甘、寒、无毒
莲藕：甘、平、涩、无毒
芰实：甘、平、无毒
芡实：甘、平、涩、无毒
凫茈：甘、微寒、滑、无毒
桑葚：甘、寒、无毒
茯苓：甘、平、无毒
蜂蜜：甘、平、无毒
蜜蜡：甘、微温、无毒

蜜蜂：甘、平、微寒、无毒
大黄蜂：甘、凉、有小毒
田鸡：甘、寒、无毒
鲤鱼：甘、平、无毒
鳙鱼：甘、温、无毒
鲩鱼：甘、温、无毒（草鱼）
青鱼：甘、平、无毒
竹鱼：甘、平、无毒
鲻鱼：甘、平、无毒（子鱼）
白鱼：甘、平、无毒
鳡鱼：甘、平、无毒
石首鱼：甘、平、无毒（黄花鱼）
勒鱼：甘、平、无毒
鲚鱼：甘、温、无毒
鲥鱼：甘、平、无毒
鲳鱼：甘、平、无毒
鲫鱼：甘、温、无毒
鲂鱼：甘、温、无毒
鲈鱼：甘、平、有小毒
鳜鱼：甘、平、无毒
鲨鱼：甘、平、无毒
鳗鲡鱼：甘、平、有毒
鳝鱼：甘、大温、无毒
泥鳅：甘、平、无毒
蜡鱼：甘、平、有小毒
鲟鱼：甘、平、无毒
鲇鱼：甘、温、无毒
比目鱼：甘、平、无毒
虾：甘、温、有小毒
海马：甘、温、平、无毒
鱼鲙：甘、温、无毒（鱼生）
章鱼：甘、咸、寒、无毒
鱼鲊：甘、咸、平、无毒（腌咸鱼）
鳖肉：甘、平、无毒
水龟肉：甘、酸、温、无毒
鲎鱼肉：辛、咸、平、微毒
蚌：甘、咸、冷、无毒
蚬：甘、咸、冷、无毒
蛏：甘、温、无毒

魁蛤：甘、平、无毒（蚶）
淡菜：甘、温、无毒
海螺肉：甘、冷、无毒
田螺肉：甘、大寒、无毒
车螯：甘、咸、冷、无毒（蜃，大蛤）
车渠：甘、咸、大寒、无毒（海扇）
石蜐：甘、咸、平、无毒
鹅卵：甘、温、无毒
鹅肉：甘、平、无毒
凫：甘、凉、无毒（野鸭）
丹雄鸡肉：甘、微温、无毒
乌雄鸡肉：甘、微温、无毒
黑雌鸡肉：甘、酸、温、平、无毒
黄雌鸡肉：甘、酸、咸、平、无毒
乌骨鸡：甘、平、无毒
鸡肝：甘、苦、温、无毒
鸡卵白：甘、微寒、无毒
鸡卵黄：甘、温、无毒
鹧鸪：甘、温、无毒
竹鸡：甘、平、无毒
秧鸡：甘、温、无毒
鹑：甘、平、无毒
鷃：甘、平、无毒（鹌）
雀肉：甘、温、无毒
猪脑：甘、寒、有毒
猪骨髓：甘、寒、无毒
猪脂：甘、微寒、无毒
猪肺：甘、微寒、无毒
猪肚：甘、微温、无毒
猪肠：甘、微寒、无毒
猪蹄：甘、咸、小寒、无毒
猪心：甘、咸、平、无毒
羊乳：甘、温、无毒
羊胃：甘、温、无毒
羊脊骨：甘、热、无毒
羊肺：甘、温、无毒
羊心：甘、温、无毒
羊肾：甘、温、无毒
水牛肉：甘、平、无毒

牛乳：甘、微寒、无毒
牛脂：甘、温、微毒
牛髓：甘、温、无毒
牛胃：甘、温、无毒
马乳：甘、冷、无毒
驴肉：甘、凉、无毒
驴乳：甘、冷利、无毒
驴鞭：甘、温、无毒
骆驼肉：甘、温、无毒
牛羊酥：甘、微寒、无毒
醍醐：甘、冷利、无毒
黄牛肉：甘、温、无毒
乳酪：甘、酸、寒、无毒
野猪肉：甘、平、无毒
山羊肉：甘、热、无毒
鹿肉：甘、温、无毒
狸肉：甘、平、无毒
猫肉：甘、酸、温、无毒
猕猴桃：酸、甘、寒、无毒
橄榄：酸、甘、温、无毒
杨梅：酸、甘、温、无毒
金桔：酸、甘、温、无毒
棠梨：酸、甘、涩、寒、无毒
海红：酸、甘、平、无毒
羊肉：苦、甘、大热、无毒
松脂：苦、甘、温、无毒
慈菇：苦、甘、微寒、无毒
桃仁：苦、甘、平、无毒
米酒：苦、甘、辛、大热、有毒
烧酒：辛、甘、大热、有大毒
豆油：辛、甘、热、微毒
葡萄烧酒：辛、甘、大热、有大毒
韭子：辛、甘、温、无毒
珍珠：咸、甘、寒、无毒
桑螵蛸：咸、甘、平、无毒

11.4.4 辛味食物

屋漏水：辛、苦、有毒
温泉：辛、热、微毒
金屑：辛、平、有毒

银屑：辛、平、有毒
石膏：辛、微寒、无毒
仙灵脾：辛、寒、无毒
白芷：辛、温、无毒
牡丹：辛、寒、无毒
木香：辛、温、无毒
豆蔻：辛、温、涩、无毒
茉莉：辛、热、无毒
藿香：辛、微温、无毒
马兰：辛、平、无毒
薄荷：辛、温、无毒
鬼芋：辛、寒、有毒（又名蒟蒻）
小麦苗：辛、寒、无毒
稻秆：辛、甘、热、无毒
豆油：辛、甘、热、微毒
烧酒：辛、甘、大热、有大毒
葡萄烧酒：辛、甘、大热、有大毒
韭：辛、微酸、温、涩、无毒
韭子：辛、甘、温、无毒
葱茎白：辛、平、无毒
葱汁：辛、温、滑、无毒
山葱：辛、微温、无毒
胡葱：辛、温、无毒
薤白：辛、苦、温、滑、无毒
小蒜：辛、温、有小毒（出于中土）
大蒜：辛、温、有毒（出于西域）
芥菜：辛、温、无毒
萝卜根：辛、甘、温、无毒
萝卜叶：辛、苦、温、无毒
生姜：辛、微温、无毒
干姜：辛、温、无毒
胡荽：辛、温、微毒
茴香：辛、平、无毒
莳萝：辛、温、无毒（小茴香）
香菜：辛、温、微毒
鱼腥草：辛、微温、有小毒
芋头：辛、冷、滑、无毒
白芝：辛、平、无毒
桃：辛、酸、甘、热、微毒

枸橼：辛、酸、无毒
山婴桃：辛、平、无毒
秦椒：辛、温、有毒
蜀椒：辛、温、有毒
胡椒：辛、大温、无毒
吴茱萸：辛、温、有小毒
淡竹叶：辛、平、大寒、无毒
鲍鱼：辛、温、无毒
豚肉：辛、平、有小毒
马肉：辛、苦、冷、有毒
兔肉：辛、平、无毒
槟榔：苦、辛、温、涩、无毒
米酒：苦、甘、辛、大热、有毒
白花菜：苦、辛、微毒（羊角菜）
蓬蒿：甘、辛、平、无毒
葡萄酿酒：甘、辛、热、微毒
酒糟：甘、辛、无毒
胡萝卜：甘、辛、微温、无毒
胡芹苗：甘、辛、温、无毒
土豆：甘、辛、寒、有小毒
杉菌：甘、辛、微温、无毒
生枣：甘、辛、热、无毒

11.4.5 咸味食物

雨水：咸、平、无毒
雹：咸、冷、有毒
碧海水：咸、小温、有小毒
卤水：咸、苦、有大毒
青盐：咸、寒、无毒（指土盐）
海带：咸、寒、无毒
昆布：咸、寒、滑、无毒
大麦：咸、温、微寒、无毒
粟米：咸、微寒、无毒（小米）
蒲州豉：咸、寒、无毒
陈仓米：咸、酸、温、无毒
麦芽：咸、温、无毒
酱：咸、冷利、无毒
黑芝麻：咸、平、无毒
栗：咸、温、无毒
桑螵蛸：咸、甘、平、无毒

白僵蚕：咸、辛、平、无毒
雄原蚕蛾：咸、温、有小毒
蜗牛：咸、寒、有小毒
海豚鱼：咸、腥、无毒
鳖甲：咸、平、无毒
螃蟹：咸、寒、有小毒
牡蛎：咸、平、微寒、无毒
珍珠：咸、甘、寒、无毒
文蛤：咸、平、无毒（花蛤）
蛤蜊：咸、冷、无毒
紫贝：咸、平、无毒
海燕：咸、温、无毒
鹅血：咸、平、微毒
鸡血：咸、平、无毒
白鸽肉：咸、平、无毒
猪血：咸、平、无毒
猪肾：咸、冷、无毒
羊血：咸、平、无毒
牛血：咸、平、无毒
狗肉：咸、酸、温、无毒
海蛤：苦、咸、平、无毒
食盐：甘、咸、寒、无毒（指海水盐）
豇豆：甘、咸、平、无毒
豆腐：甘、咸、寒、有小毒
石花菜：甘、咸、大寒、滑、无毒
竹蕈：甘、咸、寒、无毒
章鱼：甘、咸、寒、无毒
鱼鲊：甘、咸、平、无毒（腌咸鱼）
蚌：甘、咸、冷、无毒
蚬：甘、咸、冷、无毒
车螯：甘、咸、冷、无毒（蜃，大蛤）
车渠：甘、咸、大寒、无毒（海扇）
石蜐：甘、咸、平、无毒
猪蹄：甘、咸、小寒、无毒
猪心：甘、咸、平、无毒
鲎鱼肉：辛、咸、平、微毒

从以上引自明朝李时珍编撰的《本草纲目》对食物的五味分类来看，我们或许可以得出以下几个概念：

1. 明朝李时珍编撰的《本草纲目》对食物的五味分类与《黄帝内经》的分类略有不同。

2. 某些食物可以有两种气味。

3. 酸味主要来自水果。从现代营养学来看，水果包括是人类维持健康生存的主要成分，与《黄帝内经》所说相符。

4. 甘味的食物最多，蔬菜、粮食、肉类和鱼类多为甘味。脾胃为甘，饮食首先入胃，然后再向其它脏器分布，所以适合脾胃的食物，应该是对人类是最为适合的。当然，必须五味俱全，才能健康生存。

5. 可以注意到，某些饮食的分类几乎完全是按照食物的颜色来的。五色与五味相符合。值得我们思索。

11.4.6 食物配伍禁忌

《本草纲目》还提出了食物的配伍禁忌，这些禁忌是何理由，不得而知，有些明显是与五行生克有关。摘录如下，供读者参考。

猪肉忌：生姜、荞麦、葵菜、胡荽、梅子、炒豆、鸽肉、牛肉、鲫鱼、马肉、羊肝、龟鳖、鹌鹑、驴肉、乌梅、桔梗、黄连、胡芡黄、百合、苍术

猪血忌：地黄、何首乌、黄豆

猪心忌：吴茱萸

猪肝忌：荞麦、豆酱、鲤鱼肠子、鱼肉

羊肉忌：梅子、小豆、豆酱、荞麦、鱼鲙、猪肉、醋、酪、半夏、菖蒲，忌铜、丹砂

狗肉忌：菱角、蒜、牛肠、鲤鱼、鳝鱼、商陆、杏仁

驴肉忌：凫茈、荆芥茶、猪肉

牛肉忌：黍米、韭薤、生姜、猪肉、狗肉、栗子

马肉忌：仓米、生姜、苍耳、粳米、猪肉、鹿肉

兔肉忌：生姜、桔皮、芥末、鸡肉、鹿肉、獭肉

鸡肉忌：胡蒜、芥末、生葱、糯米、李子、鱼汁、狗肉、鲤鱼、兔肉、獭肉、野鸡、鳖肉

鸭肉忌：李子、鳖肉

鸭蛋忌：桑椹子、李子

龟肉忌：苋菜、酒、果

鹌鹑忌：菌子、木耳

雀肉忌：酱、诸肝、白术、李子

鲫鱼忌：芥菜、蒜、糖、猪肝、鸡雉、鹿肉、猴肉、厚朴、麦冬

鲤鱼忌：猪肝、葵菜、狗肉、鸡肉、朱砂

青鱼忌：豆藿

黄鱼忌：荞麦

鲈鱼忌：乳酪

鲟鱼忌：干笋

鲴鱼忌：野猪、野鸡

鳅鳝忌：狗肉

鳖肉忌：苋菜、薄荷、芥菜、桃子、鸡子、鸭肉、猪肉、兔肉

螃蟹忌：荆芥、柿子、桔子、软枣

虾子忌：猪肉、鸡肉

李子忌：蜜、浆水、鸭、雀肉、鸡、獐

枣子忌：葱、鱼

杨梅忌：生葱

银杏忌：鳗鲡

诸瓜：油饼

慈姑忌：茱萸

黍米忌：葵菜、蜜、牛肉

生姜忌：猪肉、牛肉、马肉、兔肉

芥末忌：鲫鱼、兔肉、鸡肉、鳖

干笋忌：沙糖、鲟鱼、羊心肝

木耳忌：雉肉、野鸭、鹌鹑

葱忌：常山、地黄、何首乌、蜜

蒜忌：地黄、何首乌

萝卜：忌地黄、何首乌

醋忌：茯苓

土茯苓、威灵仙忌：茶

胡桃忌：野鸭、酒、雉

食物配伍禁忌可能应当与中医忌口的说法区别对待。忌口的理论主要包括两类：

一、某种疾病忌某类食物。如：肝病忌辛辣；心病忌咸；水肿忌盐；骨病忌酸甘；胆病忌油腻；寒病忌瓜果；疮疖忌鱼虾；头晕、失眠忌胡椒、辣椒、茶等。

二、某类病症或某种情况下忌某种食物。如凡症见阴虚内热、痰火内盛、津液耗伤的病人，忌食姜、椒、羊肉之温燥发热饮食；凡外感未除、喉疾、目疾、疮疡、痧痘之后，当忌食芥、蒜、蟹、鸡蛋等发风动气之品；凡属湿热内盛之人，当忌食饴糖、猪肉、酪酥、米酒等助湿生热之饮食；凡中寒脾虚、大病、产后之人，西瓜、李子、田螺、蟹、蚌等积冷损之饮食当忌之；凡各种失血、痔疮、孕妇等人忌食慈菇、胡椒等动血之饮食，妊娠期禁用破血通经、剧毒、催吐及辛热、滑利之品。

西医没有忌口的说法。

第十二章　问社会状况

一般来说，对“社会”一词的定义是：在特定环境下共同生活的同一物种不同个体长久形成的彼此相依的一种存在状态。但在现代，似乎这一定义不应当只限制在同一物种之间，特别是就人类来讲，与其它物种，例如宠物的共同生活，也一样对个体的生命健康具有重要影响。

共同生活在同一社会环境下的不同个体之间，就组成了各种各样、错综复杂、千丝万缕的社会关系，临床问诊时了解这些关系，对于准确诊断与精确治疗不可或缺。《黄帝内经·素问·疏五过论篇第七十七》中，黄帝对医生的临床诊断和治疗发出震人心腑的长叹：

“呜呼远哉！闵闵乎若视深渊，若迎浮云，视深渊尚可测，迎浮云莫知其际，圣人之术，为万民式，论裁志意，必有法则，循经守数，按循医事，为万民副。故事有五过四德，汝知之乎？”

雷公听到黄帝这一问，无法回复，离开坐席，跪在黄帝面前再拜说：“臣年幼小，蒙愚以惑，不闻五过与四德，比类形名，虚引其经，心无所对。”

那么五过四德是什么呢？根据《黄帝内经》所说，五过四德都与问诊有关。

12.1　问社会和经济地位的变化

“凡未诊病者，必问尝贵后贱，虽不中邪，病从内生，名曰脱营。尝富后贫，名曰失精，五气留连，病有所并。医工诊之，不在脏腑，不变躯形，诊之而疑，不知病名，身体日减，气虚无精，病深无气，洒洒然时惊。病深者，以其外耗于卫，内夺于荣。良工所失，不知病情，此亦治之一过也。”

《黄帝内经》认为：在还没有诊病前，必须问病家是否有社会、经济地位的变换。此处《黄帝内经》专门给出了两个术语。一个是脱营，从贵族阶层落进贫贱阶层，虽然未中外邪，病却从内而生。另一个术语是失精，从有钱人变成穷人，五行之气还在富裕生活中留连。还适应贫穷生活，潜在之病一时发作。这两种情况脏腑没有变化，外形也看不出病变，因此，诊断难度大，一不小心，就生过错。

12.2　问饮食和居处状况的变化

“凡欲诊病者，必问饮食居处，暴乐暴苦，始乐后苦，皆伤精气。精气竭绝，形体毁沮。暴怒伤阴，暴喜伤阳。厥气上行，满脉去形。愚医治之，不知补泻，不知病情，精华日脱，邪气乃并，此治之二过也。”

《黄帝内经》认为：在开始诊病时，必须问饮食与居住的条件是否有变化，暴乐暴苦，前乐后苦，都是病因，如果不问就治疗，可能就成为愚医。

12.3 比类奇恒之问

“善为脉者，必以比类、奇恒，从容知之，为工而不知道，此诊之不足贵，此治之三过也。”

《黄帝内经》认为：在进行脉诊时，必须比类、奇恒，综合脉色，才能了解病程，掌握病情，若非如此，则为过失。

何谓比类？脉之三部九候、上下左右，与望诊、闻诊和问诊的结论相比较也。《黄帝内经·素问·三部九候论篇》说：“形盛脉细，少气不足以息者危，形瘦脉大，胸中多气者死。形气相得者生，参伍不调者病，三部九候皆相失者死。”如此比类，以决死生。脉诊时，“必审问其所始病，与今之所方病，而后各切循其脉，视其经络浮沉，以上下逆从循之。”由此可见，善诊脉者，是建立在问诊基础之上的。

何谓奇恒？《黄帝内经·素问·玉版论要篇第十五》载：“黄帝问：余闻揆度奇恒，所指不同，用之奈何？

岐伯对曰：揆度者，度病之浅深也。奇恒者，言奇病也。请言道之至数，五色脉变，揆度奇恒，道在于一。神转不回，回则不转，乃失其机。至数之要，迫近以微。著之玉版，命曰合玉机。”

此段论述在《黄帝内经·素问·玉机真藏篇第十九》亦有相应论述，可以参读理解。在岐伯论述了四时之脉后，“帝瞿然而起，再拜稽首曰，善。吾得脉之大要，天下至数，五色脉变，揆度奇恒，道在于一。神转不回，回则不转，至数之要，迫近以微。著之玉版，藏之藏府[①]，每旦读之，名曰玉机。”

《黄帝内经·素问》的上述两篇论脉的章节，都对比类、揆度、奇恒做了重要的、几乎相同的论述，[②] 足见脉诊并非仅仅切脉，是一个复杂的过程，而问诊在其中是必不可少的。

12.4 问社会竞争压力

“诊有三常，必问贵贱，封君败伤，及欲侯王？故贵脱势，虽不中邪，精神内伤，身必败亡。始富后贫，虽不伤邪，皮焦筋屈，痿躄为挛，医不能严，不能动神，外为柔弱，乱至失常，病不能移，则医事不行，此治之四过也。”

《黄帝内经》认为：开始诊病后，一般有三大情况必须询问：“必问贵贱，封君败伤，及欲侯王。”此处贵贱与之前的“尝贵后贱、尝富后贫”不一样，此处是“贵贱”是一静态，而前者是一动态。前者在诊病前就必须问，此处论述在诊疗开始后、脉诊完成时才提出。当然，这并不是一个非常严格的过程，但是，从行文的秩序来看，这一过也可以在之前的过程中，来完成，可以是随机发问的，但是常规的，不可或缺的。

---

① 藏府：此两古字，通“脏腑”，作者认为可能不仅为此意，或有其它意思，故保留原字。

② 根据《黄帝内经·素问·病能论篇第四十六》：“上经者，言气之通天也。下经者，言病之变化也。金匮者，决死生也。揆度者，切度之也。奇恒者，言奇病也。所谓奇者，使奇病不得以四时死也。恒者，得以四时死也。所谓揆者，方切求之也，言切求其脉理也。度者，得其病处，以四时度之也。”据此，可见揆度与奇恒，以及上经、下经、金匮是已经失传的五部书名。

显然古代，能够求医者，多为富贵人家，因此，《黄帝内经》论述的更多是富贵有钱阶层的疾病。然而，这些竞争压力和心理状态，可能不完全只是富人才有。当年陈胜未揭竿而起前，发出“王侯将相宁有种乎”的感叹，说明下层人物也有同样的竞争压力，有着封侯成王的欲望，以及奋斗失败的沮丧。

12.5 问终始余绪（发病过程）

在论述以上四个阶段，未诊前，欲诊时，诊脉时和诊断完成时，《黄帝内经》又总结了整个诊疗望、闻、问、切的过程中，还必须问到的事项，即第五个注意事项，或说诊疗时容易发生的第五个过失：“凡诊者，必知终始，有知余绪，切脉问名，当合男女。离绝菀结，忧恐喜怒，五脏空虚，血气离守，工不能知，何术之语。尝富大伤，斩筋绝脉，身体复行，令泽不息，故伤败结，留薄归阳，积寒热。粗工治之，亟刺阴阳，身体解散，四支转筋，死日有期，医不能明，不问所发，惟言死日，亦为粗心，此治之五过也。”

此段论述，包括诊断过程中，必须了解的三个方面：1）发病前后过程中所发生的、可能影响健康的重大事件，2）房中，即性生活的情况，3）离绝菀结，忧恐喜怒，即情志方面的问题。这三个方面，除了房中，其他两个方面，在前面四过中，都基本提及。可见最后一过，是强调并批评医工在没有问知上述问题时，就盲目下手治疗，结果是“不问所发，惟言死日”，“工不能知，何术之有!”

问终始余绪，就是问发病过程的来龙去脉。

12.6 五过四德

以上论述，讨论了五过，”凡此五者，皆受术不通，人事不明也。”四德是什么呢?在《黄帝内经·素问·疏五过论篇第七十七》篇中，详细阐述了诊断时的五过后，没有明确提及四德，而是接着说：

“故曰：圣人之治病也，必知天地阴阳，四时经纪，五脏六腑，雌雄表里。刺灸砭石，毒药所主，从容人事，以明经道，贵贱贫富，各异品理，问年少长勇惧之理，审于分部，知病本始，八正九候，诊必副矣。

治病之道，气内为宝，循求其理，求之不得，过在表里。

守数据治，无失俞理，能行此术，终身不殆。不知俞理，五脏菀热，痈发六腑。诊病不审，是谓失常。”

因此看来，四德是指圣人治病之道：1）“从容人事，以明经道，贵贱贫富，各异品理”，2）“问年少长勇惧之理，审于分部，知病本始”，3）“气内为宝，循求其理，求之不得，过在表里”，4）“守数据治，无失俞理”。知此四“理”，或即四德。但是，《黄帝内经·素问》此篇之后的篇章《征四失论篇第七十八》继续阐述诊疗之中的四个过失，是否与四德有关呢？该篇章说：

黄帝在明堂，雷公侍坐。

黄帝曰：夫子所通书，受事众多矣。试言得失之意，所以得之，所以失之。

雷公对曰：循经受业，皆言十全，其时有过失者，请闻其事解也。

帝曰：子年少，智未及邪，将言以杂合耶。夫经脉十二、络脉三百六十五，此皆人之所明知，工之所循用也。所以不十全者。精神不专，志意不理，外内相失，故时疑殆。

诊不知阴阳逆从之理，此治之一失矣。

受师不卒，妄作杂术，谬言为道，更名自功，妄用砭石、后遗身咎，此治之二失也。

不适贫富贵贱之居，坐之薄厚，形之寒温，不适饮食之宜，不别人之勇怯，不知比类，足以自乱，不足以自明，此治之三失也。

诊病不问其始，忧患饮食之失节，起居之过度，或伤于毒，不先言此，卒持寸口，何病能中，妄言作名，为粗所穷，此治之四失也。

是以世人之语者，驰千里之外，不明尺寸之论，诊无人事，治数之道，从容之葆。坐持寸口，诊不中五脉，百病所起，始以自怨，遗师其咎，是故治不能循理，弃术于市，妄治时愈，愚心自得。

呜呼，窈窈冥冥，孰知其道。道之大者，拟于天地，配于四海，汝不知道之谕，受以明为晦。

此篇章中之四失，除第二失外，其他三失的内容基本包括在《疏五过论篇》中。论述第二失的文字，现在还可以用来非常精辟、尖锐地针对时弊："受师不卒，妄作杂术，谬言为道，更名自功，妄用砭石、后遗身咎，"仍然是当今某些人的写照！《黄帝内经》几千年前在这里就预言："是以世人之语者，驰千里之外，不明尺寸之论，"读来不由令人汗颜！

12.7 问社会经历

《黄帝内经》非常重视问诊时，要特别关注病家在发病过程中，是否有社会状况的重大变化。《黄帝内经·素问·血气形志篇第二十四》将这种转变划分成五大类，命名为"五形志"：

形乐志苦，病生于脉，治之以灸刺。

形乐志乐，病生于肉，治之以针石。

形苦志乐，病生于筋，治之以熨引。

形苦志苦，病生于咽嗌，治之以百药。

形数惊恐，经络不通，病生于不仁，治之以按摩醪药。

是谓五形志也。

在《黄帝内经·灵枢·九针论第七十八》中也有相似的分类论述，但是仅命名为"形"：

形乐志苦，病生于脉，治之于灸刺。

形苦志乐，病生于筋，治之以熨引。

形乐志乐，病生于肉，治之以针石。

形苦志苦，病生于咽喝，治之以甘药。

形数惊恐，筋脉不通，病生于不仁，治之以按摩谬药。

是谓形。

两篇章个别字不同，可能因为年代久远，传抄错误所造成的，与问诊关系不是太大，此处不行对错考证。但是，不论是"五形志"或"形"，都是《黄帝内经》对个体社会心理状态的评估与划分，并与疾病、治疗相关连。这种病理生理状态，用现在科学的语言来说，就是心身医学（psychosomatic medicine）和应激（stress）概念。

现代的心身医学由亚历山大（Franz Alexander，1891~1964）等医学家提出。20世纪早期出现的弗洛伊德（Sigmund Freud，1856~1939）等人的精神分析学流派、巴甫洛夫（Ivan P. Pavlov，1849~1936）等人的神经、行为科学研究成果，为心身医学的发展提供了理论基础。1942年，邓伯（Helen Flanders DunbarDunber，1902~1959）在美国出版《心身医学杂志 *Psychosomatic Medicine*》，后又建立了美国心身医学会。标志着心身医学作为一门正式学科的诞生。到现在，越来越多的人发现，由心理因素导致的身体疾病，是造成现代人死亡率升高的重要原因。

1936年，加拿大的病理生理学家 Hans Selye（1907~1982）首先提出了应激的概念。他认为应激是机体对外界或内部各种刺激所产生的非特异性应答反应的总和，他将这些与刺激原关系不大的非特异性变化称为全身适应综合征（GAS），后来改称为应激（stress）。后来的学者认为，生理学的应激观不够全面与完整，应激还包括心理方面，是个体的整体反应。可指：（1）造成紧张的刺激物，即应激源；（2）特殊的身心紧张状态；（3）对应激源的生理和心理反应。应激已成为许多学科研究的重要课题，包括生理学、生物学、生物化学、免疫学、医学、心理学、人类学、社会学、工效学等。

由此看来，《黄帝内经》在几千年前就对心身疾病有了病理病生方面的认识，并且进行了较为详细的分类，讨论了疾病所在的解剖部位，以及治疗方案。而疾病的诊断，必须靠临床医生详细的问诊。

12.8 问工作经历

以上问社会经历问的是较长的生活过程，某种社会心理状态的发展变化过程，《黄帝内经》还注意到了体力活动对个体健康和疾病发展的直接影响。例如，《黄帝内经·素问·痿论篇第四十四》说：

“有所远行劳倦，逢大热而渴，渴则阳气内伐，内伐则热合于肾，肾者水脏也；今水不胜火，则骨枯而髓虚。故足不任身，发为骨痿。故下经曰：骨痿者，生于大热也。”

骨痿是由于远路跋涉，大热生渴，结果造成阳气内伐，此处文字似乎遗漏了因渴饮水，尤其是饮冷水，使阳气不能向外散发，转而内伐。由于火大，肾水不能制水，故肾衰骨枯髓虚，以致骨痿。诸如此类的病机，《黄帝内经》多有阐述，在下一章再行论述。

12.9 问家族血缘

《黄帝内经》尤其重视问家族传承、血缘关系，《黄帝内经·素问·上古天真论篇第一》就有真人、至人、圣人和贤人之分：

黄帝曰：余闻上古有真人者，提挈天地，把握阴阳，呼吸精气，独立守神，肌肉若一，故能寿敝天地，无有终时，此其道生。

中古之时，有至人者，淳德全道，和于阴阳，调于四时，去世离俗，积精全神，游行天地之间，视听八远之外，此盖益其寿命而强者也，亦归于真人。

其次有圣人者，处天地之和，从八风之理，适嗜欲于世俗之间，无恚嗔之心，行不欲离于世，被服章，举不欲观于俗，外不劳形于事，内无思想之患，以恬愉为务，以自得为功，形体不敝，精神不散，亦可以百数。

其次有贤人者，法则天地，象似日月，辨列星辰，逆从阴阳，分别四时，将从上古合同于道，亦可使益寿而有极时。

按此说，临床医生是不可能见到真人与至人前来看病的，因此，也无从向他们问什么，而圣人与贤人还是有的问。殊不见，所谓圣人与贤人，未必有一般平民百姓寿命更长。嵇康（223～262）写有传世名作《养生论》，说上寿120岁，可自己寿命不过39岁。可见养生理论不仅是生物学的，还包括社会学的。

《黄帝内经·灵枢·根结第五》：

黄帝曰：逆顺五体者，言人骨节之大小，肉之坚脆，皮之厚薄，血之清浊，气之滑涩，脉之长短，血之多少，经络之数，余已知之矣，此皆布衣匹夫之士也。夫王公大人，血食之君，身体柔脆，肌肉软弱，血气慓悍滑利，其刺之徐疾浅深多少，可得同之乎。

岐伯答曰：膏粱菽藿之味，何可同也？气滑即出疾，其气涩则出迟，气悍则针小而入浅，气涩则针大而入深，深则欲留，浅则欲疾。以此观之，刺布衣者，深以留之，刺大人者，微以徐之，此皆因气慓悍滑利也。

由此可知，布衣匹夫之士与王公大人血肉骨节、经络皮脉皆不同也！因此，《黄帝内经·素问·阴阳应象大论篇第五》说：

“故曰：知之则强，不知则老，故同出而名异耳。智者察同，愚者察异，愚者不足，智者有余，有余而耳目聪明，身体强健，老者复壮，壮者益治。是以圣人为无为之事，乐恬憺之能，从欲快志于虚无之守，故寿命无穷，与天地终，此圣人之治身也。”

第十三章 问 病 症

症状或说病症，才是让患者求医的动机。现代医学的术语是：主诉。临床根据主诉，剥丝抽茧，追踪问题，结合体格检查，综合分析判断，最后得出诊断与治疗方案。最常见的主诉是：外伤、寒热、疼痛、泄泻、眩晕、恶心、乏力、腹胀、大汗、…… 以《黄帝内经》对病症的命名来看，这些病症是：痛、热、疟、气厥、腹中、咳、风、痿、痹、胀、厥……。只有经过进一步的追问，否则大多数无从着手。有种民间传说：病家不用开口，即可得知病症，那是极其罕见的。其实，当病家一入医生法眼时，已经传送了许多信息。这就是我们之前的章节所说的，非言语交流。

13.1 问外伤

因外伤前来就诊，似乎不需要问，清创、包扎即可。但如果一问不问，埋头清创或处理，可能漏诊。因为，虽然同是外伤，但是，外伤的起因可能是很重要的，是动物咬伤、草木碰伤、刀剑砍伤、重力跌伤、……等等，处理方法与后果都是不同的。动物咬伤，要考虑狂犬病毒；草木碰伤，要考虑草木的毒素或过敏源；刀剑砍伤要注意是否刀刃有毒……诸如此类，不问不可。

现代临床问外伤之因，很多还与社会治安相关。因为致伤的原因可能直接涉及刑事犯罪，临床医生不可只埋头救治，而不问其所涉及的法律问题。如有不慎，可能给自己带来许多不必要的麻烦。

本书讨论的是《黄帝内经》，外伤是否存在于《黄帝外经》的内容中，不得而知，因为我们现在读不到这本史上曾经记载的书了。

13.2 问疼痛

疼痛是求医最重要的主诉之一。据《黄帝内经·素问·举痛篇第三十九》来看，现在常以为的一般情况的问诊，并不在列。

《举痛论篇》中，黄帝问三个问题：什么是“言而可知，视而可见，扪而可得”？岐伯就这三问题，再拜稽首曰：“何道之问也?”可见这三个问题是非常重要的，否则岐伯这位老师不必再拜稽首。似乎岐伯并未明白黄帝问的是什么。

黄帝继续问:”愿闻人之五脏卒痛，何气使然?”黄帝改变话题，问了很具体的问题。岐伯回答说：

“经脉流行不止，环周不休，寒气入经而稽迟。泣而不行，客于脉外，则血少，客于脉中则气不通，故卒然而痛。”

黄帝进一步问下去：“其痛或卒然而止者；或痛甚不休者；或痛甚不可按者；或按之而痛止者；或按之无益者；或喘动应手者；或心与背相引而痛者；或胁肋与少腹相引而痛者；或腹痛引阴股者；或痛宿昔而成积者；或卒然痛死不知人，有少间复生者；或痛而呕者；或腹痛而后泄者；或痛而闭不通者。凡此诸痛，各不同形，别之奈何?”

岐伯回答：

“寒气客于脉外，则脉寒，脉寒则缩踡，缩踡则脉绌急，则外引小络，故卒然而痛。得炅则痛立止，因重中于寒，则痛久矣。

寒气客于经脉之中，与炅气相薄，则脉满，满则痛而不可按也。寒气稽留，炅气从上，则脉充大而血气乱，故痛甚不可按也。

寒气客于肠胃之间，膜原之下，血不得散，小络急引故痛。按之则血气散，故按之痛止。

寒气客于挟脊之脉则深，按之不能及，故按之无益也。

寒气客于冲脉，冲脉起于关元，随腹直上，寒气客则脉不通，脉不通则气因之，故喘气应手矣。

寒气客于背俞之脉，则脉泣，脉泣则血虚，血虚则痛。其俞注于心，故相引而痛。按之则热气至，热气至则痛上矣。

寒气客于厥阴之脉，厥阴之脉者，络阴器，系于肝。寒气客于脉中，则血泣脉急，故胁肋与少腹相引痛矣。

厥气客于阴股，寒气上及少腹，血泣在下相引，故腹痛引阴股。

寒气客于小肠膜原之间，络血之中，血泣不得注入大经，血气稽留不得行，故宿昔而成积矣。

寒气客于五脏，厥逆上泄，阴气竭，阳气未入，故卒然痛死不知人，气复反则生矣。

寒气客于肠胃，厥逆上出，故痛而呕也。

热气留于小肠，肠中痛，瘅热焦渴，则坚干不得出，故痛而闭不通矣。”

黄帝说：“这就是言而可知！”可见，黄帝认为言而可知，是通过言语过程，了解病情与症状的起始，发展，转归和特征，同时，临床医师必须具备相应的知识，将所问到的病情与症状的起始、发展、转归和特征与相关的病机与疾病理论联系起来，以得到诊断，知病所在，才能正确治疗。

例如上面文字中：卒然而痛，痛卒然而止；痛甚不休；痛甚不可按者；按之而痛止；按之无益；喘动应手者；心与背相引而痛；胁肋与少腹相引而痛；腹痛引阴股；痛宿昔而成积；卒然痛死不知人，有少间复生；痛而呕者；腹痛而后泄；痛而闭不通者……各种疼痛性质，以及体格检查时按疼痛之处的感觉，这些都是通过询问，通过言语过程来得知的。

因此，从如上《举痛篇》所述的言而可知来看，无论是张介宾的《十问歌》或陈修园的《十问歌》，都明显的有漏失！本章所收纳的《黄帝内经》问诊章节，包括了这些内容，是临床问诊者的必备知识，是问诊之线索！不得不知耳！

13.3 问热

热是传统中医最见的症状。有两种形式之热，一种是热人体是温充高于正常范围，一种热是指气血之热，不能以体温来测量。《黄帝内经·素问·热论篇第三十一》定义了热病皆伤寒之类也，并就热之时间发展，所表现出来的病状及影响的机体部位，进行了阐述：

岐伯曰：伤寒一日，巨阳受之，故头项痛，腰脊强。

二日阳明受之。阳明主肉，其脉侠鼻，络于目，故**身热目痛而鼻干，不得卧**也。

三日少阳受之，少阳主胆，其脉循胁络于耳，故**胸胁痛而耳聋**。三阳经络，皆受其病，而未入于脏者，故可汗而已。

四日太阴受之太阴脉布胃中，络于嗌，故**腹满而溢干**。

五日少阴受之。少阴脉贯肾，络于肺，系舌本，故**口燥舌干而渴**。

六日厥阴受之。厥阴脉循阴器而络于肝，故**烦满而囊缩**。

三阴三阳，五脏六腑皆受病，荣卫不行，五脏不通，则死矣。

其不两感于寒者，七日巨阳病衰，**头痛少愈**；八日阳明病衰，**身热少愈**；九日少阳病衰，**耳聋微闻**；十日太阴病衰，腹减如故，**则思饮食**，十一日少阴病衰，**渴止不满**，舌干已而嚏，十二日厥阴病衰，**囊纵，少腹微下**，大气皆去，病日已矣。……

帝曰：其病两感于寒者，其脉应与其病形何如？

岐伯曰：两感于寒者，病一日则巨阳与少阴俱病，则头**痛口干而烦满**；二日则阳明与太阴俱病，则**腹满身热，不欲食谵言**，三日则少阳与厥阴俱病，则**耳聋囊缩而厥**。水浆不入，不知人，六日死。……

如上引文以黑体字标出的，都是需要临床医生去与病人交流，言而知之，始能正确诊疗！

13.4 问风

《黄帝内经·素问·骨空论篇第六十》：“风者百病之始也。”

《黄帝内经·灵枢·口问第二十八》说：“夫百病之始生也，皆生于风雨寒暑，阴阳喜怒，饮食居处，大惊卒恐。则血气分离，阴阳破败，经络厥绝，脉道不通，阴阳相逆，卫气稽留，经脉虚空，血气不次，乃失其常。”

风有多种，《黄帝内经·素问·风论篇第四十二》对各种风的诊断要义如下：

肺风之状，多汗恶风，色皏然白，**时咳短气**，昼日则差，暮则甚，诊在眉上，其色白。

心风之状，多汗恶风，焦绝，**善怒吓**，赤色，病甚则**言不可快**，诊在口，其色赤。

肝风之状，多汗恶风，**善悲**，色微苍，**嗌干善怒**，**时憎女子**，诊在目下，其色青。

脾风之状，多汗恶风，**身体怠堕，四支不欲动**，色薄微黄，**不嗜食**，诊在鼻上，其色黄。

肾风之状，多汗恶风，面痝然浮肿，**脊痛不能正立**，其色炲，隐曲不利，诊在肌上，其色黑。

胃风之状，颈多汗，恶风，**食饮不下，膈塞不通，腹善胀**，失衣则䐜胀，食寒则泄，诊形瘦而腹大。

首风之状，头面多汗，恶风、当先风一日，则病甚，**头痛不可以出内**，至其风日，则病少愈。

漏风之状，或多汗，常不可单衣，食则汗出，甚则身汗，喘息恶风，衣常濡，口干善渴，**不能劳事**。

泄风之状，多汗，汗出泄衣上，口中干，上渍其风，**不能劳事，身体尽痛，则寒**。

上文中黑体字是判别风之种类的问诊要点！

为什么风能致病，《黄帝内经》把人比做树木。其实，动、植物其实都可以追溯到早期生命诞生时的细胞，两者的细胞结构、生理功能，基本是相同的。《黄帝内经》的这种比拟，现在看起来，具有相当的科学理论。《灵枢·五变第四十六》说：

黄帝问于少俞曰：余闻百疾之始期也，必生于风雨寒暑，循毫毛而入腠理，或复还，或留止，或为风肿汗出，或为消瘅，或为寒热，或为留痹，或为积聚。奇邪淫溢，不可胜数，愿闻其故。夫同时得病，或病此，或病彼，意者天之为人生风乎，何其异也？

少俞曰：夫天之生风者，非以私百姓也，其行公平正直，犯者得之，避者得无殆，非求人而人自犯之。

黄帝曰：一时遇风，同时得病，其病各异，愿闻其故。

少俞曰：善乎其问！请论以比匠人。匠人磨斧斤，砺刀削断材木。木之阴阳，尚有坚脆，坚者不入，脆者皮弛，至其交节，而缺斤斧焉。夫一木之中，坚脆不同，坚者则刚，脆者易伤，况其材木之不同，皮之厚薄，汁之多少，而各异耶。夫木之蚤花先生叶者，遇春霜烈风，则花落而叶萎；久曝大旱，则脆木薄皮者，枝条汁少而叶萎；久阴淫雨，则薄皮多汁者，皮漉而浅；卒风暴起，则刚脆之木，根摇而叶落。凡此五者，各有所伤，况于人乎！

黄帝曰：以人应木，奈何？

少俞答曰：木之所伤也，皆伤其枝。枝之刚脆而坚，未成伤也。人之有常病也，亦因其骨节皮肤腠理之不坚固者，邪之所舍也，故常为病也。

黄帝曰：人之善病风厥漉汗者，何以候之？

少俞答曰：内不坚，腠理疏，则善病风。

黄帝曰：何以候肉之不坚也？

少俞答曰：䐃肉不坚，而无分理。理者粗理，粗理而皮不致者，腠理疏。此言其浑然者。

黄帝曰：人之善病消瘅者，何以候之？

少俞答曰：五脏皆柔弱者，善病消瘅。

黄帝曰：何以知五脏之柔弱也？

少俞答曰：夫柔弱者，必有刚强，刚强多怒，柔者易伤也。

黄帝曰：何以候柔弱之与刚强？

少俞答曰：此人薄皮肤，而目坚固以深者，长冲直肠，其心刚，刚则多怒，怒则气上逆，胸中蓄积，血气逆留，髋皮充肌，血脉不行，转而为热，热则消肌肤，故为消瘅。此言其人暴刚而肌肉弱者也。

人之皮肤、木之外皮和细胞之壁三者异曲同工！

13.5 问疟

2015 年，中国科学家终于获得了诺贝尔科学奖（生理与医学奖），这个奖的获得是中国援越抗美时，为了抵挡疟疾而在 1967 年发起的全国性抗疟药物研究的基础上的。但是，此疟疾已经不是《黄帝内经》所说的疟疾了。现代医学所指的疟疾是由疟原虫经过蚊子传播进入人体所产生的一系列症状，《黄帝内经·素问·疟论篇第三十五》所说的疟则是生于风，“先起于毫毛，伸欠乃作，寒栗鼓颔，腰脊俱痛，寒去则内外皆热，头疼如破，渴欲冷饮，”其对疟疾病理病生所作的描述虽然与现代医学大不相同，但其对疟疾发作的描述，几乎与现代医学极为相似，包括间隔发，早晚发、日多发，间日发和二日、数日发，发作时有渴有不渴，并把疟疾分作寒疟、热疟和瘅疟。如：

“夏伤于大暑，其汗大出，腠理开发，因遇夏气凄沧之水寒，藏于腠理皮肤之中，秋伤于风，则病成矣。夫寒者，阴气也，风者，阳气也，先伤于寒而后伤于风，故先寒而后热也。病以时作，名曰寒疟。”

“温疟者，得之冬中于风，寒气藏于骨髓之中，至春则阳气大发，邪气不能自出，因遇大暑，脑髓烁，肌肉消，腠理发泄，或有所用力，邪气与汗皆出，此病藏于肾，其气先从内出之于外也。如是者，阴虚而阳盛，阳盛则热矣。衰则气复反入，入则阳虚，阳虚则寒矣。故先热而后寒，名曰温疟。”

“瘅疟者肺素有热，气盛于身，厥逆上冲，中气实而不外泄，因有所用力，腠理开，风寒舍于皮肤之内，分肉之间而发，发则阳气盛，阳气盛而不衰则病矣。其气不及于阴，故但热而不寒，气内藏于心而外舍于分肉之间，令人消烁脱肉，故命曰瘅疟。”

是以先寒而后热，先热而后寒和热而不寒则是问疟之关键。现代医学发现疟原虫与疟疾的关系，并不能否定《黄帝内经》对疟疾所论阴阳虚实交争、邪气侵入的论述。两者并不在一个平台上，所以无法评价对错。就如鸡同鸭讲，风马牛不相及。

疟已经入体，侵犯六脉，则有各种表现，治疗时必须严格追问，以确定诊疗方案。《黄帝内经·素问·刺疟篇第三十六》还有详细阐述，在第 21 章“针刺之道”中再加论述。

《黄帝内经》对疟疾的分型如此精细，即有详细的临床表现，还有相应的治疗方案，说明《黄帝内经》观察的非常之仔细，临床问诊应当仔细对照，以精确诊断。

13.6 问咳

现代医学一般认为咳嗽属于防御性呼吸反射。喉、气管和支气管内壁粘膜上皮内的感受器能接受机械性刺激和化学性刺激，大支气管以上部位的感受器对机械刺激特别敏感，支气管以下部位的感受器对化学刺激敏感。这些感受器受到刺激时，冲动由迷走神经的传入纤维传至延髓，然后经传出神经到声门和呼吸肌等处，引起一系列协调而有次序的动作。呼吸系统的痰、异物都可以通过这一动作排出。但是，《黄帝内经·素问·咳论篇第三十八》则认为“五脏六腑皆令人咳，非独肺也”：

肺咳之状，咳而喘息有音，甚则唾血。

心咳之状，咳则心痛，喉中介介如梗状，甚则咽肿，喉痹。

肝咳之状，咳则两胁下痛，甚则不可以转，转则两胠下满。

脾咳之状，咳则右胁下痛，阴阴引肩背，甚则不可以动，动则咳剧。

肾咳之状，咳则腰背相引而痛，甚则咳涎。

五脏之久咳，乃移于六腑。

脾咳不已，则胃受之。胃咳之状，咳而呕，呕甚则长虫出。

肝咳不已则胆受之，胆咳之状，咳呕胆汁。

肺咳不已则大肠变之，大肠咳状，咳而遗矢。

心咳不已则小肠受之，小肠咳状，咳而矢气，气与咳俱失。

肾咳不已则膀胱受之，膀胱咳状，咳而遗溺。

久咳不已则三焦受之，三焦咳状，咳而腹满不欲食饮。

此皆紧于胃关于肺，使人多涕唾而面浮肿气逆也。

由上可知，五脏六腑之咳的辨别，问诊是其关键。

13.7 问腹中

腹部器官组织最多，《黄帝内经·素问·腹中论篇第四十》阐述了多种腹部疾病，其诊断判别，都离不开问诊。如：

病心腹满，旦食则不能暮食……名为鼓胀。

有病胸胁支满者，妨于食，病至则先闻腥臊臭，出清液，先唾血，四支清，目眩，时时前后血，……病名血枯。

病有少腹盛，上下左右皆有根，…… 病名曰伏梁。

人有身体髀股胻皆肿，环脐而痛，……病名伏梁。

有病膺肿，头痛胸满腹胀，……名厥逆。

《黄帝内经·灵枢·胀论第三十五》阐述了五脏六腑之胀，仍然需要以问诊为主要区别手段：

心胀者，烦心短气，卧不安；

肺胀者，虚满而喘咳；

肝胀者，胁下满而痛引小腹；

脾胀者，善哕，四肢烦悗，体重不能胜衣，卧不安；

肾胀者，腹满引背央央然，腰髀痛。

胃胀者，腹满，胃脘痛，鼻闻焦臭，妨于食，大便难；

大肠胀者，肠鸣而痛濯濯，冬日重感于寒，则飧泄不化；

小肠胀者，少腹䐜胀，引腰而痛；

膀胱胀者，少腹而气癃；

三焦胀者，气满于皮肤中，轻轻然而不坚；

胆胀者，胁下痛胀，口中苦，善太息。

13.8 问痹

《黄帝内经·素问·痹论篇第四十三》说："风寒湿三气杂至，合而为痹也。……其风气胜者为行痹，寒气胜者为痛痹，湿气胜者为着痹也。"痹客五脏，各有症状表现：

肺痹者，烦满喘而呕。

心痹者，脉不通，烦则心下鼓，暴上气而喘，嗌干善噫，厥气上则恐。

肝痹者，夜卧则惊，多饮，数小便，上为引如怀。

肾痹者，善胀，尻以代踵，脊以代头。

脾痹者，四支解堕，发咳呕汁，上为大塞。

肠痹者，数饮而出不得，中气喘争，时发飧泄。

胞痹者，少腹膀胱按之内痛，若沃以汤，涩于小便，上为清涕。

阴气者，静则神藏，躁则消亡。

饮食自倍，肠胃乃伤。

痹……其入脏者死，其留连筋骨间者疼久，其留皮肤间者易已。

痛者寒气多也，有寒故痛也。其不痛不仁者，病久入深，荣卫之行涩，经络时疏，故不通，皮肤不营，故为不仁。

其寒者，阳气少，阴气多，与病相益，故寒也。

其热者，阳气多，阴气少，病气胜，阳遭阴，故为痹热。

其多汗而濡者，此其逢湿甚也。阳气少，阴气盛，两气相盛，故汗出而濡也。

痹在于骨则重；在于脉则血凝而不流；在于筋则屈不伸；在于肉则不仁；在于皮则寒。故具此五者，则不痛也。

以上所标黑体字者，不问不得知也。不知则诊断不明。

13.9 问痿

《黄帝内经·素问·痿论篇第四十四》说："肺主身之皮毛，心主身之血脉，肝主身之筋膜，脾主身之肌肉，肾主身之骨髓。…… 五脏因肺热叶焦，发为痿躄"。又因五脏之热不同之因，发五种不同之痿：痿躄、脉痿、筋痿、肉痿、骨痿。临床诊疗时，须经问诊，以别其型。

故肺热叶焦，则**皮毛虚弱，急薄**，着则生痿躄也。

心气热，则下脉厥而上，上则下脉虚，虚则生脉痿，**枢折挈，胫纵而不任地**也。

肝气热，则胆泄**口苦，筋膜干**，筋膜干则**筋急而挛**，发为筋痿。

脾气热，则**胃干而渴，肌肉不仁**，发为肉痿。

肾气热，则**腰脊不举，骨枯而髓减**，发为骨痿。

有所失亡，所求不得，则发肺鸣。鸣则肺热叶焦，故曰：五脏因肺热焦，发为痿躄。

悲哀太甚，则胞络绝，胞络绝，则阳气内动，发则**心下崩数溲血**也。故本病曰：大经空虚，发为肌痹，传为脉痿。

思想无穷，所愿不得，意淫于外，入房太甚，宗筋弛纵，发为筋痿，及为白淫。故下经曰：筋痿者生于肝使内也。

有渐于湿，以水为事，若有所留，居处相湿，肌肉濡渍，痹而不仁，发为肉痿。故下经曰：肉痿者，得之湿地也。

有所远行劳倦，逢大热而渴，渴则阳气内伐，内伐则热合于肾，肾者水脏也；今水不胜火，则骨枯而髓虚。故足不任身，发为骨痿。故下经曰：骨痿者，生于大热也。

由此看来，痿症多与精神情志因素相关。

13.10 问厥

厥有寒厥、热厥之分。阳气衰于下，则为寒厥，阴气衰于下，则为热厥。《黄帝内经·素问·厥论篇第四十五》对寒厥与热厥的区别为：

寒厥，"前阴者，宗筋之所聚，太阴阳明之所合也。春夏则阳气多而阴气少，秋冬则阴气盛而阳气衰；此人者质壮，以秋冬夺于所用，下气上争，不能复，精气溢下，邪气因从之而上也。气因于中，阳气衰，不能渗营其经络，阳气日损，阴气独在，故手足为之寒也。"

热厥，“酒入于胃，则络脉满而经脉虚，脾主为胃行其津液者也。阴气虚则阳气入，阳气入则胃不和，胃不和，则精气竭，精气竭，则不营其四肢也。**此人必数醉若饱，以入房，气聚于脾中不得散**，酒气与谷气相薄，热盛于中，故热遍于身，**内热而溺赤也**。夫酒气盛而慓悍，肾气有衰，阳气独胜，故手足为之热也。”

《厥论篇》还就各经脉之厥和厥逆的临床症状进行分别：

巨阳之厥，则**肿首头重，足不能行，发为眴仆**。

阳明之厥，则**癫疾欲走呼，腹满不得卧**，面赤而热，妄见而妄言。

少阳之厥，则**暴聋颊肿而热，胁痛**，骺不可以运。

太阴之厥，则**腹满䐜胀，后不利，不欲食，食则呕，不得卧**。

少阴之厥，则**口干溺赤，腹满心痛**。

厥阴之厥，则**少腹肿痛，腹痛，泾溲不利，好卧，屈膝、阴缩肿，**骺内热。

太阴厥逆，**骺急挛，心痛引腹**，治主病者。

少阴厥逆，**虚满呕变，下泄清**，治主病者。

厥阴厥逆，**挛腰痛虚满，前闭谵言**，治主病者。

三阴俱逆，**不得前后，使人手足寒**，三日死。

太阳厥逆，**僵仆、呕血、善衄**、治主病者。

少阳厥逆，**机关不利，机关不利者，腰不可以行，项不可以顾**，发肠痈不可治，惊者死。

阳明厥逆，**喘咳身热，善惊、衄、呕血**。

手太阴厥逆，**虚满而咳，善呕沫**，治主病者。

手心主少阴厥逆，**心痛引喉，身热死**，不可治。

手太阳厥逆，**耳聋泣出，项不可以顾，腰不可以俛仰**。治主病者。

手阳明少阳厥逆，**发喉痹、嗌肿、痓**、治主病者。

以上引文中之黑体字均须问明，以别病型，治以对应。

13.11 问病标本

病之症状各有不同，症状所指示的有标有本；同一症状不同疾病中，可能是标可能是本；治则亦各不同。在不同的疾病中，治其标本，有先有后。何则为先，何则为后，自有规范。

《黄帝内经·素问·至真要大论篇第七十四》说：

是故百病之起有生于本者，有生于标者，有生于中气者，有取本而得者，有取标而得者，有取中气而得者，有取标本而得者，有逆取而得者，有从取而得者。逆，正顺也，若顺，逆也。

故曰：知标与本，用之不殆，明知逆顺，正行无问，此之谓也。不知是者，不足以言诊，足以乱经。故大要曰：粗工嘻嘻，以为可知，言热未已，寒病复始，同气异形，迷诊乱经，此之谓也。

夫标本之道要而博，小而大，可以言一而知百病之害，言标与本，易而无损，察本与标，气可令调，明知胜复，为万民式，天之道毕矣。

由上可知，知病之标本的重要性。“不知是者，不足以言诊”，问诊是分别病之标本的重要手段，必须详察，以别标本。《黄帝内经·素问·标本病传论篇第六十五》说：

黄帝问曰：病有标本，刺有逆从，奈何？

岐伯对曰：凡刺之方，必别阴阳，前后相应，逆从得施，标本相移。故曰：有其在标而求之于标，有其在本而求之于本，有其在本而求之于标，有其在标而求之于本，故治有取标而得者，有取本而得者，有逆取而得者，有从取而得者。故知逆与从，正行无问，知标本者，万举万当，不知标本，是谓妄行。

夫阴阳逆从，标本之为道也，小而大，言一而知百病之害。少而多，浅而博，可以言一而知百也。以浅而知深，察近而知远，言标与本，易而勿及。治反为逆，治得为从。先病而后逆者治其本，先逆而后病者治其本，先寒而后生病者治其本，先病而后生寒者治其本，先热而后生病者治其本，先热而后生中满者治其标，先病而后泄者治其本，先泄而后生他病者治其本，必且调之，乃治其他病，先病而后生中满者治其标，先中满而后烦心者治其本。人有客气，有同气。小大不利治其标，小大利治其本。病发而有余，本而标之，先治其本，后治其标；病发而不足，标而本之，先治其标，后治其本。谨察间甚，以意调之，间者并行，甚者独行。先小大不利而后生病者治其本。

因此，问症状发生先后，是辨别疾病标本的重要手段。《黄帝内经·灵枢·病本第二十五》亦有相同说法：

先病而后逆者，治其本；

先逆而后病者，治其本；

先寒而后生病者，治其本；

先病而后生寒者，治其本；

先热而后生病者，治其本。

先泄而后生他病者，治其本，必且调之，乃治其他病。

先病而后中满者，治其标；

先病后泄者，治其本；

先中满而后烦心者，治其本。

有客气，有同气。大小便不利治其标，大小便利，治其本。

病发而有余，本而标之，先治其本，后治其标；

病发而不足，标而本之，先治其标，后治其本，

谨详察间甚，以意调之，间者并行，甚为独行；

先小大便不利而后生他病者，治其本也。

《黄帝内经·灵枢·师传第二十九》则说："春夏先治其标，后治其本；秋冬先治其本，后治其标。"

由上可知，临床制订治则时，必须问清来龙去脉，发病季节，判定标、本，以定治疗先后。

13.12　问病逆顺

治疗有标本先后，还有逆顺之说。《黄帝内经·灵枢·玉版第六十》说：

黄帝曰：多害者其不可全乎？

岐伯曰：其在逆顺焉。

黄帝曰：愿闻逆顺。

岐伯曰：以为伤者，其白眼青，黑眼小，是一逆也；内药而呕者，是二逆也；腹痛渴甚，是三逆也；肩项中不便，是四逆也；音嘶色脱，是五逆也。除此五者，为顺矣。

黄帝曰：诸病皆有逆顺，可得闻乎？

岐伯曰：腹胀、身热、脉大，是一逆也；腹鸣而满，四肢清泄，其脉大，是二逆也；衄而不止，脉大，是三逆也；咳而溲血脱形，其脉小劲，是四逆也；咳脱形，身热，脉小以疾，是谓五逆也。如是者，不过十五日而死矣。

其腹大胀，四末清，脱形，泄甚，是一逆也；腹胀便血，其脉大，时绝，是二逆也；咳溲血，形肉脱，脉搏，是三逆也；呕血，胸满引背，脉小而疾，是四逆也；咳呕，腹胀且飧泄，其脉绝，是五逆也。如是者，不及一时而死矣。工不察此者而刺之，是谓逆治。

临床医生在复诊时，务必询问并详察，不可或缺！

13.13 问病机

风、寒、暑、湿、燥、火，六因相互变化，造成各种疾病和千奇百怪的症状，临床医生如何简而观之，《黄帝内经》指出，审查病机，顺藤摸瓜，调和血气，可以治百病。因此，病机非常重要。现代中医药大学选修《黄帝内经》，病机是教学大纲的重要内容之一。《素问·至真要大论篇第七十四》：

帝曰：善。夫百病之生也，皆生于风寒暑湿燥火，以之化之变也。经言盛者写之，虚者补之，余锡以方士，而方士用之，尚未能十全，余欲令要道必行，桴鼓相应，犹拔刺雪汙，工巧神圣，可得闻乎？

岐伯曰：审察病机，无失气宜，此之谓也。

帝曰：愿闻病机何如？

岐伯曰：诸风掉眩，皆属于肝。

诸寒收引，皆属于肾。

诸气膹郁，皆属于肺。

诸湿肿满，皆属于脾。

诸热瞀瘈，皆属于火。

诸痛痒疮，皆属于心。

诸厥固泄，皆属于下。

诸痿喘呕，皆属于上。

诸禁鼓慄，如丧神守，皆属于火。

诸痉项强，皆属于湿。

诸逆冲上，皆属于火。

诸胀腹大，皆属于热。

诸躁狂越，皆属于火。

诸暴强直，皆属于风。

诸病有声，鼓之如鼓，皆属于热。

诸病胕肿，痛酸惊骇，皆属于火。

诸转反戾，水液浑浊，皆属于热。

诸病水液，澄澈清冷，皆属于寒。

诸呕吐酸，暴注下迫，皆属于热。

故《大要》曰：谨守病机，各司其属，有者求之，无者求之，盛者责之，虚者责之，必先五胜，疏其血气，令其调达，而致和平，此之谓也。

上述引文之十九条病机，可以归纳为：五脏病机五条；上下病机二条；风、寒、湿病机三条；火病机五条；热病机四条。则便于记忆，前人总结其口诀是：五脏上下风寒湿，火五热四要记清。

病机诊断，不可失缺问诊，《黄帝内经》说："有者求之，无者求之"，反复追问探求，必要确定病机以便于确定治疗之纲要。

13.14 问病传断预后

前面已经讨论，症状有先后，是以辨别疾病标本。但有时是疾病转归、变化，或前病扩散传播到后病，《黄帝内经》称为病传。通过病传，可以判定疾病预后。《素问·标本病传论篇第六十五》：

夫病传者，心病先心痛，一日而咳，三日胁支痛，五日闭塞不通，身痛体重；三日不已，死。冬夜半，夏日中。

肺病喘咳，三日而胁支满痛，一日身重体痛，五日而胀，十日不已，死。冬日入，夏日出。

肝病头目眩胁支满，三日体重身痛，五日而胀，三日腰脊少腹痛胫，三日不已，死。冬日入，夏早食。

脾病身痛体重，一日而胀，二日少腹腰脊痛胫酸，三日背胆筋痛，小便闭，十日不已，死。冬人定，夏晏食。

肾病少腹腰脊痛，䯒酸，三日背胆筋痛，小便闭；三日腹胀；三日两胁支痛，三日不已，死。冬大晨，夏晏晡。

胃病胀满，五日少腹腰脊痛，䯒酸；三日背胆筋痛，小便闭；五日身体重；六日不已，死。冬夜半后，夏日昳。

膀胱病小便闭，五日少腹胀，腰脊痛，䯒酸；一日腹胀；一日身体痛；二日不已，死。冬鸡鸣，夏下晡。

诸病以次是相传，如是者，皆有死期，不可刺。间一藏止，及至三四藏者，乃可刺也。

临床小心问诊，谨慎判断，尽早做各种准备，可为上医。

第十四章　问 情 志

在第十三章“问社会状况”一章，我们已经讨论了《黄帝内经》论述许多社会状况的问题，最后多是通过个人心理、精神状态影响健康的文字，这种现象在现代医学已经归纳到精神、心理、神经和心身医学之中，而在传统中医中，更多的是给予一个专业术语，情志。问情志，也是《黄帝内经》临床问诊的一个重要方面。

14.1　移精祝由

一般认为，《黄帝内经》与世界上其他原始文明不同的是，只论医术，不谈鬼神。但是，《黄帝内经》可能是最早论述祝由的医书。中国古代医学十三科中，还包括祝由科，清代始取消。

《黄帝内经·灵枢·贼风第五十八》中，黄帝问岐伯，“有时病人卒然而病，是否是鬼神起的作用呢?”

岐伯曰：“此亦有故邪留而未发，因而志有所恶，及有所慕，血气内乱，两气相搏。其所从来者微，视之不见，听而不闻，故似鬼神。”

黄帝说：“为什么祝由可以治好这种病呢?”

岐伯曰：“古时的巫者，因为知道百病之特征，早已经知道这种病之所以发生者，所以，可以通过祝由治好这种病。”

由于故邪藏留于体内，一旦“心有所恶或有所慕”，就会血气内乱，疑神疑鬼。《黄帝内经·素问·移精变气论篇第十三》说：

黄帝问曰：余闻古之治病，惟其移精变气，可祝由而已。今世治病，毒药治其内，针石治其外，或愈或不愈，何也?

岐伯对曰：往古人居禽兽之间，动作以避寒，阴居以避暑，内无眷慕之累，外无伸官之形，此恬淡之世，邪不能深入也。故毒药不能治其内，针石不能治其外，故可移精祝由而已。

当今之世不然，忧患缘其内，苦形伤其外，又失四时之从，逆寒暑之宜。贼风数至，虚邪朝夕，内至五脏骨髓，外伤空窍肌肤，所以小病必甚，大病必死。故祝由不能已也。

祝由，是古人借符咒禁禳来治疗疾病的一种方法。“祝”者咒也，“由”者病的原由也。也有人解释为：恭敬查明病人患病的原因，疾病的由来，恭敬地运用祝由之法，通过药、咒、法术、心理工作等办法，化解病人的疾病。根据《黄帝内经》所说，祝由显然不包括药物和针灸，应当包括禁法、咒法、祝法、符法，用现代的语言来说，是通过暗示疗法、心理疗法、催眠疗法、可能还有音乐疗法等，使疾病好转甚至痊愈。

岐伯认为，古人恬淡，没有锦衣玉食，“内无眷暮之累，外无伸官之形”，因此移精祝由即可治病；今世之人，心思太重，饱暖淫欲，不顺四时活动，所以，“小病必甚，大病必死”，靠祝由是治不好的！但岐伯在《黄帝内经·素问·移精变气论篇第十三》中总结了不论古人也好，今人也好，治疗之道，一以贯之：“闭户塞牖，系之病者，数问其情，以从其意，得神者昌，失神者亡。”

“得神者昌，失神者亡”后人引用极多，其实只是一个临床结果。前两句，同样重要，不可忽略。“闭户塞牖，系之病者”，是说医生的规范，必须一心系于病家，而“数问其情，以从其意”，则是指医生的诊疗行为，问诊重要!!

14.2 五脏与情志

脏腑与情志密切相关，相辅相成。《黄帝内经·灵枢·本藏第四十七》说：“人之血气精神者，所以奉生而周于性命者也”；“志意者，所以御精神，收魂魄，适寒温，和喜怒者也”；“志意和则精神专直，魂魄不散，悔怒不起，五脏不受邪矣”。

《黄帝内经·灵枢·本神第八》说：“血、脉、营、气、精神，此五脏之所藏也。至其淫泆离脏则精失、魂魄飞扬、志意恍乱、智虑去身”。

“肝藏血，血舍魂，肝气虚则恐，实则怒。

脾藏营，营舍意，脾气虚则四肢不用，五脏不安，实则腹胀经溲不利。

心藏脉，脉舍神，心气虚则悲，实则笑不休。

肺藏气，气舍魄，肺气虚，则鼻塞不利少气，实则喘喝胸盈仰息。

肾藏精，精舍志，肾气虚则厥，实则胀。”

也就是说，五脏藏血、脉、营、气、精（神），五脏为魂、意、神、魄、志所居，五脏虚，则表现为：恐、四肢不用、悲、鼻塞不利少气、厥；五脏实，则表现为：怒、腹胀经溲不利、笑不休、喘喝胸盈仰息、胀。

按《黄帝内经》理论，人与天地同生，人之生不可或缺天之德、地之气，于是衍生出：德、气、生、精、神、魂、魄、心、意、志、思、智、虑。《黄帝内经·灵枢·本神第八》阐释说：

天之在我者德也，
地之在我者气也。
德流气薄而生者也。
故生之来谓之精；
两精相搏谓之神；
随神往来者谓之魂；
并精而出入者谓之魄；
所以任物者谓之心；
心有所忆谓之意；
意之所存谓之志；
因志而存变谓之思；
因思而远慕谓之虑；
因虑而处物谓之智。

请注意，天德地气流薄而生，天阳地阴两精相搏生神，精神相交谓之魂，精魂相舍谓之魄。魂魄与万物相互作用是为心，相互作用的结果被保存下来是为意，保存下来的意对外界产生作用是为志，主动地想要改变外界事物是为思，运筹帷幄，决算千里是虑，处事圆融，触类旁通是为智。

十三个方面是线性关系，从上到下一损俱损，一荣俱荣；从下到上则为逆水行舟，从古以来的智者无不希望与天地融合，越往上越是难上加难。因此，《黄帝内经·灵枢·本神第八》继续说：

故智者之养生也，必顺四时而适寒暑，和喜怒而安居处，节阴阳而调刚柔。如是，则僻邪不至，长生久视。是故怵惕思虑者则伤神，神伤则恐惧流淫而不止。因悲哀动中者，竭绝而失生。喜乐者，神惮散而不藏。愁忧者，气闭塞而不行。盛怒者，迷惑而不治。恐惧者，神荡惮而不收。

心，怵惕思虑则伤神，神伤则恐惧自失。破䐃脱肉，毛悴色夭死于冬。

脾，愁忧而不解则伤意，意伤则悗乱，四肢不举，毛悴色夭死于春。

肝，悲哀动中则伤魂，魂伤则狂忘不精，不精则不正，当人阴缩而挛筋，两胁骨不举，毛悴色夭死于秋。

肺，喜乐无极则伤魄，魄伤则狂，狂者意不存人，皮革焦，毛悴色夭死于夏。

肾，盛怒而不止则伤志，志伤则喜忘其前言，腰脊不可以俛仰屈伸，毛悴色夭死于季夏。

恐惧而不解则伤精，精伤则骨酸痿厥，精时自下。是故五脏主藏精者也，不可伤，伤则失守而阴虚；阴虚则无气，无气则死矣。

14.3 百病始生

“百病始生”在《黄帝内经·灵枢》中有专门一个篇章《百病始生第六十六》，其开篇说：“夫百病之始生也，皆于风雨寒暑、清湿、喜怒，喜怒不节则伤脏，风雨则伤上，清湿则伤下。三部之气所伤异类……”，但其它的篇章，也时有提及“百病始生”，如：

《黄帝内经·素问·至真要大论篇第七十四》：“夫百病之生也，皆生于风寒暑湿燥火，以之化之变也。”

《黄帝内经·灵枢·口问第二十八》：“夫百病之始生也，皆生于风雨寒暑，阴阳喜怒，饮食居处，大惊卒恐。则血气分离，阴阳破败，经络厥绝，脉道不通，阴阳相逆，卫气稽留，经脉虚空，血气不次，乃失其常。”

《黄帝内经·灵枢·顺气一日分为四时第四十四》：“夫百病之所始生者，必起于燥温、寒暑风雨、阴阳喜怒、饮食居处，气合而有形，得脏而有名，……”

《黄帝内经·灵枢·玉版第六十》：“病之生时，有喜怒不测，饮食不节，阴气不足，阳气有余，营气不行，乃发为痈疽。”

由上可见，疾病发生的原因很多，风、寒、暑、湿、燥、火，此为六淫，本为天之六气，与时而在，由于个体生活不节始生疾病，情志是其重要原因。《黄帝内经·灵枢·百病始生第六十六》还明确指出不当情志可造成五脏之伤：“忧思伤心，重寒伤肺，忿怒伤肝，醉以入房，汗出当风伤脾，用力过度，若入房汗出浴，则伤肾，此内外三部之所生病者也。”

《黄帝内经·素问·经脉别论篇第二十一》还阐述了过度的情志变化，引起五脏所伤：

黄帝问曰：人之居处动静勇怯，脉亦为之变乎？

岐伯对曰：凡人之惊恐恚劳动静，皆为变也。

是以夜行则喘出于肾，淫气病肺。

有所堕恐，喘出于肝，淫气害脾。

有所惊恐，喘出于肺，淫气伤心。

渡水跌仆，喘出于肾与骨。

当是之时，勇者气行则已，怯者则着而为病也。

故曰：诊病之道，观人勇怯，骨肉皮肤，能知其情，以为诊法也。

故饮食饱甚，汗出于胃。惊而夺精，汗出于心。持重远行，汗出于肾。疾走恐惧，汗出于肝。摇体劳苦，汗出于脾。

故春秋冬夏，四时阴阳，生病起于过用，此为常也。

14.4 十二邪

据《黄帝内经·灵枢·口问第二十八》记载，黄帝已经掌握“九针之经，论阴阳逆顺，六经已毕”，一天无事时，支开左右，问岐伯是否还有其他知识本领没有传授于他。岐伯回答说，“问得好，还有先师口传的密诀呢！”黄帝连忙从席上下来，对岐伯拜了又拜，恳请传授。岐伯除了说上文所引之“百病所生”外，又传授了十二邪：

黄帝曰：人之欠者，何气使然？

岐伯答曰：卫气昼日行于阳，夜半则行于阴，阴者主夜，夜者卧；阳者主上，阴者主下；故阴气积于下，阳气未尽，阳引而上，阴引而下，阴阳相引，故数欠。阳气尽，阴气盛，则目瞑；阴气尽而阳气盛，则寤矣。泻足少阴，补足太阳。

黄帝曰：人之哕者，何气使然？

岐伯曰：谷入于胃，胃气上注于肺。今有故寒气与新谷气，俱还入于胃，新故相乱，真邪相攻，气并相逆，复出于胃，故为哕。补手太阴，泻足少阴。

黄帝曰：人之唏者，何气使然？

岐伯曰：此阴气盛而阳气虚，阴气疾而阳气徐，阴气盛而阳气绝，故为唏。补足太阳，泻足少阴。

黄帝曰：人之振寒者，何气使然？

岐伯曰：寒气客于皮肤，阴气盛，阳气虚，故为振寒寒栗，补诸阳。

黄帝曰：人之噫者，何气使然？

岐伯曰：寒气客于胃，厥逆从下上散，复出于胃，故为噫。补足太阴阳明，一曰补眉本也。

黄帝曰：人之嚏者，何气使然？

岐伯曰：阳气和利，满于心，出于鼻，故为嚏。补足太阳荣眉本，一曰眉上也。

黄帝曰：人之亸[①]者，何气使然？

岐伯曰：胃不实则诸脉虚；诸脉虚则筋脉懈惰；筋脉懈惰则行阴用力，气不能复，故为亸。因其所在，补分肉间。

黄帝曰：人之哀而泣涕出者，何气使然？

岐伯曰：心者，五脏六腑之主也；目者，宗脉之所聚也，上液之道也；口鼻者，气之

---

① 亸，音 duǒ，症见肢体疲困，全身迟缓无力，或瘫痪。

门户也。故悲哀愁忧则心动，心动则五脏六腑皆摇，摇则宗脉感，宗脉感则液道开，液道开，故泣涕出焉。液者，所以灌精濡空窍者也，故上液之道开则泣，泣不止则液竭；液竭则精不灌，精不灌则目无所见矣，故命曰夺精。补天柱经侠颈。

黄帝曰：人之太息者，何气使然？

岐伯曰：忧思则心系急，心系急则气道约，约则不利，故太息以伸出之，补手少阴心主，足少阳留之也。

黄帝曰：人之涎下者，何气使然？

岐伯曰：饮食者，皆入于胃，胃中有热则虫动，虫动则胃缓，胃缓则廉泉开，故涎下，补足少阴。

黄帝曰：人之耳中鸣者，何气使然？

岐伯曰：耳者，宗脉之所聚也，故胃中空则宗脉虚，虚则下溜，脉有所竭者，故耳鸣，补客主人，手大指爪甲上与肉交者也。

黄帝曰：人之自啮舌者，何气使然？

岐伯曰：此厥逆走上，脉气辈至也。少阴气至则啮舌，少阳气至则啮颊，阳明气至则啮唇矣。视主病者，则补之。

凡此十二邪者，皆奇邪之走空窍者也。故邪之所在，皆为不足。故上气不足，脑为之不满，耳为之苦鸣，头为之苦倾，目为之眩。中气不足，溲便为之变，肠为之苦鸣。下气不足，则乃为痿厥心悗。补足外踝下留之。

十二邪都是人肢体行为方面的表现，基本都与情志相关。临床诊疗，不可或缺要以问诊为要。自20世纪以来，现代医学已经非常关注和应用心理学的理论到临床上，各种精神、心理治疗的学术与流派如百花齐放，这些临床治疗基本不用药物，更不用手术，完全是以问诊为先，言语和非言语交流及开导为后，进行治疗的。《黄帝内经》实际早已经开其先河。

14.5 五态人格测验

《黄帝内经·灵枢·通天第七十二》将人分成阴阳五态之人：

太阴之人，贪而不仁，下齐湛湛，好内而恶出，心和而不发，不务于时，动而后之。…… 其状黮黮然黑色，念然下意，临临然长大，腘然未偻，此太阴之人也。

少阴之人，小贪而贼心，见人有亡，常若有得，好伤好害，见人有荣，乃反愠怒，心疾而无恩。……其状清然窃然，固以阴贼，立而躁崄，行而似伏，此少阴之人也。

太阳之人，居处于于，好言大事，无能而虚说，志发于四野. 举措不顾是非，为事如常自用，事虽败，而常无悔。…… 其状轩轩储储，反身折腘，此太阳之人也。

少阳之人，諟谛好自贵，有小小官，则高自宜，好为外交，而不内附。…… 其状立则好仰，行则好摇，其两臂两肘，则常出于背，此少阳之人也。

阴阳和平之人，居处安静，无为惧惧，无为欣欣，婉然从物，或与不争，与时变化，尊则谦谦，谭而不治，是谓至治。…… 其状委委然，随随然，颙颙然，愉愉然，暶暶然，豆豆然，众人皆曰君子，此阴阳和平之人也。

《黄帝内经》明确了阴阳五态人的诊断标准，但是临床如何建立统一标准的诊断是现代医学所关注的。只有建立统一的临床问卷，才有可能科学的统计，建立学科规范。21

世纪之初，薛崇诚、杨秋莉根据《灵枢·阴阳二十五人》归纳五态人之个性格特征如下：[1]

太阳之人：傲慢、自用、主观、冲动、有野心、有魄力、任性而不顾是非、暴躁易怒、不怕打击、刚毅勇敢、激昂、有进取心、敢坚持自己观点、敢顶撞等。

少阳之人：好社交、善交际、开朗、敏捷乐观、轻浮易变、机智、动作多、随和、漫不经心、喜欢谈笑、不愿静而愿动、朋友多、喜文娱活动、做事不易坚持等。

太阴之人：外貌谦虚、内怀疑虑、考虑多、悲观失望、胆小、阴柔寡断、与人保持一定距离、内省孤独、不愿接触人、不喜欢兴奋的事、不合时尚、保守、自私、先看他人之成败而定自己的动向、不肯带头行事等。

少阴之人：冷淡沉静、心有深思而不外露、善辨是非、能自制、警惕性高、有嫉妒心、柔弱、做事有计划、不乱说、不轻举妄动、谨慎、细心、稳健、有持久能力、耐受性好等。

阴阳和平之人：态度从容、尊严而又谦谨、有品而不乱、不剧有喜怒、喜怒不形于色、居处安静、不受物惑、无私无畏、不患得患失、不沾沾自喜、忘乎所以，能顺应事物发展规律等，是一种有高度平衡能力的性格。

他们编写的《五态人格测验表手册》，其测验表与样本按国际间同类测验进行标准化，聚类分析，信度、效度、样本分布检验等等，都达到标准，并建立常模。常模有全国总体、性别、年龄阶段、不同文化水平、不同职业与各地区总体与性别等维度。结果具体反映当时我国人群的实际情况。

“五态人格测验”的建立先后得到国家卫生部和科技部的支持，涵盖著名的“艾森克人格测验”和" A 型行为模式”的内涵，全国中西医同道和心理学界的共同协作，尤其是享誉国外心理学界学者的支持参与，现在已经是我国通用心理测验之一，写入《医学心理学》教材和《心理学大辞典》与相关书籍，公认为填补国家空白工作，应用于医学、科研、教育、司法、体育、人力资源管理等方面。是对《黄帝内经》的重大发展。

14.6　观志意定治否

情志与疾病相关，因此，临床医生多在诊断疾病时加以关注。但是，对于治疗来说，情志也是非常重要的，治疗前必须了解病人的志意，以确定是否予以治疗。《黄帝内经·素问·五藏别论篇第十一》说三种情况不必予以治疗，治必无效：

凡治病必察其下，适其脉，观其志意，与其病也。

拘于鬼神者，不可与言至德；

恶于针石者，不可与言至巧。

病不许治者，病必不治，治之无功矣。

司马迁在《史记·扁鹊仓公列传》记载，扁鹊感叹治疗方案少，而病情复杂，人情多样，明确指出病有六不治：“人之所病，病疾多；而医之所病，病道少。故病有六不治：骄恣不论于理，一不治也；轻身重财，二不治也；衣食不能适，三不治也；阴阳并，脏气不定，四不治也；形羸不能服药，五不治也；信巫不信医，六不治也！”基本可以说扁鹊的理论，出自《黄帝内经》上述引文。

《黄帝内经·素问·玉机真藏论篇第十九》也有关于判定治疗难易的阐述，其中形气相得失，也是与情志相关的。抄录如下，供读者参考：

凡治病，察其形气色泽，脉之盛衰，病之新故，乃治之无后其时。

形气相得，谓之可治；

色泽以浮，谓之易已；

脉从四时，谓之可治；

脉弱以滑，是有胃气，命曰易治。取之以时。

形气相失，谓之难治；

色夭不泽，谓之难已；

脉实以坚，谓之益甚；

脉逆四时，为不可治。

必察四难，而明告之。

参考文献

[1] 杨秋莉，薛崇成。中医学心理学的个性学说与五态人格测验［J］中国中医基础医学杂志，2006，12（10）777－779.

第十五章　问 皮 肉

在前一章 14.3 百病始生，我们引用了多篇《黄帝内经》讨论疾病开始发生的原因的章节，本章讨论的是，疾病始生的途径。从表面上看，疾病侵入人体的途径是解剖学概念，包括下面的、脏腑、气血、经脉，主要是以体格检查为主，如何靠问诊得知，实在是有必要详细讨论讨论。

15.1　皮部

皮肤覆盖人体外部，形成保护层。在现代解剖学中，基本不讨论皮部，而是将其交给组织学去讨论。当代中医认为，中医体系的解剖学是功能性的解剖，认为中医没有具体的解剖结构。2009 年，作者出版《＜黄帝内经＞人体解剖学》,[①]就《黄帝内经》的解剖学进行了讨论，总结出《黄帝内经》的解剖学有六大系统：骨部、皮部、筋部、脏腑、六气和经络系统。

骨部、皮部和筋部，主要构成人体支撑、运动和防卫部分，脏腑维持人体的消化、呼吸、循环、内、外分泌、排泄和生殖功能，六气：精津液气血脉是人体水系统，起着维持人体内环境平衡和新陈代谢的作用，经络是人体特殊的能量和信息通道。

六大系统形成人体完美的解剖和生命结构，与其他解剖学不同的是，传统中医解剖学强调了有生命的、活着的人，而不是失去生命的尸体。

"解剖"一词，出自《黄帝内经》。《素问》81 篇，讨论解剖的相关篇章共有 54 篇，占三分之二，约 67%。《灵枢》81 篇，讨论解剖的相关篇章共有 63 篇，占九分之七，约 78%。或者说《黄帝内经》162 篇中，有 117 篇与解剖有关，占 72%。这里所指的解剖不包括病理解剖和生理，只是与人体正常解剖相关的内容。解剖在《黄帝内经》中所占的比例之多，正是说明解剖在《黄帝内经》中的重要性。

传统中医解剖学以天人合一、阴阳和五行为理论核心，以人体仿天地观为逻辑归纳演绎，并根据当时实际的解剖事实和人体数据为基础，构成完整的解剖、精确的体系。必须强调的一点，这个体系不是像既往所认识的那样，以为是幼稚和模糊的。当然，限于历史原因，2000 多年前的认识，不免有错误之处。应当允许有纠正的机会。

骨部为里，为阴；皮部为外，为阳；筋部为骨与皮之间所有软组织，非阴非阳。因此，《黄帝内经》说到皮毛时，是指皮部系统；说到皮肉时，是指两个系统，前者为皮部，后者属于筋部。《黄帝内经·素问·皮部论篇第五十六》说：

黄帝问曰：余闻皮有分部，脉有经纪，筋有结络，骨有度量。其所生病各异，别其分部，左右上下，阴阳所在，病之始终，愿闻其道。

岐伯对曰：欲知皮部以经脉为纪者，诸经皆然。

阳明之阳，名曰害蜚，上下同法。视其部中有浮络者，皆阳明之络也。其色多青则痛，多黑则痹，黄赤则热，多白则寒，五色皆见，则寒热也。络盛则入客于经，阳主外，

---

① 高也陶。《黄帝内经》人体解剖学［M］　北京，中医古籍出版社 & 三辰出版社，2009。

阴主内。

少阳之阳，名曰枢持，上下同法。视其部中有浮络者，皆少阳之络也，络盛则入客于经，故在阳者主内，在阴者主出，以渗于内，诸经皆然。

太阳之阳，名曰关枢，上下同法。视其部中有浮络者，皆太阳之络也。络盛则入客于经。

少阴之阴，名曰枢儒，上下同法。视其部中有浮络者，皆少阴之络也。络盛则入客于经，其入经也，从阳部注于经；其出者，从阴内注于骨。

心主之阴，名曰害肩，上下同法。视其部中有浮络者，皆心主之络也。络盛则入客于经。

太阴之阴，名曰关蛰，上下同法。视其部中有浮络者，皆太阴之络也。络盛则入客于经。

凡十二经络脉者，皮之部也。

如上所述，皮部包括了十二经络脉。在《黄帝内经·素问·针解篇第五十四》中，人皮应天，在九针中排位第一。

15.2 问皮部之先觉

上一章我们有讨论百病始生，说的是病因，此处讨论的是疾病入侵人体的途径。《黄帝内经·素问·皮部论篇第五十六》中，岐伯讲述了上面所说的十二皮部后，继续说：

是故百病之始生也，必先于皮毛，邪中之则腠理开，开则入客于络脉，留而不去，传入于经，留而不去，传入于府，廪于肠胃。邪之始入于皮毛也，**晰然起毫毛**，开腠理；其入于络也，则**络脉盛色变**；其入客于经也，则**感虚乃陷下**。其留于筋骨之间，寒多则**筋挛骨痛**，热多则**筋弛骨消，肉烁䐃破，毛直而败**。

帝曰：夫子言皮之十二部，其生病皆何如？

岐伯曰：皮者脉之部也，邪客于皮则腠理开，开则邪入客于络脉，络脉满则注于经脉，经脉满则入舍于府藏也，故皮者有分部，不与，而生大病也。

由上可知，疾病产生，邪气传播的途径是：皮毛→腠理→络脉→经→腑→储藏于肠胃，腑为表，如果不能及时去邪，则储藏于肠胃的邪气将继续向里入侵，侵犯五脏。脏为里，为阴，如果感受邪气，则病情加重，甚至生命垂危。

邪气侵入人体的各个部位，人体也是有感觉的，因此，临床医生可以通过问诊，如上面引文中之黑体字，把握邪气侵入到什么位置，以指导治疗方案。

邪气侵入皮毛时，可以感觉“晰然起毫毛”，大概是我们现在受寒时所说的，皮肤起寒粟（鸡皮疙瘩）；邪气侵入络脉并积蓄后，皮部将有颜色变化，临床医生和个体都可以察看到具体的部位，以及五色变化，“色多青则痛，多黑则痹，黄赤则热，多白则寒”；如果邪气再继续入侵至络脉，则“感虚乃陷下”；扩散到筋骨，“寒多则筋挛骨痛，热多则筋弛骨消，肉烁䐃破，毛直而败。”

15.3 问同风异病

皮部为人体外部保护层，首先应对风雨寒暑。但是个体差异，同样一种邪气，一时发生，同时感受的人群中，个体所患疾病不同。《黄帝内经·灵枢·五变第四十六》：

黄帝问于少俞曰：余闻百疾之始期也，必生于风雨寒暑，循毫毛而入腠理，或复还，或留止，或为**风肿汗出**，或为**消瘅**，或为**寒热**，或为**留痹**，或为**积聚**。奇邪淫溢，不可胜数，愿闻其故。夫同时得病，或病此，或病彼，意者天之为人生风乎，何其异也？

少俞曰：夫天之生风者，非以私百姓也，其行公平正直，犯者得之，避者得无殆，非求人而人自犯之。

黄帝曰：一时遇风，同时得病，其病各异，愿闻其故。

少俞曰：善乎其问！请论以比匠人。匠人磨斧斤，砺刀削断材木。木之阴阳，尚有坚脆，坚者不入，脆者皮弛，至其交节，而缺斤斧焉。夫一木之中，坚脆不同，坚者则刚，脆者易伤，况其材木之不同，皮之厚薄，汁之多少，而各异耶。夫木之蚤花先生叶者，遇春霜烈风，则花落而叶萎；久曝大旱，则脆木薄皮者，枝条汁少而叶萎；久阴淫雨，则薄皮多汁者，皮漉而浅；卒风暴起，则刚脆之木，根摇而叶落。凡此五者，各有所伤，况于人乎！

黄帝曰：以人应木，奈何？

少俞答曰：木之所伤也，皆伤其枝。枝之刚脆而坚，未成伤也。人之有常病也，亦因其骨节皮肤腠理之不坚固者，邪之所舍也，故常为病也。

黄帝曰：人之善病风厥漉汗者，何以候之？

少俞答曰：**内不坚，腠理疏，则善病风**。

黄帝曰：何以候肉之不坚也？

少俞答曰：䐃肉不坚，而无分理。理者麤理，麤理而皮不致者，腠理疏。此言其浑然者。

黄帝曰：人之善病消瘅者，何以候之？

少俞答曰：**五脏皆柔弱者，善病消瘅**。

黄帝曰：何以知五脏之柔弱也？

少俞答曰：夫柔弱者，必有刚强，刚强多怒，柔者易伤也。

黄帝曰：何以候柔弱之与刚强？

少俞答曰：此人薄皮肤，而目坚固以深者，长冲直肠，其心刚，刚则多怒，怒则气上逆，胸中蓄积，血气逆留，髋皮充肌，**血脉不行，转而为热，热则消肌肤**，故为消瘅。此言其人暴刚而肌肉弱者也。

《黄帝内经》把人之皮部看作树木之皮，以树皮受外力后，不同树皮所受伤之不同，来比喻不同的个体受邪气所伤时，所得疾病不同，是有相当的深意的。虽然树木是植物，人为动物，两者区别似乎很大，但两者的细胞结构基本一样。草木也是有生命的！若以爱惜生命不食动物类，似乎说不大通。植物性命可以不珍惜乎？

本篇回答者是少俞，而非多见的岐伯。少俞从遇同风而得不同的病（上引文之黑体字），推测该个体的体质，也是临床问诊的重要线索。

15.4 问湿气所伤

问诊时，时有病家一时未有遭遇邪风的病史，其病从何来？《黄帝内经·灵枢·贼风第五十八》阐述病因：

黄帝曰：夫子言贼风邪气伤人也，令人病焉，今有其不离屏蔽，不出室穴之中，卒然病者，非不离贼风邪气，其故何也？

岐伯曰：此皆尝有所伤于湿气，藏于血脉之中，分肉之间，久留而不去。若有所堕坠，恶血在内而不去，卒然喜怒不节，饮食不适，寒温不时，腠理闭而不通。其开而遇风寒，则血气凝结，与故邪相袭，则为寒痹。其有热则汗出，汗出则受风，虽不遇贼风邪气，必有因加而发焉。

纵使不遇邪风，湿气亦可诱发疾病。因而，对于那些宅于家中，不离屏蔽的病家，问诊时必须继续追问是否有“喜怒不节，饮食不适，寒温不时”，“热则汗出，汗出则受风”的病史，以明确诊断。

15.5 问痈疽

皮部痈疽在没有抗生素的古代，是经常致人死命的疾病。用现代医学的观点来看，这是皮肤受到外来细菌的感染，而《黄帝内经·灵枢·玉版第六十》则认为，“病之生时，有喜怒不测，饮食不节，阴气不足，阳气有余，营气不行，乃发为痈疽。阴阳不通，两热相搏，乃化为脓”。外部是情志与饮食的关系，内部则为阴不足而阳有余，营气不通而发。阴阳如再不通，则化为脓。

“夫痈疽之生，脓血之成也，不从天下，不从地出，积微之所生也，故圣人自治于未有形也，愚者遭其已成也。”

“脓已成，十死一生，故圣人弗使已成，而明为良方，着之竹帛，使能者踵而传之后世，无有终时者，为其不予遭也。”

由上可知，上等的医生当问清病家情志与饮食，调理得当，使痈疽不生；中医的医生当和谐病家之阴阳，实则泄之，不足补之，使营气畅通，所患痈疽不化成脓，灭于萌发之时；下等的医生才痈疽成脓后处理，是时已经晚矣，十死一生。当然，有时病家求医已晚，痈疽已经成脓，但还未熟透，医生除调以汤药之外，还需要等待时机，予以引流。皆需望、闻、问、切，予以准确有效之处理！

第十六章　问 脏 腑

脏腑是生命新陈代谢、吐故纳新的最重要器官系统。现代医学所说的循环系统、呼吸系统、消化系统、泌尿系统、神经系统、生殖系统，内分泌系统和血液系统，说的就是它们。从解剖结构来看，传统中医与现代医学没有太多的差别；从功能上来看，两者相同的多，不同的少。只是，不知道为什么，现代中医的教科书上，坚持说中医的解剖是功能性的解剖，把结构与功能融合与一起，用现代科学的概念术语和传统中医的名词合在一起，时而用现代医学术语，时而用古代中医术语，反而使现代医学不能理解。很多现代中医自认为中医是哲学。2006 年，一位哲学教授提出要“告别中医中药”，并领衔发起《促使中医中药退出国家医疗体制签名的公告》，引起轩然大波。其实，不论中医、西医研究对象都是人体生命，无非都是盲人摸象，自执一论，任何排斥对方的做法，都是不可取的，读读历史就知道。

16.1　脏腑

脏腑是传统中医最重要的概念之一。传统的脏腑观，实际让现代中医困惑，因为没有提及脑，而心主与三焦也一直是无法解释其具体部位的，这可能也是现代中医把他们的解剖定义为功能性的解剖的内因之一吧。细读《黄帝内经》，不难发现其解剖结构与现代医学的解剖并无太大的出入，只有命名与系统归纳的不同。①

16.1.1　五脏六腑的解剖与生理

一般都说五脏六腑。五脏六腑是什么，其解剖位置在哪里，其生理功能又是什么?

其实，《黄帝内经》五脏六腑的解剖位置与现代医学并无不同。试想当年，西方医学东来，其文字要与中国文字相应，才可以传入其文化，才能够让中国人明白。那些解剖器官的名词，首先是普通文化、日常生活的词汇交融，然后才是专业的和医学的。因此，在最初的翻译过程中，不够专业的翻译出错的机会非常多。例如，《黄帝内经》所说的脾，位于人体中央，黄色，似乎最初翻译“脾”字的人将其指为英文的“spleen”，其色红，其位置在左方，显然是翻译的不专业，至今许多中国的地方方言说脾为肝（如沙肝、包肝……）的足以见一斑。

另外，在《黄帝内经》中无“胰”字，直到东汉许慎编写《说文解字》，“胰”字都没有出现，有人说这个字是日本传入的。这个字如何会被指认为英文的“pancreas”? 这个过程显然已经难认考据了。如果以医学专业角度来看，如果《黄帝内经》的“脾”，被翻译成“pancreas”，可能中西医之间的差距会更少些，双方更容易融合。

诸如此类的故事，在东西方文化传播中，肯定不会少见。这也是为什么东西文化、以及中西医在许多地方难以相互理解的症结之一。最基本的专业概念与术语上出现了差错，

---

① 高也陶。《黄帝内经》人体解剖学［M］北京，中医古籍出版社 & 三辰出版社，2009.

越是发展，就越是偏差。所谓差之毫厘，失之千里，就是这个道理。

五脏六腑的功能比较容易理解。《黄帝内经·灵枢·卫气第五十二》说："五脏者，所以藏精神魂魄者也；六腑者，所以受水谷而行化物者也。"

《黄帝内经·灵枢·本藏第四十七》说："五脏者，所以藏精神血气魂魄者也；六腑者，所以化水谷而行津液者也。"

粗粗读来，两者所说相同，细细一读，可以发现分别。后者所说的"五脏所藏"比前者多出"血气"；后者所说的"六腑"是"化水谷而行津液"，而前者则为"受水谷而行化物"。受水谷而行化物其实只是化水谷，因此，后者所说的六腑比前者多出"行津液"。似乎后者比前者所包含的内容更丰富一些。但是，根据《黄帝内经·素问·天元纪大论篇第六十六》："故物生谓之化，物极谓之变，阴阳不测谓之神，神用无方谓之圣。夫变化之为用也，在天为玄，在人为道，在地为化，化生五味，道生智，玄生神。"则前者之"化物"，是指受水谷生成津液同，与后者之"化水谷"是消化水谷而成津液，于体内循环。

所以，《黄帝内经·灵枢·本藏第四十七》解释了五脏六腑后，继续说："此人之所以具受于天也，无愚智贤不肖，无以相倚也。然有其独尽天寿，而无邪僻之病，百年不衰，虽犯风雨卒寒大暑，犹有弗能害也。"因此，五脏六腑是人人皆有，生命赖以维持的重要器官。由此知，血气与津液是不可以疏漏忽略的！

16.1.2 问二十五变而知五脏

《黄帝内经》明确指出了五脏六腑的解剖结构是实质性的结构，而非模糊性的功能结构。《黄帝内经·灵枢·本藏第四十七》说："五脏者，所以参天地，副阴阳，而运四时，化五节者也；五脏者，固有小大、高下、坚脆、端正、偏倾者，六腑亦有小大、长短、厚薄、结直、缓急。凡此二十五者，各不同，或善或恶，或吉或凶，"此二十五者，又称二十五变。细说如下：

心小则安，邪弗能伤，易伤以忧；心大则忧，不能伤，易伤于邪。心高则满于肺中，悗而善忘，难开以言；心下，则藏外，易伤于寒，易恐以言。心坚，则藏安守固；心脆则善病消瘅热中。心端正，则和利难伤；心偏倾则操持不一，无守司也。

肺小，则少饮，不病喘喝；肺大则多饮，善病胸痹、喉痹、逆气。肺高，则上气，肩息咳；肺下则居贲迫肺，善胁下痛。肺坚则不病，咳上气；肺脆，则苦病消痹易伤。肺端正，则和利难伤；肺偏倾，则胸偏痛也。

肺小则脏安，无胁下之病；肝大则逼胃迫咽，迫咽则苦膈中，且胁下痛。肝高，则上支贲切，胁挽为息贲；肝下则逼胃胁下空，胁下空则易受邪。肝坚则藏安难伤；肝脆则善病消痹，易伤。肝端正，则和利难伤；肝偏倾，则胁下痛也。

脾小，则脏安，难伤于邪也；脾大，则苦凑䏚而痛，不能疾行。脾高，则䏚引季胁而痛；脾下则下归于大肠，下加于大肠，则脏苦受邪。脾坚，则脏安难伤；脾脆，则善病消痹易伤。脾端正，则和利难伤；脾偏倾，则善满善胀也。

肾小，则脏安难伤；肾大，则善病腰痛，不可以俛仰，易伤以邪。肾高，则苦背膂痛，不可以俛仰；肾下则腰尻痛，不可以俛仰，为狐疝。肾坚，则不病腰背痛；肾脆，则善病消瘅，易伤。肾端正，则和利难伤；肾偏倾，则苦腰尻痛也。

凡此二十五变者，人之所苦常病。

显然，《黄帝内经》认为五脏解剖结构的小大、高下、坚脆、端正、偏倾，虽然先天生就，直接与人体健康疾病相关。所以，有人之身体强弱之分，寿命短长之别。“有不可病者，至尽天寿，虽有深扰大恐，怵惕之志，犹不能减也，甚寒大热，不能伤也；其有不离屏蔽室内，又无怵惕之恐，然不免于病者。”

岐伯就此解释说：“五脏六腑，邪之舍也，请言其故。五脏皆小者，少病，苦憔心，大愁扰；五脏皆大者，缓于事，难使以扰。五脏皆高者，好高举措；五脏皆下者，好出人下。五脏皆坚者，无病；五脏皆脆者，不离于病。五脏皆端正者，和利得人心；五脏皆偏倾者，邪心而善盗，不可以为人平，反复言语也。”

由上可知，五脏在体内，无法知道其解剖结构的特性，但可以通过问诊判断五脏的解剖特质。

16.1.3 望其应而知六腑

五脏为里，为阴，可以通过问诊知其大概。六腑为表，为阳，是通过望诊而知。望诊不属于本书范围，简单一提。《黄帝内经·灵枢·本藏第四十七》阐述：

黄帝曰：愿闻六腑之应。

岐伯答曰：肺合大肠，大肠者，皮其应；

心合小肠，小肠者，脉其应；

肝合胆，胆者，筋其应；

脾合胃，胃者，肉其应；

肾合三焦膀胱，三焦膀胱者，腠理毫毛其应。

黄帝曰：应之奈何？

岐伯曰：肺应皮。皮厚者，大肠厚，皮薄者，大肠薄；皮缓，腹里大者，大肠大而长；皮急者，大肠急而短；皮滑者，大肠直；皮肉不相离者，大肠结。

心应脉，皮厚者，脉厚，脉厚者，小肠厚；皮薄者，脉薄，脉薄者，小肠薄；皮缓者，脉缓，脉缓者，小肠大而长；皮薄而脉冲小者，小肠小而短。诸阳经脉皆多纡屈者，小肠结。

脾应肉，肉䐃坚大者，胃厚；肉䐃幺者，胃薄。肉䐃小而幺者，胃不坚；肉䐃不称身者，胃下，胃下者，下管约不利。肉䐃不坚者，胃缓；肉䐃无小里累者，胃急。肉䐃多少里累者，胃结，胃结者，上管约不利也。

肝应爪，爪厚色黄者，胆厚；爪薄色红者，胆薄；爪坚色青者，胆急；爪濡色赤者，胆缓；爪直色白无约者，胆直；爪恶色黑多纹者，胆结也。

肾应骨，密理厚皮者，三焦膀胱厚；麤理薄皮者，三焦膀胱薄。疏腠理者，三焦膀胱缓；皮急而无毫毛者，三焦膀胱急。毫毛美而麤者，三焦膀胱直，稀毫毛者，三焦膀胱结也。

黄帝曰：厚薄美恶，皆有形，愿闻其所病。岐伯答曰：视其外应，以知其内藏，则知所病矣。

16.1.4 心主与三焦

心主与三焦，是传统中医解剖学中最为深奥的一对脏腑，也是最不能解释的一对脏腑。有人评价中医没有解剖学时就说，中医的三焦根本就是无法破解之谜。但是，心主与三焦确实存在。《黄帝内经》解剖学确实包涵心主与三焦的解剖结构。

《黄帝内经》涉及三焦达七十六处左右，其义不一，分别与脏腑、经络、病机、气化等有关。[2]但是，对三焦是实体解剖器官的说法是非常明确的。

《黄帝内经·灵枢·本藏第四十七》说："五藏者，固有小大高下坚脆端正偏顷者，六府亦有小大长短厚薄结直缓急，……厚薄美恶皆有形。"同时具体描述了三焦厚、薄、缓、急、直、结的形态："密理厚皮者三焦膀胱厚，粗理厚皮者三焦膀胱薄。疎腠理者三焦膀胱缓，皮急而无毫毛者三焦膀胱急。毫毛美而粗者三焦膀胱直，稀毫毛者三焦膀胱结也。"

《黄帝内经·灵枢·经水篇第十二》说："若夫八尺之士，皮肉在此，外可度量，切循而得之其死可解剖而视之。其脏之坚脆，腑之大小，谷之多少，脉之长短，血之清浊，气之多少……皆有大数。"

足见《黄帝内经》所指的五脏六腑都是有形的、具体的实体解剖器官。明确了《黄帝内经》所指的三焦是有形的、具体的实体解剖器官，是空腔器官。我们就很容易确定三焦的解剖结构。图16.1表现了人体腔图。图中深色部分为脑脊腔（cranial cavity 和 Spinal cavity），横膈以上为胸腔（Thoracic cavity），横膈以下为腹盆腔（Abdominopelvic cavity）。人体这三大空腔即是三焦的解剖结构，即：

上焦：脑脊腔（Cranial - Spinal Cavity）

中焦：胸腔（Thoracic Cavity）包括胃中

下焦：腹盆腔（Abdominopelvic Cavity ）

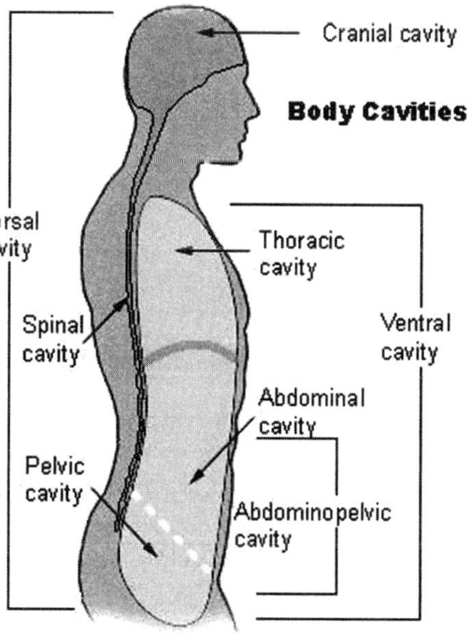

图16.1　人体腔图[1]

三焦解剖位置的确定，符合《黄帝内经》论述。《黄帝内经·灵枢·营卫生会第十八》是最为详细描述三焦解剖结构的篇章：

"黄帝曰：愿闻三焦之所出。岐伯答曰：上焦出于胃上口，并咽以上，贯膈而布胸中，走掖，循太阴之分而行，还至阳明，上至舌，下足阳明，常与营俱行于阳二十五度，行于阴亦二十五度，一周也，故五十度而复大会于手太阴矣。

黄帝曰；愿闻中焦之所出，岐伯答曰：中焦亦并胃中，出上焦之后，此所受气者，泌糟粕，蒸津液，化其精微，上注于肺脉，乃化而为血，以奉生身，莫贵于此，故独得行于经隧，命曰营气。

黄帝曰：愿闻下焦之所出，岐伯答曰：下焦者，别回肠，注于膀胱，而渗入焉，故水谷者，常并居于胃中，成糟粕而俱下于大肠，而成下焦，渗而俱下，济泌别汁，循下焦而渗入膀胱焉。

黄帝曰：善，余闻上焦如雾，中焦如沤，下焦如渎，此之谓也。”

三焦为空腔器官，则与其互为表里的心主为实体脏器。《黄帝内经》论五藏六腑，多是用“心主“，几乎不用”心包“一词。在《黄帝内经·灵枢·邪客第七十一》说：“心主之脉，出于中指之端，内屈，循中指内廉以上，留于掌中，伏行两骨之间，外屈，出两筋之间，骨肉之际，其气滑利，上二寸，外屈，出行两筋之间，上至肘内廉，入于小筋之下，留两骨之会，上于于胸中，内络于心脉。……少阴，心脉也。心者，五藏六府之大主也，精神之所舍也，其藏坚固，邪弗能容也，容之则心伤，心伤则神去，神去则死矣，故诸邪之在于心者，皆在于心之包络。包络者，心主之脉也。”

《黄帝内经·灵枢·经脉第十》论述十二经脉时，出现“心主手厥阴心包络之脉”的名称，这一名称很奇怪，与其他十一经脉命名不同的是，其他经脉命名均一脏腑名称一经脉名称，如心手少阴之脉，肺手太阴经之脉，惟独此脉即言心主，又言心包络，有两个脏腑名称。古人就有怀疑。张介宾解释说：“君火以明，相火以位。手厥阴代君火行事，以用而言，故曰手心主，以经而言，则曰心包络，一经而二名，实相火也。”[35]似乎不够合乎情理，倒象是传抄之人，担心读者不明心主为何物，加上注解，再抄之人，未能审阅，遂流传下来。

如前所述，我们知道心包只是一层筋膜，不是实体脏器。心包络则更不是实体脏器。因此，以心包和心包络为心主，不符合《黄帝内经》的表里、阴阳和脏腑理论。

能够符合心主解剖条件，又符合心主的功能条件的，莫如脑和脊神经。近年就有学者力图证明三焦是脊神经，以期解决传统中医竟然遗漏中枢神经这么重要的人体系统。[2]

《黄帝内经》还是隐隐约约地认识到心主与脑的关系，虽未说透，其义明了。

1）《黄帝内经·灵枢·胀论第三十五》：“膻中者，心主之宫城也。”膻中，胸中也。按《黄帝内经》的说法，胸中未必不包括胸椎骨，包括胸椎骨，胸椎骨之骨空，即为脊神经，入颅骨。

2）《黄帝内经·灵枢·海论第三十三》对膻中做了更详细的解释：“膻中者，为气之海，其输上在柱骨之上下，前在于人迎。脑为髓之海，其输上在于其盖，下在风府。……气海有余者，气满胸中，悗息面赤。气海不足，则气少不足以言……髓海有余，则轻劲多力，自过其度。髓海不足，则脑转耳鸣，胫酸眩冒，目无所见，懈怠安卧。”

由此而知：膻中之输，上在柱骨之上下，前在于人迎。脑髓之输，上在于其盖，下在风府。因此，柱骨上下，人迎之前，是膻中之输。上盖下风府之间，是脑髓之输。如图12. 39。

张介宾注释：“柱骨，项后天柱骨也。忧恚无言篇曰：颃颡者，分气之所泄也。故气

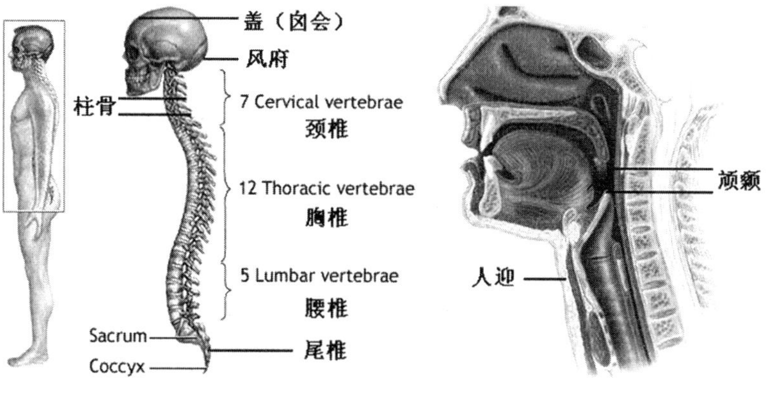

图 16.2　膻中、脑髓之输

海营运之输，一在颃颡之后，即柱骨之上下，谓督脉之瘖门大椎也。一在颃颡之前，谓足阳明之人迎也。……凡骨之有髓，惟脑为最巨，故诸髓皆属于脑，而脑为髓之海。盖，脑盖骨也，即督脉之囟会。风府，亦督脉穴。此皆髓海之上下前后输也。”[3]

上引关于脑髓之输的上下，上盖下风府，基本是颅骨上下，无异议。但是，关于膻中之输却小有疑问。《黄帝内经·灵枢·海论第三十三》所说，膻中之输上在柱骨之上下，前在于人迎，柱骨为第4、5、6颈椎，人迎位于喉结（甲状软骨）旁，喉结正对第4颈椎。张介宾引用了《黄帝内经·灵枢·忧恚无言第六十九》所说的颃颡，“分气之所泄也”，来说明气海营运之输有二，一是颃颡之后，柱骨上下，督脉之瘖门大椎；一是颃颡之前，足阳明之人迎。颃颡为咽上上腭与鼻相通的部位，亦即软口盖的后部，似两者不在一个平面上。如图16.2。

但是，不管怎么说，《黄帝内经》已经非常明确地表明，“膻中者，心主之宫城也”，其气所注，或说“输”，“非皮肉筋骨”，“上在柱骨之上下，前在于人迎”，也就是其气所注在颈椎之内。颈椎之内，脊神经也，上联颅脑。心主为何，是以明了不过。请读者判断思考。

《黄帝内经·灵枢·海论第三十三》对髓海有余或不足的症状描述，几乎都是神经系统的症状，“髓海有余，则轻劲多力，自过其度。髓海不足，则脑转耳鸣，胫酸眩冒，目无所见，懈怠安卧”，或许可以帮助我们认识髓海与脑神经系统相关。

3）《黄帝内经·素问·灵兰秘典论篇第八》：“膻中者，臣使之官，喜乐出焉。”情感控制，是在大脑中枢。

4）《黄帝内经·素问·解精微论篇第八十一》：“泣涕者，脑也，脑者，阴也，髓者，骨之充也，故脑渗为涕。”泣涕是情感动也，《黄帝内经》已经认识到与脑有关，虽然后面认为脑为骨髓是错误认识。但此篇章认识到脑为阴，《黄帝内经·素问·金匮真言论篇第四》：“肝心脾肺肾五藏，皆为阴。胆胃大肠小肠膀胱三焦六府，皆为阳。”明确脑与脏为一类，此处未提及心主，心主也是属阴的，与属阳之三焦一对。

5）《黄帝内经·素问·奇病论篇第四十七》：“髓者以脑为主。”根据此篇，《黄帝内经》所述髓，主要是脑，而非现代医学所认识的骨髓。当然也包括了脊柱之中的脊神经。

6）《黄帝内经·素问·脉要精微论篇第十七》：“头者精明之府，头倾视深，精神将

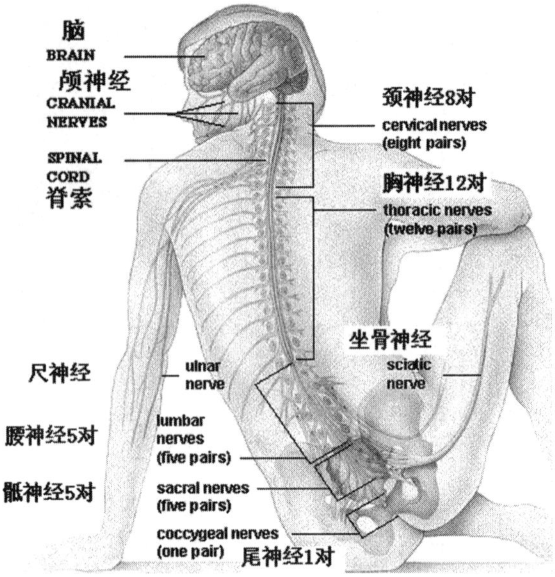

图 16.3　心主 - 脑脊神经

夺矣。”显然认为头颅与精神相关。

根据《黄帝内经》的核心理论，并从《黄帝内经》中找出证据，证明心主是脑脊神经，三焦是颅脊腔、胸腔和腹腔。

心主不但控制人体运动，还对五脏六腑及各组织器官进行调节，这种调节是通过植物神经，或者说是交感和副交感神经来完成的。如图 16.4。

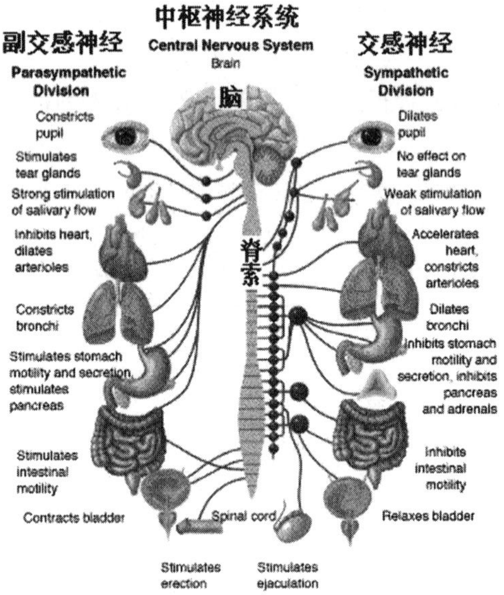

图 16.4　心主 - 脑脊神经对器官的调节

《黄帝内经·素问·灵兰秘典篇第八》“三焦者、决渎之官，水道出焉”，《黄帝内经·灵枢·本俞第二》说：“肾合膀胱，膀胱者，津液之府也。少阳属肾，肾上连肺，故将两藏。三焦者，中渎之府也，水道出焉，属膀胱，是孤之府也，是六府之所与合者。”

决渎之官，中渎之府，皆为三焦，皆出水道。但为何三焦为孤府，张介宾对此花费了许多笔墨解释，且愤愤不平，对《难经》误导三焦非常有意见，其中几句说的很有意思，“然于十二脏之中，惟三焦独大，诸脏无与匹者，故名曰是孤之府也。……此三焦之所以际上极下，象同六合，而无所不包也。观本篇六腑之别，极为明显。以其皆有盛贮，因名为府；而三焦者曰中渎之府，是孤之府，分明确有一府。盖即脏腑之外，躯体之内，包罗诸脏，一腔之大府也。故有中渎是孤之名，而亦有大府之形。……夫以一三焦，尚云其无形，而诸论不一，又何三焦之多也?”[3]张介宾在此评论后，意犹未尽，专门又写了一篇《三焦包络命门辨》，放在《类经附翼》一书中。[4]

如上，张介宾已经明确感觉到并指出：“分明确有一府。盖即脏腑之外，躯体之内，包罗诸藏，一腔之大府也。故有中渎是孤之名，而亦有大府之形。”张介宾是认同和坚持三焦为府，府为腔子一说的。因此，如果当时解剖仔细，能够发现脑脊腔的话，或者如果张介宾看到人体三大腔，说不定300多年前，张介宾就能够提出本书今天提出的三焦概念，来并能够悟出上焦之中的脑脊神经是心主!!

顺便一提的是，2006年，作者根据《黄帝内经》理论，以及人体有三体腔的解剖学特性，提出三焦，即人体三体腔：颅脊腔、胸腔和腹腔。① 当时有公司出资征求用《黄帝内经》原著进行的反驳论文。网上有学者以三焦脉为据提出反证，但知道三焦脉与三焦不是一回事，就如胃不是胃脉一样，便收回文章。至今还未读到其他以《黄帝内经》为据的反驳文章。

16.1.5 脏腑之官

如上所述，五脏六腑各有生理功能，《黄帝内经》另阐述有它们的主管之司，如《黄帝内经·素问·灵兰秘典论篇第八》：

黄帝问曰：愿闻十二藏之相使，贵贱何如?

岐伯对曰：悉乎哉问也，请遂言之。

心者，君主之官也，神明出焉。

肺者，相傅之官，治节出焉。

肝者，将军之官，谋虑出焉。

胆者，中正之官，决断出焉。

膻中者，臣使之官，喜乐出焉。

脾胃者，仓廪之官，五味出焉。

大肠者，传道之官，变化出焉。

小肠者，受盛之官，化物出焉。

肾者，作强之官，伎巧出焉。

三焦者，决渎之官，水道出焉。

---

① 高也陶。看中医还是看西医［M］. 北京，中医古籍出版社，2006.

膀胱者，州都之官，津液藏焉，气化则能出矣。

凡此十二官者，不得相失也。故主明则下安，以此养生则寿，殁世不殆，以为天下则大昌。主不明则十二官危，使道闭塞而不通，形乃大伤，以此养生则殃，以为天下者，其宗大危，戒之戒之。

至道在微，变化无穷，孰知其原。窘乎哉，消者瞿瞿，孰知其要。闵闵之当，孰者为良。

恍惚之数，生于毫厘，毫厘之数，起于度量，千之万之，可以益大，推之大之，其形乃制。

临床诊问时，知病家之身体功能（引文中黑体字），则可以推其脏腑强盛。该篇记载，黄帝听了岐伯上述一番话，后说：”善哉，余闻精光之道，大圣之业，而宣明大道，非斋戒择吉日，不敢受也。黄帝乃择吉日良兆，而藏灵兰之室，以传保焉。”可见其重要性。

该篇章看来似乎是《黄帝内经》较早的篇章，何以见知：

1）篇中有“膻中”，而非一般常说的“心主”；

2）“心者，君主之官也，神明出焉”，”膻中者，臣使之官，喜乐出焉”。根据《黄帝内经·灵枢·邪客第七十一》：“心者，五藏六府之大主也，精神之所舍也，其藏坚固，邪弗能容也。容之则心伤，心伤则神去，神去则死矣。故诸邪之在于心者，皆在于心之包络，包络者，心主之脉也”，此两篇显然互有矛盾。后者又引出了“心之包络”，似乎后来十二经中出现一个心包络经与此有关。心包络与心是两者。

3）篇中说：“肾者，作强之官，伎巧出焉。三焦者，决渎之官，水道出焉。膀胱者，州都之官，津液藏焉，气化则能出矣。”该说法似乎与《黄帝内经·素问·六节藏象论篇第九》有相同亦有，摘录如下，供对比参考：

心者，生之本，神之变也，其华在面，其充在血脉，为阳中之太阳，通于夏气。

肺者，气之本，魄之处也，其华在毛，其充在皮，为阳中之太阴，通于秋气。

肾者，主蛰，封藏之本，精之处也，其华在发，其充在骨，为阴中之少阴，通于冬气。

肝者，罢极之本，魂之居也，其华在爪，其充在筋，以生血气，其味酸，其色苍，此为阳中之少阳，通于春气。

脾胃大肠小肠三焦膀胱者，仓廪之本，营之居也，名曰器，能化糟粕，转味而入出者也，其华在唇四白，其充在肌，其味甘，其色黄，此至阴之类，通于土气。

凡十一藏取决于胆也。

作者不敢妄断上述不同，孰是孰非。由读者思考评判，以在问诊时可以就结果而揣内在。

16.2 问五邪

邪气侵入五脏，是以五邪。通过临床问诊并结合其他诊法，可以得知邪气留滞在哪一脏。《黄帝内经·灵枢·五邪第二十》：

邪在肺，则病皮肤痛，寒热，上气喘，汗出，欬动肩背。

邪在肝，则两胁中痛，寒中，恶血在内，行善掣节，时脚肿。

邪在脾胃，则病肌肉痛，阳气有余，阴气不足，则热中善饥；阳气不足，阴气有余，则寒中肠鸣、腹痛；阴阳俱有余，若俱不足，则有寒有热。

邪在肾，则病骨痛，阴痹。阴痹者，按之而不得，腹胀，腰痛，大便难，肩背颈项痛，时眩。

邪在心，则病心痛，喜悲时眩仆；视有余不足而调之其输也。

16.3 问五热

邪气入侵五脏，可以引起五脏热病，问诊是其重要鉴别诊断之一。《黄帝内经·素问·刺热篇第三十二》：

肝热病者，小便先黄，腹痛多卧，身热。热争则狂言及惊，胁满痛，手足躁，不得安卧。

心热病者，先不乐，数日乃热，热争则卒心痛，烦闷善呕，头痛面赤，无汗。

脾热病者，先头重、颊痛、烦心、颜青、欲呕、身热。热争则腰痛，不可用俯仰，腹满泄，两颔痛。

肺热病者，先淅然厥起毫毛，恶风寒，舌上黄身热。热争则喘咳，痛走胸膺背，不得大息，头痛不堪，汗出而寒。

肾热病者，先腰痛胻酸，苦渴数饮身热。热争则项痛而强，胻寒且酸，足下热，不欲言。其逆则项痛，员员淡淡然。

16.4 问六腑之病

由上面引文中的黑体字可知，五脏之邪、五脏之热，问诊都是其鉴别诊断的重点。六腑之病的鉴别诊断，有些却是望诊。可能因五脏在里，为阴，不易外表，必须以问为主。而六腑为表，为阳，易于外表所见。但是，问诊依然不可缺少。《黄帝内经·灵枢·邪气藏府病形第四》：

黄帝曰：愿闻六府之病。

岐伯答曰：面热者足阳明病，鱼络血者手阳明病，两跗之上脉竖陷者，足阳明病，此胃脉也。

大肠病者，肠中切痛，而鸣濯濯。冬日重感于寒即泄，当脐而痛，不能久立，与胃同候，取巨虚上廉。

胃病者，腹䐜胀，胃脘当心而痛，上肢两胁，膈咽不通，食饮不下，取之三里也。

小肠病者，小腹痛，腰脊控睾而痛，时窘之后，当耳前热，若寒甚，若独肩上热甚，及手小指次指之间热，若脉陷者，此其候也。手太阳病也，取之巨虚下廉。

三焦病者，腹气满，小腹尤坚，不得小便，窘急，溢则水留，即为胀。候在足太阳之外大络，大络在太阳少阳之间，亦见于脉，取委阳。

膀胱病者，小腹偏肿而痛，以手按之，即欲小便而不得，肩上热，若脉陷，及足小趾外廉及胫踝后皆热，若脉陷，取委中央。

胆病者，善太息，口苦，呕宿汁，心下淡淡，恐人将捕之，嗌中吩吩然数唾。在足少阳之本末，亦视其脉之陷下者灸之；其寒热者取阳陵泉。

参考文献

［1］Temple College. Body Cavities. （2006 －01 －11）［2006 －11 －05］http：//www. templejc. edu/dept/biology/RHicks/biol2404Int/cavities. gif

［2］胥晓琦 . 脊髓为体 三焦为用——介绍王人澍的三焦实质研究 .《中国中医药报》总 2406 期 . （2005 －09 －09）［2006 －11 －05］http：//cntcm. 39kf. com/shtml/2406 － b －20. shtml.

［3］张介宾 类经［M］. 北京，人民卫生出版社，1965，第 247 页，第 34 －36 页 .

［4］张介宾 类经图翼附类经附翼［M］. 北京，人民卫生出版社，1965，第 433 －439 页 .

第十七章 问 气 血

气血、血气、气、血，这四个由两个字、单独或组合的四个术语经常在《黄帝内经》及医学著作中出现，三者有所区别吗？其区别是什么？这些概念如果不精确定义，对中医的理解，只能是模糊的。

17.1 气

2015年底，作者在北京参加一个“气”的学术研讨会，组会者请来一位曾为某地中医学院院长的耄耋学究做首场报告。该学者身骨硬朗，精神抖擞，不用讲稿，开口即论中医的“气”是什么，接着背出老子《道德经》第十章：“载营魄抱一，能无离乎？专气致柔，能婴儿乎？”认为中医所说的“气”是中国古代的哲学概念，指产生和构成天地万物的原始物质。古代有许多论气的学说，如：《老子》、《列子》、《庄子》、《管子》、《鹖冠子》、《荀子》、《淮南子》……，但它们都非医学著作，《黄帝内经》才是古代最为经典的医学著作。不能理解这位老中医为何不以医学经典著作对“气”的定义，来解释医学理论，却要从其他哲学著作中去寻找“气”的定义呢？

17.1.1 《黄帝内经》论气

《黄帝内经》论气，包括天之气、地之气与人体之气。而人体之气，其实是天之气与地之气的组合。天之气化为呼吸之气，地之气以食物形式进入体内，两者维持生命，缺一不可。现代研究者，多重视前者，而忽略后者。这可能与后人对物质性状的理解有关。根据现代文明的教育，物质的物理性状有气态、液态和固态之分。气自然是气态，食物是固态和液态。这种单纯的、习惯性的理解，使人们对中医之气，产生了重大的误解。这是现代词语与古代词语概念不同而造成的。在此，有必要对气的概念进行深一步的讨论。

17.1.2 天之气

公元前541年《左传·昭公元年》秦国名医医和到晋国会诊，说：“天有六气，降生五味，发为五色，徵为五声。淫生六疾。六气曰阴、阳、风、雨、晦、明也。分为四时，序为五节，过则为灾：阴淫寒疾，阳淫热疾，风淫末疾，雨淫腹疾，晦淫惑疾，明淫心疾。”这就是著名的“六气病源”学说的出处。后世称其为病因理论的始祖。

《黄帝内经·素问·天元纪大论篇第六十六》：

帝曰：善。何谓气有多少，形有盛衰？

鬼臾区曰：阴阳之气各有多少，故曰三阴三阳也。形有盛衰，谓五行之治，各有太过不及也。故其始也，有余而往，不足随之，不足而往，有余从之，知迎知随，气可与期。应天为天符，承岁为岁直，三合为治。

帝曰：上下相召奈何？

鬼臾区曰：寒暑燥湿风火，天之阴阳也，三阴三阳上奉之。木火土金水火，地之阴阳也，生长化收藏下应之。天以阳生阴长，地以阳杀阴藏。天有阴阳，地亦有阴阳。木火土金水火，地之阴阳也，生长化收藏。故阳中有阴，阴中有阳。所以欲知天地之阴阳者，应天之气，动而不息，故五岁而右迁，应地之气，静而守位，故六期而环会，动静相召，上下相临，阴阳相错，而变由生也。

帝曰：上下周纪，其有数乎?

鬼臾区曰：天以六为节，地以五为制，周天气者，六期为一备；终地纪者，五岁为一周。君火以明，相火以位，五六相合而七百二十气为一纪，凡三十岁；千四百四十气，凡六十岁而为一周，不及太过，斯皆见矣。

帝曰：夫子之言，上终天气，下毕地纪，可谓悉矣。余愿闻而藏之，上以治民，下以治身，使百姓昭著，上下和亲，德泽下流，子孙无忧，传之后世，无有终时，可得闻乎?

臾区曰：至数之机，迫迮以微，其来可见，其往可追，敬之者昌，慢之者亡。无道行私，必得天殃，谨奉天道，请言真要。

帝曰：善言始者，必会于终，善言近者，必知其远，是则至数极而道不惑，所谓明矣，愿夫子推而次之，令有条理，简而不匮，久而不绝，易用难忘，为之纲纪，至数之要，愿尽闻之。

鬼臾区曰：昭乎哉问！明乎哉道！如鼓之应桴，响之应声也。

王冰编注的《黄帝内经·素问》中共有九篇大论，学者习惯把《四气调神大论篇》和《阴阳应象大论篇》放一边，而将其余的七篇大论称作运气七篇。《天元纪大论篇》为此七篇大论之首，阐述了五运六气的基本概念与术语。构架出五运六气的纲目。把天为六、地为五的理论阐述的非常清楚。并指出“君火以明，相火以位”，把火的两种特性：光（明）与热（能）命名为君火与相火，对应天之六气中的火与暑。足以见古人的观察细致，心思缜密。

“天以六为节”，天之气为六，寒、暑、燥、湿、风、火，与《左传》中医和所说阴、阳、风、雨、晦、明不同。但以六元素太过与不及致病，似乎是一样的。

17.1.3 地之气

《黄帝内经·素问·六节藏象论篇第九》：“五日谓之候，三候谓之气，六气谓之时，四时谓之岁。”此气实为地气，感受天之气之地气，每五日一转换。每三个气，即15日为一节气。每30天（农历月）为两节气，六个节气日，共90天，为一时（季）。二十四个节气即四季，为一年，春夏秋冬也。如此，农历的月每年只有360天，比一个太阳视运动周期少了6天多。每四年则多一个闰月，与现代纪年每四年多一日类似。但古人工具少，更知其智慧之高。这就是《六节藏象论篇》所说：“夫六六之节，九九制会者，所以正天之度、气之数也。天度者，所以制日月之行也；气数者，所以纪化生之用也。天为阳，地为阴；日为阳，月为阴。行有分纪，周有道理，日行一度，月行十三度而有奇焉，故大小月三百六十五日而成岁，积气余而盈闰矣。立端于始，表正于中，推余于终，而天度毕矣。”天度以纪日月，流水时光也；气数以纪万物化生，是地球上生命存在消亡的依赖。

六气与三阴三阳对应。即厥阴风木、少阴君火、太阴湿土、少阳相火、阳明燥金、太阳寒水，组成五运六气的基本元素。《黄帝内经·素问·天元纪大论篇第六十六》说：“厥阴之上，风气主之；少阴之上，热气主之；太阴之上，湿气主之；少阳之上，相火主之；阳明之上，燥气主之；太阳之上，寒气主之。”

地上万物遵循地气生化繁衍，在中国夏朝时就已经编成历法《夏小正》，就是现在经常所说“夏历”。至今仍然是农耕不可或缺的指导。何新先生在其《＜夏小正＞新考》一书封面写道：“读不懂，读不通这本书的人，根本没有资格讲论中国文化。”足以使我辈汗颜。读其书始知张介宾注解《黄帝内经》五运六气，讲述二十四节气的物化周期与特点，其实出自《夏小正》。[1]

17.1.4 人之气

人立天地之中，人之气即为天地之气。人没有呼吸即死亡状态，而吸入氧（空）气呼出二氧化碳则只是天之气的部分，是气态的；食物入胃，则是地之气进入人体，是固态和液态的气。《黄帝内经·灵枢·玉版第六十》：“人之所受气者，谷也。谷之所注者，胃也。胃者，水谷气血之海也。海之所行云气者，天下也。胃之所出气血者，经隧也。而隧者，五脏六腑之大络也。”

《黄帝内经·灵枢·五味第五十六》：“胃者，五脏六腑之海也，水谷皆入于胃，五脏六腑，皆禀气于胃。……谷始入于胃，其精微者，先出于胃之两焦，以溉五脏，别出两行，营卫之道。其大气之搏而不行者，积于胸中，命曰气海，出于肺，循咽喉，故呼则出，吸则入。天地之精气，其大数常出三入一，故谷不入，半日则气衰，一日则气少矣。”

现代科学只把传统中医所说的气认作是气态之气，这是从小教育所致，现代科学不认为固态或液态的食物是气。但是，《黄帝内经》却把人体内之“精、气、津、液、血、脉，六者看作一气！《灵枢·决气第三十》说：……人有精、气、津、液、血、脉，余意以为一气耳，……”

由此可见，《黄帝内经》所说的生命之气，是由呼吸的气与食物的气组成，即有气态的，也有固态和液态的！在2009年出版的《<黄帝内经>人体解剖学》和2015年出版的《本末出候/望诊：<黄帝内经>理论与技术的现代研究》中，都有专门章节讨论人体之六气，因此，在本书中就不费更多篇幅做更多讨论，引用其对人体之气的总结为：

1）六气：精气津液血脉，为一气。

2）六气维持生命新陈代谢，吐故纳新，繁殖后代。

3）六气为人体的体液系统，相应于现代医学之人体内环境。

4）六气循环往复，如环无端，与天地之气交流，以维持人体生命。

这里必须要强调的是，传统中医的气，一定不能简单的用我们今天对“气”的定义来理解。繁体字的气写作“氣”，不可少“米”，即可说明古人所理解的“气”与今人之不同。

17.2 气血与血气

由上而知，《黄帝内经》认为精、气、津、液、血、脉均可以说成“气”，一气而有六名。气中包括血，血是气之一部分。

气血一词，是《黄帝内经》中最为经常被提及的术语之一，或者单独出现气，或者单独出现血，或者分开单独出现于同一个句子里。一般都与人的健康或疾病状态相关。如《黄帝内经·灵枢·五音五味第六十五》：“黄赤者，多热气，青白者，少热气，黑色者，多血少气。美眉者，太阳多血，通髯极须者，少阳多血，美眉者，阳明多血，此其时然也！夫人之常数，太阳常多血少气，少阳常多气少血，阳明常多血多气，厥阴常多气少血，少阴常多血少气，太阴常多血少气。此天之常数也。”

要提请读者注意的是，《黄帝内经·素问·血气形志篇第二十》所说的与《灵枢·五音五味第六十五》略有不同："夫人之常数，太阳常多血少气，少阳常少血多气，阳明常多气多血，少阴常少血多气，厥阴常多血少气，太阴常多气少血，此天之常数。"此两段落，前说人之常数，后说天之常数，字面显而易见是说人、天常数相同。但其内容略有不同，肯定有一、或者两者皆错，留待后人考证。

现代中医认为，气血是人体内两种不同的成份，气与血各有其不同作用而又相互依存，以营养脏器组织，维持生命活动。即使药性亦常分为补气或补血类。并有"气为血是帅，血为气之母"之说，意思是指血引导气，因为有血才有气的产生。气虚则失血，气随血脱。

血气一词亦常见于《黄帝内经》，常与气血一词相混用。但血气一般多于人的生命活力和精神状态相关。或更多地见于非医学的书籍。如：

《管子·禁藏》："宫室足以避燥溼，食饮足以和血气。"

《礼记·三年问》："凡生天地之间者，有血气之属，必有知；有知之属，莫不知爱其类。"

《论语·季氏》："君子有三戒：少之时，血气未定，戒之在色；及其壮也，血气方刚，戒之在斗；及其老也，血气既衰，戒之在得。"

《论语》中记载的孔子对血气之论说，与《黄帝内经》的理论十分接近。《灵枢·大惑论第八十》记载：

黄帝问于岐伯曰：余尝上于清冷之台，中阶而顾，匍匐而前，则惑。余私异之，窃内怪之，独瞑独视，安心定气，久而不解。独博独眩，披发长跪，俛而视之，后久之不已也。卒然自上，何气使然？

岐伯对曰：五脏六腑之精气，皆上注于目而为之精。精之窠为眼，骨之精为瞳子，筋之精为黑眼，血之精为络，其窠气之精为白眼，肌肉之精为约束，裹撷筋骨血气之精，而与脉并为系。上属于脑，后出于项中。故邪中于项，因逢其身之虚，其入深，则随眼系以入于脑。入于脑则脑转，脑转则引目系急。目系急则目眩以转矣。邪其精，其精所中不相比也，则精散。精散则视歧，视歧见两物。目者，五脏六腑之精也，营卫魂魄之所常营也，神气之所生也。故神劳则魂魄散，志意乱。是故瞳子黑眼法于阴，白眼赤脉法于阳也。故阴阳合传而精明也。目者，心使也。心者，神之舍也，故神精乱而不转。卒然见非常处精神魂魄，散不相得，故曰惑也。

黄帝曰：余疑其然。余每之东苑，未曾不惑，去之则复，余唯独为东苑劳神乎？何其异也？

岐伯曰：不然也。心有所喜，神有所恶，卒然相惑，则精气乱，视误，故惑，神移乃复。是故间者为迷，甚者为惑。

以黄帝之帝王之尊，独上清冷之台，感到心中摇动（害怕?），即便安心定气，披发长跪仍然不能缓解；而且每次去东边的园林中，还会气乱神迷。岐伯解释为五脏六腑之气，注入眼睛并入脑，所以产生困惑。如果上述引文中"目者，心使也。心者，神之舍也"句子中的"心"通用于"心主"，则与现代医学几无差异！

17.3 问内环境——水系统

如上所述，气为人体水系统，即相当于现代医学的内环境。穴位名称多与水的名称相关，如：谷、溪、泉、……，从字即可想像或推测该位置气血的多寡，《黄帝内经》还常称经脉为经水。如《黄帝内经·灵枢·海论第三十三》：

黄帝问于岐伯曰：余闻刺法于夫子，夫子之所言，不离于营卫血气。夫十二经脉者，内属于腑脏，外络于肢节，夫子乃合之于四海乎。

岐伯答曰：人亦有四海，十二经水。经水者，皆注于海，海有东西南北，命曰四海。

黄帝曰：以人应之奈何？

岐伯曰：人有髓海，有血海，有气海，有水谷之海，凡此四者，以应四海也。

黄帝曰：远乎者，夫子之合人天地四海也，愿闻应之奈何？

岐伯曰：必先明知阴阳表里荥输所在，四海定矣。

黄帝曰：定之奈何？

岐伯曰：胃者水谷之海，其输上在气街（冲），下至三里；

冲脉者，为十二经之海，其输上在于大杼，下出于巨虚之上下廉；

膻中者，为气之海，其输上在于柱骨之上下，前在于人迎，

脑为髓之海，其输上在于其盖，下在风府。

黄帝曰：凡此四海者，何利何害？何生何败？

岐伯曰：得顺者生，得逆者败；知调者利，不知调者害。

黄帝曰：四海之逆顺奈何？

岐伯曰：气海有余者，**气满胸中，悗息面赤**；气海不足，则**气少不足以言**。

血海有余，则**常想其身大，怫然不知其所病**；血海不足，**亦常想其身小，狭然不知其所病**。

水谷之海有余，则**腹满**；水谷之海不足，则**饥不受谷食**。

髓海有余，则**轻劲多力，自过其度**；髓海不足，则**脑转耳鸣，胫酸眩冒，目无所见，懈怠安卧**。

《黄帝内经》把人体内环境分成四海，髓海、血海、气海和水谷之海。如何来评估个体这四海的不足和有余，或说强与弱，可以通过问诊。上述引文中的黑体字是其指南。需要注意的是，这里的气海，是人体总气之四大分类之一，似乎主要是指呼吸之气。

17.4 问涕泣

六气包括津，津为汗，以及眼泪、鼻涕等。《黄帝内经》认为由涕泣可以推断神志。《素问·解精微论篇第八十一》对此做了详尽的论述：

公请问：哭泣而泪不出者，若出而少涕，其故何也？

帝曰：在经有也。

复问：不知水所从生，涕所从出也。

帝曰：若问此者，无益于治也。工之所知，道之所生也。夫心者，五脏之专精也，目者其窍也，华色者其荣也。是以人有德也，则气和于目，有亡，忧知于色。

是以悲哀则泣下，泣下水所由生。水宗者，积水也，积水者，至阴也。至阴者，肾之精也。宗精之水所以不出者，是精持之也，辅之裹之，故水不行也。夫水之精为志，火之精为神，水火相感，神志俱悲，是以目之水生也。故谚曰：心悲名曰志悲，志与心精共凑于目也。

是以俱悲则神气传于心，精上不传于志，而志独悲，故泣出也。泣涕者，脑也，脑者阴也。髓者，骨之充也。故脑渗为涕。

志者骨之主也，是以水流而涕从之者，其行类也。夫涕之与泣者，譬如人之兄弟，急则俱死，生则俱生，其志以早悲，是以涕泣俱出而横行也。夫人涕泣俱出而相从者，所属之类也。

雷公曰：大矣。请问人哭泣而泪不出者，若出而少，涕不从之何也？

帝曰：夫泣不出者，哭不悲也。不泣者，神不慈也。神不慈，则志不悲，阴阳相持，泣安能独来。

夫志悲者惋，惋则冲阴，冲阴则志去目，志去则神不守精，精神去目，涕泣出也。且子独不诵不念夫经言乎？厥则目无所见。夫人厥则阳气并于上，阴气并于下，阳并于上则火独光也；阴并于下则足寒，足寒则胀也。夫一水不胜五火，故目眦盲。

是以冲风，泣下而不止。夫风之中目也，阳气内守于精。是火气燔目，故见风则泣下也。有以比之，夫火疾风生，乃能雨，此之类。

17.5 问而知何气使然

病家来诊，常因不同疾病，问，然后知是什么气造成的。《黄帝内经·灵枢·大惑论第八十》：

黄帝曰：人之善忘者，何气使然？

岐伯曰：上气不足，下气有余，肠胃实而心肺虚。虚则营卫留于下，久之不以时上，故善忘也。

黄帝曰：人之善饥而不嗜食者，何气使然？

岐伯曰：精气并于脾，热气留于胃，胃热则消谷，谷消故善饥。胃气逆上，则胃脘寒，故不嗜食也。

黄帝曰：病而不得卧者，何气使然？

岐伯曰：卫气不得入于阴，常留于阳。留于阳则阳气满，阳气满则阳蹻盛，不得入于阴则阴气虚，故目不瞑矣。

黄帝曰：病目而不得视者，何气使然？

岐伯曰：卫气留于阴，不得行于阳，留于阴则阴气盛，阴气盛则阴蹻满，不得入于阳则阳气虚，故目闭也。

黄帝曰：人之多卧者，何气使然？

岐伯曰：此人肠胃大而皮肤湿，而分肉不解焉。肠胃大则卫气留久；皮肤湿则分肉不解，其行迟。夫卫气者，昼日常行于阳，夜行于阴，故阳气尽则卧，阴气尽则寤。故肠胃大，则卫气行留久；皮肤湿，分肉不解，则行迟。留于阴也久，其气不清，则欲瞑，故多卧矣。其肠胃小，皮肤滑以缓，分肉解利，卫气之留于阳也久，故少瞑焉。

黄帝曰：其非常经也，卒然多卧者，何气使然？

岐伯曰：邪气留于上焦，上焦闭而不通，已食若饮汤，卫气留久于阴而不行，故卒然多卧焉。

上述引文的所说的几个症状，是病家经常困惑的，即使是现代医学专家，可能也大多数无法解释，因为《诊断学》中，没有这方面的论述。但是《黄帝内经》却进行了详细的阐述，难能可贵。

17.6 问六气强弱

六气精、气、津、液、血、脉，有虚有实，或清或浊，或有余或不足，各色人等各有其特色。《黄帝内经·灵枢·阴阳清浊第四十》：

黄帝曰：余闻十二经脉，以应十二经水者，其五色各异，清浊不同，人之血气若一，应之奈何？

岐伯曰：人之血气，苟能若一，则天下为一矣，恶有乱者乎？

黄帝曰：余问一人，非问天下之众。

岐伯曰：夫一人者，亦有乱气，天下之象，亦有乱人，其合为一耳。

黄帝曰：愿闻人气之清浊。

岐伯曰：受谷者浊，受气者清。清者注阴，浊者注阳。浊而清者，上出于咽，清而浊者，则下行。清浊相干，命曰乱气。

黄帝曰：夫阴清而阳浊，浊者有清，清者有浊，清浊别之奈何？

岐伯曰：气之大别，清者上注于肺，浊者下走于胃。胃之清气，上出于口；肺之浊气，下注于经，内积于海。

黄帝曰：诸阳皆浊，何阳浊甚乎？岐伯曰：手太阳独受阳之浊，手太阴独受阴之清；其清者上走空窍，其浊者下行诸经。诸阴皆清，足太阴独受其浊。

可以通过问诊得知气、血的一些情况。《黄帝内经·灵枢·决气第三十》：

精脱者，耳聋。

气脱者，目不明。

津脱者，腠理开，汗大泄。

液脱者，骨属屈伸不利，色夭，脑髓消，胫酸，耳数鸣。

血脱者，色白，夭然不泽，其脉空虚，此其候也。

前四者，可以问诊，而第五者血脱则要靠望诊。

17.7 问气五乱

气与日、月运行相应，按四季规律顺行，若运行规律发生变化，则为气乱。气乱于各组织器官，各有表现，谨慎问之，或能诊断。《黄帝内经·灵枢·五乱第三十四》：

清气在阴，浊气在阳，营气顺脉，卫气逆行，清浊相干，乱于胸中，是谓大悗。

故气乱于心，则烦心密嘿，俛首静伏；

乱于肺，则俛仰喘喝，接手以呼；

乱于肠胃，是为霍乱；

乱于臂胫，则为四厥；

乱于头，则为厥逆，头重眩仆。

参考文献

[1] 何新．《夏小正》新考［M］沈阳，万卷出版公司，2014，pp9－50.

第十八章　问 经 脉

上一章论气血，叙述了六气为一气，六气精、气、津、液、血、脉，也包括了脉。《黄帝内经·灵枢·决气第三十》对此“脉”的解释是：“壅遏营气，令无所避，是谓脉。”需要注意的是，《黄帝内经》此处对“脉”的解释，是归纳在六气之中的，其作用是“壅遏营气，令无所避”。营气是经胃消化，经肠绒毛吸收的营养，其大小在分子水平，不但行走在血管之中，而且可以弥散游走于细胞之间，以维持机体的新陈代谢。因此，此脉不能以当代所定义的脉之概念来理解。而本章所定义的脉，则是较上述六气之脉更为宏观的经脉。

切脉而诊是四诊之一，但是，《黄帝内经》指出，问诊也可以诊断某些脉之疾病。

18.1　脉以应月

《黄帝内经》除了明确提出望、闻、问、切四诊外，还明确提出“能合色脉，才能万全”。此处所说的色，是指望诊，脉则为脉诊。作者在《本末出候/望诊：<黄帝内经>理论与技术的现代研究》中，对望诊做了较为详尽的研究，不再赘言。《黄帝内经·素问·移精变气论篇第十三》说：

帝曰：善。余欲临病人，观死生，决嫌疑，欲知其要，如日月光，可得闻乎？

岐伯曰：色脉者，上帝之所贵也，先师之所传也。上古使僦贷季，理色脉而通神明，合之金木水火土四时八风六合，不离其常，变化相移，以观其妙，以知其要，欲知其要，则色脉是矣。

色以应日，脉以应月，常求其要，则其要也。夫色之变化，以应四时之脉，此上帝之所贵，以合于神明也，所以远死而近生。生道以长，命曰圣王。

帝曰：愿闻要道。

岐伯曰：治之要极，无失色脉，用之不惑，治之大则。逆从到行，标本不得，亡神失国。去故就新，乃得真人。

帝曰：余闻其要于夫子矣，夫子言不离色脉，此余之所知也。

上述引文可见《黄帝内经》对色与脉之重视。“色以应日”，是说望诊看到的是人体内部疾病的外在表现，是阳（日）；“脉以应月”是说脉诊所得到的信息是人体内部疾病更直接的内在指征，是阴（阴）。脉是随四时变化而变化的，色因脉的变化，也发生变化。知道这个道理，才能合于神明，远死近生。能得生存之道者，就是圣王！

18.2　发明色脉的僦贷季是 JUDAS 吗？

这里我们特别要提出的是，《黄帝内经》在这里提到发明色脉的是上古的一位人名僦贷季。《黄帝内经》出现的人名不少，都是与其对话的同时代之人，如黄帝、岐伯、少师、少俞、伯高、鬼臾区……。但提到上古之人，请注意是黄帝时代就认为的上古，这是惟一的、有实名的人物。作者去崆峒山旅游得知，按照上古语音学者的考证，在山的命名上，汉民族的命名发音多以单音节，双音节的多为北方少数民族的发音。如中国古代的有名的五岳，都是单名，而北方的崆峒山，多部古籍记载黄帝曾登临此山向广成子求教，则因“崆峒”为双音节，被认为是北方少数民族的语系。《黄帝内经》中对话的人中只有鬼臾区是双音节，但此人又名为力牧，职位相当于黄帝的国防部长，为黄帝的东征西讨，立下汗马功劳。[1]由此看来，三音节的人名僦贷季不太像华夏上古的人名。

此处我们来看看历史上另外一个名医的故事。根据《黄帝内经》编撰之后的汉朝司马迁在《史记·扁鹊仓公列传》中的记载：“上古之时，医有俞跗，治病不以汤液醴酒，镵石矫引，案扤毒熨，一拨见病之应，因五脏之输，乃割皮解肌，诀脉结筋，搦髓脑，揲荒爪幕，湔浣肠胃，漱涤五脏，练精易形。”这一手术的描绘，与现代外科手术的程序基本相同。[2]

司马迁借扁鹊时代虢国看门保安所追溯的上古之时的名医俞跗，史上未见考证其谁的资料。《史记》中提到了许多上古的医籍，包括黄帝医书、脉书之类的。那么俞跗是什么时代的人呢？作者借当今远古文化考证的时髦方法，从语音上论证古文明的相关性。[3]作者孤陋寡闻，只找到了上古人名“鱼凫”，读音与俞跗完全相同。

鱼凫是传说中古蜀国帝王名。鱼凫氏是古蜀王中继蚕丛、柏灌之后的第三个氏族。《蜀王本记》蚕丛、柏砖、鱼凫三代都有数百岁。《华阳国志·蜀志》中有着这样的记载：有蜀侯蚕丛，其纵目。蚕丛，即蚕丛氏，是蜀人的先王。李白《蜀道难》：“噫吁嚱，危乎高哉！蜀道之难，难于上青天！蚕丛及鱼凫，开国何茫然！”

鱼凫的“凫”字有好几种通假字。《读史方舆纪要》说四川彭山县：“鱼凫山在县东北二里，或曰鱼凫津也。”《四川通志·舆地》：“南溪县鱼符津，在县北三十里”；《后汉书·郡国志》：“南安（今乐山）有鱼涪津。”；《山海经·大荒西经》：“有鱼偏枯，名曰鱼妇”；《左传·文公十六年》杜预注：“裨、攸、鱼庸三邑。鱼，鱼腹县”；贾谊《服鸟赋》中的“服”字即“鹏”字，也即凫的假借字。以上的鱼凫、鱼符、鱼涪、鱼妇、鱼腹、鱼服、鱼鹏，实为一事，都是指的鱼凫。凫是本字，而符、涪、妇、腹、服、鹏则是凫的假借字。

司马迁的所说的上古名医俞跗是否就是“鱼凫”，或“鱼凫氏”呢？传说久远，又是口口相传，难免有误。

从文物考古发现来看，人们注意到了四川广汉三星堆文化自第二期文化开始，就出现了与鸟有关的器物，这当与柏灌氏取代蚕丛氏有关。而第三期所出的大批器物上不仅有鸟图案，而且同时还有鱼图纹饰。这一变化则反映出三星堆第三期文化与鸟族和鱼族密切相关，或者说，它反映出鱼凫氏取代柏灌氏的历史事实。三星堆的纵目人铜像与史载蚕丛是纵目的形象相符。而从现代医学看，实际是甲状腺功能亢进的而致突眼的临床症状。在远离海岸线的内地，这类疾病的发病率是很高的，与缺少碘的摄入有关。

广汉三星堆遗址群的年代范围距今约5000年至3700年间，前后延续2000年，将古蜀国的历史推前到5000年前。与长期以来历史学界对巴蜀文化的认识大相径庭，有些地方甚至完全不同。历史学界一向认为，与中原地区相比，古代巴蜀地区是一个相对封闭的地方，与中原文明没有关联或很少有交往。而三星堆遗址证明，它应是中国夏商时期前后，甚至更早的一个重要的文化中心，并与中原文化有着一定的联系。验证了古代文献中对古蜀国记载的真实性。那么司马迁所说的上古名医俞跗很可能就出现古蜀国。

俞跗与鱼凫的读音完全相近，那么哪一位古人是僦贷季呢？唐朝王冰注《黄帝内经》时说："上帝谓上古之帝，先师谓岐伯祖世之师僦贷季也。"明、清人说他是岐伯的师傅。如：明代徐春甫（1520～1696）撰《古今医统》认为："僦贷季，黄帝时人，岐伯师也。岐伯相为问答，著为《内经》。"显然错之大矣！

根据《黄帝内经》原文和僦贷季是比岐伯、黄帝还要远古之人。就连岐伯都说他是上古之人！王冰所加之注符合原文意思。在中国上古史上，找不到该名字的出处，而且，似乎没有相似的华夏上古人名。但是，在世界范围，我们可以找到一个相同读音的名字：JUDAS，一般被翻译作犹大，其最接近的读音：僦贷斯。还有一个与此相近的名字，JUDITH，有人认为这个名字与商朝之母简狄的读音相近。

这里所指的犹大，不是耶稣十二门徒中那个出卖耶稣的弟子，因为这个犹大故事发生也才不过2000年前。而我们所指的犹大，至少是3000～4000多年前的犹大，《圣经》中雅各十二子中的一位，或者是希伯来上古史中的一位名叫犹大（僦贷季）的人物。

《圣经》研究者说："犹大是雅各的儿子，是约瑟的哥哥。雅各的十二个儿子当中，约瑟继承了长子的名分，得到了双倍的产业。以色列十二个支派，约瑟占了两个。但犹大作了其他弟兄之首。而且，以色列的十二个支派当中，犹大支派成为各支派之首，出了很多君王。后来的大卫王，就是犹大的后代。大卫王的后代，也一直坐在犹大国的王位上，直到神灭了整个犹大国。更重要的是，主耶稣，这位弥赛亚，从肉身来说，也是犹大的后代。所以显然，犹大蒙神极大地祝福。"[4]由此看来，僦贷季（犹大）不仅《圣经》中明确记载的一个具有盛名的人，还是一个家族名和一个国家名。有着这样的背景，发现色脉这位上古名医并非无名之辈。

这样，《黄帝内经》所提及的上古名医僦贷季的线索就可能指向了三星堆，如前所述，这里也是司马迁《史记》中上古名医俞跗的可能所在地。这种汇合，仅仅是巧合吗？

2004年，苏三依据三星堆出土的文物的考古资料，猜测华夏民族人种从西而来，称华夏民族是犹太人的后裔。[5]为多年以来，一直就有的犹太人的起源在中国的传说恰恰做了相反的论证。后者认为，炎帝神农氏之后，炎帝的姜姓部落，被封于邰（今陕西省武功县一带），所以得姓"有邰氏"，"犹太"即是"有邰"的说法甚为流行。研究者通过对陕西人文历史的收集、调查综合分析，对咸阳市武功地区是犹太人公元前2070年左右新石器晚期的原住地，做了大量辩考工作，而且从两个民族形成年代、两个民族人文特征、两个民族生活习性、两个民族语言成因和神学信仰范畴几个方面来比对，认为：早在公元前2070年夏王朝初建之时，陕西武功有邰地的有邰氏——后稷，教民稼墙为起始创华夏古农耕文明。到公元前1700年左右夏朝政衰，弃稷不务，后稷子孙被逼迫失农官而西奔。在有邰氏西徙100多年后，即公元前1500左右，以亚伯拉罕为始祖的犹太人出现在两河流域。而后亚伯拉罕的孙子雅各率十二部落迫于大荒而迁徙古埃及沦为奴隶，公元前1300年在耶和华的的指引下，由利未人的摩西带领犹太人出埃及到迦南地繁衍生息，成为遍布世界各地犹太人的先民。"此犹太人即来自古有邰地的有邰氏"[6]

苏三的提法引起一时轰动，但几乎是一片批评声。研究远古文化的毕竟是少数人，而又熟知几个文明的远古史，更是少数之中的少数。苏三引用南部阿拉伯文字来解释三星堆文物中的不明意义的符号，确实令包括作者在内、没有这方面知识的人兴奋。但是，对于一些较近的史学常识，就暴露出苏三考证的粗忽。例如，她说西安与犹太圣地锡安读音相近，得出西安曾经是周朝的领地，因此将其作为周朝与犹太文明相关的证据之一。实际在中国历史上，西安这个名字是明朝洪武二年（1369年）才命名的。明政府改元朝所名奉元路为西安府，取义“安定西北”。在周朝在此定都时，称为“丰镐”，是周文王和周武王分别修建的丰京和镐京的合称。西汉初年，刘邦定都关中，更名为：长安。元代易名为：奉元。苏三的考证诸如此类错误，层出不穷。

华夏历史上的有邰氏是否有可能是僦贷季或犹大？显然是不可能的！有邰氏的起源据《左传》昭公元年：“昔金天氏有裔子曰昧，为玄冥师、生允格、台骀能业其官，宣汾、洮，障大泽，以处太原。帝嘉之，封诸汾川”，知有邰氏起源于金天氏之子。金天氏是少昊，是黄帝的后代。因此，有邰氏在黄帝之后，在黄帝时代称其为上古之人的僦贷季不可能是自己的后代。同理，商朝的简狄也是黄帝的后代之妻，JUDITH亦不可能是僦贷季。值得一提的是，有邰氏的图腾是鸟，三星堆文化也有鸟图腾。

1967年起，美国刘易斯·李基一家在南非发现现代人起源于15万年前当地的一个女性智人，她的后代于7万年前首次走出非洲，散布今天世界各地的各个民族。这一理论，得到越来越多的证据证明。中国学者曾经坚持认为中国人是50万年前北京周口店直立人的后代。1997年，上海复旦大学的金力，想要用基因证明中国学者的理论，搜集到亚洲162个民族的基因，结果证明他们都出自一个起源，那位非洲祖母。研究表明，非洲祖先自4万年前再次离开非洲，跨海进入阿拉伯半岛后，沿着印度洋岸进入印度，后一支向北跨过兴都库什山脉，再从北方进入中国，另一支沿海岸线向南再进入中国。这两支进入中国后的智人祖先都可能到达广汉三星堆文化遗址。因此，各种文明在三星堆会聚的可能是非常大的。而且这种文明的汇聚和碰撞，不可能是一次、两次，在非洲祖先第二次离开非洲后4万多年里，无疑有着无数次的文明会聚与碰撞，广汉三星堆遗址无非是这类碰撞点之一。考古学研究证明，走出非洲到达欧洲的智人，之所以战胜早已经生活在当地，并且其体力、智力都较智人祖先更强的尼安德特人，其重要原因就是我们的智人祖先更善于社会联系，更能利用复杂、强大的社会结构，终于生存下来，而尼安德特人却在3万多年前灭绝。

综上所述，我们得出：1）岐伯所说的发明色脉的名医僦贷季是上古史上有名可据的人物，可能出自当时的中东文明；2）根据岐伯所述，僦贷季的年代是黄帝时的上古年代，《黄帝内经·灵枢》的《肠胃》和《平人绝谷》是商代的尺度，运气七篇大论包括了《夏小正》的内容（另文再述），是否可以说明《黄帝内经》的内容，确实在三代（夏、商、周）以前就开始积累，还有等更进一步的寻找证据；3）《黄帝内经》理论，相当部分包括华夏文明以外的人类经验，从英国考古出土的石针与中国古代使用的针刺之针几乎完全一样，或者也可作为证据之一；4）上古时期人类文明有无数次、多方位的接触、交流与碰撞，广汉三星堆遗址是这些交流、碰撞和会合的重要地点之一！

18.3 十二经脉

由于人们对发明色脉的重要历史人物僦贷季认识不清，到明、清更是错误认识，因此上面多费了点笔墨。现在言归正传，讨论经脉与健康。

18.3.1 经脉与疾病

《黄帝内经》将经脉归为十二，手、足各三条属于阴性的和阳性的经脉，即太阳、阳明、少阳、太阴、厥阴、少阴六经。《灵枢·经别第十一》:“人之合于天地道也,内有五脏,以应五音、五色、五时、五味、五位也;外有六腑,以应六律。六律建阴阳诸经而合之十二月、十二辰、十二节、十二经水、十二时、十二经脉者,此五脏六腑之所以应天道。夫十二经脉者,人之所以生,病之所以成,人之所以治,病之所以起,学之所始,工之所止也。粗之所易,上之所难也。”

非常明确,经脉十二,是:“人之所以生,病之所以成,人之所以治,病之所以起,”疾病生成与治疗,都在这十二经脉之上。所以中医常说六经辨证。源自张仲景《伤寒论》将外感疾病演变过程中的各种证候群,进行综合分析,归纳其病变部位在哪一经脉,寒热趋向,邪正盛衰,有效地指导着中医学的辨证施治。进一步发展了《黄帝内经》十二经脉辨证治疗的理论。

但值得一提的是,黄帝在说到十二经脉与疾病的关系后,又继续补充说,学习医疗从此而始,大多数人则就此而止了。学之容易,要想进入更高层次则不容易的。就如现在所说:学了三年,走遍天下。再学三年,寸步难行!

18.3.2 经脉受血营之

《黄帝内经》把十二经脉与古代华夏土地上的十二条河流对应起来。意思大地的十二流水,与人体十二经脉是相应的。如《灵枢·经水第十二》:

黄帝问于岐伯曰:经脉十二者,外合于十二经水,而内属于五脏六腑。夫十二经水者,其有大小、深浅、广狭、远近各不同;五脏六腑之高下、大小、受谷之多少亦不等,相应奈何?夫经水者,受水而行之;五脏者,合神气魂魄而藏之;六腑者,受谷而行之,受气而扬之;经脉者,受血而营之。合而以治,奈何?刺之深浅,灸之壮数,可得闻乎?

岐伯答曰:善哉问也!天至高不可度,地至广不可量,此之谓也。且夫人生于天地之间,六合之内,此天之高,地之广也,非人力之所能度量而至也。若夫八尺之士,皮肉在此,外可度量切循而得之,其死可解剖而视之。其藏之坚脆,腑之大小,谷之多少,脉之长短,血之清浊,气之多少,十二经之多血少气,与其少血多气,与其皆多血气,与其皆少血气,皆有大数。

这种比喻,以现代科学来说,不可理喻。其内涵有何深义,不敢自揣。但从“经脉者,受血而营之”,可知道经脉中有血有气。因此,经脉中血与气的多寡就有四种状态:多血少气,多气少血,血气都多(多血多气)和血气都少(少血少气)。

18.3.3 经脉之量度

2009年,拙著《<黄帝内经>人体解剖学》对《黄帝内经》的骨度进行研究时,发现《黄帝内经·灵枢》中具有两个量度单位,都非当今使用的度量衡(1尺=33.3厘米)。其中一个是周朝的尺度(1尺=23.1厘米),另一个是商朝的尺度(1尺=15.8~16.9厘米)。前者应用在《骨度》和《脉度》,后者应用在《肠胃》和《平人绝谷》;按这两个量度单位换算,《黄帝内经》所记载的人体解剖尺寸与现代人几乎完全一样。[7]从而解释了长期以来人们对《黄帝内经》人体解剖尺寸不准确的疑问。从另一角度讲,也证明了《黄帝内经》的某些篇章至少出自商代的记载。前人一般认为《黄帝内经》的编纂年代在春秋战国(公元前770年~公元前221年)后期,据此内证,可以将这一年代至少向前追溯一千年左右!①

《黄帝内经·灵枢·经水第十二》:

黄帝曰:夫经脉之大小,血之多少,肤之厚薄,肉之坚脆及腘之大小,可为量度乎?

岐伯答曰:其可为度量者,取其中度也。不甚脱肉,而血气不衰也。若夫度之人,消瘦而形肉脱者,恶可以度量刺乎。审、切、循、扪、按,视其寒温盛衰而调之,是谓因适而为之真也。

《黄帝内经》年代没有统计学,但是已经知道如何选取"标准人"进行测量。根据对《黄帝内经·灵枢·骨度第十四》的研究,作者曾经总结:

1)《黄帝内经》选择的首先标准人的身高(骨度)七尺五寸(173.25 厘米)。这个数值很有意义。

根据国家体育总局 2005 年颁布的《成年人各项体质指标均值》,20~24 岁组的国人,平均身高 170.40 厘米,25~29 岁年龄组的平均身高为 170.00 厘米,年龄越大的组,身高逐步降低,低于 170 厘米,但是胸围,腰围和臀围却随着年龄增加。似乎古人身高标准较较今人为高。但是,如上述《黄帝内经·灵枢·经水第十二》选择标准人的要求,是偏高于人体平均标准的。相差 3.25 厘米的身高,目测是没有明显差异的。

2)《黄帝内经》时人,平均身高为 173.25 厘米,胸围:103.95 厘米,腰围:97.02 厘米,则:身高比胸围为:1.67,身高比腰围为:1.79,胸围比腰围:1.07。比今人胸围和腰围都更粗大,但是,胸腰比今人要更小,说明,《黄帝内经》时人胸围和腰围虽然都更粗,但是,胸围要比腰围粗大的更多,因此,看上去,人体上部、胸部更宽,下部、腰部更细,从美学角度看,比今人更美。这种比例也是今人追求男性人体美的一种目标。这种比例也符合古人更多体力劳动和运动造就了这种体质。同时,也说明,《黄帝内经》解剖学数据不是凭空想像的。

3)《黄帝内经》在确定了标准人的身高和三围后,开始度量人体的各种数据。这种测量不是随随便便的测量,而是遵循严格的要求的。

4)上述这一切的比例,并不是就此而止,而是以此标准人为依据,得出人体同身寸定理。《黄帝内经》由此结论说:"此众人骨之度也,所以立经脉之长短也"。这是所有人体解剖的平均度量,根据这个标准,可以得出"经脉之长短"。也就是说,人体长短不一,其经络与血脉的长短是因此不一。可以根据上述标准人之解剖标志之短长,来对比各个个体的经络和血脉之短长。

《黄帝内经》还由此得出:"是故视其经脉之在于身也,其见浮而坚,其见明而大者,多血,细而沉者,多气也。"这可能不是以长短相对,而是肥胖问题。《黄帝内经·灵枢·脉度第十七》记载的十二经脉的尺度:

手之六阳,从手至头,长五尺,五六三丈。

手之六阴,从手至胸中,三尺五寸,三六一丈八尺,五六三尺,合二丈一尺。

---

① 1996~2000 年,"九五"国家重点科技攻关项目"夏商周断代工程"启动,以期解决我国信史仅由西周共和元年(公元前 841 年)起始的问题。最后结论《夏商周年表》出台,这是我国(未请国外学者参与)迄今最具科学依据的古代历史年表。这个年表认为:夏代的始年为公元前 2070 年,商代的始年为公元前 1600 年,盘庚迁殷为公元前 1300 年,周代始年为公元前 1046 年。

足之六阳，从足上至头，八尺，六八四丈八尺。

足之六阴，从足至胸中，六尺五寸，六六三丈六尺，五六三尺合三丈九尺。

蹻脉从足至目，七尺五寸，二七一丈四尺，二五一尺，合一丈五尺。

督脉、任脉，各四尺五寸，二四八尺，二五一尺，合九尺。

凡都合一十六丈二尺，此气之大经隧也。

《黄帝内经·灵枢·骨度》与《脉度》两篇所记载的人体体表的解剖数据以周朝的尺度换算，与当今人体解剖学数据相近，《黄帝内经·灵枢·肠胃》与《平人绝谷》两篇所记载的人体内部器官解剖数据以商朝的尺度换算，与当今人体解剖学数据相近。作者认为，后者需要开肠破肚才能测量，所以，随着文明的进步，医学测量不再（用活人）开肠破肚，因此承袭了商代的医学记录，而前者可以在体表测量，因此，使用了当时（周、春秋战国、秦）的量度重新测量并记录。到了后期汉朝重新规范了度量衡，流传至今。西方医学随着传教士进入中国，直指中医经典《黄帝内经》不科学，所记载的人体解剖数据不符合“人体解剖”。仅这一点，就足以简单地攻破中医防线地。后代医者无从辩解，就连近代史上赫赫有名的知识分子领袖，都对中医横加挞伐。

脉度与骨度所用量度一致，骨度最长是头从到足，七尺五寸；脉度最长是蹻脉，从足至目，也是七尺五寸。是否有问题呢？从目至头也是有长度的！这是因为蹻脉在体内走的不是直线。这一点也可见古人测量骨度和脉度时的精确性。

由于实证的缺乏，造成后人经常自以为聪明，怀疑古人的智慧。曾经有些著名专家认为八卦是宋初人创造的。后来在西汉墓地发现实物才证明至少汉初已经有八卦。过去认为元代中国才有蒸馏酒的技术，甚至认为是从阿拉伯传入。2016 年，南昌海昏候墓地发现的青铜器考古报告，证实西汉时人就已经利用蒸馏酿酒。

18.3.4 问经脉之衰灭

如上引文所述，“夫十二经脉者，人之所以生，病之所以成，人之所以治，病之所以起”，各经脉之病者的预后转差时，各有临床表现，《黄帝内经·素问·诊要经终论篇第十六》

太阳之脉，其终也戴眼，反折瘈疭，其色白，绝汗乃出，出则死矣。

少阳终者，耳聋、百节皆纵，目寰绝系。绝系一日半死，其死也色先青，白乃死矣。

阳明终者，口目动作，善惊、妄言、色黄。其上下经盛，不仁则终矣。

少阴终者，面黑齿长而垢，腹胀闭，上下不通而终矣。

太阴终者，腹胀闭，不得息，善噫善呕，呕则逆，逆则面赤，不逆则上下不通，不通则面黑，皮毛焦而终矣。

厥阴终者，中热溢干，善溺、心烦、甚则舌卷，卵上缩而终矣。此十二经之所败也。

《灵枢·终始第九》也有与上述引文几乎完全相同的描述，略有经脉排列的不同。摘录于下，供读者参考。

太阳之脉，其终也，戴眼，反折，瘈疭，其色白，绝皮乃绝汗，绝汗则终矣。

少阳终者，耳聋，百节尽纵，目系绝，目系绝，一日半则死矣。其死也，色青白，乃死。

明终者，口目动作，喜惊、妄言、色黄；其上下之经盛而不行，则终矣。

少阴终者，面黑，齿长而垢，腹胀闭塞，上下不通而终矣。

厥阴终者，中热溢干，喜溺，心烦，甚则舌卷，卵上缩而终矣。

太阴终者，腹胀闭，不得息，气噫，善呕，呕则逆，逆则面赤，不逆则上下不通，上下不通则面黑，皮毛憔而终矣。

《素问》与《灵枢》这样出现类似论述的地方尚有几处。

18.3.5 问经脉之顺逆

十二经脉应十二月，因此也与春夏秋冬四季、五行相应。顺之，身体健康；逆之。疾病生成。治疗时也要考虑到顺逆问题，前文也有讨论过。《黄帝内经·灵枢·五乱第三十四》：

黄帝曰：经脉十二者，别为五行，分为四时，何失而乱？何得而治？

岐伯曰：五行有序，四时有分，相顺则治，相逆则乱。

黄帝曰：何谓相顺？

岐伯曰：经脉十二者，以应十二月。十二月者，分为四时。四时者，春秋冬夏，其气各异，营卫相随，阴阳已知，清浊不相干，如是则顺之而治。

因此，临床问诊时，注意问起病时节是极为重要的。

18.4 问十二经脉之病

经脉为疾病生成之源，十二经脉各有其疾病特色。如何察问？《黄帝内经·素问·太阴阳明论篇第二十九》：

黄帝问曰：太阴阳明为表里，脾胃脉也，生病而异者何也？

岐伯对曰：阴阳异位，更虚更实，更逆更从，或从内，或从外，所从不同，故病异名也。

帝曰：愿闻其异状也。

岐伯曰：阳者，天气也，主外；阴者，地气也，主内。故阳道实，阴道虚。故犯贼风虚邪者，阳受之；食饮不节，起居不时者，阴受之。阳受之，则入六府，阴受之，则入五藏。入六府，则身热不时卧，上为喘呼；入五藏，则䐜满闭塞，下为飧泄，久为肠澼。故喉主天气，咽主地气。故阳受风气，阴受湿气。故阴气从足上行至头，而下行循臂至指端；阳气从手上行至头，而下行至足。故曰阳病者上行极而下，阴病者下行极而上。故伤于风者，上先受之；伤于湿者，下先受之。

帝曰：脾病而四支不用何也？

岐伯曰：四支皆禀气于胃，而不得至经，必因于脾，乃得禀也。今脾病不能为胃行其津液，四支不得禀水谷气，气日以衰，脉道不利，筋骨肌肉，皆无气以生，故不用焉。

帝曰：脾不主时何也？

岐伯曰：脾者土也，治中央，常以四时长四藏，各十八日寄治，不得独主于时也。脾藏者常著胃土之精也，土者生万物而法天地，故上下至头足，不得主时也。

帝曰：脾与胃以膜相连耳，而能为之行其津液何也？

岐伯曰：足太阴者三阴也，其脉贯胃属脾络嗌，故太阴为之行气于三阴。阳明者表也，五藏六府之海也，亦为之行气于三阳。藏府各因其经而受气于阳明，故为胃行其津液，四支不得禀水谷气，日以益衰，阴道不利，筋骨肌肉无气以生，故不用焉。

《黄帝内经·素问》论述太阴与阳明这一对互为表里的脾胃脉之病作为典型分析，意犹未竟，在《阳明脉解篇第三十》进一步论述了足阳明胃脉之病。

黄帝问曰：足阳明之脉病，恶人与火，闻木音则惕然而惊，钟鼓不为动，闻木音而惊何也？愿闻其故。

岐伯对曰：阳明者，胃脉也，胃者土也，故闻木音而惊者，土恶木也。

是以知，阴阳、表里，五行生克是分析诊断经脉之病的核心。把握这个核心，则“上知天文，下知地理，中知人事，可以长久”。所以《黄帝内经·素问·气交变大论篇第六十九》说：

黄帝问曰：五运更治，上应天期，阴阳往复，寒暑迎随，真邪相薄，内外分离，六经波荡，五气倾移，太过不及，专胜兼并，愿言其始，而有常名，可得闻乎？

岐伯稽首再拜对曰：昭乎哉问也！是明道也。此上帝所贵，先师传之，臣虽不敏，往闻其旨。

帝曰：余闻得其人不教，是谓失道，传非其人，慢泄天宝。余诚菲德，未足以受至道；然而众子哀其不终，愿夫子保于无穷，流于无极，余司其事，则而行之，奈何？

岐伯曰：请遂言之也。上经曰：夫道者，上知天文，下知地理，中知人事，可以长久，此之谓也。

帝曰：何谓也？

岐伯曰：本气位也。位天者，天文也。地位者，地理也。通于人气之变化者，人事也。故太过者先天，不及者后天，所谓治化而人应之也。

参考文献

[1] 陈鼓应．黄帝四经今译今注［M］北京，商务印书馆，2007.

[2] 高也陶．看中医还是看西医［M］北京，中医古籍出版社，2006. 第134－135页．

[3] 朱大可．华夏上古神系［M］北京，东方出版社，2014，第1－586页．

[4] 圣经人物雅各之子犹大［EB/OL］．（2012－01－01）［2016－02－22］．http：//blog. sina. com. cn/s/blog_ 98b1b8e901010b0b. html.

[5] 苏三．向东 向东 再向东［M］西宁，青海人民出版社，2004.

[6] 有郈氏与犹太人渊源［E/OL］．（2011－12－23）［2016－02－22］．http：//blog. sina. com. cn/s/blog_ 704a3f780100x3nu. html.

[7] 高也陶．《黄帝内经》人体解剖学［M］北京，中医古籍出版社，2009.

第十九章　问 梦 境

从古至今，从东方到西方，从原始先民到现代化高科技时代，人们至今尚未对梦有个清醒认识，但是，却又孜孜不倦地努力去破解梦的奥秘。现代科学认为睡眠中的快速动眼睡眠期是梦境出现的时候，但有许多梦境却出现在刚欲入睡的蒙胧时期。自古以来，全世界各民族都对梦境具有特殊的探索与理解，中医更是将其与健康相连。

19.1　梦境成就

德国化学家 Kekulé（Friedrich August Kekulé von Stradonitz，1829 ~ 1896）通过梦境解决了苯环的结构。

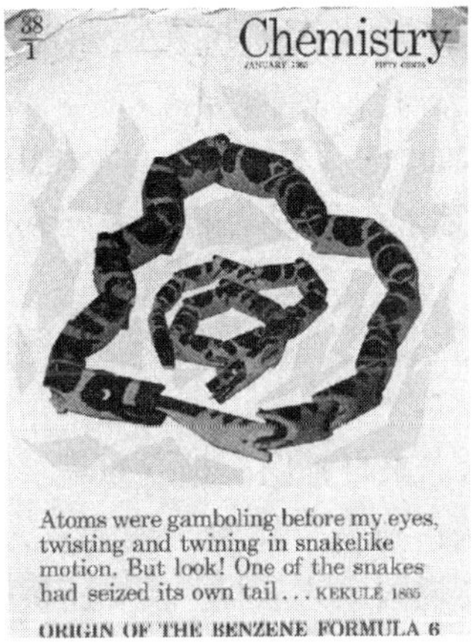

图 19.1　Kekulé 梦见苯是环状结构。他写道：“我在桌前，工作没有进展，思维漫无头绪。我把椅子挪到火炉边，打起盹来。原子在我眼前雀跃，象蛇一样地纠缠盘绕。但是，看，有只蛇咬住自己的尾巴。”

实际上，Kekulé 此前还做过一个梦，梦见碳的四价特性，从而创建了有机化学的结构理论（Structure Theory），而不是来自实验室的结果。在德国化学学会的演讲中，他说：“我进入了幻像，看，原子在我眼前跳跃。以前，那些小人也总是在我前面不停地跳动，我从来不能看清楚他们跳动的性质。但是，现在，我看清楚了，两个小的原子是如何结成一对，而一个大的是怎样地拥抱着两个小的，还有大的始终握住三个、甚至是四个小的，同时，全部的小人都是在某种令人眼花缭乱舞蹈的旋涡之中。我看见大的用伸出一条链，链的终端拖拽着那些小的。……合唱队哭喊着，‘克拉彭（英国伦敦西南部一地区）路到了。’我一下子惊醒了。再也没有睡着，在纸上画出梦中最后见到的框架，这就是结构理论的起源。”

Otto Loewi（1873 ~ 1961）是德国出生的生理学家，他因神经冲动的化学传导机制获得 1936 年的诺贝尔生理和医学奖。1903 年，Loewi 就考虑到神经冲动是化学传导而不是当时常规的认识，是电传导。但他无法证明，只好作罢，也就忘记了。17 年后，这一念头又出现在他的梦中。Loewi 说："那年复活节的前夜，凌晨六点钟左右，我醒来，打开灯，在一个小本子上记下一点笔记。然后，我又睡着了。早上醒来，我不能理解昨晚的涂鸦，但是我想是我记下的最重要的东西。第二天晚上，大约三点钟，那个念头又来了。这是一个实验设计，以证明我 17 年前就已经确定的化学传导的假设是还正确。我立即起床，到实验室去，按照梦中的设计进行一个简单的青蛙的心脏实验。"

Loewi 后来又花了 10 多年的时间，进了一系列的实验来证明自己的观点，但是，是他梦中的结果奠定了他神经冲动是化学传导的理论基础，最后使他获得诺贝尔奖。Loewi 说："绝大多数所谓'直觉的（intuitive）'发现是伴随着潜意识（subconscious）而做出的。"

梦的预见性古今中外，比比皆是。

19.2　古代东西方释梦

梦一直是各个民族至今尚无法给出准确答案的一个令人困惑又令人渴望去了解的领域。

"夢"在甲骨文中象人依床而卧，以手指目，为睡中所见。《说文》认为"梦是幻觉"。可梦从来就没有被当作幻觉。在最古老的文字记载里，梦是重要的组成部分之一。例如：

《诗经》："召彼故老。讯之占梦"，"牧人乃梦。众维鱼矣"。《尚书》："朕梦协朕卜。袭于休祥。戎商必克"。

对古人来说，梦是一种启示。来自神明。极受重视。《周礼·春官宗伯》中设有专门官职——太卜司掌三种释梦之法：致梦、觭梦、咸陟，言梦之所至、梦之皆得和梦之所得。"赞三兆三易三梦之占，以观国家之吉凶"。梦还被分成六类，一正梦，平安自梦；二噩梦，惊愕而梦；三思梦，清醒时思念而梦；四寤梦，清醒时念叨而梦；五喜梦，喜忧而梦；六惧梦，恐惧而梦。除正梦外，均为心有所思，眠而有梦。

在近东和地中海沿岸地区，对梦有三种不同的解释：梦是真实事件，梦是神与人交流的方式，梦是做梦者产生并具有象征意义。梦是可求的。人们通过宗教的净罪、斋戒、焚香后到庙宇里过夜求梦。阿斯克累匹亚神以人、儿童、蛇或狗的形象出现在梦里，触摸有病之体，醒来后得以康复或由释梦师为其释梦。

亚里士多德说："无论如何，有学识的医师说，我们应密切注意梦……最擅长解释梦的人是能够看出相似性的人……就像水中的图像，梦也可能受到同样歪曲"。梦以象征的方式表明已经发生，或正在发生，或将要发生的事情。

东方的释梦几乎类同。认为梦是真实事件，盼望帝王能常做吉梦以蔽荫四方，《周礼·春官宗伯》"季冬，聘王梦，献吉梦于王，王拜受之，乃舍萌于四方，以赠恶梦，遂令始难欧疫。"认为梦是神与死去的圣贤与凡人交流的途径。《论语·述而》记录孔夫子晚年曾哀叹："甚矣，吾衰也，久矣，吾不能复梦见周公"；认为梦是征兆，预示着未来事件。北宋《册府元龟》记载从远古到宋朝有名有姓的 157 位历史人物的梦境与后来发生的真实事件，可谓那些梦都应验了。

《舍卫国王梦见十事经》中，佛祖解释舍卫国王的十个梦也都说是与未来事件有关，而国王旁边的释梦师则认为不久有祸降临。

最令人惊讶的是，东西方帝王将相周围都有释梦师为其圆梦。军队征战讨伐也不忘配备释梦师，历史上许多著名事件中释梦师的意见都占有关键的一票。梦披着一层神秘的面纱，若隐若现，若即若离，这就造成了一种模棱两可的答案，很容易就与未来事件附会上了。不论说梦是神鬼祖先圣贤与凡人的交通也好，说梦预示了未来事件也好，总之，在文明的早期，东西方人都认为有一种强大神秘的力量安排着事物发展，主宰人类历史进程。或许我们可以说，梦境加强了古人的神鬼崇拜和祖先崇拜。哲学家们在神话的研究中发现，东西方各民族的神话有着惊人的同质性和相似性，说明原始人的思维在很大方面是相同的。

释梦不仅有神话的成份，还包括社会、文化、历史以及医学的成分。全世界被崇山峻岭、江河湖海分隔着五种肤色，成千上万种不同信仰不同风俗不同语言的人民，为什么竟会有这样惊人的相似性？要回答这个问题不太容易。我只能看到，人类的生理功能是一致的，而基于这点出发而产生的思维活动也是比较相似的。至少我们在对神话的研究以及早期的释梦中，看到了惊人的相似性。原始人在梦中看见死去并早已腐烂的祖先，在梦中经历了种种奇怪的场境，很容易和以后的现实状况结合起来。他们寻求神灵、祖先的保护，力求破释梦的密码，就像我们今天要从杂乱无章的客观现象中寻求规律一样，他们创造释梦这一学问。佛经《阿毗达磨大毗婆沙论》上专门解答了占梦书是怎样创造的。因为造书者不是佛，如何知未来之事？“答曰，他们见过去有怎样的梦，会有怎样的结果，如再做同样的梦，就可推知未来，因此造出占梦的书。”

人类并没有满足梦是征兆，并由此来获得预言，而是继续探求着梦的原因。

佛经《善见律·毗婆沙论》认为，梦有四种：一者四大不和，二者先见，三者天人，四者想梦。“四大不和”系机体机能不调，“先见”指人既往经历，“天人”与人善恶有关，“想梦”是指人的前世罪德而致。《阿毗达磨大毗婆沙论》中佛又说梦有五因：一是“他引”，由神仙鬼怪、巫术草药、亲人圣贤所引的梦；一是“曾更”，由既往经历或知识所引的梦；三是“当有”，将来事件在梦中先露征兆；四是“分别”，由希求、欲望、思想、疑虑所致的梦；五是“诸病”，机体各种机能不调时所致的梦。

佛教在古人的基础上，加上了佛教自身的理论，因果报应，宿命轮回，另外还注意到梦与个体的经历、知识有关，与机体机能变化相联系。

《古兰经》整个12章用111节讲述了真主教会优素福圆梦，使他在困厄中得救。《古兰经》说：“那是一部幽玄的消息，我把它启示你。”“在他们的故事里，对于有理智的人们，确有一种教训。这不是伪造的训辞，却是证实前经，详解万事，向导信士，并施以慈恩的。”

穆罕默德说：“梦有三种，清梦，乃真主发出之喜讯；忧梦，乃邪魔之打扰；心梦，乃所思所想，心理作用”；信士的真梦是四十六分之一圣品。真主通过梦给世人的启示。

因此，解梦的人应具备下列条件：

1）应熟悉《古兰经》和《圣训》；

2）通晓阿拉伯语、辞汇和字源；

3）了解人们当时的状况；

4）精通解梦的法则；

5）自身清正；

6）性格纯洁；

7）说话诚实。

伊斯兰教的解释是根据《古兰经》及《圣训》作出的。例如，梦见蛋类则象征着妇女，因为真主在《古兰经》中说："她们恰似隐约的白蛋一样"；梦见石头象征一种力，因为真主在《古兰经》中说："此后，他们的心硬了，硬得像石头，甚至比它还硬。"

19.3 《左传》：桑田巫和小臣之死

传统中医与其他文化不同，对梦境的解释，直接与健康与疾病相关连。

《左传》记载，公元前581年，晋国的国君晋景公做噩梦，醒后不舒适。派人延请秦国名医医缓前来就治。夜间梦见两儿讨论如何躲避医缓前来，最后决定躲入"膏之下，肓之上"，遂演义成"病入膏肓"的成语。在晋景公尚未患病前，以梦境请教本国的桑田巫，桑田巫认为晋景公吃不到当年收割之新麦之食。后来医缓到达，说是不治之症，病状就与晋景公梦见的两小儿说得一模一样。

可是，晋景公活到了新麦收割之时，农夫献上新收的麦子，庖厨煮熟新麦。晋景公抓来桑田巫，说：看，你不是说我不食新麦吗，现在已经煮好，我还没有死，就要食用。于是，杀了桑田巫。晋景公刚想坐下来吃新麦，突然觉得肚子胀，便意来了。于是，想先去上厕所，排空腹内污物后，再来进食新麦。没有想到，这一去，就再也没有回来。《左传》记载说他，"如厕，陷而卒"。字面上看是掉进厕所而死。当时虽然没有抽水马桶，王公用的厕所也不至于那么深。很显然，晋景公是心血管疾病，一上厕所，即做了Valsalva动作，导致阿斯综合征而猝死。

《左传》在这段很短的记载中，还有一段话："小臣有晨梦负公以登天，及日中，负晋侯出诸厕，遂以为殉。"就是说有一个小臣早晨梦见背着晋景公登天，中午，晋景公死在厕所里，是他背出来的。结果，王族就以这个小臣当作人殉陪葬晋景公。

《左传》这一小节文字，讲了三个梦，全部有意义的。第一个梦，晋景公梦鬼来捉拿，桑田巫释其梦，应验了；第二个梦，晋景公梦见小儿对话，医缓的诊断，与梦境相同；第三个梦，小臣的梦也应验了。公元前500～600年间，似乎是传统中医与巫競争的一个转折点。中医的理论逐渐系统地建立起来了。但《黄帝内经》对祝由可是尊敬非常的。

19.4 《黄帝内经》：问梦境

《黄帝内经·素问·脉要精微论第十七篇》、《黄帝内经·素问·方盛衰论篇第八十》和《黄帝内经·灵枢·淫邪发梦第四十三》都详细探讨的梦的原因和治疗。

19.4.1 梦之起因

《黄帝内经》认为梦系阴阳五行失调，邪气入侵机体所至。中医详细描述了在什么情况下有什么样的梦境，将其分类并指出治疗方案。如阴阳、上下、饥饱、肝、肺、心、脾、肾这十二方面过盛引起梦时，用泻法治之；而当邪气侵入心、肺、肝、脾、肾、膀胱、胃、大肠、小肠、胆、阴器、项、胫、股肱、胞殖这十五个脏器时，则以补法治之。根据梦境不同，来推断机体哪一方面不调，并加以治疗，是中医特色。

《灵枢·淫邪发梦第四十三》说梦因："正邪从外袭内，而未有定舍，反淫于脏，不得定处，与营卫俱行，而与魂魄飞扬，使人卧不得安而喜梦；气淫于腑，则有余于外，不足于内；气淫于脏，则有余于内，不足于外。"

19.4.2 梦与十二盛

《黄帝内经》认为阴阳、五行之有余或不足，造成各种不同的形态、形像或场景，出现在梦中，具有典型意义，《灵枢·淫邪发梦第四十三》：

阴气盛，则梦涉大水而恐惧；
阳气盛，则梦大火而燔焫；
阴阳俱盛，则梦相杀。
上盛则梦飞，下盛则梦堕；
甚饥则梦取，甚饱则梦予；
肝气盛，则梦怒，
肺气盛，则梦恐惧、哭泣、飞扬；
心气盛，则梦善笑恐畏；
脾气盛，则梦歌、身体重不举；
肾气盛，则梦腰脊两解不属。

上述十二盛，各有具体表象，临床医生详细问之，可以辅助诊断。"至而泻之，立已。"

《素问·脉要精微论篇第十七》说：

是知阴盛则梦涉大水恐惧，
阳盛则梦大火燔灼。
阴阳俱盛，则梦相杀毁伤。
上盛则梦飞，下盛则梦堕，
甚饱则梦予，甚饥则梦取；
肝气盛则梦怒，
肺气盛则梦哭。
短虫多则梦聚众，
长虫多则梦相击毁伤。

请注意因甚而梦在《灵枢》与《素问》的不同，前者十二盛，后者十一盛，但所描述的具体梦境内容，基本相同。后者缺脾、肾和心气之盛，而较后者少长虫与短虫。古时寄生虫多不奇怪，但少了三个脏器气盛的表现似乎不应当。如果两者结合，应当是十四盛。

19.4.3 梦与十五不足

气有盛亦有不足，《灵枢·淫邪发梦第四十三》说十五种不足的梦境：

厥气客于心，则梦见丘山烟火；
客于肺，则梦飞扬，见金铁之奇物；
客于肝，则梦山林树木；
客于脾，则梦见丘陵大泽，坏屋风雨；

客于肾，则梦临渊，没居水中；

客于膀胱，则梦游行；

客于胃，则梦饮食；

客于大肠，则梦田野；

客于小肠，则梦聚邑冲衢；

客于胆，则梦斗讼自刳；

客于阴器，则梦接内；

客于项，则梦斩首；

客于胫，则梦行走而不能前，及居深地窌苑中；

客于股肱，则梦礼节拜起；

客于胞䐈，则梦溲便。

凡此十五不足者，至而补之立已也。

盛者泻之，不足补之。

19.4.4 梦与五脏气虚

关于气之盛与梦境的关联，《素问》与《灵枢》大同小异。而盛之对立面，气之不足，《灵枢》用厥气表达，以厥气所停留的十五个部位与梦境关联，而《素问》则用少气，“少气之厥，令人妄梦”，“阳气有余，阴气不足”，重点在五脏气虚，内容与也与《灵枢》大不同。《素问·方盛衰论篇第八十》：

是以少气之厥，令人妄梦，其极至迷。三阳绝，三阴微，是为少气。

是以肺气虚，则使人梦见白物，见人斩血借借。得其时则梦见兵战。

肾气虚，则使人梦见舟船溺人，得其时则梦伏水中，若有畏恐。

肝气虚，则梦见菌香生草，得其时则梦伏树下不敢起。

心气虚，则梦救火阳物，得其时则梦燔灼。

脾气虚，则梦饮食不足，得其时则梦筑垣盖屋。

此皆五脏气虚，阳气有余，阴气不足，合之五诊，调之阴阳，以在《经脉》。

《灵枢》因梦境诊断之不足，补之即可，《素问》则指导：“合之五诊，调之阴阳，以在《经脉》”。两者是治疗之法是有所不同的。

19.4.5 后世发展

显然，中医在梦与机体的联系上有更深的研究。不仅有诊断，还有治疗。

到明朝时，张介宾考虑到性格与梦的关系，“好仁者，多梦松柏桃李；好义者，多梦金刀兵铁；好礼者，多梦簠簋笾豆；好智者，多梦江湖川泽；好信者，多梦山岳原野。”

中医把梦归结为阴阳五行相生相克以及内在精神（心神）所致。可以以药攻补之，可修养以镇之，“圣人能御物以心，摄心以性，则心同造化，五行安得役之？故至人无梦也。”

中医更进一步地从生理病理角度解释了梦，而且用的是中医最基本的阴阳五行学说。梦从神秘的、不可知的范畴渐渐趋向于可知，从虚无缥缈到机体各个脏腑，由抽象唯心到朴素唯物，释梦不再是预示未来，而是应用于现在，为病人治疗。梦不仅根据其十二盛与十五不足泻补治之，而且成为指导治疗的根据。如《医学三字经》说：“有梦遗，龙胆折；无梦遗，十全设。”

19.5 现代释梦

西方对释梦的研究，由于文艺复兴后科学技术的飞跃发展，科学理论和科学方法渗入各个领域，既往对梦的解释渐渐被认作迷信。人们普遍认为梦是无意义的，少数科学家热衷于研究梦与躯体位置及躯体刺激的关系。因此，当1900年弗洛伊德出版《梦的解析》一书时，问津者仅3人。

弗洛伊德的理论建立在他的思想：“所有的梦都是有意义的。梦是通向无意识的康庄大道，是窥探人格最深处的线索。”弗洛伊德认为梦从根本上发自心理的紧张状态，是有机体的内在趋力（本能）所决定的。由于文化、道德、社会等的限制，机体的内在趋力无法为所欲为，因而受到限制。当无意识的本能在睡梦中按其欲望发展时，受到伦理观念的抑制而变形曲解，最后表现为富有含意的形象化的图示，因此梦是包含有原始进程和续发过程两种思维的任何组合。

弗洛伊德把梦分析工作归纳六类：（1）象征化，（2）移置，（3）凝缩，（4）投射，（5）变形，（6）二次加工，并将梦的内容大致分三类：

1）睡眠时躯体受到的刺激：睡眠中如太冷时，会梦见在冰天雪地。太热时，会梦见处身火焰旁。太渴时，会梦见在找寻水源。膀胱胀满时，会梦见找不到厕所。

2）日间活动残迹的作用：所谓“日有所思，夜有所梦”，人们还可在梦中继续白天未完成的智力活动。很多科学家的发明或发现是在梦境中突然领悟出来。

3）潜意识内容的反映：佛氏把梦分“显梦”内容与“潜意”内容两部分，前老好像“谜面”，後者好像“谜底”。精神分析医生工作是根据“梦”的规律进行解析来发掘做梦者被压抑在潜意识内的那些矛盾冲突，帮助病人正确解决其致病情结，从而使获得痊愈。

弗洛伊德的高足、后来又与其分道扬镳的阿德勒却持有另外意见。他认为梦并不是与清醒时生活互相对立的。“梦的目的是在骗我们自己，并使我们自我陶醉”；“每一个梦都表现出：依照个人面临的特殊情境，他觉得自己生活样式的哪一方面需要再加强。因此，对于梦的解释都是属于个人的，我们不可能用一般的公式来解释符号和隐喻，因为梦是生活样式的产品，是从个人对他所处特殊情境的解释中得来的。”

不过，阿德勒仍然力求赋予同类的梦以一般的公式。他说，飞翔的梦的关键，“在于它们所引起的感觉，它们留下了一种轻快和充满勇气的心境，它们把人由下带到上。它们把克服困难及对优越感目标的追求视为轻而易举之事，高处摔下的梦，表示这个人的心灵保守并担心遭受到失败，而不是全心全意要克服困难。”

19.6 东西方释梦比较

综上所述，在对梦的起因的探讨上，东西方仍然有惊人的相似：

1）梦是欲望，是希求（佛）；梦是生理的本能（弗洛伊德）。

2）梦是机体机能不调所致，可通过补、泻治疗（佛、中医）；当机体的内在本能被伦理观抑制时，有可能改变形态在梦中出现。因此，可以根据梦来分析患者精神障碍，并通过宣泄法治疗。

3）梦是由既往经历，心中希求，疑虑而致。日有所思，夜有所见（佛）；梦是日间期望不能满足时，在睡眠中得到补偿（阿德勒）。

在相似之中也存在着差异：中医更倾向从机体本质的变化来讨论梦的原因，而弗洛伊德和阿德勒更注重心理因素。例如，在解释飞扬的梦时，佛教认为是四大不和，中医认为是上盛，是浮虚为疾，是肺气盛、或邪气客于肺；弗洛伊德认为是性兴奋，是生殖器勃起；而阿德勒认为是日间受了挫折，在夜梦中得到心理补偿。

在方法学上，我们看到东方人，尤其是中医是用系统的观点来分析梦的。中医阴阳五行理论不仅可用来解释机体这个小宇宙系统，还可用来解释大宇宙系统，如日月行空，昼夜交替，四季更换。这种系统观不是因释梦而产生，而是早已存在，对其他客观现象亦通用。这是东方对客观事物的普通看法。

弗洛伊德在实际工作中，先发现了梦与性本能的关联，然后由此出发，广罗资料，推论出这种现象的普遍性。这一分析推理，最后建立起释梦的精神分析体系，用推理的、解析的、确定的方法来解释客观世界，是西方科学研究的特点。

这里，我们且不去讨论双方分歧的要点是什么，在我们对东西方释梦进行比较以后可发现：在早期，东西方释梦几乎是相同的，梦是征兆，梦的背后有某种强大的神秘的力量；在晚期，也仍然有极大的相似性。东西方都认为梦是由机体自身最基本的功能所决定的，只是一个更偏向于机体的器质方面。而另一个更侧重于心理功能方面，但从总的整体观点来看，东西方对梦的看法是基本相同，但在施治上方法不同的：一是用药物泻补，一是用精神宣泄。

我们看到，弗洛伊德除了加入心理学名词外及对潜意识和性过多的重视外，弗洛伊德释梦与历史上的释梦，并没有更特殊的差异，而从生理基础的分析上看，似乎不如中医。

弗洛伊德以对梦的解析，利用传统文化的分析剖解，开创了精神分析领域，也奠定了其在现代科学和当代社会中的泰斗地位，但是反观中医对梦的研究，可以说是远远在弗洛伊德之上，也应当说相对更为科学的。

19.7 现代生理学对梦的研究

梦的生理研究，已经有比较统一的认识。

192 年代，巴甫洛夫用狗做条件反射试验时得出结论，认为梦的本质是“大脑神经细胞的无规律活动”——巴甫洛夫将那些无规律活动的神经细胞称为“警戒点”，它们负责在脑神经普遍抑制的状态中保持清醒，以备随时醒来。在这种观点中，梦没有意义，它只是大脑的噪声。这与弗洛伊德的学说大相径庭。

1930 年代到 50 年代，人们借助脑电图观察到，脑内负责清醒/睡眠切换的，并非巴甫洛夫所说的“警戒点”，而是位于脑干的一个网状系统——这一发现表明：睡眠不是觉醒状态的终结，而是中枢神经系统中另一种形式的活动。换言之，做梦是人的另一个脑在思考问题。因此，不管是弗洛伊德等学者从心理学角度不探讨，还是传统中医从生理学角度来探讨，对梦的探究仍然是有意义的。

1953 年，美国芝加哥大学的研究者发现了人睡眠时的快速动眼现象，从脑电图上看，睡眠过程可以分为慢波及快波两种睡眠。入睡开始时先进入慢波睡眠，大约九十分钟后进入第一次快波睡眠，此后，快波和慢波睡眠两者交替发生，一夜的睡眠中大约出现三至五次快慢波循环。第一个快波睡眠周期约五分钟长，随后第二个快波睡眠周期按比例渐加长时间。做梦者一般都发生在快波睡眠时，此时睡者有眼球快速转动的特别现象（REM）。而当快速眼动发生时，人就在做梦。如果醒来后不将梦境记录下来，将很快被遗忘。

在快波睡眠时产生 α 波使潜意识和意识之间的信道可能开放，白天意识到感知到的经验及旧的经验程序可以互相比较修改，自行设计出新程序或修改旧程序用来制造蛋白质改变大脑细胞的构造，形成永久记忆，更适合生理及心理层面的需要。快波睡眠是遗传性主后天仍具有相当可塑性，透过一些简单的方法可以改善良好睡梦。例如：配合人体“生物钟”入睡；欣赏一些喜爱优美音乐；香味对人体有心理效应也有理化作用；合理的饮食，等等。

值得一提的是，以上实验只能证明快波睡眠时人们可能做梦，不能排除慢波睡眠时人们也可能做梦。我们每个人都会有这样的经历，一进入睡眠，就开始做梦。或者在白日打盹时，立即进入梦境，即白日梦（daydream）。但是，也有学者认为这不是梦，而是一种低层次的意识活动，或者说是清醒时的幻觉（fantasy）。

1960 年代，包括梦在内的人类睡眠行为的研究进入新的阶段，发现：人在睡眠时可能也经历着学习的过程，即把白天收集到的信息进行存储、组织和加工，梦在其中起着积极的作用。把正在做梦的受试者连续唤醒，受试者的记忆力会出现快速衰退，几天后会精神紊乱，负面影响甚至比把人从不做梦的深睡状态唤醒更严重。

可见，现代医学对梦的研究还远远不够，梦的心理学研究与生理学研究是不同中的领域，所阐述的是两种角度。由于弗洛伊德对梦的研究影响太大，似乎已经如中天的日，光芒万丈，月亮和星星之光都被淹没了！

第二十章　针道之问

问而极之不仅强调在诊断之前问诊，而且注重在治疗时，尤其是针刺的同时，随而问之，以决定下一步的治则。针刺时，最常见的是进针时，问得气的感觉，这只是最基本的问，《黄帝内经所强调的是更深层次，通过问诊，随时调整针刺的手法，上升到针道的层次。

20.1　用针之道

针能杀生人，不能起死者，针虽为细小之物，“夫子乃言上合之于天，下合之于地，中合之于人”，《黄帝内经》对其极为崇敬如神与敬仰备至。

20.1.1　用针如用兵

《灵枢·玉版第六十》：

岐伯曰：何物大于天乎？夫大于针者，惟五兵者焉。五兵者，死之备也，非生之具。且夫人者，天地之镇也，其不可不参乎？夫治民者，亦惟针焉。夫针之与五兵，其孰小乎？

黄帝曰：病之生时，有喜怒不测，饮食不节，阴气不足，阳气有余，营气不行，乃发为痈疽。阴阳不通，两热相搏，乃化为脓，小针能取之乎？

岐伯曰：圣人不能使化者，为之邪不可留也。放两军相当，旗帜相望，白刃陈于中野者，此非一日之谋也。能使其民，令行禁止，士卒无白刃之难者，非一日之教也，须臾之得也。

用之不慎死亡立现，《灵枢·玉版第六十》：

黄帝曰：夫子之言针甚骏，以配天地，上数天文，下度地纪，内别五脏，外次六腑，经脉二十八会，尽有周纪。能杀生人，不能起死者，子能反之乎？

岐伯曰：能杀生人，不能起死者也。

黄帝曰：余闻之，则为不仁，然愿闻其道，弗行于人。

岐伯曰：是明道也，其必然也，其如刀剑之可以杀人，如饮酒使人醉也，虽勿诊，犹可知矣。

黄帝曰：愿卒闻之。

岐伯曰：人之所受气者，谷也。谷之所注者，胃也。胃者，水谷气血之海也。海之所行云气者，天下也。胃之所出气血者，经隧也。而隧者，五脏六腑之大络也，迎而夺之而已矣。

黄帝曰：上下有数乎？

岐伯曰：迎之五里，中道而止，五至而已，五往而脏之气尽矣，故五五二十五，而竭其输矣，此所谓夺其天气者也，非能绝其命而倾其寿者也。

黄帝曰：愿卒闻之。

岐伯曰：窥门而刺之者，死于家中；入门而刺之者，死于堂上。

黄帝曰：善乎方，明哉道，请着之玉版，以为重宝，传之后世，以为刺禁，令民勿敢犯也。

20.1.2 针道如治国之道

《黄帝内经》更是把针道比作治国之道。《灵枢·外揣第四十五》：

帝曰：余闻九针九篇，余亲受其调，颇得其意。夫九针者，始于一而终于九，然未得其要道也。夫九针者，小之则无内，大之则无外，深不可为下，高不可为盖，恍惚无穷，流溢无极，余知其合于天道人事四时之变也，然余愿杂之毫毛，浑束为一，可乎？

岐伯曰：明乎哉问也，非独针道焉，夫治国亦然。

黄帝曰：余愿闻针道，非国事也。

岐伯曰：夫治国者，夫惟道焉，非道，何可小大深浅，杂合而为一乎。

黄帝曰：愿卒闻之。

岐伯曰：日与月焉，水与镜焉，鼓与响焉。夫日月之明，不失其影，水镜之察，不失其形，鼓响之应，不后其声，动摇则应和，尽得其情。

黄帝曰：窘乎哉！昭昭之明不可蔽，其不可蔽，不失阴阳也。合而察之，切而验之，见而得之，若清水明镜之不失其形也。五音不彰，五色不明，五脏波荡，若是则内外相袭，若鼓之应桴，响之应声，影之似形。故远者，司外揣内，近者，司内揣外，是谓阴阳之极，天地之盖，请藏之灵兰之室，弗敢使泄也。

20.1.3 针道是天道

《灵枢·终始第九》：

凡刺之道，毕于终始，明知终始，五脏为纪，阴阳定矣。阴者主脏，阳者主腑，阳受气于四末，阴受气于五脏，故泻者迎之，补者随之，知迎知随，气可令和，和气之方，必通阴阳。五脏为阴，六腑为阳，传之后世，以血为盟。敬之者昌，慢之者亡。无道行私，必得夭殃。谨奉天道，请言终始。终始者，经脉为纪。持其脉口人迎，以知阴阳有余不足，平与不平，天道毕矣。

天道是什么，终始。“终始者，经脉为纪。”“必先通十二经脉之所生病，而后可得传于终始矣。”上一章我们讨论了问经脉之病，不再重复。

20.2 问诊以定用针准则

针入皮肤是具有微创的，临床针师必须问病人感觉如何？病人反应痛、胀、酸、麻，……都是临床针师必须要追问的。《灵枢·玉版第六十》说的“窥门而刺之者，死于家中；入门而刺之者，死于堂上。”绝非空穴来风。

《黄帝内经》确定了针刺准则。

20.2.1 平人不刺

《黄帝内经·灵枢·终始第九》：

所谓平人者不病，不病者，脉口人迎应四时也，上下相应而俱往来也，六经之脉不结动也，本末之寒温之相守司也。形肉血气必相称也，是谓平人。少气者，脉口人迎俱少，而不称尺寸也。如是者，则阴阳俱不足，补阳则阴竭，泻阴则阳脱。如是者，可将以甘药，不可饮以至剂，如此者弗灸。不已者因而泻之，则五脏气坏矣。

《黄帝内经》特别强调平人，甚至有专门篇章讨论平人，如《灵枢·平人绝谷第三十二》，说明古人非常重视健康标准。阴阳平和，本末寒温相守，形肉血气相称，脉口人迎应时，六经之脉不动。韩国李济马认为世间无此种人，因此忽略不计，发明四象医学，又与佛家之四大，西方之四元素之论相符合。

但《黄帝内经》不但指出有此类人存在，还指出此类人不可治疗。特别时如果这类人气血皆少，相比例的减少，是阴阳俱不足，“补阳则阴竭，泻阴则阳脱。”危险呀。可以用甘药治疗，不可以用至剂。”

在此期间，不深追问，许多情况则不明，本来是健康人，平人，则越治疗越糟糕。

20.2.2　气调而止

《黄帝内经·灵枢·终始第九》：

凡刺之道，气调而止，补阴泻阳，音气益彰，耳目聪明，反此者血气不行。所谓气至而有效者，泻则益虚，虚者脉大如其故而不坚也，坚如其故者，适虽言故，病未去也。补则益实，实者脉大如其故而益坚也，夫如其故而不坚者，适虽言快，病未去也。故补则实，泻则虚，痛虽不随针，病必衰去，必先通十二经脉之所生病，而后可得传于终始矣。故阴阳不相移，虚实不相倾，取之其经。

进针后，气调而止，所谓气至而有效者即为气调，被称作刺之道。否则，“补则益实”，“泻则益虚”，雪上加霜。如其道而行，或许进针即现，但“补则实，泻则虚，痛虽不随针，病必衰去”。何以知气至，除望以外，还得问之。

得气还与周围环境和针师本人相关，《黄帝内经·灵枢·终始第九》还说：

凡刺之法，必察其形气，形肉未脱，少气而脉又躁，躁厥者，必为缪刺之，散气可收，聚气可布。深居静处，占神往来，闭户塞精，魂魄不散，专意一神；精气之分，毋闻人声，以收其精，必一其神，令志在针，浅而留之，微而浮之，以移其神，气至乃休。男内女外，坚拒勿出，谨守勿内，是谓得气。

20.2.3　谷气至而止

《黄帝内经·灵枢·终始第九》：

凡刺之属，三刺至谷气，邪僻妄合，阴阳易居，逆顺相反，沉浮异处，四时不得，稽留淫泆，须针而去。故一刺则阳邪出，再刺则阴邪出，三刺则谷气至，谷气至而止。所谓谷气至者，已补而实，已泻而虚，故以知谷气至也。邪气独去者，阴与阳未能调，而病知愈也。故曰补则实，泻则虚，痛虽不随针，病必衰去矣。阴盛而阳虚，先补其阳，后泻其明而和之。阴虚而阳盛，先补其附，后泻其阳而和之。三脉动于足大指之间，必审其实虚。虚而泻之，是谓重虚，重虚病益甚。

之上小节所引文字论“刺之道”，此处所引文字述“刺之属”。前者气调而止，仅病衰去，因此还需要继续疗程。一般三次而止。“一刺则阳邪出，再刺则阴邪出，三刺则谷气至，谷气至而止。”

另外谨记，“阴盛而阳虚，先补其阳，后泻其明而和之。阴虚而阳盛，先补其附，后泻其阳而和之。”

20.2.4　实泄虚补

《黄帝内经·灵枢·终始第九》：

凡刺此者，以指按之，脉动而实且疾者疾泻之，虚而徐者则补之，反此者病益甚。其动也，阳明在上，厥阴在中，少阴在下。膺腧中膺，背俞中背。肩膊虚者，取之上。重舌，刺舌柱以铍针也。手屈而不伸者，其病在筋，伸而不屈者，其病在骨，在骨守骨，在筋守筋。补须一方实，探取之，稀按其痏，以极出其邪气；一方虚，浅刺之，以养其脉，疾按其精，无使邪气得入。邪气来也紧而疾，谷气来也徐而和。脉实者，深刺之，以泄其气；脉虚者，浅刺之，使精气无得出，以养其脉，独有其邪气。刺诸痛者，其脉皆实。故曰：从腰以上者，手太阴阳明皆主之；从腰以下者，足太阴阳明皆主之。病在上者下取之，病在下者高取之，病在头者取之足，病在足者之腘。病生于头者头重，生于手者臂重，生于足者足重，治病者先刺其病所从生者也。

以上引文为具体用针之法，其见正邪虚实之形，是其核心。如何见之？先见三部九候之气也。《黄帝内经·素问·八正神明论篇第二十六》说：

虚邪者，八正之虚邪气也；正邪者，身形若用力汗出，腠理开，逢虚风，其中人也微。故莫知其情，莫见其形。

上工救其萌芽，必先见三部九候之气，尽调不败而救之，故曰上工。下工救其已成，救其已败，救其已成者，言不知三部九候之相失，因病而败之也，知其所在者，知诊三部九候之病脉处而治之，故曰守其门户焉。莫知其情，而见邪形也。

20.2.5 阴阳先后

《黄帝内经·灵枢·终始第九》

病痛者，阴也，痛而以手按之不得者阴也，深刺之。病在上者阳也，病在下者阴也。痒者阳也，浅制之。病先起阴者，先治其阴而后治其阳；病先起阳者，先治其阳而后治其阴。

判定疾病先后，问诊不可少。

20.2.6 刺禁十五

刺之禁有十五项，有些必须细问得知，有些是刺后注意事项。《黄帝内经·灵枢·终始第九》

凡刺之禁：新内勿刺，新刺勿内。已醉勿刺，已刺勿醉。新怒勿刺，已刺勿怒。新劳勿利，已刺勿劳。已饱勿刺，已刺勿饱。已饥勿利，已刺勿饥。已渴勿刺，已制勿渴。大惊大怒，必定其气，乃刺之。

其实前十四禁为七项，针刺前后均不宜，内（性交）、醉、怒、劳、饱、饥、渴，此七项针刺前必须问清楚，如有不得行针，第八项大惊大怒后，必须安定后始可针刺。

20.2.7 疲劳勿刺

如“大惊大怒，必定其气，乃刺之”，《黄帝内经·灵枢·终始第九》还规定：“乘车来者，卧而休之，如食顷乃刺之。出行来者，坐而休之，如行十里顷乃刺之。”

吃顿饭（食顷）一般要二十分钟左右，走十里路要一个小时左右。休息时间很重要，但要注意，“乘车来者，卧而休之，……出行来者，坐而休之”，这点非常有意思。乘车来者，有钱人或贵族；走路来的，平民百姓，不仅包括了两类人身体素质的不同，因此，乘车来者，要卧倒休息，而出行来者，要让座休息。

更深层次考虑，乘车来者血脉流动慢，要卧床休二十分钟；而走路来者，血脉流动快，要坐椅休息一个小时。其中包含了许多可以有助于我们理解脉、气、血及针刺关系的内容。作者于针刺为门外汉，相信有经验的针师定能有更深体会。这其中还有一个细节要注意，据考古研究，椅子是在汉代之前才传入中国的，《黄帝内经》此处所说的坐，是个什么姿势呢？席地而座，还是燕跪而坐（胡座）？

但不管怎样，针刺前请记住问问病人是如何来的，来了多久，来了以后如何休息的。

20.2.8 五夺五逆

《黄帝内经·灵枢·五禁第六十一》阐述了五夺，凡属这五种情况，皆不可以用泻法，另外还有五逆，要加小心：

黄帝曰：何谓五夺？

岐伯曰：形肉已夺，是一夺也；大夺血之后，是二夺也；大汗出之后，是三夺也；大泄之后，是四夺也；新产及大血之后，是五夺也。此皆不可泻。

黄帝曰：何谓五逆？

岐伯曰：热病脉静，汗已出，脉盛躁，是一逆也；病泄，脉洪大，是二逆也；着痹不移，䐃肉破，身热，脉偏绝，是三逆也；淫而夺形、身热，色夭然白，乃后下血衃，血衃笃重，是谓四逆也；寒热夺形，脉坚搏，是谓五逆也。

20.2.9 刺避五脏

《黄帝内经·素问·顺气一日分为四时第四十四》说："人有五脏，五脏有五变。五变有五输，故五五二十五输，以应五时。"刺避五藏也是刺之道。《黄帝内经·素问·诊要经终论篇第十六》：

凡刺胸腹者，必避五藏。中心者，环死；中脾者，五日死；中肾者，七日死；中肺者，五日死；中鬲者，皆为伤中，其病虽愈，不过一岁必死。刺避五藏者，知逆从也。所谓从者，鬲与脾肾之处，不知者反之。刺胸腹者，必以布憿著之，乃从单布上刺，刺之不愈，复刺。刺针必肃，刺肿摇针，经刺勿摇，此刺之道也。

20.3 问究竟而定针法

临床通过四诊明确诊断后，决定使用针刺疗法，还需要进一步选择具体的用刺方法。问诊仍然是重要手段，即使在已经开始针刺后，还必须随时追问病人感觉，以调整针法，或决定继续还是中止。

20.3.1 问邪客定缪刺

《黄帝内经》所说的"邪客"不是邪恶的客人，而是指邪气所停留的地方。《素问·缪刺论篇第六十三》说："夫邪之客于形也，必先舍于皮毛，留而不去，入舍于孙脉，留而不去，入舍于络脉，留而不去，入舍于经脉，内连五藏，散于肠胃，阴阳俱感，五藏乃伤，此邪之从皮毛而入，极于五藏之次也，如此则治其经焉。今邪客于皮毛，入舍于孙络，留而不去，闭塞不通，不得入于经，流溢于大络，而生奇病也。"

邪气入侵经络后，居无定所，气无常处，不入经俞，其临床表现之症状常常相反，如：邪客于左侧，而症状表现为右侧；邪气客于上肢，而症状表现在下肢；"与经相干，而布于四末"。"邪客于经，左盛则右病，右盛则左病，亦有移易者，左痛未已而右脉先病"。因此，必须以缪刺之。如何判断治疗？问诊必不可缺。《素问·缪刺论篇第六十三》：

邪客于足少阴之络，令人卒心痛，暴胀，胸胁支满，无积者，刺然骨之前出血，如食顷而已。不已，左取右，右取左。病新发者，取五日，已。

邪客于手少阳之络，令人喉痹舌卷，口干心烦，臂外廉痛，手不及头，刺手中指次指爪甲上，去端如韭叶各一痏，壮者立已，老者有顷已，左取右，右取左，此新病数日已。

邪客于足厥阴之络，令人卒疝暴痛，刺足大指爪甲上，与肉交者各一痏，男子立已，女子有顷已，左取右，右取左。

邪客于足太阳之络，令人头项肩痛，刺足小指爪甲上，与肉交者各一痏，立已，不已，刺外踝下三痏，左取右，右取左，如食顷已。

邪客于手阳明之络，令人气满胸中，喘息而支胠，胸中热，刺手大指、次指爪甲上，去端如韭叶各一痏，左取右，右取左，如食顷已。

邪客于臂掌之间，不可得屈，刺其踝后，先以指按之痛，乃刺之，以月死生为数，月生一日一痏，二日二痏，十五日十五痏，十六日十四痏。

邪客于足阳蹻之脉，令人目痛从内眥始，刺外踝之下半寸所各二痏，左刺右，右刺左，如行十里顷而已。

人有所堕坠，恶血留内，腹中满胀，不得前后，先饮利药，此上伤厥阴之脉，下伤少阴之络，刺足内踝之下，然骨之前，血脉出血，刺足跗上动脉，不已，刺三毛上各一痏，见血立已，左刺右，右刺左。善悲惊不乐，刺如右方。

邪客于手阳明之络，令人耳聋，时不闻音，刺手大指次指爪甲上，去端如韭叶各一痏，立闻，不已，刺中指爪甲上与肉交者，立闻，其不时闻者，不可刺也。耳中生风者，亦刺之如此数，左刺右，右刺左。

邪客于足阳明之经，令人鼽衄上齿寒，足中指次指爪甲上，与肉交者各一痏，左刺右，右刺左。

邪客于足少阳之络，令人胁痛不得息，咳而汗出，刺足小指次指爪甲上，与肉交者各一痏，不得息立已，汗出立止，咳者温衣饮食，一日已。左刺右，右刺左，病立已，不已，复刺如法。

邪客于足少阴之络，令人嗌痛，不可内食，无故善怒，气上走贲上，刺足下中央之脉各二痏，凡六刺，立已，左刺右，右刺左。嗌中肿，不能内唾，时不能出唾者，刺然骨之前，出血立已，左刺右，右刺左。

邪客于足太阴之络，令人腰痛，引少腹控䏚，不可以仰息，刺腰尻之解，两胂之上，是腰俞，以月死生为痏数，发针立已，左刺右，右刺左。

邪客于足太阳之络，令人拘挛背急，引胁而痛，刺之从项始，数脊椎侠脊，疾按之应手如痛，刺之傍三痏，立已。

邪客于足少阳之络，令人留于枢中痛，髀不可举，刺枢中以毫针，寒则久留针，以月死生为数，立已。

邪客于五藏之间，其病也，脉引而痛，时来时止，视其病，缪刺之于手足爪甲上，视其脉，出其血，间日一刺，一刺不已，五刺已。

邪客于手足少阴太阴足阳明之络，此五络，皆会于耳中，上络左角，五络俱竭，令人身脉皆动，而形无知也，其状若尸，或曰尸厥。

20.3.2 刺疟

第13章问病症中，讨论了疟疾的问诊。在针刺治疗疟疾，不必须随针而问，以期更准确治疗。《黄帝内经·素问·刺疟篇第三十六》说：

刺疟者，必先问其病之所先发者，先刺之。先头痛及重者，先刺头上及两额两眉间出血。先项背痛者，先刺之。先腰脊痛者，先刺郄中出血。先手臂痛者，先刺手少阴阳明十指间。先足胫酸痛者，先刺足阳明十指间出血。风疟，疟发则汗出恶风，刺三阳经背俞之血者。䯒酸痛甚，按之不可，名曰胕髓病，以镵针针绝骨出血，立已。身体小痛，刺至阴，诸阴之井无出血，间日一刺。疟不渴，间日而作，刺足太阳；渴而间日作，刺足少阳；温疟汗不出，为五十九刺。

足太阳之疟，令人腰痛头重，寒从背起，先寒后热，熇熇暍暍然，热止汗出，难已，刺郄中出血。

足少阳之疟，令人身体解㑊，寒不甚，热不甚，恶见人，见人心惕惕然，热多汗出甚，刺足少阳。

足阳明之疟，令人先寒，洒淅洒淅，寒甚久乃热，热去汗出，喜见日月光火气，乃快然，刺足阳明跗上。

足太阴之疟，令人不乐，好太息，不嗜食，多寒热汗出，病至则善呕，呕已乃衰，即取之。

足少阴之疟，令人呕吐甚，多寒热，热多寒少，欲闭户牖而处，其病难已。

足厥阴之疟，令人腰痛少腹满，小便不利，如癃状，非癃也，数便，意恐惧，气不足，腹中悒悒，刺足厥阴。

肺疟者，令人心寒，寒甚热，热间善惊，如有所见者，刺手太阴阳明。

心疟者，令人烦心甚，欲得清水，反寒多，不甚热，刺手少阴。

肝疟者，令人色苍苍然，太息，其状若死者，刺足厥阴见血。

脾疟者，令人寒，腹中痛，热则肠中鸣，鸣已汗出，刺足太阴。

肾疟者，令人洒洒然，腰脊痛，宛转，大便难，目眴眴然，手足寒，刺足太阳少阴。

胃疟者，令人且病也，善饥而不能食，食而支满腹大，刺足阳明太阴横脉出血。

20.3.3 刺腰痛

《黄帝内经》认为各经脉之病都可能引起腰痛，治则不同。《素问·刺腰痛篇第四十一》说：

足太阳脉令人腰痛，引项脊尻背如重状；刺其郄中太阳正经出血，春无见血。

少阳令人腰痛，如以针刺其皮中，循循然不可以俯仰，不可以顾，刺少阳成骨之端出血，成骨在膝外廉之骨独起者，夏无见血。

阳明令人腰痛，不可以顾，顾如有见者，善悲，刺阳明于䯒前三痏，上下和之出血，秋无见血。

足少阴令人腰痛，痛引脊内廉，刺少阴于内踝上二痏，春无见血，出血太多，不可复也。

厥阴之脉，令人腰痛，腰中如张弓弩弦；刺厥阴之脉，在腨踵鱼腹之外，循之累累然，乃刺之，其病令人善言，默默然不慧，刺之三痏。

解脉令人腰痛，痛引肩，目䀮䀮然，时遗溲，刺解脉，在膝筋肉分间郄外廉之横脉出血，血变而止。解脉令人腰痛如引带，常如折腰状，善恐，刺解脉在郄中结络如黍米，刺之血射以黑，见赤血而已。

同阴之脉，令人腰痛，痛如小锤居其中，怫然肿；刺同阴之脉，在外踝上绝骨之端，为三痏。

阳维之脉，令人腰痛，痛上怫然肿；刺阳维之脉，脉与太阳合腨下间，去地一尺所。

衡络之脉，令人腰痛，不可以俛仰，仰则恐仆，得之举重伤腰，衡络绝，恶血归之，刺之在郄阳筋之间，上郄数寸，衡居为二痏出血。

会阴之脉，令人腰痛，痛上漯漯然汗出，汗干令人欲饮，饮已欲走，刺直阳之脉上三痏，在蹻上郄下五寸横居，视其盛者出血。

飞阳之脉，令人腰痛，痛上怫怫然，甚则悲以恐；刺飞阳之脉，在内踝上五寸，少阴之前，与阴维之会。

昌阳之脉，令人腰痛，痛引膺，目䀮䀮然，甚则反折，舌卷不能言；刺内筋为二痏，在内踝上大筋前，太阴后，上踝二寸所。

散脉，令人腰痛而热，热甚生烦，腰下如有横木居其中，甚则遗溲；刺散脉，在膝前骨肉分间，络外廉束脉，为三痏。

肉里之脉，令人腰痛，不可以咳，咳则筋缩急；刺肉里之脉为二痏，在太阳之外，少阳绝骨之后。

腰痛侠脊而痛至头，几几然，目䀮䀮欲僵仆，刺足太阳郄中出血。

腰痛上寒，刺足太阳阳明；上热，刺足厥阴；不可以俛仰，刺足少阳；中热而喘，刺足少阴，刺郄中出血。

腰痛上寒，不可顾，刺足阳明；上热，刺足太阴；中热而喘，刺足少阴。大便难，刺足少阴。少腹满，刺足厥阴。如折，不可以俛仰，不可举，刺足太阳，引脊内廉，刺足少阴。

腰痛引少腹控䏚，不可以仰。刺腰尻交者，两髁胂上。以月生死为痏数，发针立已。左取右，右取左。

20.4 针道散论

《黄帝内经》还有些散在的论针之法，亦需要随针而问。《素问·长刺节论篇第五十五》：

刺家不诊，听病者言，在头，头疾痛，为藏针之，刺至骨，病已上，无伤骨肉及皮，皮者道也。

阳刺，入一傍四处。治寒热。深专者，刺大藏，迫藏刺背，背俞也。刺之迫藏，藏会，腹中寒热去而止。与刺之要，发针而浅出血。

治腐肿者刺腐上，视痈小大深浅刺，刺大者多血，小者深之，必端内针为故止。

病在少腹有积，刺皮䯏以下，至少腹而止；刺侠脊两傍四椎间，刺两髂季胁肋间，导腹中气热下已。

病在少腹，腹痛不得大小便，病名曰疝，得之寒；刺少腹两股间，刺腰髁骨间，刺而多之，尽炅病已。

病在筋，筋挛节痛，不可以行，名曰筋痹。刺筋上为故，刺分肉间，不可中骨也；病起筋炅，病已止。

病在肌肤，肌肤尽痛，名曰肌痹，伤于寒湿。刺大分、小分，多发针而深之，以热为故；无伤筋骨，伤筋骨，痈发若变；诸分尽热，病已止。

病在骨，骨重不可举，骨髓酸痛，寒气至，名曰骨痹。深者刺，无伤脉肉为故，其道大分小分，骨热病已止。

病在诸阳脉，且寒且热，诸分且寒且热，名曰狂。刺之虚脉，视分尽热，病已止。

病初发，岁一发，不治月一发，不治，月四五发，名曰癫病。刺诸分诸脉，其无寒者以针调之，病已止。

病风且寒且热，炅汗出，一日数过，先刺诸分理络脉；汗出且寒且热，三日一刺，百日而已。

病大风，骨节重，须眉堕，名曰大风，刺肌肉为故，汗出百日，刺骨髓，汗出百日，凡二百日，须眉生而止针。

第二十一章　问其他

从第六章一直“问”到第二十章，难免有遗漏之处，还有许多未能问及，有待后人增补审修。在此先拜之、谢之。

《礼记·礼运》：“大道之行也，天下为公。选贤与能，讲信修睦。故人不独亲其亲，不独子其子。使老有所终，壮有所用，幼有所长，矜寡孤独废疾者，皆在所养。男有分，女有归。货恶其弃于地也，不必藏于己。力恶其不出于身也，不必为己。是故谋闭而不兴，盗窃乱贼而不作，故外户而不闭，是谓大同。”

如此大同世界，不可以缺少老人、妇女和儿童，张介宾《十问歌》中还有“问二便”，也不可或缺，亦在本章做一讨论。因此，本章均纳入本章“问其他”重点叙述。

21.1　问老人

全世界传统文化似乎都有一个特征，史载古代祖先寿命都是非常之长，今人无法相信是事实。如第8章所述。《圣经》中记载的最早先祖，也是多有长达百多岁。因此，对老年人的健康与维持长寿看样子是古已有之！

21.1.1　老年人生理特征

在第8章问年龄，我们已经讨论了年龄与健康、衰老与疾病的关系，已经包括了老、壮、少、小年龄的人在内。《黄帝内经·素问·上古天真论篇第一》和《黄帝内经·灵枢·天年第五十四》详细论述了各个年龄段之人之常人的生理规律。

《黄帝内经·灵枢·卫气失常第五十九》指出了常人之外的众人，“众人皮肉脂膏，不能相加也，血与气，不能相多，故其形不小不大，各自称其身，命曰众人。”并区分了人一生中老、壮、少和小的年龄界限，“人年五十已上为老，二十已上为壮，十八已上为少，六岁已上为小。”值得注意的是：原文中少与壮之间只相差两岁，似乎小了点，这个定义与后世所说：少壮不努力，老大陡伤悲的年龄定义似乎有所差距；而且随着时代的发展，这个定义显然已经不适用了。当下国家已经开始延迟原来的60岁退休的年龄界限，西方有些国家退休年龄已经达到75岁。

生理功能的退化，是老年人的特征。很有意思的是，《黄帝内经·灵枢·营卫生会第十八》讨论了老年人的睡眠特征：

“黄帝曰：老人之不夜瞑者，何气使然？少壮之人，不昼瞑者，何气使然？

岐伯答曰：壮者之气血盛，其肌肉滑，气道通，营卫之行不失其常，故昼精而夜瞑。老者之气血衰，其肌肉枯，气道涩，五脏之气相博，其营气衰少而卫气内伐，故昼不精，夜不瞑。”

这段文字反映五千年前人们的生活状态，而现代生活可能恰恰相反，年轻人夜生活丰富或传媒形式多样，白日工作回来，晚上还要放松，所以，老人去睡了，他们往往还未睡。

白天上班，因为晚上睡眠不足，有可能工作间歇却睡着了。这不是正常的生理现象，而是生活方式颠倒了正常的生理状态。

1930年代前后，俄国生理学家巴甫洛夫对睡眠有深入研究，他发现了老年人的睡眠与年轻人不同。其现象与《黄帝内经》所说几乎完全一样，但更为细致。老年人易睡易醒，睡眠时间短，因此白日里很容易就睡着了，或如当今所说，打了个盹，但很容易就醒了，夜间亦是如此。这是大脑老化的一种表现。老年人，大脑皮质细胞容易被抑制，同时也容易去抑制。所以易睡易醒。但是，基本保证了睡眠时间不变。[1]前不久新闻报导，一个独裁者因其大会报告时，一位老臣睡着了，相片曝光，这位睡着的老臣被枪毙了。

最新的研究调查显示，大多数70岁~80岁的老年人，其每晚深睡眠时间只占全部睡眠时间的5%~7%，而30岁左右的青年人却占20%~25%。不过，老年人的多数时间是浅睡眠形式，这是人老化在睡眠上的一种反映。[2]

但是，要注意的是，《黄帝内经》将老年人与壮年人的睡眠不同的原因，归结为气：五脏之气，营气和卫气的关系。这是传统中医的理论，与后来现代医学所说的大脑皮质细胞相去较远。但气是大脑皮质的营养。随着年龄的增加，五脏气衰，营养不足，大脑退化，也是可以解释的。近代以来，对气的不同意见，始终不绝于耳，其中不乏赫赫有名的大人物，但是，不能撼动传统中医的础石！

21.1.2 阿尔茨海默病

阿尔茨海默病（Alzheimer disease，AD）是一种起病隐匿进行性发展的神经系统退行性疾病。临床上以记忆障碍、失语、失用、失认、视空间技能损害、执行功能障碍以及人格和行为改变等全面性痴呆表现为特征，病因迄今未明。65岁以前发病者，称早老性痴呆；65岁以后发病者称老年性痴呆。据说70岁以上，发病率为三分之一；80岁以上发病率为三分之二。此病已被世界称为当前的“流行病”之一，在发达国家被估计列为第四位最常见的死亡原因。似乎智商越高，发病率也越高。美国前总统里根（1911~2004），英国前首相撒彻尔夫人（1925~2013），都是该病患者。

上述名词解释出自某个权威的学术机构。对该病的中文命名含有较多的贬义。实际该病的临床早期表现相当部分并不以痴呆出现。因此，有许多地区将此病译为脑退化症，或仅用其音译。目前国内外最前沿的医学研究之一正聚焦于此。此处不做展开。

此病早期诊断，当前固然有许多高精尖设备，但明确诊断，还是得靠问诊。不仅是一系列的认知障碍的诊断，必须靠问诊解决，而且对诊断具有重要的家族病史，也要靠问诊追询。

顺便一提，此病当前无药可治。里根总统当年向全世界宣布自己罹患此病，并捐助成立研究基金，希望能够解救该病患者。但直到2004年去世，未获得临床医治的药物效果。2014年，终于看到曙光。研究表明，高龄小鼠体内注射年轻小鼠的血液可以“返老还童”，而原因可能在于血液中一种叫GDF11的蛋白。科学家据此启动一项临床试验，给早老性痴呆症患者注射年轻捐赠者的血液。美国的《科学》杂志编辑部每年评出十大科技突破，在2014年增加了两轮网友投票环节。第一轮投票中，“罗塞塔”登陆彗星获得最多投票，第二和第三名分别是该研究年轻血液有“返老还童”功效和可治糖尿病的细胞；第二轮投票中，年轻血液一开始领跑，但最终被生命基因密码“添丁”反超，“罗塞塔”任务仅排第三，最终《科学》杂志还是选择“罗塞塔”登陆彗星2014年科技头号突破。[3]可见该项研究所带来的影响。

重要的是，目前新鲜血源的供应者非常匮乏，手术用血也常报危机，只能希望科学家们能够尽早人工合成 GDF11 蛋白，以解决老龄所带来的阿尔茨海默病的问题。

21.2 问女子

《黄帝内经》对女性所重视的是其所代表的阴性征象，阴阳之重要性、普遍性，我们在问诊专论的第一个章节《察问阴阳》就已经进行了较为详尽的讨论。其他我们所能在《黄帝内经》中读到的女性内容，主要是女性的生理。

21.2.1 《黄帝内经》的女性生理特征

《素问·上古天真论篇第一》：

女子七岁，肾气盛，齿更发长。

二七，而天癸至，任脉通，太冲脉盛，月事以时下，故有子。

三七，肾气平均，故真牙生而长极。

四七，筋骨坚，发长极，身体盛壮。

五七，阳明脉衰，面始焦，发始堕。

六七，三阳脉衰于上，面皆焦，发始白。

七七，任脉虚，太冲脉衰少，天癸竭，地道不通，故形坏而无子也。

鲁迅曾经极力嘲笑中医对女性怀孕生子的无知。如果他读到《灵枢·五音五味第六十五》关于女人、宦官为什么没有胡须的论述，更不知道要如何评说：

黄帝曰：妇人无须者，无血气乎？

岐伯曰：冲脉任脉皆起于胞中，上循背里，为经络之海，其浮而外者，循腹右上行，会于咽喉，别而络唇口，血气盛则充肤热肉，血独盛者澹渗皮肤，生毫毛。今妇人之生有余于气，不足于血以其数脱血也，冲任之脉，不荣口唇，故须不生焉。

黄帝曰：士人有伤于阴，阴气绝而不起，阴不用，然其须不去，其故何也？宦者独去何也？愿闻其故。

岐伯曰：宦者去其宗筋，伤其冲脉，血泻下复，皮肤内结，唇口不荣，故须不生。

黄帝曰：其有天宦者，未尝被伤，不脱于血，然其烦不生，其故何也？

岐伯曰：此天之所不足也，其任冲不盛，宗筋不成，有气无血，唇口不荣，故须不生。

此处提及冲脉似于印度的中脉相似。冲脉不在十二经脉之内，历来所受到的重视程度似乎较低。其理论似乎有必要深入探讨。非本书内容。

21.2.2 问天癸

按《黄帝内经·素问·上古天真论篇第一》，女子十四岁（虚岁）“而天癸至，任脉通，太冲脉盛，月事以时下，故有子”，因此，问女子是否“月事以时下”这非常重要，要问的内容就有：

1）月事初来时间，现代术语为初潮；

2）月事周期；

3）月事周期准否？每次来期和来后持续时间是否都准；

4）月事量多少；

5）月事前后及来时有何不适；

6）月事间期带下（白带）如何，量与味；

7）末次月事来时的日期；

8）有关月事的其他事项。

21.2.3 问孕产

中国文化非常强调子嗣的问题，不孝有三，无后为大。因此，孕产是传统中医非常重要的内容。但是，《黄帝内经》中似乎较少有记载怀胎分娩的内容。倒是《古兰经》中，先知穆罕默德对怀孕周期胎儿的生长发育有非常详细的记录。

问孕产要问什么？

1）上述问天癸的问题，几乎都要问过；

2）怀孕次数；

3）分娩次数；现在人流很多，故这两个问题是两回事。

4）如果上述两个问题都是否定回答，则可能是来看不孕的，当然上述两个问题是肯定回答，也不能排除不是来看不孕的，2015 年国家放开生二胎的政策，前来就诊的定会上升，因此，要追问下面问题。

5）性生活情况，包括男方，这个问题非三言两语所能回答说清；

6）之前怀孕、分娩中的情况，如是否有人工流产、胎儿早夭……包括心理问题，产后常见有精神问题；

7）之前产下子女的生存现状；

8）分娩后恢复的情况，如产后恶露，哺乳……等；

9）有关孕产的其他相关问题。

有人模仿张介宾，作妇科《十问歌》摘录如下，供大家参考：

一问年龄二问经，
期量色质要问清，
先后多少色深淡，
虚实寒热探其中，
三问带下色和量，
清浊腥秽辨病情，
四问腰酸腹痛否，
气血虚实寒热评，
五问大便与小便，
关系膀胱和脾肾，
六问婚孕胎产史，
崩漏应防肿瘤证，
七问孕期腰并腹，
腰酸腹痛胎漏病，
八问妇人新产后，
恶露乳汁大便等，

九问产后起居事，
睡眠饮食不可轻，
十问兼证与杂症，
审证求因找异同，
结合脉舌望闻诊，
辨证用药奏奇功。

21.3 问儿童

司马迁在《史记·扁鹊仓公列传》中记载："扁鹊名闻天下。过邯郸，闻贵妇人，即为带下医；过洛阳，闻周人爱老人，即为耳目痹医；来入咸阳，闻秦人爱小儿，即为小儿医，随俗为变。"根据当地习俗重点宣传自己的施治特长。现代高科技分科精细，要做到象扁鹊这样的全科医生，还真是不容易。近期新闻报道称国内儿科医生奇缺，引发社会广泛关注。《2015 中国卫生统计年鉴》估算，我国儿科医生缺口 20 万人，全国每一千名儿童仅有 0.43 名儿科医生。若能有多一些类似扁鹊的医生，可以随习俗而变更专业特长进行诊疗就好了。当然可能还要调整现行的《医师执业法》。

21.3.1 儿科诊断特点

显然，在古代，儿科医生也是需要有特殊专长的，因此，扁鹊才会宣称自己儿科专长。《黄帝内经》几乎没有儿科内容，史载扁鹊是最早声称儿科特色之医生。到宋朝钱乙，才集中医儿科大全，奠定中医儿科基础。

儿科诊断更自有特色，望、闻、问、切，四诊均与成人不同。鉴于儿童的生长特点，以望头颅诊断为特色。清代林之瀚著《四诊抉微》记载儿童头颅望诊的内容（如图 21.1）。该图是帮助临床医生无法通过闻、问和脉诊对小孩进行诊断，而提供的面区色部望诊图。此图基本以张介宾所研究《黄帝内经》面区色部分区图为主要核心，并加以个人的体会。与蒋示吉的《黄帝内经》望诊研究《望色启微》有所不同。重要区别是五脏是否都在鼻部。2015 年，拙著《本末出候/望诊：<黄帝内经>理论与技术的现代研究》，对此有专门的讨论与分析，有兴趣的读者可以参考。但是，专注于小儿面区望诊的著作，似乎只有《四诊抉微》。

21.3.2 与儿童交流

向儿童问诊，与儿童交流，难易不一，其社会、心理学方面的影响可能会小些，但年龄之间的差异却很多。在成年人即使差别几岁，未必有什么差异，而在儿童之间，每隔一段岁月便有重要的区别，而且年龄越小，区别越大。儿童虽然表达能力有限，但一旦掌握，就容易理解，不易发生偏差，其误解可能小，而且一旦误解，每每当时就能发现。

年龄越小的儿童，其语言能力越少。不会说话的儿童，只能用手势及咿呀之声来表达，而婴儿则只会啼哭。然而，年龄越小，他所要表达的意义范围越有限。对于初生的婴儿，不外乎吃、喝、恋母的需要，或者尿布的刺激，或者是躯体的不适。稍大，可能会由于尿意、物理因素等表现出一定姿势或活动来。再大，则可用手指或咿呀出声示意，啼哭往往是最主要的表达。明朝名医万全（1495～1580）曾治疗过一个病例：[4]

治胡三溪子，岁半，日入后忽啼不止，时七夕也。三溪拉万饮，已报啼甚。请入视

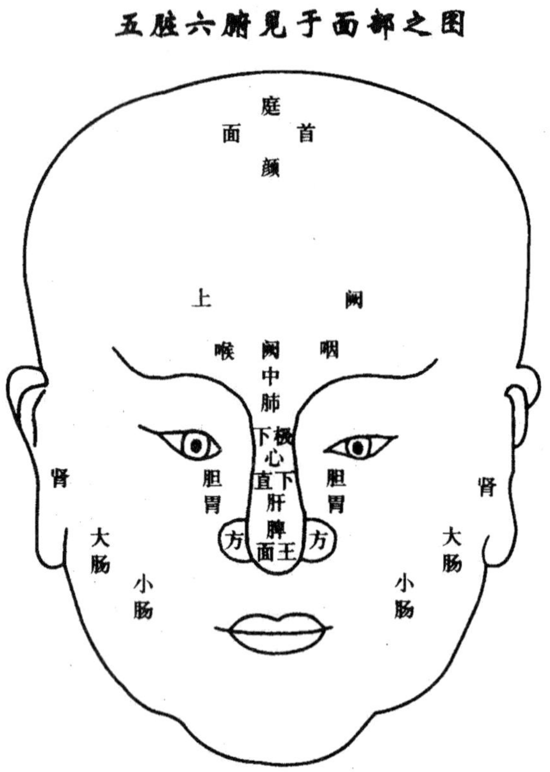

图 21.1　《四诊抉微》儿科面区色部望诊图

之，无病也。饮未尽，啼甚。人以为儿故意不乐。三溪强再视，实无病。无病而哭，心必有所欲，不能言。乃问曰："儿今喜弄者何物？"乳母曰："马鞭子。"即令取之，乃笑而持之，击其乳母，不复哭矣。是畅欢而罢。明日有问者："此儿害相思病也。"可以为案。

此病案妙就妙在万全来时，儿已啼甚，看视后认为无病，儿仍啼哭不休，其父耽心，拉万全再看，细看之下，仍然无病。于是想到躯体并无不适，如此啼哭，定有情感问题，是由于心中目的未曾达到，后发现乃马鞭子，为什么要击其乳母才不哭，是宣泄吗？为什么要诊断为相思病；相思何物，马鞭子、乳母？这里不太容易理解，但有一点很重要，一个一岁半儿童，不会说话，只能以哭表达自己，三番五次劝解（无疑家人一直在哄），无效，最后直到理解到其所爱何物，取出满足其心欲，才停止哭泣。尤其是"乃笑而持之，击其乳母"，活脱脱的弗洛伊德理论的表现。

随着年龄不同，儿童们实际上有他们自己的语言，一种模糊的、象征性的语言，其个体性特强，常常连父母也难以理解。如果我们追踪生理发育特征，或能捕捉到一定规律。作者在《临床交流学》中，曾经专门讨论，[5]此处仅简要概述。

21.3.2.1　面部表情

在前语言阶段，人类婴儿表达愿望与要求、传递生理和心理信息的唯一手段就是情绪表达。他们通过面部表情、声音和身体活动同成人建立联系，达到与成人的互相了解。从新生儿时期起，他们就开始与成人互相传递感情。他们通过表情，诸如皱眉和微笑、哭声和四肢运动，向成人表明他们的饥饿痛适，他们通过情绪表情吸引成人接近、拥抱、抚慰和哺育。

面部表情可以判断情绪，婴儿面部表情带有跨文化的性质，全人类婴儿面部模式基本一致（参见第五章5.1.4.5 五官）。1985 年，孟昭兰等人确定了我国婴儿面部表情模式，他们把面部分为：额——眉区，眼脸——鼻颊区，口唇——下巴区 3 个部位，以面部肌肉为根据，分别进行独立分析，测定出儿童的 6 种基本表情是一致的：愉快、惊奇、悲伤、愤怒、厌恶、惧怕。

21.3.2.2　啼哭

啼哭是新生儿用以表达自己需要的唯一手段，虽然表达的意思有限，但已包括有生理、心理及社会需要，如饥饿、恐惧及恋母（或类似母亲的客体）。这种啼哭不是一种单调的声道活动，有经验的母亲可以从中分辨出饥饿、恐惧、排泄或不适，以及渴望抚爱。在表达这些意思时，啼哭的音调、音强、音频等都不相同，完全可以区分。

21.2.2.3　咿呀发语

稍大，婴儿就不一定用啼哭来表达自己，他会用不同的语言、语调、语气来表达意欲，要或不要，已有高兴，惊奇与愤怒的表示。在这种情况下，往往还伴随着生动的面部表情，令人一看就知。婴幼儿不仅懂得母亲正在传递什么，而且还力图告诉母亲一些事情。

21.2.2.4　躯体语言

躯体语言对婴儿来说，是仅次于啼哭的表达方式，也可能仅仅是一种生理反射，但仔细观察，常常可以得出其中含义。在饥饿时，婴儿可能会四下寻找乳头，他要排尿前，可能会全身躁动，或四肢扑腾，在特定的婴儿，有特殊的表达方式，母亲或乳母最能理解。

当婴儿能用手势来表达自己的意愿时，他所能表达的范围就大的多。但是，婴儿的手势不是纯手势，为了尽力表达自己，往往口中还念念有声，有时情急，小孩还会“发明”某种动作来表达意思，常令人忍俊不禁，这就更使这种姿势在此一幼儿身上固定下来，熟悉他的人，就会理确这一姿势的意思。

有时，当孩子无法表达自己复杂的情感时，他会靠加大躯体的动作来表达。例如在愤怒时，他会摔东西。当一个小孩被医生检查治疗后，可能无法发泄自己的心情，因而把玩具当作医生，加以践踏、摔掷、破坏。当然，也可由于对医生的看法不同，其对替代物处理方式也不同，以此来发泄自己的感觉、恐惧、愤怒或其它情感。

21.2.2.5　单音词与象声词

最初的简单词汇，往往是最简单的单词，且发为重音。如果是二个或二个以上的单词，往往取最后一词。比如，调羹可读作“羹羹”，饭碗读作“碗碗”，这样的简单词往往还会与其它词通用互假，而且往往可以形声，如把汽车叫做“嘟嘟”，用以替代所有的机动车，包括飞机、轮船、自行车……

21.2.2.6　纯朴

2 ~4 岁，儿童的语言初步建立。在这一阶段，他们的语言不仅简单，其含义及理解均十分纯朴，对于他们自己说的和听到的词只有一个特别的、朴实的、字面上的理解；对于自己的或其它人的活动、行为举止的认识也是朴实无华的。世上一切都是直接具体的，有形有色的。很难对他们进行类比、形容、举例、开玩笑或虚构。他们还缺少抽象的能力，一切都是真实的，他们以单一的意义、单一的用途对待一切。他们能做出许多推论，但是这些推论全都基于朴实单纯的基础之上。

孩子们对生活纯朴天真的看法是他们的特性之一，成年人看到这种天真烂漫，无不喜欢及感到有趣，往往引逗孩子，以此为乐。漫画家、儿童文学作家也深得其中真蕴，创造种种作品，父母等长辈也常以此来享天伦之乐。可却忽视了这对孩子们往往是难堪、窘迫的。例如，小孩听见某人被叫做“猪”，他会尽力寻找此人的尾巴在哪儿，听见某人被叫做“两面派”，他会问他另一张脸在哪儿，如此等等。

医生应尽力避免以引逗孩子的纯朴为乐，应该仔细选择简单的词汇，避免近似词，以与孩子们准确意义的词相吻合。当孩子们接受后，有可能的适当要求孩子重复自己刚才所说，以证实他的理解正确。因为对于2~4岁的孩子，医生已经可以通过与他们的直接对话进行诊疗。

在日常生活中，孩子们渐渐学会了比喻、玩笑及抽象的能力，使他们渐渐能够理解言语下面所隐藏的含蓄的意义，这是他们生长发育中必不可少的环节。然而，当他们有病求医时，医生切不可疏忽大意，必须选用直接明了简单的词句，如要进行形容和比喻，必须确认孩子们能正确理解。一个孩子往往不能和大人一样辨别事物本质，关键在于他怎样去认识、理解，而不应满足于一时的方便，使孩子们在认识过程上走弯路。有时，这种弯路要费许多周折才能纠正，或许还会带来心身损害。

21.2.2.7　好动善变

2~4岁，甚至更大些的儿童，还有一个特点就是注意力不易集中，很难控制与它们的谈话。它们往往过分好动，难以满足，精力分散，很易被其它外界事物所吸引。它们不受任何拘束，随意表达自己的喜怒哀乐，悲欢惊恐的变化随时产生，没有什么可以有效持续地吸引他们，这意味着必须一次又一次对他们反复交代和嘱咐。

医生必须充分地认识这一点，他很难持久地吸引一个2~4岁的小孩，他所能做的就是保持小孩的兴趣，或掌握他的兴趣，随之而变，不断地与他玩，不停地活动，绝不要迟疑，因为不合作是他们的特征，因而医生应该在与他们合作的过程中对他们进行诊疗。

21.2.2.8　自我保护

自我保护是人类的一种本能，婴儿时就能体现，诸如吸吮反射、握持反射等生来就有。随着年龄增长，这种本能不仅是生理的反射，还有心理的、社会的意义。主要表现为对自身的爱恋，最初是生理需要、食品等，后来外延到自身的用品、玩具等物，陌生人几乎碰不得。到4~7岁时，这种状态已具有极明显的心理效应。这一时期，他们最自豪的就是他们的身体及所拥有的一切，他们珍惜自己的赳赳雄气、完美、强壮、勇敢，随心所欲以及各种最高的赞美。因而，这也恰恰使他们一旦有所损伤时焦虑万分。

儿童最害怕有关医院的各种治疗，尤其对外科手术，惶惶不可终日，他们对自己有的一切越珍惜、越自豪，其担心失去它们的恐惧也越大。如果一个6岁的男孩向邻人自夸自己的强壮，其后不久又被其它小孩在打架时咬了一口，他会感到沮丧，难以接受。其被人打败是次要的，关键是他会觉得自己原来自傲的生命，竟然危若累卵。

因而，对这一阶段儿童应尽量避免去涉及可能使他丧失某件物体或某部分躯体的谈话，千万不要让他感到害怕和威胁。医生应该尽可能帮助孩子们认识到不管他们有什么病或需要进行什么治疗，他们都是十分安全和十分健壮的。最好的办法就是告诉孩子，他看起来多么壮实，气色多么好，发育多么健康，如果要问他身体感觉如何，也应从身体最无相关的或其最兴趣的问题谈起，因为临床常可看见有些孩子根本不承认他们躯体有病。例如，先从足球、钓鱼、游泳谈起，渐渐逼近问题中心，而且尽量拐弯抹角，“我听说你有点不舒服”“我知道你没吃早饭，”如果追问的太紧，孩子可能否认他的症状，或只承认其中 1 ~2 个。

如果旁边还有其它小孩，或其兄弟姐妹，可以先问旁人，甚至故意冷落病孩，当他感到自己被忽略后，往往会振作精神，争先恐后地谈论自己的事。

21.2.2.9　勇于表现

4 ~7 岁的小孩还有一股初生牛犊怕虎的味道，喜欢表现自己的能力，他们或许会表现自己吃苦、忍耐、无所畏惧、合作勇敢的男子汉气派，但医生决不可轻信，实际上他内心可能十分恐惧，医生决不可以鼓励这种表面现象或被其迷惑，最好直截了当地告诉病孩，他的害怕人们完全可以理解，他有这权利，人们完全理解他是勇敢的，不愿表现出懦弱，他也有权利隐藏他的害怕，但是，如果他感到疼痛的话，他可以哭，人们不会因为他哭就认为他不勇敢，是坏孩了，有可能告诉他，像他这样的年龄，对医院和医生感到恐怖毫不足奇。有条件的话，可以让他接触针或针筒等医疗器械，以获得感性认识。这样做才可能完全消除孩子的恐惧，建立起正常的情感联系，也使医生感到亲切可爱。

9.2.10　性困惑

10 岁左右的孩子开始发育，渐渐进入青春期，男、女孩对自己身上性征的出现，有着十分复杂的感情，骄傲、尴尬、羞耻、恐惧、各种情感综合在一起令其困惑。随着性发育，男孩对女性产生一种莫名其妙的感觉，而女孩往往难于对男性医生交谈。实际上，她不但把他当作一个医生，还把他看成是异性。这种青春期躁动使他们性情多变，宛如儿童，后天可能介于两者之间。更为严重的是可能发生手淫，由于社会、文化的因素，这种活动对青少年影响甚大，他们关心的是对身体的损伤，影响生长、要瞎眼、无法结婚等。他们可能变着法儿向旁人请教，翻阅大量书籍，结果可能更糟。关于这方面的书籍和研究在外国太多，而国内近几年也大量印刷。有一种倾向鼓励手淫，认为无害，可以减轻心理负担，也有人尽力阻止，认为有伤道德培养，有损精力，可是这一现象是普遍的，对于医生来讲，最重要的是循循善诱，不要过多去渲染重视性的特性，而应视其为正常生理。对于因手淫前来寻找劝告的，医生最重要的是先了解他在这方面已有多少知识和什么知识，他都从什么人那儿听到了这些。社会往往极大地影响孩子，美国孩子对阴茎和阴道可以表达出 50 ~60 个委婉词。然后，针对其疑惑之点，解开难题。否则，可能南辕北撤，徒劳无功且不说，反而加重心理负担。要记住，不做大量努力，很难获得这方面资料。

伴随性困惑的是性虐待（Sexual abuse），由于儿童的生理心理尚未成熟，人们已把这个词定义为以儿童作为性满足的对象，这种行为满足了虐待者的需要，而远非儿童心身所能理解。1979 年，在美国一个较为广泛的非临床调查中发现，大约 10 个男孩中有 1 个受害者，3 个女孩中有 1 个。女孩似乎更易受虐待。在 900 多个女性的调查中，18 岁以前的性虐待，16% 是亲戚，4.5% 是父亲或叔伯。

性虐待对生活的影响是巨大的，受害者许多年、甚至到成年时还受其影响，在精神病人中有相当多比例的患者有此病史。性虐待最常发生的受贫困压抑的家庭，并常常伴随着大量社会问题（拥挤的住房、简陋的房屋、失业、物质缺乏，养育者有大脑或情感问题，以及完全失望），他列出了性心理危险因子（Psychosexual Risk Factors），要求医护人员首先询问这些情况：

1）这些孩子最初的看护是谁（姓名、年龄）。

2）当他/她不在时，谁担任看护角色（姓名、年龄）。

3）这孩子最近生活的核心家庭成员的姓名和年龄。

4）经常看护这孩子的亲戚或其他人是谁。

5）家中有几间屋，几间寝室，睡觉是怎样安排的，这孩子是否有自己的床，是否还和其他人睡觉，是谁。

6）看护者、家庭或其它看护是否有情感、生理、性虐待史。上述人员是否有被虐待史，是否有精神病患。

7）由于发育迟缓、注意力紊乱、冲动和过动症，这孩子是否表现有行为或控制问题。

8）由于这孩子有慢性疾病需要单独照管，保育员是否紧张不安（即愤怒、沮丧、混乱和焦虑）。

9）描述家庭的知识和个体性虐待的看法，早期看护或家庭的特别信仰是什么。

10）描述这孩子的性教育和社会（是否与年龄相符，他是否理解自我保护的概念，这孩子是否受鼓励进行性方面的交流）。

11）这孩子过去是否有被忽视的时候，有否身体或心理的性虐待。

12）这孩子或其家庭是否有被他人光顾，光顾者的姓名、住址、电话、联系者。

21.3.3 儿童问诊技巧

我们已经基本上就儿童生长各个时期的言语特点及注意事项做了个概述，当你与儿童交流时，还有几个方面的特别技巧值得注意。

21.3.3.1 克服孩子的恐惧

对医生的恐惧是一个十分普遍的现象，他们把医生看成是危险的来源，带来疼痛，许多家庭在吓唬孩子时，也往往会说："不听话就送到医院那打针，"有时十分有效。可医生的形象也被过分扭曲，这与生活环境接触的成员不无关系。

医生应该不厌其烦地向他们的小病人讲解他准备为他做些什么检查，即使病人奄奄一息，似乎无必要多说什么；即使那小孩似乎无所畏惧，即使那小孩说他知道下面将做什么检查；即使那小孩痛哭流涕，根本听不进什么，医生都应尽最大力量，尽所有可能告知病人下一步应该做什么检查，可能会有点不舒服，但不会痛，一定会尽力小心等等，这样做不会失去什么，但得益极大。

实验表明，愉快情绪促进认知活动，中等强度的愉快状态更适合于认知活动，而痛苦，惧怕和愤怒瓦解和破坏认知加工，导致较差的操作，因而保持孩子的兴趣和愉快的情绪十分必要，是促进智力发展的先决心理条件，也是导致与医生配合的关键。

对于不会说话的婴儿，要记住，成年人的一举一动他们都凭感觉得知。他对周围事物十分敏感，尤其是持续活动的以及在他周围活动的物体，视听是他的主要感觉。他周围的常见事物不会使他惊动，但陌生的事物，尤其是突然改变的东西，最能使他恐惧和害怕。每一个突然的运动，陌生的运动，奇怪的物体或形态，每一个陌生人都会使他犯疑。对于婴儿来说，没有任何会使他感到愉快的突然活动和令他感到友谊的陌生人。一个突然的陌生的活动持续一段后就可能失去危险性，使他习惯并接受。当然6个月以内的婴儿无法辨别人之区别，但他可能会靠嗅觉来区别生、熟人。医生最好静静地逼近婴儿，姿势一定要柔和，不要看他，让孩子能从侧面仔细打量医生，有可能把手放在他手前面，让他主动去握。这样，孩子很快就会放松。重要的是让孩子有机会观察医生。面部表情一定要友善慈祥，决不要盯着他看，至少不要看他的眼睛，6 ~7 个月以上的孩子对此十分敏感，而且感到不适。

尽量不要拉着孩子的手，对他说："你要跟我来吗?"这样将增加他的恐惧。如果必要，可以直接把他父母亲那儿牵过来，动作坚定温柔，切勿大惊小怪和犹豫不决。如果你能注意到他父母是怎样牵他的，最好模仿其动作，因为每个孩子都有他特定的姿势，反之则觉不适。

21.3.3.2　正确疏导孩子的情感

要认识到孩子对医院、医生及注射的恐惧是正常的。他们啼哭、吵闹是件正常的事，不要过分去安慰、压抑他们宣泄情感。一个小孩在注射时又哭又闹，注射后不久就一切正常了，但另一个小孩可能表现的十分勇敢，微笑地接受注射，但注射后，他可能闷闷不乐，渐渐头痛不适，甚至呕吐，这是一种过分压抑的表现。

正确疏导孩子的情感，有时在于发现孩子闹情绪的原因，这种原因如找不到，孩子可能忧郁成病，而一旦找到，则立见痊愈。中医很早就注意到这一现象，把这类疾病称为"相思"，前面已录了一则医案，现再录两则，以飨读者。[4]

薛东明治王生子，周岁，忽不乳食，肌肉消尽。医疑为疳，薛曰，此相思病也，众皆笑之。薛命取平时玩弄之物悉陈于前，有小木鱼儿，一见遂笑，疾遂已。

一儿半岁，忽日惨然不乐，昏睡不乳，万（全）曰："形色无病，将谓外感，则无风寒之症；将谓内伤，则无乳食之症。此儿莫有所思？思则伤脾，乃昏睡不乳也。其父母语云；有小厮相伴者，吾使他往，今三日矣。乳母亦云，自小厮去后，便不欣快，不吃乳。父急命呼之。归见，其童嬉笑。父曰："非翁妙术，不能知也。

如小儿哭泣不止，应揣摩其意，顺之，则哭可止。凡有亲狎之人，玩弄之物，一时不见，其心不悦而哭，谓之呦哭，急与之，勿使怒伤肝气之病也。

21.3.3.3　跟随孩子情绪

与孩子交流，你不能像和大人那样一本正经，必须跟随着他们的天性和兴趣。有的时候，当他们正在做某些事情时，你和他谈话往往可以获得很大效果。有的时候医生甚至可以和他一道做游戏。幼儿注意力不易集中，因而要经常变换吸引物，他们喜欢即能动又能响、色彩鲜艳、形象逼真、且又没有见过的玩具，据此制作价廉效佳的玩具，或者有所帮助。

儿童们有时会想告诉别人他们所兴趣的一切，但首先得看你是否有兴趣听他讲，如果他们发现你并不感兴趣，他会闭口，不再和你多说，交流的通道被阻塞。

儿童们还有个特点，他们有自己的世界，希望他所信任的人加入，但又怕它人知道，哪怕这事对大人来说并无秘密可言。因而，你要严守诺言，为孩子保密。一旦他发现你不能为他保守秘密，随之而来的将是轻蔑和愤怒。

儿童在各个不同的年龄时期有不同的生理、心理和社会，变化大，然而，从某种角度讲，与成人相比，他们要容易对付的多，他们毕竟是较为单纯的，只要能透过表面现象，要抓住其本质是不难的。

21.3.3.4 避实就虚

也可能是处于某种本能或恐惧，孩子有时往往会避开问题的实质，改换问题的原貌，就连 1 ~2 岁的小孩，也常常有这种现象。比如，他已经吃了几块糖，还坚持哭闹着要，结果与父母达成一个妥协，拿着糖玩，不准吃。他将糖拿在手上，止住眼泪，不到两分钟就拿到父母亲面前："爸爸剥"，"妈妈剥"，以此达到目的又减轻自己的责任，不受责骂。

稍大一点的孩子常常会问些奇怪的问题，实际上这里面包含着相当复杂的内容，比如，一个孩子问："为什么只有政府能造钱?"其态度之严肃，令你不得不正经回答。然而，他对你的回答根本毫不兴趣，他所要问的可能是萦绕于他心头许久的另一个有几分类似于其的重要问题，比如与垄断和专利有关，往往还会发现他的真实含义是："为什么母亲会怀孕?"这类问题有时也会以另一种形式出现，比如："电是怎样制造的?"你认真去回答这个问题就上当了。他实在是想问："生命是怎样制造的?"

当你碰到孩子不停地问"什么""为什么"，往往就是你未触及他的真实问题。这类问题往往是与生命的起源、分娩及性的差异有关。如果一个医生能立即触及问题核心，则会引起孩子的尊敬，对以后的交流也方便的多。

21.4 问便

在本书第 6 章"6.4.3 察病人所便而顺养"提及这个问题。何为问所便? 张介宾《十问歌》"三问头身四问便"，陈修园的《医学实在易 · 问证诗》"三问头身四问便"，卫生部中医司《中医病案书写格式与要求》"三问头身四问便"，三部著名的问诊歌头或要求，都提到了"问便"。网上读到许多权威注解，说是问"大、小便"。

21.4.1 问所便

《黄帝内经 · 灵枢 · 师传第二十九》:

黄帝问："顺之奈何?"

岐伯答："入国问俗，入家问讳，上堂问礼，临病人问所便。"

岐伯回答说，问得太好了！"夫治民与自治，治彼与治此，治小与治大，治国与治家，未有逆而能治之也，夫惟顺而已矣。顺者，非独阴阳脉，论气之逆顺也，百姓人民皆欲顺其志也。"治国与治民一样，顺着百姓的意思去做就行了。

黄帝又继续问："怎样才是便病人?"

岐伯回答说："夫中热消瘅，则便寒；寒中之属，则便热。胃中热则消谷，令人悬心善饥。脐以上皮热，肠中热，则出黄如糜。脐以下皮寒，胃中寒，则腹胀；肠中寒，则肠鸣飧泄。胃中寒，肠中热，则胀而且泄，胃中热，肠中寒，则疾饮，小腹痛胀。"岐伯所解释的，是顺病情症状的发展而进行的治疗，上下文连贯读，就更知道解释为问大、小便为何不对！

就岐伯上述非常专业的医学术语，非医学人士可能不知所以，但黄帝马上提出两个问题：第一，胃欲寒饮，肠欲热饮，两者相逆，便之奈何? 第二，且夫王公大人，血食之君，骄恣从欲轻人，而无能禁之，禁之则逆其志，顺之则加其病，便之奈何? 治之何先?"

岐伯回避了第一个问题，大概那是个简单问题，或者其他篇章有阐述，岐伯对第二个问题做了非常精辟的回答：

"人之情，莫不恶死而喜生，告之以其败，语之以其善，导之以其所便，开之以其所苦，虽有无道之人，恶有不听者乎?”

张介宾在《类经》中就上述“问所便”一句解释道：“礼云入国问禁①，而此云问俗者，以五方风气有殊，崇尚有民，圣人必问其所宜而为之治，故不曰禁而问俗也。讳者忌也。人情有好恶之偏，词色有嫌疑之避，犯之者取憎，取憎则不相合，故入家当问讳。礼者，仪文也，交接有体，进止有度，失之者取轻，取轻则道不重，故上堂当问礼。便者，相宜也。有居处之宜否，有动静之宜否，有阴阳之宜否，有寒热之宜否，有气味之宜否，临病人失其宜，施治必相左矣，故必问病人所便，是皆取之道也。”[7]

如是，张介宾《十问歌》中所说的“问便”所指的内容，一目了然。“临病人问所便”不是问病人大、小便，而是问病人之所宜。

如何问所便，张介宾已经说得很清楚了，当然还有更多的情况可以追问病人之所喜恶，只能根据临床情况，随机增补问题。

21.4.2 问二便

大、小便是人维持生存的重要排泄渠道。如果排泄畅，疾病生矣！因此，问大、小便是临床诊断必不可少的！

大便是消化道的排泄物，小便是泌尿道的排泄物。两者各表现了消化道和泌尿、血液循环液及体液系统的问题。

问大、小便，主要问排泄次数、排泄的质量（干、硬、稀、溏……）、数量，排泄时顺畅与否，气味、颜色、伴随症状，如疼痛、夹杂物（血、晶体、未消化物）……等等。如：糖尿病人的尿液还可能招蜂引蝶，痢疾的里急后重感，膀胱刺激症的尿频、尿急、尿痛……史上记载。春秋时，越王勾践身为吴囚，为讨好吴王，曾经口尝其人便，以判断其疾病转归。这个特例，不可仿效。

大、小便的物理、化学性状的改变，不仅直指其来源自身的问题，而且，其他组织器官的病变，也可能改变它们的理化性状，因此，所问结果还必须综合各方面的检测、观察和体格检察的结果进行综合分析，并最后诊断。

参考文献

[1] A. E. 雅克夫列娃（周景春，曙光，译）. 巴甫洛夫关于睡眠抑制的学说［J］. 人民军医，1953 年第 8 期.

[2] 杨森. 老人应注意动与静［EB/OL］.（2015 - 05 - 05）［2015 - 11 - 07］http：//www. whtv. com. cn/bjyp/yytj/20150505424314. html

[3]《科学》杂志评出 2014 年十大科学突破［EB/OL］.（2014 - 12 - 20）［2015 - 01 - 02］. http：//world. people. com. cn/n/2014/1220/c1002 - 26244579. html

[4]（清）魏之琇. 续名医类案［M］. 北京，人民卫生出版社，1957，P792.

[5] 高也陶. 临床交流学概论［M］. 第二版，北京，中央编译出版社，2009.

[6] 孟绍兰，等. 心理学报，17（1）：1 - 61，1985.

[7] 张介宾. 类经［M］. 北京，人民卫生出版社，1965，第 324 页.

---

① 《礼记・曲礼上》记载：“入境而问禁，入国而问俗，入门而问讳。”《礼记》与《黄帝内经》孰为先后，前人似未有论及。根据作者意见，《黄帝内经》或在其先。

第二十二章　问诊的临床背景

问诊的临床背景受到这许多因素影响，似乎杂乱无章、难以预测，要掌握其中奥妙，随心所欲地应用，似比登天还难。然而，悲观论调不是人类本性，否则人类就不会发展到今天。多少年来，人们一直努力去揭示其中奥妙。1932 年，著名语言学家陈望道说："写说本是一种社会现象，从头就以传达给读听者为目的，也以影响到读听者为任务的。"因而，他提出语言活动的六个研究变量：何故、何事、何人、何地、何时、何如。用我们现在的话说，就是什么人、什么地方、什么时候、为什么、怎么样、说什么。国外学者把它统称为社会语境（Social Context）问题，做了大量研究。

问诊时的临床交流与随机交流不同，一开始在许多方面就已被限定，一般是在医院或医疗机构内进行，交流的双方也比较明确，一般发生在医生或医务人员之间、医生或医务人员与病人之间，有时有还病人家属。因此在这基础上分析临床交流的环境，相对还是颇有便利的。

22.1　问诊的临床交流环境

当你走进医院大门，红十字、门窗隔板的白色油漆、病号服装、白大衣以及扑鼻而来的新洁而灭或其他消毒水的气味、病房周围精心种植的花草、来去匆匆多带忧伤的面孔，这一切都会令你意识到身在医院之中。你或许还会看到挂号处长龙似的队伍，收费厅喧嚣的人群，诊疗室静坐候诊而五内俱焚的患者，当你置身于这个队伍中，或许本欲倾向医生的肺腑之言已压抑大半。

或许你有了难以告人的疾病，欲向一位慈祥可亲的老医生请教、倾诉，但你却碰上了一位稚气未脱的年轻医生；或者就诊室里还围坐着其他病人，你吞吞吐吐，十分含蓄的说着自己的情况，医生在紧张的工作中，根本无法对你的话细细品嚼，你心里暗暗叹道，"今天又白来了。"

如果你坐在一位白发苍苍的老医生旁，他面容慈祥和蔼，微笑地鼓励你说出隐衷，并耐心倾听，周围没有第三人，窗明几净，空气新鲜，微风清清吹过，你的语言滔滔不绝，在那奔流不尽的语言中夹杂着你的潜意识。终于，你的话完了，你感到痛苦减轻，疾病仿佛从你的身躯里随着语言一块逸出。

这就是环境的影响，环境可以使人抑制，也可使人兴奋，可以使人痛苦，也可以使人欣快，可以使人回到既往苦难的经历，也可以使人憧憬美好的未来。临床交流的关键在于使病人去抑制，让他宾至如归，让他回到发病时的情境，让他自由联想一切与发病有关的情节，使医生有尽可能详细的资料以分析判断与症状和体征相关的病因。

限于种种因素，我们大多数医院还不能达到理想的环境。首先，很难保证每个医生有单独的诊察室。在一般医院，至少两个医生合用一间诊察室，有的还更多，某些医院甚至是一间大房子里坐许多医生同时就诊，相互干扰之大可想而知。近几年，有了明显改善，尤其一些民营的医院，其就诊条件远远胜过国营的医院。

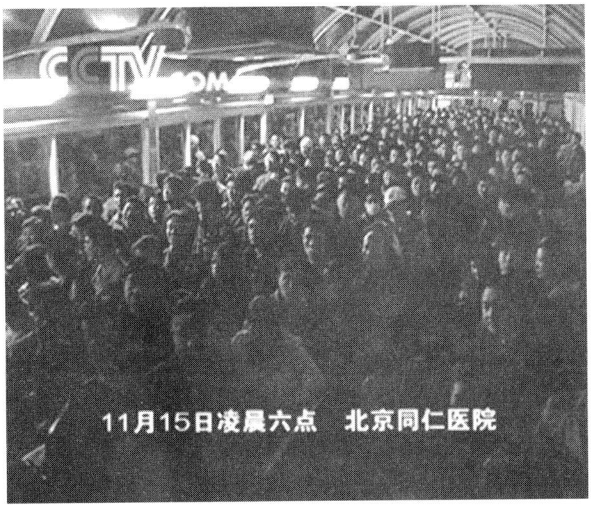

图 22.1　医院如此客满，无病也会出问题

其次，由于病人多、医生少，根本不允许病人有更多时间来倾诉，医生也无耐心来听。大多数学校出于应付这种环境、上诊断学时就教导学生，要抓紧患者陈述中的主要线索，顺藤摸瓜。这就造成病人主动陈述少，往往是医生问，患者答，医生问什么，患者答什么。因而产生一个很糟糕的先决条件，医生实际上在还没有完全听完患者的全部陈述时，已根据所得的少部分信息，估计几种最可能的诊断，然后以此为主干，进行问诊和体格检查，这样，误诊的几率能不高吗？

例如，一位近期咳嗽的患者来就诊，医生自然考虑呼吸系疾病，必问起病状态，有否发热、痰的性状和量度，既往史等等；体检也仅是一般状况检查和呼吸系统听诊，排除肺炎、支扩、肺脓疡、结核等，可能会被当作一般的支气管炎或上呼吸道感染治疗。如未治愈，患者再次复诊，碰到另一位医师，可能还是重复以上程序，或许再排除有否咽炎、并进一步进行实验室检查。当患者第三次复诊时，有幸碰到一位医生没有把他当作迁延不愈的气管炎患者，他与病人深入交谈，了解其生活状况，近期活动和精神状态，终于发现他最近刚调换了工作，总觉工作环境不适，有烟尘刺激，故不断咳嗽，而他内心是十分不乐意换工作的。

一个很简单的疾病就疹三次，算上来回路程、花费和排队挂号、就诊、取药时间，其效率是十分令人遗憾的。如果能把病治好则罢，就怕还不能把这病治愈。

影响医生与病人谈话环境的因素有许多，难以一一列举，在此仅举一些较易感受到的。

22.1.1　气候与气象

人们很早就注意到气候对人的影响。在民间就有不同气候产生不同的性格说法，在议论人时总说某某人是北方人性格，某某人是南方人性格。实际上，在《黄帝内经》中，对于生长地域与人的健康和心理的关系，有非常明确的论述。最早研究应激状态的加拿大医生塞里在他的名著里认为：气候与气象是很重要的应激因素之一，它们的活动是一种可怕的刺激，影响机体的总体适应征（General Adaptation Syndrome，GAS），尤其是肾上腺功能。

每个人都会感受到气候对人的影响，如春暖花开时，人们常觉暖洋洋的睡意浓厚；夏季炎热、令人心烦意乱；冬天使人肤凉神清，而对秋天的感觉十分复杂，与文化关系十分密切。现在一般人觉得秋天天高气爽，又是收获季节，喜气洋洋。可不知古人为何遇到秋天便不痛快，可能是落叶萧萧，万木枯槁之故。你看“愁”字，就是“秋”天之“心”。

宋玉著名的《九辩》中第一句便是：“悲哉、秋之为气也”，其后多少文人骚客描写愁苦总要拉上秋。唐朝李商隐诗：“君问归期未有期，巴山夜雨涨秋池，何当共剪西窗烛，却话巴山夜语时。”全诗无一愁字，却以秋池涨满表达了夜雨思故人的愁苦之情，不愧千古绝唱。

天气变化给人的影响是复杂的，对某些人可能却是极有规律的。风湿性关节炎对气候的预报可能更胜于气象台，脑震荡后遗症也会因气压骤变而头痛。据研究（潘天白，1986），脑卒中与气象变化有关，脑出血与温度、气温呈负相关，与气压呈正相关；而脑血栓与湿度、气温呈正相关，与气压呈负相关。似乎气象影响人们的血流速度。

有人描述了 29 个病人在秋天、冬季的精神症状，典型的病人有中度沮丧，对气候与纬度的变化十分敏感，常伴发瞌睡、食欲亢进和碳水化合物缺乏，而体内的生化和生理测试却未见异常。不少人认为，是光线的作用影响了动物和人类的行为、生物节奏和冬眠效应。

对于天体运动对人体健康状态的影响，《黄帝内经》的五运六气说最为古老，描述也最详细。本书第 10 章问四时有专门讨论，不再重复。

22. 1. 2　建筑布局

医院建筑布局对患者的影响已日渐受到重视。如果一个医院门诊各部门或各种检查相距过远，无疑会使病人看一次病则要马不停蹄，四下奔波，消耗体力不算，还使患者心内烦躁，重病号则更不堪设想。初诊病人则不知所措、迷失方向。

医院建筑的形式对患者心理也会有很深的影响，如光线通畅，空气新鲜，自会给人以清新的感觉；而光线暗淡、潮湿、气闷都对患者不利。格式塔心理学认为形式可以影响心理状态，心理状态也可用形式表现出来。在此基础上，康定斯基创造了抽象画派，探讨点、线、面怎样影响心理状态。我们不可能用三言两语来讨论这门深奥的学问，但是，只要你想想你在高大尖顶的哥特式建筑物前的感觉，建筑给人的心理作用就显而易见。实际上，每一种建筑都有其独特的要求和特定风格。与绘画及雕刻的道理是一样的，对于医院所要求的，自然要欢快、明亮，有利于病人康复，可事实上，我们无法随心所欲。

陈光贤提出，病人到医院就诊，既惦念家中未了的事宜，又担心自己的疾病，任何等候都会不耐烦。因而在医院布局设计时，要考虑这个因素，将可重复和可公共使用的面积尽量集中，提高空间利用率，把线型走道改为点型厅室，或各诊室围绕候诊厅的方式。对于单调漫长的走廊，建议放宽通道、转折，变化道型，重点装饰，添加采光口，或在一侧布置景色及小庭园等，以打破单调沉闷感。标志图像应构图简洁，形式明确，色彩悦目，同时还应该与其他环境因素共同起到点缀、美化的作用。

22. 1. 3　颜色

颜色对人的影响，前面已经谈了许多，颜色在医学治疗上的应用却是不胜枚举的。在医院的环境里，白色最常见，医生护士被人称作白衣天使。白色象征着快乐欢跃，纯洁无暇，有清洁卫生感，但却令人恐怖。长期处于白色环境内，对人的心里生理都不利，易引起眼疲劳，精神紧张，时时提醒患者身处医院。对儿童来说，白色造成的条件反射尤其明显，只要打过一次针，下次看到准会嚎啕大哭。

色彩一般可分作两大类：暖的和冷的，鲜明的和暗淡的。因而，每种颜色都具有**四种基本色调**：鲜明的暖或暗淡的暖，鲜明的冷或暗淡的冷。

康定斯基认为，“一般来说，暖色意味着接近黄色，冷色意味着接近蓝色，这种差别出现在同一范围内。换言之，一种颜色会保持它的基本性质，但是这种性质尽管时强时弱却是现实的。这种差异体现出一种水平运动；暖色向观众逼近，而冷色却离开观众向后退缩。”

国外医院内的工作服已不再是单一的白色，而是以暗淡的蓝、红、绿为多，尤其倾向于蓝，据说对人有镇静作用，常用于手术室。

白化病人不能见强光，新生儿溶血症可以用蓝光照射，牛皮癣可用黑光灯照射。颜色与精神状态也很有关。

1. 兴奋感色彩，主要指由红，橙等组成的暖色调色彩。在低血压病房和疗养病房使用，能使患者兴奋性增高，提高血压，增加食欲。采用暖色调家具，还能改变儿童对医院的恐惧心理。

2. 沉静感色彩，以蓝、青、紫等冷色调组成，使人产生清爽、宁静感，浅蓝、浅紫能起消除烦闷的作用，尤其适用于发高烧患者和妇产科病房。

3. 明快感色彩，以浅桔，浅黄等浅明色调为主，有坚定信心的作用，常用于手术室、外科和绝症病房，以助患者消除悲伤感和减轻肉体痛苦。

4. 忧郁感色彩，灰暗色调及黄、黄绿和橄榄绿等色，给人冷淡、忧郁之感，对精神病人有抑制作用，多用于精神病房。

颜色是通过眼睛感觉后，经视神经传入大脑给人以特定的温度感觉。夏季，气候炎热，阳光灿烂，毒如火龙，但你戴上墨镜后，光线消弱了、暑气也减少了。试验表明，在有空调的屋子里涂上蓝色，温度保持在华氏75°，女性仍感觉冷，而在同样温度下，如果墙上颜色涂的为黄或绿，女性则感到太热。

在现代的会堂装置有各种暖色灯光，每隔一定时间变换，使听众精神为之一振，不致昏昏入睡。

22.1.4　房内布置

有不少试验证实，房屋的内部环境对人的心理状态有一种固定影响，并间接影响行为。当被试在具有吸引力的房内比在无吸引力的房内，更愿意于人交流。房间的清洁度以及植物、鱼缸和艺术品的存在，与人们的舒适感相关联；女性尤为敏感。

至于桌椅板凳的摆设则研究的更多。民间风俗，请客时有上下座之分：官高的南向而坐，辈分、职务低的坐南朝北，或坐右手。就是现今国际交往，亦有位置讲究。圆桌经常用来排除位置高低的纠纷，英国亚瑟王，就以这种方式来安排手下骑士，免去多少为了争夺位置的无益厮杀，历史上被称作圆桌骑士。中国人更妙，宋江等几位知识分子在处理108条好汉的排位上，借助碣石上莫名其妙的文字，塞进私货，硬是把大多数好汉们给蒙骗了。大家都是上界星宿下凡，名次早已有定，各人安分守己，各得其乐。据统计，60%的人愿意围着圆桌谈话，仅11%的人愿意在矩形桌旁谈话。

在自由选择的场合，人们是怎样选择座位的？在上一章，我们已经探讨了躯体距离对人际交流的影响以及通过机体自身活动而进行的非符号交流，这对人们在某个特定场合，如聚会、文艺沙龙有着相当影响。但在人群较多，且又必须进行交流时，人们不能像在公共汽车上或电梯里、图书馆内那样互不理睬，各奔东西，而必须交谈、寒暄、互问短长，在这种情况下，位置对交流的效果是很有影响的。

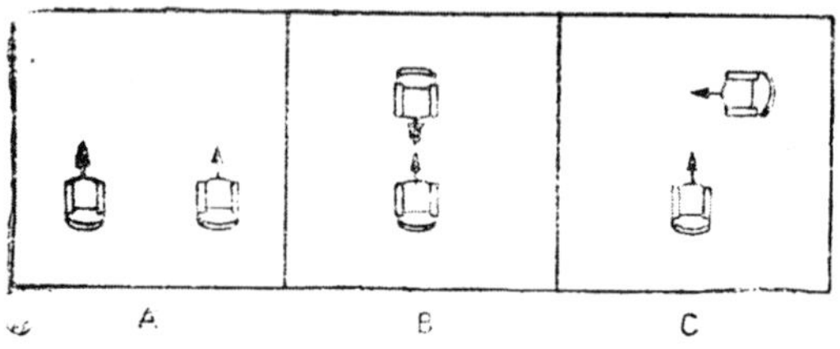

图22.2　交流的方位一

有人发现在老年病房中，家具成排排列，降低了社会交往，加重了老年人的孤独感；而聚合式的布置，将家具成组排列，可加强互相交流。还有人发现某个新建的医院气氛很愉快，但病人冷漠，后来发现其家具排列呈社会分离式，病人只能肩靠肩或背靠背坐，不便交往。当椅子改变为围桌而设时，几个星期内病人交往增加了两倍。试验表明（Mehrabian&Diamond，1971），当两张椅子边对边或成家角度相对，或脸对脸的安排，如下图A、B、C，图B将提供最佳的交流机会，图C次之，图A最差。如图22.2.

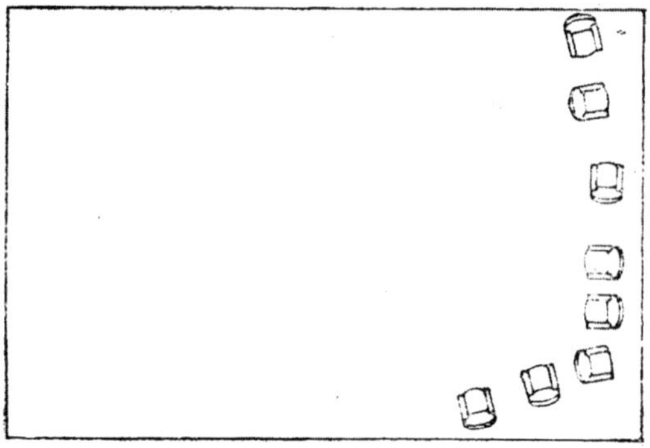

图22.3　交流的方位二

在人数较多的场合，如果受试者被允许任意行动，他们的椅子将沿墙线状排列，形成一个粗粗的丁字形（如图22.3），以避免眼的接触；然而当他们被要求制定工作计划时，椅子将被排列成半圆形，以保持眼的接触。

眼睛的接触在在临床的交流中也是关键。怎样选择会谈时的角度呢？精神分析医生有时尽力避免眼睛接触，害怕影响患者的自由联想。但医患交流时，病人将希望从医生的眼里获得同情、支持以及判断自己病情的重要信息，避免眼球接触会使患者感到医生的冷淡和不可接触，而医生有时也必须从患者的眼睛里探索他的内心活动，有关病史的真实资料以及语言后面隐藏的意思。

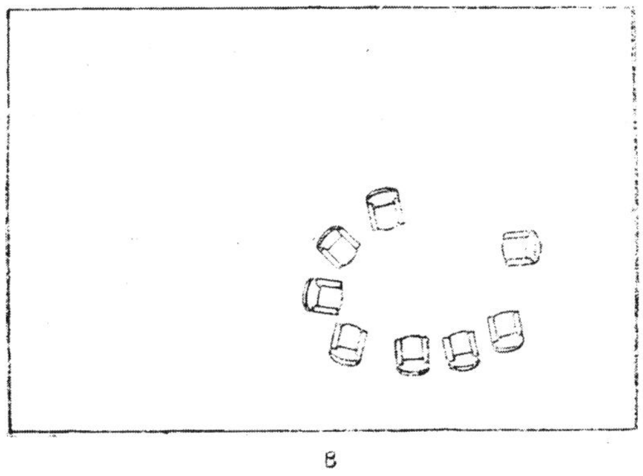

图 22.4　交流的方位三

在一般的医院，医生和病人的位置一般是成直角相对的，从下列的调查分析表可以看出，这种位置在谈话、协调、共事，竞争上比例都小于面对面者，但最后一项分数尤低可带来一定的好处，使患者一坐下，就有一种服从感，悉听医嘱，似乎是颇为可取的。其次，这种坐法还便于医生对患者的体格检查，面对面坐就无此优点。但在心理治疗或精神分析时，这样坐就不便于医生对患者的整体观察，因为很难观察到头颈部以下的躯体活动，而这一部分活动往往是最诚实的。

位置的方向大致可定，但两者间的距离呢？距离的长短可影响位置的效果。比如说面对面坐，如把一人的位置搬到离桌子远些，这张椅子上的人可能会感到处于受审位置。又如上图 22.5 的第 4 行实际与第一行类似，只是距离拉远了，其结果却想去甚远。

和一般人不同，人际间的距离在医生和病人之间，比公认的可能要短些，至少门诊病人是如此。有经验或有心的医生可能会注意到，当病人坐下时，往往会主动地将椅子朝医生方向挪挪。笔者使用的听诊器的长度远远超过正常长度，门诊时，怕过长的胶管摩擦造成杂音，破坏听诊效果，总希望病人坐在一定的距离以外，这个距离实际上才是本人手臂长度的 2/3 左右，可患者每每要把椅子朝前挪。当病人走后，笔者常有意识将椅子挪远点，可是新来的就诊者总会情不自禁地朝前挪。这与社会心理学家所得的结果大相违背，虽然绝大多数就诊患者与医生素不相识。可见医生与患者关系的特殊性，也反映了患者对医生的尊重，求医似渴。

过近的距离显示了医生与患者的亲密和相互信赖（至少病人会这么想），医生采取病史、询问病情以及心理上给患者以安慰无疑是很有益处的。但是这会带来不利的一面：第一，距离过近会使医生只能注视患者的头颈部，而看不见其他部位；第二，过近增加了医生染上疾病的机会，虽然医生的职业道德不许医生过多的考虑自身的疾患；第三，过近会带来负效应，会使医生和病人的界限消失，虽然有人认为不应该有这种界限的存在，这种界限有时会给医生带来尊严，会掩饰医生自身的缺点。如果医生的光辉消失了，病人对他的信赖也会消失。

22.1.5　声音

医生与病人交流时，安静时必须的，但却常常被外在的声音所干扰，包括街头车水马

座位选择安排效果的比例

椅子安排	谈话 Conversing	协调 Cooperating	共事 Coacting	竞争 Competing
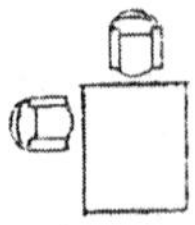	42	19	3	7
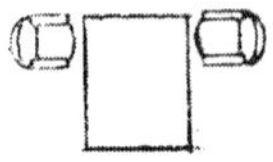	46	25	32	41
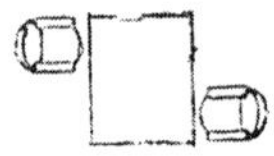	1	5	43	20
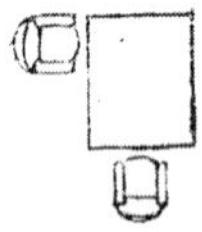	0	0	3	5
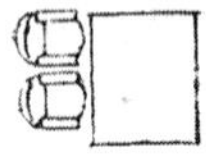	11	51	7	8
	0	0	13	18

*This column does not total to 100 percent because of the rounding off of percentages.

图 22.5　交流的方位四

龙的喧嚣、工厂机器的轰隆，还有人的苦笑、争吵、提问、电话铃、敲门声。当医生与病人开始交流后，突然而来的声音会将谈话中断，这对谈话的深入进行是极为有害的。一条思路、一个话头被打断后很难接上，不像平时有目的的谈论工作或讲述某个故事，由于早有成形的东西，一旦中断尚易接续。而当病人在谈论自己的某种经历，诉说在某种场合下的某种情绪状态及人际关系时，他进入角色，情绪高涨，描述有声有色，思绪万千，言语滔滔不绝；一旦某种原因中断这种表达，他会冷静下来，原来可能有许多话要说，现在即使再接上去，他往往不再那么有兴致，三言两语把一肚子话打发了。医生又得重新动脑筋，打开他的话匣。

声音对人的健康有利有弊。比如乐声，现在已经用来治病，每隔一段时间，听上一段优美动听的音乐，放松紧张状态，解除刺激，治疗疾患，已在各大医院开展，并有专门杂志出版。还有人认为谈话时有背景音乐，可增经谈话效果。据《论语》记载，孔夫子在齐听到《韶乐》，三个月不知肉是何味！

音乐对疾病的治疗作用，在世界上已经广为研究。现在已经有了专业的音乐治疗学会。据说巴赫的乐曲有降压的作用。其实，世上万物都在振动，从电子围绕着原子核运动，细胞壁如液态镶嵌模型，也在不断地运动。机械振动是宇宙的基本运动方式之一。和谐的振动就是我们所说的音乐。毕达哥拉斯认为音乐是宇宙一切事物的核心。原始先民的巫术与咒语，包括宗教的念经，都是一种以声音来影响人体健康稳定的企图。其实是以外界的振动与人体器官组织的和谐振动，或者共鸣，来达到维持健康的作用。

但声音可变成噪声，使人烦躁不安，无法入睡，五内俱焚。对于这种情况，人将尽可能逃避。但是在 20～20,000 赫兹以外的声音，人是无法听见的。低于 20 赫兹以下的声音，对人极为有害，是为次声。

次声由物体振动产生。有自然起源，如风、雷、地震等，一般频率小于 0.1 赫兹，强度在 75～120 分贝之间；有人工起源，一般频率为 1～15 赫兹，强度为 80～120 分贝，最值得注意的是可由人的呼吸产生。次声传播远，衰减小，穿透力强，与人体器官的频率多相同，一旦与某器官共振，就像一队整齐的士兵路过大桥时，由于频率与桥自身相同，竟至大桥倒塌，后果可想而知。

次声对中年女性最敏感，最常见的症状有：头痛、眩晕、失眠、疲倦，烦躁、恶心、耳鸣、咳嗽、哮喘、皮肤蚁走感、四肢麻木、胸部压迫感、咽堵感、心悸、恐惧、常常被人诊断为“神经官能症”、神经衰弱、或是更年期综合征。当然要仔细查出患者是否长期接触某种无法听觉的声音振动源是不太容易的，长期不明原因的上述症状，换个环境后症状得到改善，或许可以推测。

音乐治疗以心理治疗的理论和方法为基础，运用音乐特有的生理、心理效应，使求治者在音乐治疗师的共同参与下，通过各种专门设计的音乐行为，经历音乐体验，达到消除心理障碍、修复或增进身心健康的目的［1］。音乐治疗进行系统的科学研究是从 20 世纪后开始的。1950 年美国成立了世界第一个国家音乐治疗协会，目前，世界上有 200 多个国家成立了音乐治疗协会，每两年召开一次世界音乐治疗大会，约 150 多所大学拥有了音乐治疗教育。美国有约 4000 名国家注册的音乐治疗师在精神病医院、康复机构、综合医院、老年病医院、儿童医院、特殊教育学校和各种心理诊所工作。音乐治疗在欧美国家已经成为一门成熟的系统学科。

音乐疗法的机理主要有物理作用和心理作用，音乐心理作用具有明显主观性和能动性，影响精神、心理和生理活动，这是音乐治疗的内因，有关物质基础建立在中枢神经系统和全身各器官组织的互动网络中，与精神心理、脑功能、神经内分泌功能、内脏功能等自组织信息调节机制密切有关。音乐对神经系统的影响是广泛而整体的，但就局部功能的影响各有不同。

音乐情绪模式中，调式、速度这两个要素起主要作用，而节奏、力度、旋律、和声的参数的“重要性是附加的”。不同时代的音乐作品虽然音乐体裁在结构和语义的复杂上均大为增强，但其中情绪本身并无实质性的变化，而且还发现同一情绪状态的表现，作品中速度与调式的参数是一致的。

心理治疗发展在理论和方法技术上形成了不同的派别，欧美的音乐治疗主要是建立在心理治疗的基础之上的，因而不同的心理治疗派别就发展成了不同的音乐治疗方法技术。音乐治疗家还认为，认知心理治疗家强调认知决定情绪，而音乐治疗家更强调情绪决定认知，音乐能直接作用于情绪进而影响人的行为，这就是音乐治疗常常在进入人的深层意识时，能优于单纯于运用语言治疗的方法的原因。

22.1.6 背景

临床交流的背景，可是有时代背景、社会背景、地理背景、或文化背景。当然，任何一个人际交流的场合，都不会缺少这些因素，只是交流的双方未必经常意识到这些背景的存在。这些背景往往对治疗起关键性作用。作为医生，十分有必要对这些因素有清醒的认识。当我们与其他人进行交流时，存在有三个级别。

第一个级别是文化水平 我们是在共同的文化标准和惯例的基础上进行交流的。例如，我们走在路上，碰到相熟的人或见过面的人，总会微笑、点头、打招呼，对方也将做出相应的回报，这是惯例。如果不遵守，后果难堪，将使对方感到绝情或被轻视，并极可能减少自己的魅力，承担失礼的罪名。绝大多数人这么做，但却很少意识到这一级别的交流。

伯格和伯拉达克（Berger & Bradac）认为，只要一个人与我们说同样的语言，他就与我们同文化，我们就能推断出应该怎样与他交流。然而，我们可能进入某种相等困难的境地去尽力地和来自不同文化的人周旋，因为我们难以认识那些人有什么不同的交流惯例和标准。时间概念也时文化背景的元素之一。据说高丽（朝鲜）人与朋友相约迟到45分钟不足为奇，美国人则对此无法理解，不可适应。

可以提供给医生有关患者文化背景的线索有几种，一是询问病人，这种方式难以完全。比如在上海有许多外省籍贯者，当你询问他们的籍贯时，长期生活在上海的，尤其是年轻人会避开某些籍贯，这种询问法就不够准确。另一种方法是察言观色听音，这就比较自然。如果你从病人的口音听出他的籍贯、方言，问他是否何地人，他无有不精神一振，倍感亲切，两人关系顿时近了点。有的人甚至不顾病情，先拉老乡关系。真好比萍水相逢，他乡遇故知。

第二个级别是社会水平 人们基于群体成员关系或社会角色的不同而交换信息。群体成员或角色是基于职业、年龄、性别、种族、伦理背景或社会阶层之上的，某种特定的交流惯例联系着这些成员或角色。如前所述，犹太民族流散世界各地二千多年没有被所在国同化，就是他们的语言、宗教信仰和礼仪，把散在世界各地的整个民族象珍珠一样地串了起来。

物以类聚，人以群分，教师、博士、专家们总是倾向与自己的同行交流，他们有共同的职业和共同的语言。有时候，根据职业可以大致划分人的群体。我们可以根据病人的职业来推断他的爱好、习惯、社会环境、生活条件以及嗜好、习癖。但请注意，事情远非如此简单，职业并不是限制一个人的生活圈子。一个科学家可能有特殊的爱好，比如爱因斯坦同时是个优秀的小提琴家，而一个普通人可能因为对某项专科有特殊兴趣而自学成才，成为专家。

某些社会相互作用是基于人与人之间关系和个体特征（个体间的相遇）之上的，而另一些则是基于社会集团之间（群体间的相遇）之上的。“酒逢知己千杯少”，基于个体特征与群体较为相似，自有“义气相期共死生”之感。医生要接触那么多各阶层各种性格的人，应该知道的实在是太多了。医生应该像文学家那样具有细腻的感情，对人生有敏锐的洞察力，对社会有深刻的理解。有人认为医学和文学都属于人文科学是有一定道理的：1. 研究对象都是人，都以语言和文字来表达和交流感受。2. 医生可以通过文学家们对人类心理及现实的描写，了解人类的苦恼及存在问题。3. 医生通过文学、艺术和历史了解疾病对个人和社会的影响。4. 医生通过文学作品的描写，开阔眼界，培养敏锐的感觉，掌握医生和病人共有的人性和同情心。

顺便提一句，中国人古代就认为不为良相，则为良医。近代由医学改为从事文学而成为伟人或著名文学家的就有孙中山、鲁迅、郭沫若、柯南道尔、契可夫、毛姆……

第三个级别是心理水平 这是最高级水平的交流。有很多交流只可意会，不可言传，**“身无彩凤双飞翼，心有灵犀一点通”**，就在于双方心理水平的互相了解。

在这一水平的交流中，推论是建立于对对方个体了解的程度上，必须考虑到对方是某个特定个体，有着独特的信念和态度构型，以及独特的行为方式。在这一交流水平，我们以各种方式接待各种人。为了在这个水平交流，我们需要知道对方的嗜好和对特定问题的态度，还必须能够推测在常规或常规的社会状态下对方将怎样反应。总之，心理水平交流是区别对象，具体分析，具体对待的，因而要比其它两级交流水平需要更多的时间和能量消耗。为要获得这一水平的知识，必须不断地与对方接触，以了解其信仰与行为的变化。要做到这些十分不易，故很少有人能达到这一水平的交流。

中国古代有一对好友，钟子期和伯牙。伯牙是一位十分有造诣的琴师，而钟子期独能从他的琴声中听出他“志在高山”，或“志在流水”。子期死后，伯牙将琴砸毁，终生不再鼓琴，似报知音难得。医生一旦成为患者知音，医患交流则登峰造极。米勒和史登堡指出，只有在非常亲密的朋友和情人之间主要以心理水平交流，而文化水平交流则调节交流活动顺利进行；在以文化和社会水平交流的过程中，人们偶然可交换非常具有“人情味”的信息；然而绝大多数场合，心理水平的交流比其它二者更为重要。

应该指出：首先，这三个水平的交流是同时进行、平行发展的，得具有三个方面的知识。要从文化水平跨入心理水平，必须从一般的叙述跃迁到推理预测和相互理解。要在心理水平进行有效的交流，需要较高的知识水平。其次，当我们从文化水平通过社会水平达到心理水平时，交流的普遍化越来越少，而个性化愈来愈多，愈来愈倾向于是对某个个体独特的交流方式。可见，当交流主要发生在文化水平时，是一种普遍交流方式，而发生在心理水平时，则是个体间交流方式。

22.1.7 医学模式

1977 年，恩格尔率先对生物医学模式提出挑战，认为既往的医学模式过分强调生物学改变。某人感觉很好，但实验室的阳性检查结果使他不得不求医服药，某人或许疾病缠身，但找不出临床体征和证据，无法确认其有病之身。恩格尔认为在健康与疾病，强壮与虚弱之间，永远无清晰的界限，永远也不会有。因为文化、社会和心理因素使疾病的概念大大混淆。在此之前，世界卫生组织（WHO）在其宪章中就写道：健康是身体上、精神上和社会上的完善状态，而不仅只是没有疾病和衰弱现象。恩格尔由此提出生物心理社会医学模式，现在已经被广泛接受。

除了解释和控制因果过程（causal process）在疾病人中所起的作用，医生还必须理解和体会病人的经历和活动的意义，病因的解释和意义的理解都是科学的过程。

理解是我们了解他人的方法，是由对他人行为和经历的了解所组成的，它要认识一个人的经历和活动是怎样涉及到另一些人可能的经历和活动，因此，理解可以被看作我们每天与其它人的社会相互作用和我们与他们更为科学的遭遇所做的工作。从某种角度看，不管何时当医生面对一个病人时，理解就产生了。从某种角度看，不管何时当医生面对一个病人时，理解就产生了。在这种情况下，二者间的理解是相互的，医生要尽力理解病人的经历和活动，而病人也同样要尽力理解医生的经历和活动。这一点近年来越来越受到重视，人们已经感到对病人“生活故事”的理解是十分重要的。学者提出某些基本定律，以用于医学中科学理解学说的建立：

（一）经验主义的理解是一种翻译

我们所说的理解是要把握住他人经历和行为的意义，只有当他们的经历和行为可以直接暴露于我们时，我们才可能这样做，即只有存在某些经验的或可观察证据供我们理解。照贾斯普所说，这种经验的证据，依赖于一个人怎样看待他或她所说、所做和所为。当我们渐渐认识某人时，证据便积累了，我们对他或她的理解也渐增加。因为所有的理解均是建立在被给定的事件上，我们对某人的理解可以通过观察他或她的姿势、外表、表情和行为等逐步仔细观察而渐渐确立。但这种信念的确立不会使我们忘掉在进一步获得证据后可能会加以变动甚至恰恰相反，经验主义的理解是一种严格的科学方法，严格地、仔细地基于直接的、可观察的事件之上。

（二）理解是在某种密闭的周期中执行的

任何单一的经验和活动，只有当它涉及到此人其他的经验和活动中，才能渐渐完全理解，分开来，它们只是整体中的一部。然而，我们可能难以从个人的整体经历的开头去了解，而使了解其一部分并且尽力去辨别它的整体应是怎样。因此，新的证据、新的消息可能改变我们先前的整体理解。理解总是在一个圈子内运动，从部分意义的理解到整体意义的理解，又从整体的理解回到新的部分的理解。新的发现的影响使我们改变了原已把握的整体，我们必须搜集更新的证据补充被纠正的整体内容。

在治疗某个病人时，医生开始时需要对病人的个人系统有所了解，训练有素的医师还将寻找病人家庭、群体、文化和社会系统的材料，以及病人生活所依赖的不同系统，与其它人的相互作用，每一件医疗资料都使我们渐渐改变对病人的看法。由于我们需要了解一个系统是怎样和另一个整体相互作用，我们将反复思考、推敲，并增加了我们对每一个不同系统的把握，这种对每一系统（部分）的认识改变和增进，将使我们进一步理解他们是怎样或其他系统（或整体）相互作用的。

（三）相反的意义可以同样被推导

医生们不要基于少得可怜的资料来推论整体。当我们对病人继续观察和交流时，我们可能渐渐相信我们对病人行为的意义已有了相当了解，但这种理解一定是基于这个特殊情况下，不应该基于某种理论或新建的假设进行臆测，否则，我们难以获得正确的理论。因而，我们应当从不同的角度或概念去理解病人，不这样的话，我们的理解就可能是片面的。

（四）理解无法最后下结论

有两个理由说明对他人经历和行为的理解是无止境的过程。首先，心理社会学的意义可以被理解成是由于它所依赖的其它系统的过程、而不是由意义所调节的，发生在器官、组织和细胞系统下面的原因过程可以被解释，但不能被理解。我们可以用生物学、生理学、神经病学等等理论解释在生物系统内种种原因的产生，但是有机体过程是由因果定律而非由意义所控制，故它们不可能被理解。我们能够理解的仅仅是经验和活动，因为只有这些事件是由意义结构所调节的。系统的互相依赖，使我们认识到人类意义经常是由他们自己也无法理解的系统所产生的。

其次，就像恩格尔所说，系统之间是相互依赖的，在意义结构和原因结构之间的界限仍然是可以渗透和介入的。从某种程度上说，经历和行为的唤起是出于人类自由王国的。因为，我们无法预言某人将做什么，即使他与我们极为深知，我们通常只能估计他的个人动机、信念和目的，从某种程度上说，只能推测他可能的行为。

（五）经历和活动可以用不同方法解释

这一点实际上在前面几点中都包括了。多样性并非任意的非特定性，理解应当适合于它自身的尺度。这个尺度不是自然科学的尺度。对于寻找理解真理的尺度可以是生动的、相关的、深含的和复杂的。再有：理解必须符合证据，它必须基于直接得到的现实体征，因此，随着经验的可评价资料增加，理解也越来越可以确定。

（六）理解既可以被启发，亦可被暴露

理解一方面可以被同情和赞赏地置于人类本性之下，另一方面，理解可以被当作一种方法去揭开人类外表美丽的面纱，揭露其丑恶内部。理解不应忽略其任何一面，意义关联可能被用来揭开一个人的弱点或恢复他的健康。

因而，理解可能使我们感到人类本质中丑恶的动机，也可能使我们对人类不同经历产生同情。理解将是我们对人类生活的复杂性和多种可能性有一个较为明确的了解。

从长远的观点和当代医学模式的要求来看，家庭医生是一种可取方式，或许是我们今后努力的方向之一。每个医生固定对若干的家庭采取责任承包，从一个孩子还在娘胎，甚至从他父母还在谈恋爱，家庭医生就了如指掌，了解他祖孙几代的每一口人，看着他生长发育，知道他的每一疾病，因而，他所了解的病人不再是一个简单的生物个体、某个生存时期的疾患，而是整体的、全面的、系统的人。对于病人及诊疗的准确性来讲，其效果是不言而喻的。这样，看病的方式就远不再局限于医院的环境内，可以是公园里、餐桌旁、客厅里，许多病可以防患于未然。

总而言之，医生与病人交流的环境，由外部的、内部的。外部环境包括气候、光线、建筑风格、室内摆设及医生外表，等等；内部环境包括时代、历史、文化、社会、伦理道德对病人乃至医生的影响，以及病人生命的每个时期所受的外部刺激对机体的影响、不良刺激在体内的积蓄。一个医生所要做得就是：造就优良的交流环境，诱导个体阐述所有有关疾病的事件，分析、推理、判断主要因素，“导之以其败同，告之以其生，”力争达到最高层次的交流——心理交流，推心置腹、倾其衷肠，以获最佳疗效。

22.2　求医者的动机

了解求医者的动机，对于医生掌握与病人的交流是十分重要的。是什么驱使病人前来求医？是躯体的病痛，谁都会这么说，无疑这是一个极其重要的因素之一，但还有其他原因吗？工伤事故、刀割火烧无法实现预测，突然的伤痛使病人速来医院就诊。但是，有些较轻的伤痛，有的人忍耐承受住了，有的人却匆匆忙忙赶到医院。一些慢性病患者，长期门诊，一周有六个工作日，他为何选择了这一天？尽力找出其动机，对诊断治疗都是很重要的。

为祈求镇痛、止血、治疗机能障碍，患者前来求医；亲友或同事把昏迷不醒或意识迷糊的病人送到医院来以求恢复其健康，延长寿命；这些动机中包含有人作为一种生物的求生本能。人又是社会的人与社会上其它个体有千丝万缕的联系，义不容辞地承担起延长群体中其它成员寿命的义务。人的这种社会义务与动物相比主要区别在于人对老弱病残的关心胜于动物。然而有些地区或团体，对不能自食其力的老人毫不留情地抛弃。中国有，日本也有。这样的地方，大多都是生产力极为低下的地方，没有过多的生活用品，而不得不如此。在漂浮大海的孤舟上或特殊状态下，人甚至自相残杀，弱肉强食。

各个文明对待自己的老人都有一定的习俗。越是敬老携幼的文明，就越是进步。中国传统文化始终对老年人尊重爱戴。儒家文化，孝字第一。汉朝没有科举考试，官吏除了贵族以外，就是以举孝廉的制度来选拔人才。孔子说，君臣臣父父子子。孟子说，老吾老以及人之老，幼吾幼以及人之幼。是中国人的座右铭。

两次获得戛纳金棕榈奖的日本著名导演今村昌平1983年获奖的电影《楢山节考》，讲述了日本一个山区有一个传统，当老人到了70岁，因为要节省食物和消耗，就由年轻人背着上山，把他丢在荒山上让他自生自灭。影片讲述了一个老母亲由儿子背到了山上，告别亲人，一路上还惦记并交代即将弃她而去的儿子今后的生活安排，并在雪山上静静地等待死亡的过程。

莫洛亚在《衰老的艺术》中表达了这么一个思想：越是处于原始状态的动物，它们对衰老越是残酷，他甚至提到原始部落对待动物一样对待丧失生产能力的老人。在非洲南部海滨的一些部落里，老人都得被迫爬上椰子树，然后人们使劲摇晃，如果老人能够抓牢树干不掉下来，就有权继续生存；如果掉到地上，就会立刻被杀死。

从更深一点的层次看，人的繁殖速度与动物相比是很慢的，人必须尽千方百计延长同伴的寿命来保持群体的强大，以对付大自然中随时可能发生的灾难，并增加力量以获取生存必需品。另外，社会的伦理道德也将约束个体必须尊老爱幼，甚至有法可循，谁人违反，必遭唾弃，乃至绳之以法。

例如，在抢救一名已无望救活的患者时，家属一般都会强烈表示尽力抢救，刚开始他们轮流侍奉，时间一长，精疲力尽，活人也将被拖垮，大家都盼望着那一时刻尽早到来，死者安宁，生者舒心，可是几乎没有一个人会对医生说可以放弃抢救。当生命之火终于熄灭后，家属悲从中来，嚎啕大哭，捶胸顿足，这一切已不全是个体内心的真实状态（不否认其悲伤），而更多的是社会的要求。云南的摩梭人虽然系母系社会，但能参透生死，人死了不但不哭，反认为是喜事，应该唱；不唱不受社会见纳。又如，传统文化是不赞成尸体解剖的，就是再现代化，再摩登的人，让他签字同意对亲人进行尸检，也比登天还难。或许他内心同意，但他无法承受其它亲友的指责和社会的议论。笔者曾见到一位经常在报上发表有关医德、医学与哲学方面文章的医界前辈，忽得一种诊断不明的疾患去世。其几个儿女均为大学生，其中有医学博士、硕士、学士，虽然他们为父亲的病对医院的诊断及治疗有所看法，但也不同意进行尸检，以明确诊断。显然，个体要承受住社会文化的压力是十分困难的，要有万分勇气。

既往许多精神分析学家或心理学家，都发现这种规律：个体动机产生的需要，都与个体自身有关。

就精神分析学者来看，人是生活在某种冲突之中，或是内部的某种本能，如真我和自我、私我和超我，或是某种自卑感。……当冲突协调时，人是健康的，一旦偏重于一方，则可能发生疾患。他们从人的精神活动中去寻找内在规律，力求把握它、解析它，最后使它平衡，保持健康。他们还认为人的一切精神活动，包括行为的动机都与这些冲突有关，可以从人的行为中去分析出这种冲突。从某种程度上看，我们或许会觉得精神分析中的冲突与中国人的阴阳理论颇为相像。阴阳是一对冲突，一对矛盾，相辅相成，相生相克。阴阳协调，阴平阳秘，百病不生。协调破坏，冲突爆发，疾病发起。但是中国哲学带有朴素的唯物主义成份，认为精神活动乃受机体各个脏器所影响的。比如释梦，是精神分析至关重要的一部分工作，他们认为可以从梦来分析患者内在世界，虽然梦只是变形地表现其真实内容，但它有规律可循，有特定的象征意义。而《黄帝内经》则认为梦是淫邪侵犯机体各脏腑器官的表现，侵犯哪个脏腑则有哪一种梦的表现，并将其分为十二盛及十五不足，治疗时盛则以药泻之，不足则补之（详见第 19 章）。

马斯洛认为，驱使人类的是若干始终不变的、遗传的、本能的需要，它们是人类天性中固有的东西，文化不能扼杀它们，只能抑制它们。这些需要极易受到忽略和压抑，它们不是丑恶的，而使中性的，或者是良好的，这与既往把本能看作是强有力的、无法改变的、邪恶的观念截然不同。马斯洛把人类的基本需要定义为下列特性：1）缺少它引起疾病；2）有了它免于疾病；3）恢复它治愈疾病；4）在某种非常复杂的、自由选择的情况下，丧失它的人宁愿寻求它，而不是寻求其他满足；5）在健康人身上，它处于静止的、低潮的、或不起作用的状态中。

1943 年，马斯洛在《人类动机的理论》一书中，把人类的基本需要分为五大类，由低向高形成一个宝塔形的需要层次论，它们的顺序是：生理需要、安全需要、社交需要、尊重需要和自我实现的需要。如图 5. 当低一级的需要被满足后，这种需要作为产生动机的驱力就减弱乃至于消失，而高一层的需要就成为行为的主要驱力，因而五人类需要在不同的情况下，以当时需要为主，将产生不同形式的基本需要。当某一项需要为主导时，它相邻的需要居于其次，距离越远的需要，其重要性亦越低，它对行为的影响亦越小。

在马斯洛之后，赫兹伯格、弗洛姆、奥尔德弗、麦克利兰等人提出类似理论，这些理论的特点是认为：人有不同层次的需要，有低级的、高级的，人首先是满足低级的需要，才有可能产生高级的需要。人的奋斗目标是从低级开始的，如果低级需要尚不能满足，谈不上高级需要。

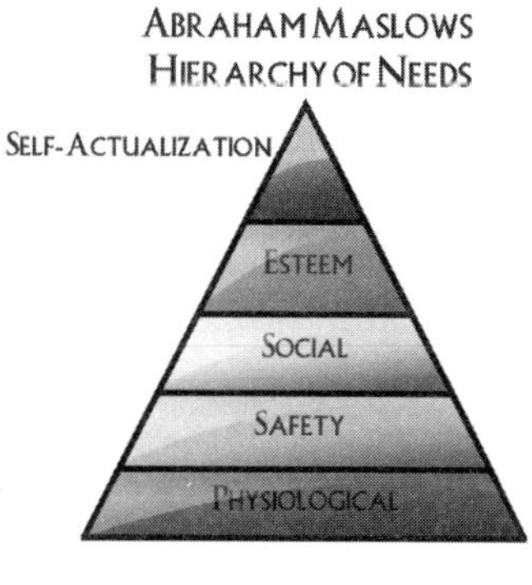

图 22.6 马斯洛（MASLOW）宝塔形的需要层次论

从社会学角度，马克思将社会看作是各个层次（阶级）组成的。认为人首先是物质的人，必须满足衣食住行后，才谈的上文化、艺术、哲学、宗教等上层建筑。这是马克思的两大发现之一，恩格斯说，“没有马克思，我们至今还在黑暗中摸索。”

马克思又认为每一个人都在一定的阶级地位中生活，各种思想无不打上阶级的烙印。因而，各个阶级的需求，待人接物的方法，以及生活方式均是不同的。由于阶级本身代表了对社会财富得分享和占有的多寡，因而实际上反映个体的生活状况和社会环境。

从某种意义来说，患者求医的心理在某种程度上说，在疾病尚未形成之前，就已经确定。一般来说，经济条件越差、社会地位越低的人，前来就诊时其疾病往往较重，亦偏重于器质性疾患；而经济条件较好，社会地位较高的人，前来就诊时往往器质性症状轻，功能性障碍重，心理症状的情况多。比如农民，尤其是来自偏僻地区的农民，一般小病小灾是绝不会到医院求医的，一旦他们出现在医院里，不是绝症、则是奄奄一息，就他们而言，求医仅仅是满足最低的基本需要。

在马斯洛的塔形的基本需要层次理论中，我们可以看到在最低级的需要——生理需要以上几个层次的需要中，你很难找到临床症状基础，它们一旦不能被满足，或因缺乏而产生疾病时，其表现形态都是以最低级的需要——生理的改变为基础的。比如：长期不得志、抑郁而引起的失眠、头昏、纳差以及诸如此类的神经官能症，或者由于需要非但未被满足，反而受刺激而勃然大怒，或伤心痛苦而带来各种应激表现，均可诱发。即使最低级基本需要被满足后，高层次需要的缺乏、挫折、失败都会使原已满足的最低级需要的基础被改变，最后表现出病理状态。

低级生理需要的满足是高级需要的基本保证和整装待发的出发点。人在满足低级需要后向高级需要进发，或满足了衣食住行，开始问津上层建筑、如艺术、哲学等等，其最终目的还是要回归最低级的需要，只不过此时满足最低级需要的条件已非昔比，它已是更高层次的要求。

求医者的动机也起源于这些需要，可以分为如下几类。

22.2.1 症状刺激

可有多种情况，在这一类病人，求医动机明确，症状显而易见。

1）刀枪伤、车祸、意外事故等，疼痛、流血、肢体破损或其他威胁生存的症状，驱使患者或亲友同事立即送病人至医院。这一类求医动机比较直接，没有更多考虑，迫不及待，直奔急诊室，多看外科。在交流上，病史简单，病程短，病因明确，症状及体征显而易见，易相互了解。

2）急性炎症，如肺炎、阑尾炎、急性上呼吸道感染，急性肠胃炎等，这类疾病往往有前驱症状，有一定病因，甚至有精神因素，需要详询病史，仔细鉴别，临床各科几乎均可涉及。因为发病原因复杂，起病时多少有较轻前驱症状，病人可能自服药物以缓解症状，因而到医院时，症状往往不那么典型，医生必须使出浑身解数与病人交流，才不致误诊。

国外有个报道，有个孩子，每年一到假期，必定发作急性上呼吸道感染乃至肺炎，最后不得不卧床调养。待到恢复，假期已经结束。如此发作，连续几年。终于有个医生没有简单的就病治病，详细了解前因后果。发现每当假期来临，孩子都兴奋至极，早就拟定假期计划，盼望度过一个丰富多彩、激动人心的假期。然而，他的父母亲没有兴趣和他讨论这个计划，儿子无处宣泄，只好拼命压抑着这种激动。他越是压抑，这种激动就越是沸腾，于是造成恶性循环。加上复习考试的紧张，结果假期未到，由于深深的压抑消耗大量能量，抵抗力降低，急性上呼吸道感染发生了。医生安排教师与他讨论假期计划，告诉父母多与孩子谈心。下一年，这孩子终于有了一个愉快的假期。

从表面上看，这孩子的求医动机无疑只是躯体疾患，但在躯体疾患后面，是一种社会交流需要的中断，自我表现不能得到发泄。如果医生无法揭去这层薄纱，则只能是头痛医头，脚痛医脚。

在这一类患者就医的动机后面，可以埋伏千军万马，也可以是空城计，有许多疾患要找出其真实病源，实属不易。由于临床症状往往凶猛危险，对这类病人必须先治标后治本。因而，医生在刚开始的首要任务是稳定病情。

3）还有一类患者，临床症状也很危险，但其动机乍看起来是较为明确的。比如自杀患者（说自杀患者还有求医动机似乎可笑，他们往往由人前呼后拥送来），不用说必定存在某些复杂因素使其悲观厌世或某种原因使其不得不以死逃避或以死抗争。当然，也不乏以死来吓唬人的，最后假戏真做，无可挽回。还有更复杂的原因，有时只有在侦探小说中读到，应有尽有，难以一一详述。急诊室可以说是真正的人间悲喜剧演出场。有时你会看到那些“自杀者”看见那样粗的洗胃管要往鼻腔里插入，会挣扎而起，哭诉没有吃药或只吃了少许，但医生决不可轻信，到了这个地方，任何懦弱和善良都是无济于事的。即使他或她只吃了一点点，只是为了吓吓家人，医生也得让其尝尝洗胃的滋味，以戒后来。好心的医生会逼其饮下几脸盆的水，直到大量呕吐物中唯清水而已，免去插胃管之苦。

对自杀患者，医生应积极唤醒起求生欲望，诱发其求医动机，一旦达到这一目的，他们在治疗上就会积极配合，生命力往往也要更强些。按照弗洛伊德学说，人有生的本能、亦有死的本能。这种死欲可以将活生生的健康人致死。对意识清醒的患者，对他或她谈起孩子、父母以及所眷念的亲友，往往会发现他们苍白的脸上泛出生命之光，惨淡无欲的眼里流出晶莹的眼泪。看到这些，病人几乎均有成活的可能。当然，能听进医生言语的病人，除了药物后作用大的，一般病情尚可。尽快了解其自杀原因，是治疗的关键一步。很遗憾，送病人来的人，往往就是肇祸的原因，或是直系亲属，家丑不外扬，为亲者讳，一般是不愿说实话。要了解其中原由，医生是要有一定技巧和经验的。

这一类患者不仅是自杀者，还常可碰到一些有趣的病人。如鱼刺卡在喉咙里，取出异物后，是否要问问为何这般狼吞虎咽，为何以往从未发生，这次是偶然的巧合，但偶然中有必然。另外，异物会进入食管、胃，不是一般异物，而是筷子、牙刷、小刀、剪子，为什么，常见是服刑之徒想借此保外就医。异物还会进入膀胱、生殖器，为什么？性变态还是性饥渴？也许有人认为医生无须做包打听，治标之后，治本就不再是医生的责任了，而且病人求医的动机，也只是为解除一时痛苦而已。

这样很容易自我安慰，但职业道德何在？医学的最终目的又是什么？

4）濒死的患者，为求延长生存而来求医。这类人包括肿瘤晚期、某些慢性疾病晚期（如心衰、呼衰、肾衰）、胶原性疾患晚期……这些病人中，有的人尚不知死之将近，一味要求尽早尽好治疗，尽快出院，有的则多年损耗，盼望奇迹发生。他们心理状态不一，只有医生最明白他们的大限，真是惨不忍睹，人生至此，其言也哀也善，医生只能做些无济于根本的工作，鞭长莫及，内心有愧。

对由于症状刺激前来求医的患者来说，其外表症状均很明显，但其动机则千变万化，治标之时，莫忘治本。

22.2.2 质疑

生存欲望是大多数求医者的基本动机，如症状刺激促使患者求医、以望解除痛苦，延长生命。患者的症状使其感到求医是刻不容缓的，稍有延宕，将误及生命。但有时，患者既无器质性疾患，又无功能性疾患，仅仅是精神上的困惑使他们心烦意乱，内心恐惧，最后不得不前去求医。

很典型的是“医学生病”。当他们进入临床课时，每学一病，就觉得自己可能患有这种疾病，感到该病的临床表现与自己相符。他越这么想，症状亦越重。几天后，他们可能真正去看门诊，或是找授课教师。当给予适当的解释后，无须吃药，其“病”自愈。

同样，有知识的人可从书本上，科普杂志上读到有关疾病的介绍，它们告诉读者要警惕各种各样的症状，特别能迷惑不学医的读者。不识字的人也可从聊天中听到的某人的发病中得到教训，前来看病。例如，他们从闲聊中听说最近刚去世的一个同村人，曾有过怎样的症状，言者无意，听者有心，他可能联想到自己也有这样的症状，于是坐卧不宁，茶饭不思，透露给家人，家人逼其赶快求医，到医院查个水落石出。

有时对医学的一知半解，可以加重症状。如年轻人，青春发育期1~2次生理性早搏，自己感觉到或体检查了出来，于是高度紧张，四处求医，乱服药物，症状反而越来越重。实际上，在初诊时如能循循善诱，可能用不着服药，亦可治病。

常可见到因传统文化的压抑而导致的无知。在门诊，常可遇到性方面的质疑。病人很难启齿，医生又未必具备这方面知识。病人往往拐弯抹角，有时似乎问一个问题，而实际希望了解另一个问题，不注意很难发现。有个病人来问早泄是否可以治疗，但早泄的定义很复杂，问他：“怎么个早泄法，可以持续多长时间?”

“没有早泄，只是不能勃起”。

“那是阳痿。”

“不是阳痿，可以房事，只是不像以前那样久了。”

实际上还是未着边际，最后他才说：“过去读书读到淫秽段落会勃起，现在不能了，没关系吧！可能与年龄有关。”

病人自问自答，自找台阶，而此人最后发现实际上是手淫而致心因性阳痿。

在门诊，因质疑而来的占相当比例，有的甚至可能是为亲友而来。这类病人只要得到满足的解答，一般会满载而归。医生开的药方他一出门就扔了。关键在于明确其求医动机，对准疑点下手，问题将迎刃而解。只是我们的门诊时间太短，平均6~10分钟。对那些很迟来门诊，有意避开人多的求医者，尤其要注意。他们往往在下午门诊快要结束时才姗姗而来。

前来质疑的病人中，有学医的，有久病成医的，有的早把医书翻破，如果医生的回答含糊不清，会让病人的疑点加重，如果还有显而易见的缺陷，其威信可想而知。因而千万要谨慎，不可不懂装懂，一害自己，二害别人，害己不过名誉扫地，害人可是人命关天。

在质疑的病人中，还有很一部分人是为了追随时尚，闻风而动。比如开双眼皮是近年来一大时髦，像传染病一样，在特定群体，所有单眼皮的都去做此手术，有的人孩子都好大了，仍不怕痛苦、不惜破费、不在乎人们议论去追求“美”。这实际上是一种自卑，显然她们觉得单眼皮不美，担心会由此带来某种危机或希望更加增添魅力。外在的，在人面前可以抬起眼来，内在的则是维系家庭和谐。当她们决定后，恐怕没有哪个医生能说服她们免受此一刀。在东南亚国家，当地土著几乎都为双眼皮，而华侨后裔多为单眼皮，因而成年的姑娘大多热心追求双眼皮。有时可以看到这样一个有趣现象，在某个群体中，往往所有单眼皮者会统一行动去做双眼皮手术，说明要动这种手术所要承担的压力还是不小的。不过，似乎大多限于女性群体，但男性也是不少。

曾经接待过一位要求减肥的姑娘，真是大吃一惊，23 岁，复旦大学硕士研究生毕业，在上海某研究所工作，其貌也美，其颜也秀，要说丰满且够不上，如何竟要减肥。当时苦口婆心劝她无须减肥，这样很美。姑娘怏怏而去，十分不快。当时内心觉得没有说服她，后来寻个机会查了查她的门诊病历，果不其然。回去后第三天又来了，找的是另一位医生，病史一个字未载，只有一道处方：减肥茶，1 包，tid。真是令人哭笑不得。要了解像这样层次的女性为何热衷于减肥，不花相当时间是不行的。因为她自身并不认为这种行为有任何变态之处。然而，最基本的因素未解决，一日三包减肥茶，绝对无法解除她的问题，其前途可想而知。

22.2.3 逃避

把求医的动机看作是一种逃避动机，似乎有点像报告文学或小说中提到的，某些政客一失意便住进医院。实际上，许多求医者，尤其是慢性病者，都能体会到身体不好都是多妙的一种借口。他们在许多场合都能以身体欠佳而赢得谅解、照顾、同情。国外曾有报道，一个人消化道溃疡患者，手术后痊愈出院，却不能应付日常生活。过去他可借口身体欠佳而免去对亲友的礼节性拜访，对工作也不像对别人那样要求严格。现在，他得像健康人那样应付日常各种应酬，无法对不想实施的繁缛礼节随意敷衍。他的借口没有了，一下子无法应付这种场面，最后不得不再次入院。

有许多病人长期患病，对自己身体状况的医学解说，似乎比医生们来讲的还清楚。他们每年每月每周准时到医院去，虽然医生在流动、变化、新陈代谢，而他们以不变应万变，他们会告诉来的医生他们需要什么样的药，应开什么样的化验单，如果医生不遵“嘱”行事，他们会极不高兴，甚至拍桌而起，脸红脖粗。为什么他们乐意这样每到一定时间就到医院里来排队挂号，候诊，交费，取药，人头攒动，空气不清对健康有何好处？但他们已经习惯如此，已经形成生活中的一个不可缺少的节奏，一种惯性，一旦制止，他们将无法适应，有损健康。

患病从另一方面带来了好处。他们可以借此避开讨厌的事务，可借口躲开与已不利的局面或方便自己的事。他们只要和常人一样工作就可得到嘉奖，带病工作，品德高尚，工作负责；当他们不能完成或没有很好完成某项工作时，亦可被谅解，并使自尊心或内在的自我得到一种借口，得以保持平静。他可以想，如果我也像那人一样健壮，我会比他更努力，干得比他还好。别人亦会为他的些许成功加倍赞赏。就像张海迪，以她那样的残躯能翻译出几万外文资料，实在伟大，但在一个学习外语的人这真是区区不足道也。

当然，作为一个病人，他本人根本不会意识到这一点，千万不可因此来贬低任何一位被怀疑或推断是这种动机来求医的人。因为，他们有时确实必须这样。比如糖尿病人，他们必须在固定时间来门诊，因为他们体内确实是比正常人要少点胰岛素或胰岛素受体。但他们当中某些人的求医确实是一种惯性行为。就好像《军队的女儿》里描述的一位骨折的女演员，早就好了，却一直不敢放弃手中的拐棍。

作为一个医生，完全没有必要去诱导患者认识这一点，但让他们认识已无需用药是另一回事。有时顺从病人，给他用一些药，虽然在生理上似乎无此必要，但在心理上却是十分关键的。一次笔者在急诊值班，正值酷暑，病人达高峰，且多为高热患者，不得不输液降温。这时来了一位50岁左右的太太，体温38摄氏度，自述每次发热必输两瓶葡萄糖水才能好，由于当时病人太多，而且很可能输液后体温反而升高，认为无此必要，劝解无效，几乎争吵。本人无心恋战，说请签字：输液后有问题，后果自负。病人犹豫了一下，签了字，内心实际上有点虚，硬着头皮输完1,000毫升液体。一输完，二话没说，拿着病历到院长那里投诉，要查查我是否给她用了不恰当的药物。近年报到，全国输液量达到平均每人每年8瓶！

但是，有的求医者往往很明确自己的逃避动机，下意识地以求医作为一种手段达到某种目的。这时求医仅仅是幌子，他可能以看病为接口不上班，办私事，也可能与领导或同事赌气，以看病为消极怠工，“泡病假”，或者以求医为名，逃避对某一事件的责任或关注。他们可以是健康人，也可以确有某种慢性小毛病，他们可以把病情说得更重，但外部体征却几乎没有，问他是否要开病假时，他可能还会扭扭捏捏，似要似不要，而实际上当医生开病假时，他眉目也开了，眼睛也亮了。也可能健谈起来，说上一大堆无关紧要的话。

22.2.4 自我表现

有时求医的动机是隐蔽的，在症状刺激的后面隐藏着高层次需要的动机，低级需要实际退居其次。

乍听起来似乎有点奇怪，难道求医也是人生的一种需要。实际上人们常常在求医中显示出自我表现，这种欲望有时甚至超过症状刺激的驱使。这一类人往往较幼稚，知识较少，年纪轻。比如刀子划伤后缝了数针，今后数年乃至终生，他将很自豪地告诉亲朋好友，某年某月某时某事，划了一道口，流了多少血，缝了多少针，说时绘声绘色，生动之极。这段经历确使一个人的生活中增添了几分色彩，不然，生活太平淡了。在这种行为中，病人可以体会到勇敢、坚强在体内的体现，常因此而自我陶醉，并向旁人夸耀，看见听众钦佩、景仰羡慕的神情，他会感觉到自我实现的满足。一旦他们有机会来急诊，关心的不是伤势轻重，预后如何，而最关心的是缝了多少针，而且非得精确描述不可。

求医有时可能仅仅是一个最初步骤或初步目标，最终目的是要自我表现或求得褒扬、尊重，初步的目标有时可能未必重要，只是达到最终目标的手段。比如成为众所周知的英雄形象的欲望往往激励着人们去奋斗，因而需要有惊人的举动，百折不挠的气度。遗憾的是和平期间很难有机会表现。常可见到这种情况，需要加班加点或干重活时，怀揣一张病假条，却不休息，这张病假条总有机会被其它人看见，于是硬汉形象表现出来了。领导赞赏，同伴尊敬，不亦乐乎。心理的需要实在大于生理的需要，请想想看，如果他真的不需要休息，为何要去看病，病假条为何要揣在兜里，又怎会被发现。根据弗洛伊德的学说，日常中的行为，都可在潜意识中寻找其根源。

22.2.5 寻求注意

求医者也可能反复强调自己的疾患来寻求他人的同情、爱抚、注意，如果林黛玉不是那样多愁善感，病态恹恹的能引起宝玉的爱怜吗？她与大观园的姐妹们相比，最突出的特点就是多愁多病多泪的身，因此才吸引住宝玉那多情种子的心。其实就肉欲来讲，宝玉已经在那帮贴身丫头那得到了满足，就才华而言，宝钗、湘云、探春等亦不在林黛玉之下。因而，黛玉只有借孤苦伶仃的身世、弱不禁风的身态，以唤起宝玉同情之心和利他主义，使他感到世间唯有他可以尽最大力量来保护这可怜的林妹妹，而林妹妹无他则必死，这种高尚崇高的感情远远超过了宝玉对其它姐妹的情感，演出了中国小说史上最伟大的爱情悲剧之一。

医生切不可由于患者的动机是要自我表现而忽视对他的关心，患者的这种需要正说明他在这方面的缺陷，这本身也是一种病态。而且这类病人，一般在器质性或功能性疾患方面却是多少有点问题，万万不可大意。毛姆小说中曾描述过这样一位女病人，她的美貌的病体引起许多人的关注，她的前后3位身强如牛的丈夫因照顾她先后去世，而她在日常交往中，骑马、划船、不比任何女人更差。她的女儿恋爱要结婚，她以自己身体不好将不久于人世，拒绝女儿出嫁。在遭到好友谴责后，不得不同意女儿出嫁。第二天，人们发现她真的在卧床上死去，使得所有不理解她的人都感到内疚。

求医者的动机固然可分几类，但它们都可有临床表现，不要轻视这些症状。即使有足够的证据判断这种症状只是某种动机的表现，但如你不是精神分析医师，他也没有寻求精神分析的要求，你在治疗时不要轻易减免任何检查和治疗程序，应该让患者感到你是在消除他的痛苦和症状。重要的是不要轻易去拨动患者敏感的神经，以免自讨没趣。有时医生只要稍稍提到患者的真正动机，都会引起暴跳如雷，大光其火，觉得医生不通人情，有意刁难，这样原病未去，新病又添。曾碰到过这样一个病人，从头到脚都觉不适，由于陈述不清，我指着他的头和腹部问：“到底是哪儿发热?”没想到他竟跳起来，指着我痛骂一顿，认为我骂了他，说他装病，你根本无从解释。

因而如病人并没有向你进行精神方面的咨询，医生没有必要去揭示其求医的真正动机和潜意识。但是，医生如能了解患者求医动机，在与病人交流时，就能掌握主动权，尤如庖丁解牛，游刃有余。

22.3 医生的心理活动与行为准则

医生与病人一样也是人，同样有心理活动。医生的心理活动将对诊断和治疗产生极大影响，并对与病人交流的效果产生重大作用。

医生也是生物的人、社会的人、有感情的人，一样需要衣食住行，一样有喜怒哀乐、悲欢离合。虽然职业道德不允许医生将个人生活中的情绪波动带到医疗工作中去，但是，要求一个医生尽力压抑自己的情感，做到情绪好时与情绪坏时一样工作，显然是很难做到的。人非草木，孰能无情。

医生躯体状态亦能影响医生的心理活动，长期慢性病，会使医生心情灰暗、抑郁。自己的病且不能治好，如何有兴致治疗病人。他对病人的语言往往是灰色的、低沉的、无动于衷的。这可能不能怪罪医生，因为他也是病人、疾病不但折磨他的躯体，也会摧残他的情绪。目前医学对疾病的无能为力，他的感触最深。如果他是个坚强的人，把自身生死置之度外，将自己的每一分钟能量都释放给社会和人类，那么他很可能对那些无病呻吟，或小病大养者，感到无比轻蔑，至少内心是极不耐烦，无意与他们周旋，很少去关心他们症状以外的需要和心理活动。

过分劳累也很影响医生的情绪。休息不足易引起烦躁易怒。在睡眠剥夺试验中，经常可发现受试者眩晕增加、平衡力减退、被迫害感、判断失误和定向力差，通常还有视与触的错、幻觉。这些表现在剥夺睡眠的100小时后最明显，随着时间延长而加剧。一般在人们通常的睡眠期，凌晨时表现最多。不过，这种状态不会引起器质性和长期改变，在补足睡眠后便可消失。对猫的睡眠剥夺试验发现，在剥夺它快速动眼睡眠几周后，除有心律略加速外，无其它严重障碍。只有在它的睡眠补足后，心律才会恢复正常。一只猫剥夺动眼睡眠20天，需10天才能恢复正常。

当医生或护士在连续抢救重病号或长期得不到平稳的睡眠时，也会变得易激动，易出差错，似乎存在一种慢性睡眠剥夺反应。一般医院医生值一天班后，次晨还要照常处理自己经管的病人，如果夜里抢救病人未曾休息，这时极易出差错，也极易与人吵架。护士也一样，不过护士值完班便下班，情况稍好。笔者所在医院急症室夜班自下午5时到次晨8时，3~4天轮一次，第一个月性情尚好，第二个月就有点不耐烦，第三个月就尽想与病人吵架，脾气再好的医生可能也会改变。

医生职业本身也决定医生容易发生精神方面问题。医生比一般人易患某些精神疾患，如酗酒、滥服药物、自杀以及婚姻破裂。女医生似乎尤多。

据美国南加利福尼亚大学研究估计，15个女医生中有1个自杀，其平均年龄为47岁。华盛顿大学报告，所调查的141位女医学博士中，一半以上有早期抑郁症病史，而对照组116名女理学博士中抑郁症发病率位32%。这个数据与公认的估计数据相符合，即10%患此病的妇女死于自杀。南加利福尼亚大学的研究发现，女医学博士的自杀率是70岁以上离婚妇女自杀率的两倍（曾经证明后者自杀率最高）。

有人把这种状态归咎于文化的关系，我国的女医生中就没有所说这么高的自杀率。最近研究还发现医学生比其它专业的学生有较高的精神症发病率，在第一学年里有4%~18%的医学生找精神病医师治疗。另外的调查研究发现两年内有11%的医学生找精神病医师就诊。他们提出，医学教育的方法和课程必须改革。

医生有这么多精神抑郁，可能与医生经常要面对死亡有关，死去的人很多是与医生朝夕相处的病人，他们求医而来，自己虽为医生，实际上却无能为力，最易引起内疚，如果自己处理不当加速病人死亡或痛苦，内心的负担就将更重。

病人的成份对医生也是一种刺激，比如病人的性别、年龄、穿戴、长相、籍贯、口音、行为，直至语言都与医生息息相关。一个医生要做到对每个病人一视同仁，其涵养相当之深。大胆说一句、这几乎不可能。比如说他的亲戚朋友、关系户、老上级所介绍来的人就与一般人大不相同。医生也是社会的一员，生活在社会的网络里，他的社会网络里的每一根丝被触动，都会直接影响他本人的利益。要生存，他就得动作，应付一切刺激。

当然，影响医生心理活动的因素极为复杂，我们仅就最单纯的状态来分析医生的心理活动。

22.3.1 事业心

几乎每个求知上进者，都会有功成名就的欲望，书读的越多、学位越高，这种欲望亦越大。至少他废寝忘食读书，努力拼搏取得学位说明他自身内在的奋斗之心。在医学界还偏偏得具有这种忘我读书的品德。也许因为人对自身了解的太少，因而医学理论和各种学说、新发现层出不穷，日新月异。你不读书就跟不上这种变换，不用说在同行中没有威信，即使应付日常工作都很困难。一个学医的，恐怕得比其它学科的知识分子要花更多的时间来更新知识，其业余时间的安排可想而知是较为艰苦的，许多时间要花在更新知识上。

读书还仅仅是一个方面。医生要有所成就，还得在实践中去搜集经验，他要成名，要写论文，写著作，高质量的论文必须有自己的东西，科研方面得有实验室数据，临床方面则得有病例、病人。因而，从事业角度来讲，病例和病人与医生息息相关。

对于那些可以写论文、作个案报道、积累经验的特殊病例，医生将特别关心。不幸中万幸，这些病人将接受所有有关检查，以使资料齐全；将受到特别照顾，优先检查、优先入院、所有路口都将开绿灯。如果这是一例关系到国家、医院名誉的病例，其情况还可能特殊。一例人工心脏瓣膜置换者，看病均由医院派人车护送或上门随诊，存活 30 多年，国际上仅 2 例。

医生的这种心理是无法非议的。因为对特殊病人的照顾、总结经验、发表论文，从小处看，是一个医生的事业成就，但从大处看，这是给人类医学科学添砖加瓦，为后人造福。但不幸的是，有时这种事业心导致的对病人的关怀，会因为经验已总结、论文已发表，兴趣亦减退，驱动力不再存在，特殊病人已不特殊，与其它病人无二。

这种事业心不仅仅表现在撰写论文、立身扬名之上，有时还表现为一种职业道德的天职感，为民消灾解难的义务。比如一位病人多次门诊治疗未愈，辗转看到一位新医生，他在诊断上发现疑问，穷追不舍，力排众议，最后推翻错误诊断，找到病情症结，终于妙手回春。当他从发现疑问起，对病人的态度就从一般到特殊，情绪激动，四处查资料，为病人做各项特殊检查，直到最后下结论。曾听过一位医生谈及，当他在解除别的医生不能做到的事或纠正别人的错误诊断时，内心感到最大舒畅，才能真正体会到医生职业的崇高和幸福。这就是一个人最高层次需要得以实现时的心情，他感到自己在社会中存在并非微不足道的，人们需要他，自我充分得到实现。

22.3.2 同情心

同情之心人皆有之，求医者总是希冀自己的症状会引起他人、尤其是医生的同情的，殊不知医生每日耳闻目濡的皆是在死亡线上痛苦挣扎和无望哀号的病人，行医时间越长，其心可谓越“硬”，往往可以碰到病人及其家属不理解，甚至埋怨医生铁石心肠，不近人情。

实际上，医生正是富有同情心，他们才会有我们前面所说的那么高的精神症状发病率。只不过他们表面看来较为麻木，同情之心被压抑在内心深处，不太会因为病症伤势的严重而感动，往往是在了解到患者的悲惨身世、凄凉家境或痛苦的遭遇后，才容易触发医生的感情，偶然露出庐山真面目。他们会因此对病人倍加看顾，多方尽力，甚至解囊相助。东西方记载的历代名医对穷人治病皆不收钱，而却鄙弃富有者，促进这种情感的不是疾病因素，而是社会因素，很值得嚼味。

22.3.3 自尊心

自尊心人皆有之。医生的自尊心似乎尤其强。或许因为其职业深受赞尝，或许其受教育较其它人为多。在我国有 5 年、6 年、7 年、8 年制的医学院校。美国必须先学 3 年医预科或取得学士学位后，方有资格进医学院校学习 6 年。

医学与其它职业又偏偏不一样，每一个人都可能生病，自己不生病家里也会有人生病，因而每个人或多或少对疾病都有一定认识，何况“久病成医”，“三折肱成良医”，因而除了受过正统教育的医生以外，又散在许多“自学成才的医生”。

当这两类医生相对时，往往会发生这样状况，病人“指导”医生应该做什么什么检查，服何种何种药物，而医生却偏偏不同意，结果闹得双方不愉快。实际上，病人未必全错，但要维护医生自身的尊严，他不知不觉地要反其道而行之，可能还会违心地向病人解释那没必要或与病人争论起来，其内心甚至会说：“你再读5年书后来讨论这个问题吧!”更难听的话有时也会冒出舌端。

聪明的、有经验的病人，会曲线救国，迂回包抄来达到自己的目的。如果他要A药，就说B、C药如何如何无效，想休息，则一再强调自己是如何如何全身无力，上班要承担风险，让医生自己提出合乎己意的处理措施，巧妙地达到满意的效果。

有一种态度认为，病人就是病人，医生就是医生，一切都应听从医生吩咐，两者截然不同，不能跨越雷池一步。这种观念在医生与病人之间划了一道不可逾越的鸿沟，给临床的交流带来极大障碍，对诊断，治疗的效果带来影响。实际上，这也从另一方面反映了这类医师职业知识方面的缺陷。他们往往没有社会经历，缺少社会学知识，不知如何应付社会上各行各业，形形色色的人，他们与那些人无共同语言，可能看不起他们，但其潜意识正是害怕在广泛接触中暴露自身的弱点，损害医师的权威形象。

医生的自尊心如果过分了，会成为一种骄傲的表现。他将一意孤行，任意推翻其他其它医生的诊断和治疗，不顾显而易见事实。不过，人命关天，这样的医生是不多的，更多的是推脱责任，明哲保身。

22.3.4 推卸责任，自我保护

当今医学对很多疾病没有很好的办法，最多是延缓几年寿命，例如尿毒症，血液病，心衰，呼衰，对有些疾病根本无法解释，有时医生还未弄清病人是哪一系统或哪一部位疾患时，患者已溘然去世。目前，医学分科精细，隔行如隔山，在这种情况下，需要承担责任时，常常互相推诿。

例如，一位危在旦夕又不明确科别的病人来时，请来各科医生会诊，处于某种心理状态，表面上为病人着想，生怕收错科室，贻误病情，实际害怕误下诊断，同事笑话或收回病房，给自己科内带来麻烦，多一事不如少一事，在这种场合下，一个医生可能会祭起看家法宝：“目前无我科体征，谢邀!”如心里不踏实，再加上一句，“我科愿随访”，这样便不承担义务了。当然，如果体征很明显是不得不收下的。可是，也正是那些一时无法明确诊断因而没有及时治疗的病人，死亡率最高。

推卸责任也是医生自我保护的一种手段。比如大手术，必须要家属或本人签字，让他们选择是否要手术，在危险度之间做出选择。不过，在医生与患者谈话时，病人与家属完全可以听出医生是否偏向手术，这种签字有法律效果，选择命运的责任在于患者或其家属。手术签字可以发展到最简单的阑尾手术，只要发现家属难缠，喜欢闹纠纷，找毛病，医生都会祭起这套法宝。尤其医疗纠纷太多，有的地方和省市已经发展到律师代行签手术前签字。一些不喜欢用脑子，怕麻烦，敷衍了事的医生，又怕负责任，处理门诊病人时最好的办法是采用某些常规，或跟随前面几任医师的处方一样画葫芦。如果诊断不清，就开出几样化验检查，当天不出报告，将病人打发。有时病人说，这已经查过，他说再查不妨，或其他医院查了不算。几天以后，病人拿着化验报告来找他，他会嗔怒：“你怎么老

盯着我？”让人哭笑不得。

恰恰相反，有的医生看见病人拿着化验单来，竟可以告诉病人：“谁开的化验单找谁看。”这种逻辑最让病人难以接受。这样的医生除了态度极不耐烦外，业务水平低下是主要问题，他无法读懂化验单，也不知化验与临床症状之间的关系，又害怕自己的无知由于不得不记在病历上，而让同事们笑话，最好的保护方法，把病人推开。他们最不喜欢呆在门诊，根本无法应付门诊千变万化的人流，他们最愿意呆在病房，有主治医生、主任、教授的保护，自认为可以学到很多东西。

在上级医师，尤其是权威人士的羽翼下，将更加不用承担责任，就连思维也可以不用多动，动辄可以引用上级医师指示。实际上，有时这种思想是较为普遍的。病例讨论时，结论均由最高权威定，可我国尸检率那么低，怎能证明此结论是对是错？勤勤恳恳、兢兢业业每日查房，询问病史，观察病情变化都无法明确诊断，专家教授们仅听听病史汇报，粗粗检查体格，简单问问病情，就能做出诊断令人怀疑。根据有限的病理解剖来看，诊断的准确率不高。不过，这样说没有统计学意义，因为很显然这些为数极少的尸检，都是因为诊断不明确，所以才会费九牛二虎之力动员家属同意进行尸检。我国尸体解剖率在世界都是偏低的。

22.3.5 责任心

医生的责任心与推卸责任是一对矛盾，但却可以和平共处，在同一个体内相安无事。推卸责任是推掉自己所不承担的部分，但对自己所承担的工作，却是要尽职的。责任心是一种职业要求，是伦理道德。推卸责任却是一种本能，自我防卫，自我保护，为自身无把握之是事及无能找寻一个最佳庇护所。

每一级别的医生、护士都有规定的职责。首先，任命关天，失职造成差错，要负法律责任，这是铁的约束。其次，个体要得到社会尊重，实现自我，以及同事上级赞赏，首先得完成自己的职责。上进心强者将尽心完成的胜于他人，差一点的，至少也得大面子上晾的过去。说实话，大多数医生是没有节假日，没有休息时间的，只要一通知抢救病人，他们将忘掉个人的一切，立即奔赴现场。即使他平时经常推卸责任，现在也会义不容辞，分秒必争。

22.3.6 喜恶

个体之间性相近，习相远，喜恶标准不一。在社会环境里，对人的好恶实际上在一相见时已经大致定论，再要更改，需要一定功夫。在医生与病人的一般交流中，很少有机会允许医生与病人有更多的接触，因此，最初的印象十分重要，往往是由视觉产生的作用。我们在上面已经论述，下章还将讨论。

影响喜恶的因素很多，首先是社会因素，对方曾与自己一生中某个阶段相类似，或曾是崇拜的形象，做人的规范，或与自己生长环境、社会状况相差不多，常能引起共鸣，有相同语言，也最相互理解。这类人相互交流时，往往一触即通，深受欢迎。不过，有时地位相去甚远对交流亦有帮助。如地位层次远远高出的，易引起尊敬，使医生紧张，更加仔细关注，谨慎服务；地位远远低下的，易引起怜悯，同情，医生将予以热情关怀。而地位较近的，反而抵触情绪增大。

其次是生理的吸引，美目流盼，巧笑倩兮；或风流倜傥，眉宇轩昂，谈吐高雅，气质不凡，使你情不自禁地要博得对方好感，不由的尽自己所能与其交流。

最后是互助关系，对方如果有职有权有利，可以为我所用，于是服务周到热情，作为交换。有的医生最关心的是病人的职业，是否有利可图。鼻子老长，稍闻出点味道，喜笑颜开，欢欣之情溢于言表。要是无油水可捞，一张脸拉得老长，仿佛欠他八百两银子，表情冷若冰霜，令人感叹！

22.4 医生的临床行为准则

孙思邈在《大医精诚》中规范了医生的行为准则，在此归纳如下，不再画蛇添足。

22.4.1 学艺要精始可为人治病

孙思邈说："今病有内同而外异，亦有内异而外同，故五脏六腑之盈虚，血脉荣卫之通塞，固非耳目之所察，必先诊候以审之。而寸口关尺，有浮沉弦紧之乱；俞穴流注，有高下浅深之差；肌肤筋骨，有厚薄刚柔之异。唯用心精微者，始可与言于兹矣。今以至精至微之事，求之于至粗至浅之思，其不殆哉！若盈而益之，虚而损之，通而彻之，塞而壅之，寒而冷之，热而温之，是重加其疾，而望其生，吾见其死矣。故医方卜筮，艺能之难精者也，既非神授，何以得其幽微？世有愚者，读方三年，便谓天下无病可治；及治病三年，乃知天下无方可用。故学者必须博极医源，精勤不倦，不得道听途说，而言医道已了，深自误哉！"

22.4.2 大悲测隐始能省病诊疾

孙思邈说："凡大医治病，必当安神定志，无欲无求，先发大慈恻隐之心，誓愿普救含灵之苦。若有疾厄来求救者，不得问其贵贱贫富，长幼妍媸，怨亲善友，华夷愚智，普同一等，皆如至亲之想，亦不得瞻前顾后，自虑吉凶，护惜身命。见彼苦恼，若己有之，深心凄怆，勿避险巇、昼夜、寒暑、饥渴、疲劳，一心赴救，无作功夫形迹之心。如此可为苍生大医，反此则是含灵巨贼。自古名贤治病，多用生命以济危急，虽曰贱畜贵人，至于爱命，人畜一也。损彼益已，物情同患，况于人乎！夫杀生求生，去生更远。"

22.4.3 澄神内视至意诚对病家

孙思邈说："夫大医之体，欲得澄神内视，望之俨然，宽裕汪汪，不皎不昧。省病诊疾，至意深心，详察形候，纤毫勿失，处判针药，无得参差。虽曰病宜速救，要须临事不惑，唯当审谛覃思，不得于性命之上，率尔自逞俊快，邀射名誉，甚不仁矣！又到病家，纵绮罗满目，勿左右顾眄，丝竹凑耳，无得似有所娱，珍馐迭荐，食如无味，醽醁兼陈，看有若无。所以尔者，夫一人向隅，满堂不乐，而况病人苦楚，不离斯须，而医者安然欢娱，傲然自得，兹乃人神之所共耻，至人之所不为，斯盖医之本意也。"

22.4.4 无欲无求不骄不昧不恃

孙思邈说："夫为医之法，不得多语调笑，谈谑喧哗，道说是非，议论人物，炫耀声名，訾毁诸医，自矜己德，偶然治差一病，则昂头戴面，而有自许之貌，谓天下无双，此医人之膏肓也。……所以医人不得恃已所长，专心经略财物，但作救苦之心，于冥运道中，自感多福者耳。又不得以彼富贵，处以珍贵之药，令彼难求，自炫功能，谅非忠恕之道。志存救济，故亦曲碎论之，学者不可耻言之鄙俚也。"

22.5 职业道德

我们需要分析归纳出医生心理活动的几个方面，这些方面都不约而同地涉及到一个十分敏感的问题：医生的职业道德问题。医生与其他职业最关键的区别在于他直接影响人的生命的短长，并涉及到病人的家庭问题、社会形象，因而对其职业道德的要求也比一般职业要高。西医鼻祖希波克拉底要求他的学生们在行医前必须对着神们发誓遵守一定的行医准则，虽然其内容有的已经过时，但苏联、美国等一些国家，至今还要求医学生在毕业前必须举行类似的宣誓仪式，只是誓言内容已有更改，好在希波克拉底誓言不长，不妨抄录下，供大家参考（朱甫译，1983）。

我以阿波罗—医生之神，阿斯苛莱比欧斯—健康之神和治愈万能之神以及所有的神明和女神之名，按我的能力和决断，将信守此誓言和规定，认真对待那些教导我的、同我父母一样亲爱的人，和他分享我的所有，如果需要的话，资助他们的困难，看顾他的后代，犹如照顾我自己的兄弟一样；如果他们愿意学习医术的话，我愿教导他们，不受任何费用和条件的约束；通过训诲、授课和各种教导方式，我愿将医术传授给我的儿孙、业师们的儿孙以及那些按医学的戒律、并遵守规定和宣誓的门徒们。只要是在我的能力和决断的权限下，我一定考虑到我的病人的利益，并抛弃对他们有害的和致害的行为。

若有人要求给予任何致死药物，我坚决不给，也不示意他们用这些药物；同样地，我决不给他们任何妇女阴道药栓而造成堕胎。

以纯洁和神圣之心，我将给予最美的东西来实践我的医术。

我不随便替患有结石的人作手术，而是让那些有专长的人去做。

不论我进入任何人家，我是为病人的利益而去的。我一定摒弃作恶和败坏的任何随心所欲的举动。进而言之，我决不拐骗男人和女人、自由人和奴隶。不论与我的职业是否有关，我对我所看到的或听到的以及任何人的生活都不外传，都不散布，我认为所有这些都应该严守秘密。

如果我一直信守此誓言，愿我能永享生命的快乐和实践医术，永受人们尊敬。如果我违犯和玷污这些誓言，在我身上将受到沉重的报应。

二千多年过去了，希波克拉底誓言仍然有现实意义，现在“安乐死”和堕胎在许多国家还是严禁的。誓言反映了社会对医生职业范围内个人利益的要求和对医生所拥有的医学知识的限制，更进一步说，誓言的内容实质是由医生、病人、医疗技术这三点围绕行医而讨论的。实际上，希波克拉底更重视病人和公众利益，并在社会伦理道德基础上对医生做了相应限制。

随着社会的发展，医学职业道德有了许多变化发展，在社会主义国家更倾向于符合社会利益的人民大众的要求。比如，社会主义国家的公费医疗制度，由社会、国家承担起工作人员的医疗福利，对确有困难的边远地区人民实行免费医疗，派医疗队。对于国家有益的卫生事业，可以动用国家机器宣传、鼓动，在特殊情况下，更强调的是国家的、社会的、全民的利益，个人的权益暂缓考虑。在资本主义国家，医学的伦理道德更倾向于建立在单一的、个别医生与病人关系的利益之上。更强调病人、医生以及局限于某种服务性质的范畴，在英美法系的国家，比如美国尤为典型。英美法系（普通法系）的国家更注重于个体的价值，也包括医学的公共方面，诸如社会对于医学职业的责任，以及医生对于社会的责任。

普通法法系渊源久远，而科学只是近300年左右的事，科学的发展首先要突破中世纪神学的束缚，为此，很多科学家死于宗教审判所的酷刑之下。比如，直接对人体进行研究的著名医学科学家维萨里乌斯、塞尔维特等，他们敢于打破世俗和宗教的看法，直接在人身上进行研究，从而建立科学方法，修正长期统治医学界、基督教所推崇的盖伦的学说。这些科学家的所作所为，至今还在科学界被称颂。因此，打破禁区，挣脱旧的思维限制相当长时间是科学家所追求的。

因此，对许多科学家来说，更多地是考虑研究、观察和事实，较少地考虑世俗观点和法律，包括对人体的研究。直到第二次世界大战，对人体残忍的、不顾人道的研究，尤其发生在德国和日本的人体科学研究研究，引起了世界重视。于是在战后，战胜国对战败国（德国）的领导人进行审判后，又对战争期间德国医学研究的领导者进行的审判，这就是历史上著名的纽伦堡医生审判。

1946年12月9日，美国在纽伦堡欧洲国际军事法庭审判结束后不久，在同一地点建立军事法庭，进行了另一场举世注目的审判：医生审判。

23名德国医学界的领袖和卫生行政官员成为被告，其中20名是德国最具盛名的医生，起诉罪名是战争罪和反人道罪。在纳粹德国期间，他们拟定、颁布和执行了“安乐死”计划（“Euthanasia” Program），系统地杀死他们认为是“无价值的生命”（unworthy of life），包括那些智力低下、精神呆滞和身有残疾的患者。在第二次世界大战期间，德国医生利用成千上万的战俘进行试验，而不顾他们的意愿。这些受试者绝大多数是犹太人、波兰人、俄国人和吉普赛人，几乎全部死亡或残废。

经过140天的审理，85名证人出庭，提交了1500份证据。1947年8月19日，美国军事法庭的法官宣布：23名被告中16人有罪，7人被处以绞刑，其余罪犯判以无期徒刑以下。

在美国军事法庭对美国诉德国医生的判决宣布前，法庭和相当一部分专业人士就发现他们面对的难以解决的问题：对人类进行的医学实验应当采用什么标准。审判中，有的德国医生直截了当地提出，首先，他们的实验与美军所进行的实验相差无几；其次，并不存在什么国际法或通用的惯例来规定人类实验何为合法，何为违法。

这些议论使医生审判中的美方起诉人 Andrew Ivy 和 Leo Alexander 医生深深触动。1947年4月17日，还在法庭宣判前，Alexander 医生就向战争犯罪的联邦律师（United States Counsel for War Crimes）提交了一份定义对人类合法研究的草案，共6条。结果全部出现在8月19日的宣判中，并标出小标题为：可允许的医学实验，并从最初的6条修改为10条。而这10条就是后来的《纽伦堡法典》（Nuremberg Code）。

纽伦堡医生审判永远载入史册，纽伦堡法典也作为医学伦理而普遍为人所知，而知情同意更是出现在几乎所有国家的相关法律法规和伦理著作中。

1948年9月，在日内瓦召开了第二届世界医学会代表大会，会上一致谴责纳粹医生的反人道行为，并通过了《医生誓言》（Physician's Oath）。这与2000多年前的医生 Hippocrates 的医生誓言相比，已经有了重大改变。

以下是1968年8月在澳大利亚悉尼召开的第22届世界医学会代表大会上对1948年

日内瓦《医生誓言》的修订版：（Declaration of Geneva Physician's Oath，1968）

在被承认为医学专业人员之际：

我庄严地承诺把自己生命奉献给人类事业；

我对我的老师献上他们应得的尊敬与感激；

我以道德与尊严实践我的专业，病人的健康将是我首要考虑；

我将全力以赴地维持医学专业光荣和高尚的传统，我的同事是我的兄弟；

我不允许在我的职责与病人之间出现宗教、国家、人种、党派或社会身份的干扰；

我将最大限度地保持对妊娠开始的人类生命的尊重，即使受到威胁，我决不用我的医学知识违反人类的法律；

我以我的荣誉，庄严、自由地做出以上承诺。

从内容上看，几乎完全包括了Hippocrates誓言中尚未被时代离弃的内容，比如，Hippocrates誓言中的避孕条款更替为认可生命自妊娠起。但是，最重要的是增加了一个关键的条款，“我决不用我的医学知识违反人类的法律”。

世界医学会在1948年发布了《医生誓言》后，意犹未尽，显然仅用誓言，只能约束君子，不能约束居心本就不良的人。1949年10月，世界医学会在伦敦召开了第3届代表大会，这次大会在上一届日内瓦会议公布的《医生誓言》的基础上，确定了《国际医学伦理法典》（International Code of Medical Ethics），以法典形式来规定医学伦理或说医学专业规范，比医生誓言又更进了一步。

医生的一般职责

医生必须永远保持最高的专业行为标准。

医生的专业实践必须不受赢利目的影响。

下列实践是不道德的：

1. 自我广告宣传，除非由国际医学伦理法典明白授权。

2. 在医生没有有独立专业能力的范围内进行任何形式的医疗服务合作。

3. 接受任何形式在适当的专业费用以外的、与病人服务有关的钱财，即使病人自愿。

任何造成身体有害或精神障碍的行动和意见只能是为病人的利益才得使用。

在新疗法或新技术的使用中，医生应该极大的小心。

非其亲身检测，医生不得证明或作证。

医生对病人的职责

医生必须永远在思想上承担自受孕产生的人类生命。如果医生良心和国家法律允许，只可行治疗性流产。

医生应给予他的病人以完全的忠诚和他全部的科学知识。一旦检查和治疗超过他的能力，他应召唤具有这种能力的医生。

医生应当保护他的病人的所有秘密，因为病人信赖他。

医生必须具有人道职责，急诊医疗，除非他确定其他人将要或能够进行这样的医疗。

医生之间的职责

医生应该对同事检点行为，而他也同样对他。

医生不得从同事处引诱病人。

医生必须遵守世界医学会核准的《日内瓦医生誓言》。

我们看到该法典仍然是在 Hippocrates 誓言的范围内，但其强调了几点：

1）任何造成身体有害或精神障碍的行动和意见只能是为病人的利益才得使用；

2）要求对病人忠诚（loyal）；

3）要求遵守《日内瓦医生誓言》；

4）要求医生的专业实践必须不受赢利目的影响。

每位临床医生都应当经常对照，扪心自问。

22.6 病人权利

作为医生的行为准则，一言以蔽之，就是为了病人的利益，但是这个病人不是脱离了社会而群独居的病人，他与人世间有着千丝万缕的联系。因此，病人的利益就不得不扩展到整个社会的利益。一个病人也只有在确保社会不受侵害时，才能真正地说是为病人的利益。其实质是怎么看待人的价值问题。这一问题可以说争论了几千年，在当今的社会主义社会与资本主义社会也截然不同。从这点辐射出来的医生的行为准则在许多方面是基本相同的，如量力而为，为病人保密，与患者的关系，费用问题等等。由于基点的不同，最终各个要求上所能达到的极值程度将大不一样。比方说，一个医生诊疗监狱里的囚犯，可以说医生眼里应该有疾病和病人，没有囚犯，他应尽自己职责救死扶伤；但如果该囚犯越狱逃窜，危害公民生命财产安全，医生眼里就不再能只有病人和疾病了，他还必须履行公民的义务。如果他无视这点，他将因包庇罪犯而触犯刑法，身陷缧绁。纯粹的医生与病人的关系是无法建立的，只要还有国家，还有社会存在，医生就不可能以人道来与他们抗衡，因为国家和社会本身是“王道”、“霸道”，只有在不触犯它们利益的前提下，人道还能得以行之。

病人也是人，他们要享受人的权利，他们有权利要求医生为其保守秘密，告知真实病情，也有拒绝治疗的权利，以及反抗医生的家长作风（Paternalism）。医生与病人临床问诊时必须具备下列特征：

1）**清晰性**（Lucidity）病人有权利知道他们目前状况所有有关资料。

2）**自主性**（Autonomy）病人有权利摆脱医疗时的压力和强制。

3）**忠实性**（Fidelity）人际交流产生的信任和真实的期望应该贯穿始终。

4）**人道性**（humanity）人体有权利使他们特殊的嗜好被那些要与他们交流的人所考虑。

不管在康复治疗中是否存在权利，这四个特征都不应缺少，它们包括告知医患关系的真实状况，保证病人记录的秘密，尊重治疗，以及自由地、明白地达成治疗协定。弗里德（1975）认为，这些权利是医学治疗中本身就具有的，而不是外界对它的额外要求。由此可见，在某些国家，人在医疗中的价值和权益已经超脱于一般的医生与病人的关系，所剩的只有人及医疗技术对人的服务。如果从经济角度去分析，在资本主义国家，医生的经济收入来自于病人，医生是靠病人的支付费用而生活的，因而他们没有理由不把病人奉为衣食父母，得罪了他们，会被开除，或影响自身利益。而在社会主义国家，医生的收入来自于全民所有制的国家医疗事业，医生由国家付于报酬，医生对国家负责，决不会因为一个医生的态度方面对病人不好而收到开除或惩处。这是马克思主义的一个绝好证明：经济基础决定上层建筑，社会存在决定意识形态。

第二十三章　问诊的技巧

问诊过程就是临床医生与病人交谈过程。是言语相互作用的一种基本的特殊型式，它专门被用作因某种特殊目的来发动这种相互作用和特别内容以供探索。

23.1　问诊过程与基础

有效地与病人交流谈话，被认为是临床诊疗的艺术方面。临床谈话可以分各种场合，在门诊、急诊、病房、大路边、小桥旁……，只是在各种场合的谈话所具有的法律意义不同。临床谈话基本可分作初诊和复诊。

23.1.1　初诊的三个阶段

初诊可以分成三个阶段：

初期（opening phase）在这一阶段人们相互认识，遵循社会传统和礼仪，问好、致意、相互观察，大多数发生在门诊，也有可能经人介绍或慕名求医而随机发生。在我国似乎不存在更多礼节，医生和病人相互注视一下，点点头，笑笑，有时病人病痛之甚，没心思管那许多繁文缛节，一坐下就迫不及待地倾诉苦楚。但不管怎样，初次见面时，总有个相互致意的阶段，或长或短，双方有了最初的了解，完成了交流的最初阶段。

中期（middle phase）是谈话最主要的部分。询问、回答、搜集资料、交换看法均发生在这一时期，言语诊断、治疗的功用也发生在这一时期。虽然，有时关键的言语可以发生在病人最后离去的那一瞬间，但这句话也是建立在中间大量的言语活动之上的，离开这个基础，那关键的飞跃无法产生。在这一阶段的谈话中，医生尽力搜索着自己所需的资料或证据，而病人却倾诉着自己的遭遇或经历。在这种陈述中，病人不再是简单重复既往的过程，而是通过回忆，去粗取精，删繁就简地再现既往的过程。当然，这只是病人自己的主观意识，要真正认识到那关键的因素，有时往往得靠医生的点化或长时间多次谈话的诱发或诱导。在这一过程中，病人有可能在对既往混沌不清的概念或事件进行搜索、回忆、归纳和分析时，突然对整个事件发生过程有了清醒的认识，或者在医生的指点下，恍然大悟，顿开茅塞。

末期（end phase）是谈话的结束语，医生已下了诊断，给予嘱咐，告知注意事项，病人如果表示还不满意或者医生也无法把握，则嘱其试试看，不好再来，也可能不下了诊断，要求病人去进行化验检查或其它辅助检查，等报告结果出来或再说。总之末期是由医生做出决定或安排，让病人执行，或是医生对病人的症状和行为表示了看法。整个过程，以病人的进入，倾诉开始，由医生表态结束。

23.1.2　复诊

复诊是初诊的继续，虽然见面的礼仪较初诊为简单，但由于医生与病人已从陌生不识到相识，因而原来没有的客套寒暄，在复诊时反而会出现。在门诊可看到病人称呼，“×医生，你好”，“好久不见了”，等等。而初诊病人是不会这么说的，这样的谈话会更轻松，也更自然。

复诊时应该继续加深理解病人，了解上次处理后病人的反应或治疗效果，了解病情是否朝预期的方向发展，如果不是这样，医生不必急于推翻过去的诊疗措施，而应首先了解病人是否确实按照医嘱进行，并察言观色，以证实对方言行一致。病人对医生的医嘱很难百分之百地遵从，据报道，20% ~30% 的病人是不会如实照医嘱行事的，因而，进一步了解其原因是十分有必要的。

然而，初诊与复诊却没有本质上的区别，在两种情况下，都是医生了解情况而病人尽力反映，医生的任务不但在于倾听，还在于从病人的陈述中分析情况，有不清楚或疑问之处，加以提问，并且用提问的方式将病人带入对诊断和治疗有帮助的谈话之中。另外，初诊和复诊在技术上却是大同小异的，都包括语言和非语言的交流。就个人印象来说，在初诊时非言语交流所占的比例可能要大些。一种先入为主的习惯恐怕是人之常情，而先入为主往往发生在言语交流之前。

23. 1. 3　采集病史的规律

言语交流的技巧是因人而异、十分复杂的。但是，芸芸众生组成了社会集团，个体变异及特殊性再强，也是存在于特定的环境（例如地球在太阳系、宇宙中的地位，人类在生物界的地位以及个体所生活的各种微环境等）和特定的社会中，因而相对于个体的参照系越大，越容易找出其规律，可以用模糊学的方法，将差异忽略不计，以寻求其特有的规律性。因此，我们也可以在医生与病人的谈话中，或者说临床采集病史的过程中，寻找一定规律。

23. 1. 2. 1　时间

与病人谈话的最佳时间应是多长，与病因的复杂与否及病状轻重有关，与疾病的分类有关，与会谈的场合及医生与病人的关系亦有关。从精神病角度讲，每次谈话时间一般为 40 ~50 分钟。这是特殊情况，因为在精神病学中，诊断与治疗主要都靠的是语言，故时间长。在其它疾病中，谈话时间一般都较短，（当然除住院病人入院要写住院病历外，不得不花费相当时间）。而在门诊病人，时间就更短了，尤其在门诊量大的综合性医院，医生少，病人多，而上班时间就那么点，这种谈话时间短的叫人担忧。比如一般医生规定一小时要看 5 ~6 个病人，也就是 10 ~12 分钟一个病人，这里面包括体格检查。病历书写、医嘱处方，如果碰上疑难杂症，这点时间绝对不够，就是较为简单常见的症状，这点时间有时也嫌不够。但有的医生为了快速完成任务。出手之快，令人惊讶，病人叹道：“我的话还未说完，医生处方就已写好了。”

有人连续 5 年直接观察实习医师和住院医师在查房时检查病人的错误，发现最常见的错误是医生经常像打机关枪似的提出过多问题，以致病人无法逐一回答，无法将自己患病过程连贯完整叙述。在查房时，一个医生所管床位有限，有足够时间去询问病情，在这种情况下还不能给病人足够的时间，说明是医生对时间安排的问题，有心理上，也有技术上的原因。

心理上的原因，可能是由于上级医师在场而紧张，可能是认为临床治疗不重要，无需认真仔细……技术上的原因就是对于所要提问的问题根本没有准备，对业务不熟，不知什么该问，什么不该问，什么重要，什么不重要。凡是想到的，胡乱问一气，也不在乎对方是否回答或回答什么。实际上，医生应尽量去倾听。据恩格尔在 1960 ~1976 年间，随机监听到50多个美国医学院校学生对一个或两个病人的谈话及体格检查，令人惊讶的是，获得医学博士学位（MD）的人，没有哪个人哪怕是对一个病人采集到完整的病史。

那么医生与病人交流的时间到底是多少，恐怕无法硬性规定。在住院病人，可以根据病情变化及检查结果而控制，伸缩时间较大，而在门诊，就没有那么大伸缩性，一般以有关症状的全部问题问到为止。但由于个人见解不同，知识面不同，故提问范围多寡亦不同，关键要维持交流渠道的通畅，切莫存在长时间沉默的尴尬场面。医生语调应平缓，用词应清晰，句法应简明，尽量用提问来填补双方之间的沉默。一旦觉得该问的都问了，似乎对方也无甚好说，医生应尽快改变项目，如问完病史，就可准备体检，有什么新问题，可边体检边问，体检完了还可以再问，或以记录来掩盖不必要的沉默。

对于老病号或经人介绍而来的病人，谈话场合就可能多些，如家里、大路旁，谈话的形式也可能多些、轻松些，时间一般也较长，也容易获得有用的资料。

23.1.2.2　提问要点

提问是医生与病人谈话时最重要的武器，是路标，指引谈话方向；也是针砭，往往击中要害，发人深省。但是，这路标也可能把病人引向歧路，也可能使病人产生负效应。歧路亡羊，不可掉以轻心。掌握以下几点，有助于获得较多信息。

1）严密性（Narrowing）提问的顺序应严整有序，从一般到特殊。就是前面所说，不能触景生情，想到什么就问什么，而应有一定策略，先问普通问题，后问特殊问题。当然，如果在提问中，发现有价值的信息，是要刨根问底、穷追不舍的，这与严密性并不矛盾。

2）渐进性（progressing）提问的顺序应层次分明，从公众化问题渐进到内心世界、私人的问题。好比剥玉米，一层层从外向里，就容易的多。一个陌生人要一下触及他人的私人世界，是十分忌讳的，几乎总是要碰到自觉不自觉地抵抗。

3）含蓄性（embedding）把有意义的问题埋藏在一系列常规的和无情感色彩的问题中。因为一旦涉及某些敏感问题，如个人隐私、社会道德和家庭关系时，人们必定会警觉起来，考虑两全的回答或避开事实。用常规问题和中性问题来掩盖这样的问题往往是行之有效的。例如你要问病人的配偶的年龄或家庭某一成员的年龄，以充实对婚姻及家庭的评解材料，你可以先问家庭中其它人员的年龄情况，中间夹杂着你所关心的对象。

4）诱供（Leading questions）应该避免诱供。但某些时候，涉及过分敏感的问题又无计可施时，就不得不用此法，有时还必须判断患者先前的陈述是否真实也有必要使用（参见前章）。例如，某患者说他从来不对妻子发火，你可以在问过其它问题后，似乎随便再加问一句：“当你对妻子发怒时，你常常怎么做?”观察他的反应。

5）延期追问（holdover questions）在谈话时，当涉及到某个令病人感到尴尬窘迫的问题时，为了放松气氛，医生往往提另一个问题，以减轻病人的负担，照顾情绪，但在以后的谈话或下次谈话中，请不要忘记这个问题，在适当的时候重提，往往可获得关键的资料。但是请注意，根据荣格（Carl Gustav Jung）的分析心理学，这个令病人感到尴尬窘迫的问题，往往与他的疾病是密切相关的。

6）假设问题（projective questions）涉及到一般态度价值时，很难要求一个人用三言两语来准确表达，在这种情况下，设想某种情况，请病人表明自己的看法或用多选题请病人选择，往往能获得较为客观的资料。比如，你问病人，假如你能擦一盏《天方夜谭》

中的阿拉伯神灯，你能够实现3个愿望，它们是什么？它们是如何排列的？

提问的真正目的是什么？是诊断，也是治疗，而实际上是帮助病人更加清楚地认识自我，诊断和治疗只是在这种认识自我的过程中所走过的里程碑。疾病只是一个人在生命历程中的一段路程，医生用医学知识、技术来帮助生命健康发展，这种帮助可以是一种封闭式的，病人对这段路程毫无所知，糊里糊涂地在医生帮助下闯了过来，也可能是在医生帮助下清楚认识了这段过程，和医生携手，共渡难关。因而，医生的提问应尽可能是启发式的，万万不可将病人带入医生早就存在于大脑之中的疾病表现图式。人们一直在怀疑，是否有那么一批本来就没有什么疾病的人，在医生惯性思维的漩涡中，打着转转，不能自拔。

好的提问往往能够获得更准确的资料，如：

1）发掘病人情况：

“您能告诉我一点点有关您个人情况：比如：您的家、您的工作，您认为对您来说最重要的是什么吗?”

2）诱发感受：

“我很难对您描述这个疾病，它像是什么呢?”

3）诱导理解：

“您认为是什么引起您现在的状态？为什么是现在发生?”

4）诱导关注：

“某些人已经关注这个了，您也关注这个吗?”

“您对此有什么样的感觉?”

5）诱导反馈：

“这个使您有何感觉，或者您还有何不清楚的?”

6）诱导参与：

“您同意什么观点?”（尤其要追问患者的真实意见）

7）诱导期望值：

“您期望因此获得怎样的改进?”（尤其是指治疗）

23.1.2.3　提问细节

实际上，在你被人提问前，你往往会发现有许多事情，有许多事实、观点、形象是早就储藏在你的大脑，而你自己还不知道，还从未发现，从未思考过。因此，医生的提问往往决定了病人态度的转向及资料的精确、贴切与否，在设计你的问题时，除了上面几项要点外，还应注意以下几个细节：

1）使用简短、肯定的主动句。短句子简明易懂，但短句子并非简单地理解为字数少。最易理解的句子有三个特征：只有一个从句，主动语态，言词肯定。有关人类理解和记忆的基本心理语言学论者和神经心理学家确信，主动的、肯定的短语句子比相等的、被动的、否定的形式更易被理解和记忆，不用说那种双重否定的句子将使许多人莫名其妙。

在汉语中，日常会话难得有双重否定句，但被动语态却依然可见。学过英语的人，可能更习惯使用，在翻译过来的文章中两者均常见，但病人未必习惯。

另外，当你所获资料已足以辅助诊断时，切不可因好奇心再打破沙锅问到底。例如，一位年轻的太太说他30多岁，无需再明确究竟是哪个数字，除非极有必要。如果你问患者有无外遇，他说有，你最多只问问此人的健康状况，一般不要去追问更详细的情况。除非病情复杂或你怀疑此人与疾病有关，但此人的姓名、住址尽量不问，有时候拖泥带水的提问，会使原本倾心合作的患者感到难堪，勾起无名思绪或烦恼，失去继续配合的兴趣。

2）**使用简单熟悉的词汇**。不言而喻，简单和熟悉的词汇易被理解。但是，对于不同行业、不同社会的人，所谓简单和熟悉的词汇其含义是不太相同的。仅仅从医生的角度来考虑简单与熟悉远远不行，尤其对那些来自偏远地区的患者。但是，令医生苦恼的是，全用大众化的语言有时很难说明问题。一两个专用性词汇有时还有必要，关键是如何用在恰到好处，其上下文都应简明易懂，好使听者亦可从上下文去捉摸掂量，融会这个词的意思。

3）**意义明确，避免模棱两可**。当你陈述时，你认为你自己统统说清楚了，但往往容易忽略你陈述中可能隐藏其它的意义或模糊的意思，这就可能造成对方理解困难或失误。如果对方误解你的意思进行回答，你可能随时可以纠正，但如果他吸收进去，将带来更大混乱。因而，除非涉及那些不便开口或有意要观察对方反应的问题，尽量不要使用模棱两可、一语双关的问题。

4）**一次只问一个问题**。如前所述，这是最常见的问题。看起来很简单，实际要做起来不易。比如你问："恶心呕吐吗？"患者可能有恶心但无呕吐，但回答时，他可能只选择他认为你觉得重要的那一项做肯定或否定的回答。又如："你的兄弟姐妹健在吗？"他们可能有的在，有的不在，有的生病，有的健康，或者还有不可告知的隐情，如有个姐姐精神分裂，他可能选择最简单的回答，或者含糊其词，支吾了事。

5）**使用惯常语序**。也就是把主句的谓语放在最前面，用相当轻松、安静、有意义和非人称提问作为句子开头，把较难的、带有威胁性的放在句尾，无疑较为醒目，容易被理解和接受。当然，随机的问题也是需要的，但要记住，这种问题容易提，难于回答，更难分析。在随机的提问之后，应该跟随较多清晰局限的问题以帮助理解和回答。

6）**说明你所作所为的原因**。说明你为何要了解你所问的情况或者告知你将怎样使用这些材料是很有必要的。这不但可以使对方尽力配合并更为主动地提供信息，而且也常可使模糊不清或模棱两可的问题得到进一步澄清，便于回答。例如，经常可以碰到病人被询问家族史时，极不耐烦地回答家庭其他成员均健康，或最多勉强告知某人死于何时，至于其他详情，总不太愿意透露。但当对方知道这一问题与自身疾病病十分有关时，他的态度就会截然不同。又如，你问一个年轻女患者住址，她或许会皱眉，也可能随便给出一个地址。当然，这地址也可能是真实的，但她近期要迁居。如果你告诉她这是为了两个月后可以把确切诊断或治疗方案告诉她，她会很乐意地把她两个月后可能居住的地址告诉你。

7）**反应形式**。有时病人的反应是出于某种特殊的社会倾向，而与问题的实际内容无关。比如社会满足性倾向（Social Desirability），这种倾向迎合绝大多数人倾心的陈述，提供某种受欢迎的回答让你感到满意。又如默认（Acquiescence），倾向于无论什么问题均回答是与不是。在回答多选题时，有的人特别谨慎小心，他们总是选择在"3"附近的题或不同意，整篇答案总是围绕着某个特定款项（或加减一），造成混乱，难以作真实判断。给分析判断带来很大困难。因此，在提问时尽量变换形式，使回答的方式多样化，或者使提问尽可能少地涉及社会愿望或满足，鼓励读者通篇细读，无从奉承。

8）**包括中间项**。在你提问时，回答往往可能是中性的，虽然可能存在各种因素，但这中间项不能省略。有些人喜欢回答不是东风压倒西风，就是西风压倒东风，不愿意看到东风与西风势均力敌、和平共处的中性成份。也可能这与统计意见结论有关。但有时中间项却可能正是准确的。例如极赞成、赞成、不在乎、反对、极反对，而不在乎却完全可以代表一类人的态度。如疼痛感觉，虽然是个十分复杂的问题，个体差异大不一样，但也有中间的层次，极痛、痛、痛与有感觉之间、有感觉、无感觉。在区别肢体各部位感觉程度时，还是有一定作用的。据研究，在选择回答时设置中间组，不会影响赞成和反对的比率，也不会影响试验组的大小。

9）评估你的提问。不管我们多么有才华，我们也很难一下就设计出完美的提问来，不管你怎样精心琢磨，都可能因为提问不明确或资料来源不精确而功亏一篑。因而，你应该经常问问自己，你所提出的问题自己能否回答，甚至可以在同事间相互问问，有助于提高提问水平，而得到精确资料。

以上所述有关提问的细节，既可应用在临床与病人面对面的谈话中，有时也可应用在调查性的问卷中。在准备这些提问时，应注意到下列几个步骤：

（1）确定和提纯你研究或求解的问题，决定所需信息资料。

（2）起草问题。

（3）对于每个问题，试问自己："为什么我要了解它？它是否有助于我的基本研究或评价?"如果对于后者的回答是"不"，对于前者的回答是"不清楚、多义的、难以回答的（不仅仅是为了提问时活跃气氛、增添兴趣的问题)"，取消这个问题。

（4）把问题秩序安排成最佳的逻辑排列，用轻松、镇静、兴趣和无威胁的提问开头。

（5）和你的前辈商讨，确信此设计有助于制表分析及推算结论。

（6）听听同事的意见（单独或集体征求意见）。

（7）起草简介或导言、以及正文。

（8）在你将大规模了解的对象中，先作小规模的预试验。

（9）通过信件或个人交流，搜集或校对其内容和教训。

（10）排除那些不起作用的或非你所需的问题。

（11）修改在预试验中遇到的麻烦的问题。

（12）如果可能，再次进行至少是小范围的预试验

（13）印刷和发出你的定稿。

（14）搜集有关信息以便进一步研究和规划。

这个步骤对于设计某种情况下的提问程序，似乎是值得一试的。但显然，这个设计是倾向于一种问卷式的了解情况。如果哪位专科医师愿在自己的专业，设计一整套规范化的问卷（包括门诊病人)，还是值得一试的。

23.1.2.4　记录病史

记录病史无可非议。有的医师边说边记，有的医师问完话再记，还有的可以靠录音设备，但除了精神医学门诊或谈话，似乎没有必要录音。病历可以保存数年、数十年，便于携带保留，一目了然，可以伴随病人终生，走遍天涯海角，为他今后就诊，提供宝贵资料。

记录病史，有时给医生与病人的谈话带来影响，凡涉及隐私问题，病人总不愿被白纸黑字记载，当他看见医生在记录谈话内容时，会心存戒意，坐立不安。如果病人有明确要

求，医生应按照其要求，不予记录。如果医生发现病人在说话时吞吞吐吐，犹豫不决，应向病人表示他不一定要将全部谈话内容记录。

即使不涉及隐私，病人发现自己的谈话内容被记录，也会有所影响。医生记录时，人为地中断了谈话的自然连贯，对采集病史本身也会有所影响。如果一边谈话一边记录，医生分了心，可能省略应该问的或出现差错，如果在谈话结束后记录，或由速记员在病人不知晓的情况下记录，这两者显然要求太高，无法办到。

把所需提问规范化，可能也是一个办法。医生脑子里有了固定模式，逐一问去，待最后逐一记录，不易遗漏。这在专业性较强的学科和较为典型的疾病来说较易办到。有些医生对某些常见病，如阑尾炎，就是以填写制定好的表格作为住院病史，其中自有利弊。固然方便，对某一疾病便于观察、统计，但容易造成医生思维僵化或思维惯性，误诊的可能性增加。

病史记录不但对病人今后就诊帮助甚大，还是法律依据，因而要求字迹清晰，语句通顺，不留空间，要求使用可长期保存的墨水。要记录一份病史是不容易的。

23.1.3 说服病人

说服病人改掉恶习，遵从医嘱，是与病人谈话的最终目的。要使病人信服你，不那么容易，颇具技巧，下面略述一二。

1）唤起恐惧（Fear - arousing appeals）　《黄帝内经》告诉我们，人之情，喜欢生而不喜欢死，告诉他哪些有害于生命，哪些有益于生命，他没有不听的。在传统道德约束极严的地方，曾问医生，“你是怎样从患者哪儿套出他们不合道德规范的艳遇史的?”他说：“吓唬他们，告诉他们不老实坦白，就会死的。”

从50年代起，人们就致力于研究恐惧对说服力的影响，将恐惧分成三级以测度人们对其反应。试验是以口腔卫生宣传为题，高度恐惧强调了龋齿的疼痛、牙齿变色和口腔感染，中度恐惧不那么强调影响个人的状态，仅予以观看不那么严重的口腔病理学图像，轻度恐惧只应用完全健康的牙齿图像。令人惊讶的是，在轻度恐惧的受试者中有36%改变旧习，中度恐惧组中有22%，而重度组中仅8%改变旧习。但在以车祸或其它项目为题的试验中，随着恐惧强度的递增而效果越强（Leventhal & Niles，1965，leventhal & Singer，1966），其中包括有口腔卫生宣传。为什么会造成这种差异，有一种“曲线理论”认为，当你要改变态度前，首先要激起这种改变欲望，唤起恐惧可能达到这种效应，但一旦其强度超过某种程度，即达到峰值后，你可能不能再承受这种恐惧而产生一种抵抗心理，使唤起恐惧的说服力随强度增加而下降。因而，极高或极低的恐惧对说服的效果都极低，而中间者则有高效应。

这种曲线理论还包括某种心理作用，不管你要求人们做什么，只要他觉得能做到，他就有可能接受你的提议。例如，试验表明，如果受试者知道在哪里注射破伤风抗毒素，就要比不知者更有可能接受注射该药的建议。因而，当你说服他人时，提出的要求是否容易实现影响到是否能使说服生效的问题。有人提出一种系统脱敏法：你要说服对方，应该分阶段逐步提出要求，不要急于求成，如果要求过高，不但难以说服对方，反而会使人产生“抗拒心理”，更加坚持原先态度。如果最初提出较小要求，然后再提出进一步要求，这比一开始就提出两项要求，容易使对方接受。就好像一个抽烟极为过量的人，你告诉他吸烟有多少危害，他思量自己早已远远超过致癌剂量，何苦自己折磨自己再去受戒烟之苦。

你告诉他少抽点，或许是较容易被接受的。

2）**放弃希望（Hopelessness）** 与唤起恐惧相反，人们提出了放弃希望。唤起恐惧是利用人们的生存希望以达到说服之目的，就这些人看来，事物都是有其因果关系的，例如细菌的侵袭、病毒感染、情感、个性、家庭、社会因素与疾病的关系，使人们注意防止这些发病原因，以控制不利的可能。提出放弃希望学说的本内特夫妇认为：因果关系理论总是支撑着虚幻的希望，否认我们人类脆弱的希望一面，因而我们应对此理论进行挑战，逼近病人、家庭和医生，重新考虑现有的相互作用问题。由厄运带来的痛苦的折磨，远远超于人类力所能及。这种挑战一开始可能导致较多的绝望和减少改变的期望，也否认了病人已产生的或希望解决他们问题的信念，但它也鼓励他们去衡量自己对疾患的承受和耐力的能力，而不是去治愈它。这样放弃了那些虚幻的希望，重新评价自信，对有的病人也获得了意想不到的结果。

人类进化早期，宗教和巫术往往夸大了人类对他们最无希望控制现象的控制能力。有影响的人际理论，恰恰是一种没有发展的、承受无希望的性格力量，并接近病态思想的某种基本成份。在原始人在洞穴画中，长矛和动物反映了原始人利用模仿——巫术去产生某种人类控制狩猎活动的幻觉。可以注意到所有的宗教理论都表现了人类可以影响神们并控制人类无法控制的一切，例如：健康、气候、获得爱等等。

过分地相信人类影响痛苦折磨的力量，总是带来某种潜在危害。完全相信祭祀牺牲力量的痛苦的承受者，往往责怪无法康复是由于他的牺牲未被接受，因而认为在感动上帝前必须做出更为重要的贡献。这就好比一个相信某种被爱的能力可以治愈不幸的病人，倾向于责怪不断的疼痛是由于其它人的爱未被接受或他无法唤起他们的感觉。虽然关于人类影响力的信念是支持希望和排斥无希望，但它也把对影响人类万物的整体责任性压低在完全回复之下。

利用绝望（无希望）来治愈病人早有前例。上个世纪末，在布劳伊尔和弗洛伊德进行癔病研究时，就小心地告诫病人，一般的忧虑（Common unhappy）是无法治愈的。斯恰特坚持认为心理分析的本质必定包括某种无法抗拒和无法治愈的悲剧性因素。近来其它的研究也发现人们越来越开始容忍某些家庭的问题。

尽管我们常用因果关系来解释某种痛苦或疾患，但超过某种界限却是危险的。一旦我们接受人类极易遭受的随机的磨劫，我们也能自由地去真实评价危害的限度，限定我们对痛苦的个人感觉，接受绝望，并把绝望置于访求不可能实现的希望和承担起我们所能承受的信誉之上，这样的放弃希望往往会把我们带到一个新的自由王国。

这种理论常常被某些医生自觉不自觉地用在治疗绝症患者身上，他们认为索性把病人真实境遇告诉他们，使他们置之死地而后生，积极主动于医生配合治疗。从另一方面说，这样做也减轻了医生的心理负担。

3）**谈话风格（Style）** 似乎不用多说，有力生动的、幽默的、层次清楚的、发音准确的谈话更有说服力，更容易被人接受，然而大量的试验研究却没能提供这方面的有力证据，有些还提出了相反证据。很显然，其中包括有众多复杂因素，涉及到与语言有关的种种情况以及个体的差异。但有一点是很明白的，病人不会愿意把自己交给一个语无伦次、谈吐混乱的医生。不管怎么说，一个医生都应把自己的意思表达清楚，这是最基本的。

有人发现，反问句虽然不便回答，但却可产生某种戏剧效应，比陈述句更具说服力。

比如说："在你使用的药中，这药最好"，远不如，"难道在你使用过的药中，这种不是最好的吗"来的更有力，使人印象更深。其原因可能有两种，首先，在提问形式中放进信息，可以强调它；其次，利用反问句可以使劝告不再显得那么咄咄逼人，显得要将自己的意思强加于人，可以减少逆反心理。

4）**指引结论**（Conclusion drawing）　一般来说，巧妙清晰地指引对方自己得出结论是较有说服力的。但是这得冒一定风险，听者可能会误入歧途，即使你陈述的十分详尽，他们也可能得到相近的结论。如果听者怀有敌意，他会把你的陈述当作宣传，姑妄听之，而不加理会。

因而指引结论要有一定技巧，其含蓄程度可依对方的文化、社会与知识结构而定。许多人看了国外电影常不知所云，索然无味。因为含蓄超过一定限度（因个体而异），不用说连宣传的功效也达不到，甚至是对牛弹琴。所有如果你要尽力去指引一个结论，必须确定当你再进一步提供信息以左右对方思路时，是否能达到目的或是适得其反，让他感到你在尽力说服。

5）**单侧对双侧交流**（One sided versus two sided communication）　当聪明的听众最初不同意你的意见，知道还存在另一反面意见或者他有可能听到反面意见时，最好不要加以隐瞒，应如实陈述两种观点，并表现公正立场，对双方都加以适当的批评和赞赏。当然对于自己支持的观点，你不会也不可能说出其致命的弱点。我们把只说一种观点叫单侧交流，说两种观点叫双侧交流。

如果听众反对你的观点，或者他受过教育则采用双侧交流较为有效（McGinnies，1966），甚至你只说出存在两种观点，而不说其内中详细，也会有效。但是如果听众一开始就支持你或他没受过什么教育，很难再从其他人那儿获得不同看法时，你最好采用单侧交流，不然，你只会自找麻烦，自己削弱自己的看法。

医生尽心要采取救死扶伤的人道主义，但医学在许多方面都还未取得像数学那样精确的结论，因而无法断然定论，又必须对病人负责，常常有必要将几种选择所面临的后果一一向病人陈述，以供选择。医生只能拿出参考选择方案，由病人去选择（当然病人是在清醒状态），除非病人授权医生代表自己选择，医生不应擅下结论。

6）**重复**（Repetition）　在某种限度上，反复重复你的观点比只说一次更有效力。希特勒曾对这种重复极为赞赏，"绝大多数人的接受力是有限的，他们的智力是微小的，然而忘却性是极大的。因而，有效的宣传必须做到极为细小的要点都被反复唠叨，使每一个人都明白你要他们明白什么。"这种宣传竟使德国在二次世界大战后支离破碎、满目疮痍时，人民却还不那么清醒地认识元首给他们带来的祸害。广告也能起这种作用。

但是，反复过量的、不合时机的宣传也可能带来相反的作用，使他们的说服力下降。当这种宣传打断了你正专心致志的工作和兴头时，你会大不耐烦，甚至痛恨。例如，一个推销员在你刚刚入睡来敲门或在窗外喊叫，或者当你看电视正在紧张时插一段广告，其滋味可想而知。

7）**初始—末期效应**（Primary－recency effects）　所谓初始效应实际是一种先入为主，最先陈述的意见往往有较大的影响。然而还存在另一种相反效应，末期效应，最后陈述的意见，人们记忆犹新，故影响也较大。在最初意见与最后意见之间的时间，和最末意见与测试态度之间的时间影响这两种效应。曾经发现四种状态：

（1）如果第二种意见紧跟着第一种发表，而测试也紧随其后，两种意见的作用力相等，初始效应和末期效应均不发生。

（2）如果在两次意见交流之间有一段较长停顿，而在第二次交流与测试之间也存在相等长度时间，由于两者都被忘记，初始效应和末期效应均不发生。

（3）然而，如果在两次交流之间有很长停顿，而态度测试紧接第二次交流之后，则后一次意见由于记得更清而效应更大。

（4）如果两次交流紧紧相连，稍等片刻后测定态度，则由于先入为主，第一种看法影响力稍有增大。

人们不但从时间的流逝上来测试初始及末期效应，还从各种角度来分析这个问题，所得结论不一样。例如，探讨什么时候，听者将联合两种不同的位置和结构的看法到达一个中间地位？听到的两种意见将怎样互相影响？听到两个不协调的看法是怎样影响人们察知哪一项是正确合理的？各种说法不一而足。然而，在交流时，如果看法种类繁多，叙述时将你所侧重的放在最后一位是较理想的，而只有两种看法时，你阐述的侧重点，听众还是容易分清的。

8）差异（Discrepancy）　绝大多数人认为，在差异与说服力之间存在一种曲线关系，太大与太小的差异说服效果较差，而当差异在中间状态时往往可以有巨大的效果。

有两种理论解释这种现象，其一是不和谐理论（dissonance theory）。当听众发现有人与自己意见相左，就存在里不和谐，于是就产生了要求平衡的运动，当其中差异中等时，这种运动可能达到某种稳定状态，听众中有人将调整自己的立场，接受对方意见。

第二种理论类似接近人们判断态度方法。我们自己的态度提供了一个判断所有反对态度的标准。当那个态度与我们的态度相一致或有中度分歧时，我们可能去听，可能被说服。如果某种态度相差太大，就可能落入我们拒绝的范畴，我们会毫不留情地拒绝它。如果只是某种适当的差异，就会落入某种接受的范畴，表现出最大交流。

接受范畴的大小将影响差异的最适水平，这种不同与自我有关。例如，有的人固执己见，根本容不得半点他人的意见，这种人最适差异水平是很低的。据研究表明，那些接触范围广、交流层次多的人，最适差异水平往往高，容易吸收他人意见。

不论一个论点是在接受范畴还是拒绝范畴，都可在交流双方产生不和谐，当这种不和谐差异太大时，听众可能心中暗暗发笑，无动于衷或拂袖而去。但如果这种不和谐是在最适水平，则可能产生振荡，使对方改变态度，进入新的平衡态。这点与前面所说最大和最低恐惧往往吓不倒人的道理相近。

因而，当你遇到与自己差异较大的病人，不要急于求成，宜慢慢渗透、蚕食。

9）新奇（Novelty）　新颖的观点往往更具说服力，当有人论述你以前就听过的观点时，你可能不会加以更多注意，因为那不过是你原有的态度，而当你听到某些新事物时，你会加以注意，因为新的信息往往最流行。最现代化的，更易于接受。在当今文化中，新颖往往伴随着胜人一等，它往往带来新潮流。

试验表明，即使所有的受试者都被告知某个特定信息，其中一般人被告知这是新观点，新信息，而另一半人则告知这是众所周知的信息，这一半人所受影响具有统计学意义。似乎当信息特定时，只要被人认为是新颖的，即较容易被接受。

10）强化（Reinforcement）　不论是原发的或继发的强化态度都可增加说服力。原发的强化态度一般是指在你进行说服前或进行中所采取的强化自身形象或态度行为。例如，当你在说服某人时，同时供应他软饮料或水果就比没有这些来的效果要好。有些公司或企业明令禁止谈判人员在合同签字前与对方共同进餐，生怕因个人蝇头小利，造成公司大亏。

继发的强化态度是指对于对方的反应表示兴趣或支持，诸如微笑、点头或赞赏之词。

这种强化态度的效应实际是一种内部交流，有点爱屋及乌的味道（Middlebrook，1974）。你提供了食物和赞赏，对方为你喜欢他，也带来了好感，他更能赞同你的意见。很显然，医生倾听患者陈述和要求的同时予以肯定、同情，会使病人较易接受他以后的处理。

11）不和谐（Dissonance）　唤起不协调或不和谐是可以改变态度的。前面所说的差异、新奇实际上都是由于产生不和谐导致改变态度。当某人同时存在两种思想或观点产生心理上的不一致时，激发起不和谐。由于不和谐是不愉快的，他将尽力排除这种不一致以减少这种不愉快，他可能改变其中一种信念或涉取另一种信念以获得心理上的平衡或和谐。例如，一个吸烟者相信烟可能导致肺癌，这就产生了不和谐。他可能攻讦这种吸烟导致肺癌的理论；也可能戒烟，也可能觉得即使寿命短些，但也不能缺少吸烟的享受。这种不和谐的形式分作四种：

（1）逻辑的不一致；

（2）社会文化的不一致；

（3）特殊信仰与整体观念的不一致；

（4）与既往经历或经验不一致。

试验表明，假设要求受试者进行一项单调工作，告诉其中一半人这项工作没有什么价值，告知另一半人这项工作价值甚大，在前一部分人由于明白所进行的工作是无价值的，于是产生不和谐，他们可能说服自己这项工作并非真正的枯燥无味，因而，这部分受试者会说他们乐意进行这项工作。

对于病人来说，延长生命的欲望与改掉恶习或不良习惯是一个不和谐，然而，他们却一直是在这种状态中生活的。当医生指出他的恶习对生命有影响时，这种不和谐还未必存在，只有当他承认了医生所说才会激发起不和谐，因而医生的首要任务是要使病人认识这点。这就造成一种怪圈现象，你要说服某人，希望能激发某种不和谐，而要造成这种不和谐，你首先得说服他相信某事，这个论点很难成立。实际上这种论点已经遭到四个方面的攻击：

（1）激起不和谐状态的特殊性；

（2）用来减少不和谐的范畴是何属性；

（3）不和谐研究的方法学问题；

（4）不和谐理论与其他社会心理学的关系。

不管怎样，向病人指出他生活中的矛盾性，使他认识不符卫生保健的习惯，或对其有所认识，总是有益的。

我们力求在千变万化的个体差异中寻找谈话的规律，显然是煞费苦心的，但不管怎么样，对任何病人谈话都存在最适时间长度、最佳提问方法、最好的记录形式以及最有效说服的问题，要想寻找一成不变的模式，恐怕是困难的。

23.2 临床问诊三部分

与病人谈话的技巧归总如下，要求照此培养临床医生。虽然对我们来讲有社会文化和传统习俗上的差异，不可能依葫芦画瓢，但有许多是值得学习的。医生谈话一般可以分成三个部分：1）开始谈话和介绍。2）搜集病史，实施体格检查。3）结束谈话。

23.2.1 谈话开始

1）致意和入坐。

a. 当病人进入房间内时面向他起立，眼睛直视，用清楚的语言致意，问好。

b. 正确地称呼病人的头衔和姓名。

c. 握手。

d. 手势加语言指导病人入座。

e. 自己坐下，采取注意姿势，不要倨傲高视。

2）自我介绍。

a. 介绍姓名。

b. 告知职务。

1. 引导病人

a. 向病人解释谈话目的，即尽可能在谈话过程中使病人对所提问题获得一种恰当解释

b. 指出你们所将占用的时间。

c. 解释你有必要做些记录帮助记忆，以供讨论，但将绝对保密。

d. 询问你的目的是否可以被对方接受，即：“你觉得这样好吗?”“这样行得通吗?”

e. 给病人适当的时间考虑。

f. 询问病人是否担心这种谈话环境，即：“害怕被中断，或被偷听。”

23.2.2 问诊主要阶段

1）一开始即用恰如其分的问题总括病人来此的主要目的或需要解决的主要问题，如：“你能告诉我什么原因使您大驾光临?”

2）鼓励病人用其自己的语言讲他的经历。

a. 促进言语的：鼓励病人继续往下说，“好，请讲的更详细些。”“后来怎样?”，“你说觉得痛?”等等

非言语的：点头、注视，集中注意的姿势。

b. 倾听。给病人足够的时间去说，避免过快提问或肯定。

3）恰当地鼓励病人。

a. 如果病人谈到无关的话题，宛转地将他带回关键点，如说，“那是有意思的，但是我们最好还是谈谈你的抑郁。”中止并转移话题。

b. 阐述你要从病人那儿获得信息的真实含义。如：“如果我们能够对准这个问题，对我有帮助的是……”

4）帮助病人描述问题的真正本质和发展。

a. 鼓励病人提问问题的真实例子和他们的效应。即“你说你有恐惧，你能描述是哪

种类型的？”

b. 避免使用术语：就病人来说，即不要说“你所说的‘抑郁‘是指什么”，“说说‘混乱’，你能告诉我你所指的是什么吗？”

就医生来说，不要说：“你抑郁吗？”

不要特别注意修饰、形容词，如，“我有‘可怕的’疼痛”，或说“‘非常非常’好”，“我有‘极度’的痛苦”等等。

c. 避免有倾向地引导病人陈述其故事，诸如：“你怎样抑郁？”“你不能很好的呼吸？”而应用无限制的提问，即：“当时你情绪如何？”“你的呼吸怎样？”

d. 避免用复杂的问句，诸如：“你是否纳差、失眠、体重减轻？”而应设简单单句，“你体重怎样？”

5）澄清你的病史，莫使混乱。

a. 教育病人明确问题或事件，既往治疗的性质以及主要症状发作的时间。

b. 澄清谈话中尚不明白的事情，即：“我不清楚你说那事有何指”“我还是有点不明白什么时候你开始不适，你能说的再清楚些吗？”

c. 核对主要点，“我想整理一下材料，你再说一遍。”

23.2.3 谈话结束

1）确信你留有时间概括。

2）告知你愿意向病人概要说说病史，以检查：a. 精确性，b. 是否有要点遗漏。

3）询问在结束前病人是否还有什么要补充。用清楚的结束语及时结束谈话，即：“谢谢，时间到了。”

最重要的临床交流技能是倾听病人陈述，或说两大方面：闭嘴和倾听。。我们需要学习如何与病人谈话。任务可以分作两大部分：

1）学习谈话，或者“交流训练”

2）学习应当采集什么样的信息。

基本临床交流训练的要点如下：

学习病史采集和体格检查，更多的是要学会问什么和查什么。

学习临床交流技巧，更重要的是学会如何适当地询问。

上述两个领域的学习是相辅相成，相互倚赖的。临床上不可能出现两者独立存在的现象。

医生和病人在临床上是合作者。病人需要医生的帮助，而医生也需要病人的信息，才能为病人提供帮助。在医生与病人之间必须建立起有效的关系，才能够提供最有效的治疗。

首先提出医学模式应当从生物医学模式转换社会心理生物模式的恩格尔在1973年时就说过：“不论明确不明确，医生决定了他们能够提供的医疗状态，病人渴望建立一种他们能够最好地陈述他们保证康复的需要。如果能够成功，交流和某种关系就建立起来了。这种努力的中心是：谈话，最大的能量储存，敏感性和医生要求的万能仪器。”

23.3 特殊的谈话形式

除了以上一般的谈话过程，还有几种特殊形式（Freedman，1976）

23.3.1 非指导性谈话（Nondirective interview）

本方法强调医生尽量不要有所表示，当病人说话有停顿时，医生重复病人语句最后的词，提醒病人往下谈去。然而，极度的非指导性谈话会使病人感到被抛弃而产生相当焦虑，只有少数定向清晰、有知识的病人适应严格的非指导性谈话。

23.3.2 应激性谈话（Stress interview）

有时固定的病人是单调重复的，难以表现出足够的情感动机，冷漠、单调、感情迟钝，无益于讨论个性问题，对于这种病人感情刺激或许有建设性。这些病人需要进行彻底调查、挑战或对抗，以期唤起进一步理解。

23.3.3 利用药物谈话

对于难以自主地表达自身状况的病人，利用药物镇静或催眠后谈话，是有价值的。异戊巴比妥钠（sodium isoamhethylbarbiurate）是常用且有效的药物。药物对区别心理性或器质性疾患也是有用的。药物不应用于那些勉强的病人，或者有严重躯体疾病患者，慎用于有偏执狂者或处于精神分裂边缘的患者。

23.3.4 利用催眠谈话

对于某些特定的不能自主地讨论重要冲突的病人是有价值的。在催眠时，病人可以被鼓舞，但却无侵害力，可以轻松地谈论由于愤怒、焦虑或羞涩而难以启齿或被压抑的重要冲突及记忆。由于既往的压抑可能产生过度焦虑和阻力，在催眠后他可以回忆起那些他希望谈论的事件。然而，催眠有效率仅达40%。

23.3.5 与焦虑病人谈话

应该注意哪些思想和环境情调有助于增加焦虑，当应激不明显时，有必要延长调查时间以查明情感的来源。自由联想、释梦、催眠分析和麻醉分析都能找到有意义的资料。

23.3.6 与心身症病人谈话

研究应激，综合感觉和躯体症状之间的关系，有助于了解发病机制，因而应尽量争取病人协作，提供大量信息。

23.3.7 与消沉病人谈话

沮丧消沉的病人提起注意力十分短暂，因而谈话应尽量简短扼要。他们可能反复唠叨地谈论毁灭和自身贬低，医生应积极中断和改变这类话题，并应详细了解他们是否有自杀的可能性。许多这样的病人在与知己谈论这一思想时往往能获得新生。因而作为医生，其职责重大。言语活动可以宣泄病人的愁绪，减轻他们轻生的可能。大量消除疑虑的谈话往往是会有帮助的。例如，告诉他们许多人常常都会考虑到一死以解决情感问题，但终究是不足取的，通过其它方式也可以获得圆满解决。

身患绝症的病人和濒死者也会有某种程度的问题的消沉和抑郁，可以询问他们对疾病的感觉。如果他们希望的话，还可以与他们谈论死亡，但是一定不要与他们那些不愿谈论死亡的人谈论这类问题。

23.3.8 与妄想病人谈话

医生必须对这种病人表示兴趣、理解和尊敬，他应该把病人置于完全是基于真实之上的人，无须附合病人的幻想。既不应同意患者的观点，也不用去反驳他，而是应该尽力去发现尽可能多的有关幻觉思想的本质。持有怀疑论态度，可以帮助患者怀疑自己的思想，事实上也是引导他认识自己的幻想。

23.3.9 与封闭病人谈话

如果一个病人沉迷于自身内部的幻想世界，难以自动地谈论自己的感觉，医生必须尽力提问，尽力打开或走进病人的内部世界。医生应该密切注意病人的言语和非言语反应。当讨论某个特定问题发生困难时，应尽快改变话题。对极度封闭的病人，谈话应该频繁、简洁。如果无反应，医生应该用温和方式解释，如果能和病人交流，将对疾病大有好处。千万要小心，沉默的病人对外界行为可能有着清醒的认识，不要疏忽大意，流露出厌烦情绪，或言语不当，更增患者抵触心理，也增加医生与病人的隔阂。

23.3.10 与躁狂病人谈话

医生难以与处于兴奋状态的病人和睦相处，但是应该保持冷静、尊敬的态度，仔细听取病人言语中的思想含义。高兴兴奋的、喋喋不休的病人往往能暴露出有关内心冲突有价值的信息。这种信息往往在他们能够控制自己时是不会暴露的。有时，尤其当病人的行为被宽容和理解时，他内心的抑郁将在他洋洋得意之时得到宣泄，实际上亦得到治疗。

最后，我们还常常可以碰到各种各样、不同种族、不同信仰的病人。他们对世界，对人生，对社会，对疾病和医生有着极其不同的见解。病人对疾病的认识往往深深地影响他们对医生的信赖。由于宗教观念的不同，他们可能认为疾病是被诅咒或被“**恶眼**”**注视**。在对来自一个大城市教学医院的60个门诊病人的调查中，近27%的病人认为他的疾病有一个非医学模式的原因；几乎所有病人都认为他的疾病即有医学原因，也有非医学原因。病人与医生关系更加微妙，往往使治疗无法坚持下去。对于这种情况，最好的方法就是要使治疗者纠正他们的态度以适应患者的文化背景，满足他们的要求，往往可以增加患者的满足感，保持治疗延续，加强治疗效果。

23.4 通报不利消息

每个医生都可能遇到，如何向病人通报坏消息：告知病人他已经得了不治之症，将要不久于人世，将要告别亲朋好友，乃至向家属通报正在治疗之中的病人已经去世了。不少人都认为这是医患沟通中最高的技术，也是最艰难的过程。如果处理的好，可能会加强您与病人的联系纽带。坏消息并不一定就是通知家属病人死亡，或者通知病人致命的诊断，但是，坏消息一般对于病人来说总是某种改变病人命运，是其生命过程中的一大转折，而且是不好的转折，例如：性传播性疾病，无法治愈的关节炎。

毫无疑问，向病人及其家属发出坏消息是困难的，令人难受的。不幸的是，医生可能觉得自己已经尽力而为了，放松对病人治疗的注意力，而病人及其家属恰恰仍然希望医生更多的关注。

有时，发出坏消息可能会导致不幸的事件扩大。有的医生可能被家庭成员殴打或者谩骂，威胁要起诉医疗过失，晕倒以至皮开肉绽地要缝针，甚至有人听到坏消息，心脏病发作而猝死。就像被坏消息射中一样。发出坏消息，或不受欢迎的消息时，可以注意以下几点：

23.4.1 事前准备

及时了解病人在听到坏消息时可能会做出什么反应。例如：你可以问一个病重的病人如果症状不能够改善，他想要怎么办。也可能问病重的人是否有宗教信仰，或者他们担心害怕什么，这样才能更好的理解病人。

23.4.2 获得一手事实

虽然现在许多医院推出首诊医师负责制，或者主治医生负责制。但大多数医院还是由住院医师直接与病人接触的。由于住院医生是轮转的，因此，往往通知坏消息时并不是首次接诊的医生。

因此，在通报坏消息前，实施此任的医师必须仔细阅读既往的记录，了解病史，甚至向护士询问具体的情况，以及病人家属的状态及想法。有时，家属完全理解病人的状态，只是希望在其去世前，能够让全体家属成员在生前再见病人一面，或者某种经济因素，使家属对病人的去世有某种时间拖延的期待。如果医师不能够理解，处理不慎，就可能受到极大的抵触和反对。

最难的是对于没有任何准备病人可能死亡的某些家属，尤其当病人所患为良性疾病，更甚的是产妇。一旦发生意外，坏消息的通报是需要相当艺术的。通报医生因此挨拳脚，受辱骂的情况是时有发生的。因此，谈话之前熟悉情况，掌握用语分寸是十分重要的。

23.4.3 掌握通报步骤

在诊断过程中，对复杂病情的诊断是逐步发展的，因此，对于向病人或者病人家属通告病情，也可以是逐步进行，以观察了解病人对病情的反应。

例如，一个肺部阴影的患者，从X线下观察，基本可以考虑是肺癌，但不需要进行实验室的其他诊断，以最后确定是肺部肿瘤还是肺结核。在明确诊断的过程中，可以随时通报每一项检查结果及其临床意义，以逐步让病人或家属接受患肺癌的事实。

23.4.4 寻找安全位置

如果要对家属说他们所爱的人患了不治之症，在过道里总是不太合适的，最好是要找一个安静的地点，甚至是电话也没有，使你的讲话不会被电话打断，病人和家属也能够保护其隐私。

23.4.5 注意你的身体语言

尽量与病人和家属坐在同一水平的位置，保持眼神的接触。专家还建议可以通过拍拍你的谈话对象的胳膊或者肩膀以表示你的同情。温情的接触往往是最能够表达感情的。

23.4.6 说实话

研究表明，绝大多数患者对于绝症或其他不好的消息，宁可得到坦率的、完全透明的告知。即使有些家属可能相信病人会有其他选择，但是病人权利的要求，近几年越来越受到重视，尤其是那些老年人。当然，各个民族与文化，还是有差异的。在此不做重复。

应当适当地让家属知道病人需要知道目前状态的信息。

23.4.7 注意用语

专家反对对病人说："我知道你一定会这样感觉。"这将使听者觉得受到轻视。因为，不可能有两个人会对同一件事件有相同的体会。

还应当避免委婉语。诸如：癌症或者死亡的字眼作为信息的一部分，应当坚定明确，以保证信息准确无误地传达到对方。在这样的谈话中，不要经过太长时间后，才发布你要传达的信息。

当你传达你要传达的信息后，不要急于再说什么，应当给予病人和病人的家属以一定有时间，让他们消化信息，以表现你对他们的尊重。

注意你在此时说的话，可能对病人或者病人家属来讲，可能终生不忘。曾有医生报道，有家属逐字重复出30年前，他告知他的太太只有六个月生命时所说的每一个字。

23.4.8 跟踪关怀

询问病人他们最害怕的是什么。虽然面对致命疾病的诊断，绝大多数病人害怕的是疼痛，但每一个病人会有独特的感受和关注。鼓励病人讨论他们的感觉，要比简单地表示同情要好的多。询问病人的特殊感觉，也可以有助于医务人员发现病人对这一诊断的真正了解有多少。

23.4.9 注意交流障碍

不同的文化对死亡和濒死有不同的看法。有些老人可能不理解诊断的意义，对于语言不通的病人，应当寻找能够通晓病人与医生两种语言的人员进行翻译，以便病人能够较为准确地了解医生的意思。

23.4.10 评估病人的应对技能

注意躯体语言与情绪反应。接受坏消息的病人经常会经历一整个悲伤的过程：如：否认，责怪、不相信、愤怒和接受。

询问病人关于病人的家庭和居住的状态，让病人及其家庭知道可以采用的支持方式，诸如：在线的社团，缓解治疗的专家，临终关怀医院，牧师和社会工作者。

23.4.11 平易近人

确保病人及其家属乐意与您协商疾病的进展。因此，医务人员切忌高高在上，难以亲近。有些医生会把自己的手提电话提供给病人，以保证随时可以与病人或其家属交流。而实际上，病人及其家属极少在深夜来电，影响医生休息。这样做有益于强化医生与病人的联系，降低病人的紧张压力。

23.4.12 带着希望离去

由于不可能百分之百的确定结果，重要的是以坦诚布公之中留有希望。每一个病人及其所病，都是特异性的。有些病人可能接受死亡的必然性，而另外一些病人可能会与致命的疾病奋斗终生。

医学科学之中，还有许多无法解释的现象，无错可言。一切都是可能的，我们可以希望奇迹发生。当疾病可能是致命的，应当强化医务人员的信息，如何治疗可以得到最高质量的生活素质，并最大程度地减轻疼痛。不必为疾病的发展定义某种时间限制，对生命而言，谁也不是上帝，可以断言病人何时会死。

23.4.13 结束前总结

在讨论结束前，复述要点。最好能够请病人或者病人家属用自己的语言陈述一下，惟帮助病人从震惊中恢复过来。也有助于医生对病人是否存在错误的理解进行纠正。

23.4.14 保护自己

在医务人员不得不向病人提供坏消息时，经常会考虑尽量减少病人的痛苦，同时，不良的情绪很容易影响医生。虽然，很难把垂死的病人排除出去，但是，医生一定不要把工作带回家中。若有不良的感觉，不能够向病人陈述，应当向同事或家庭或寻找支持，或者向有关专家咨询或者就诊。

保护自己是医务人员必须时刻注意的。

23.5 问诊带来的副作用

我们谈论了这么多有关与病人谈话的技巧，不外乎是使双方进一步增进了解，以达到最佳诊疗效益。然而，有时事与愿违，技巧再熟练，有时也会产生相反效应——负作用。

1970 年，伯金（Bergin）首次提出了精神治疗的负效应问题。在对比治疗组与对照组的资料后，发现治疗中在某种程度上存在一种正负效应互为抵消的现象，于是提出“平均治疗效应”（average therapeutic effect）。对 70 位著名精神治疗家进行测验，其中有这样的问题，你认为精神治疗有负效应吗？如有是什么构成的？这种变性（deterioration）伴随哪些因素？70 位专家一致肯定了精神治疗中负效应的存在；对第二个问题，回答多种多样，复杂而广泛；而对第三个问题，为病人、治疗者、治疗者的技术和治疗者与病人之间的关系。这恰恰与希伯克拉底的“医生誓言”的内涵遥相呼应。誓言的最根本的焦点是医生、病人和医术这三点围绕着行医而组成的。

一种特定的方案。由于选择病人“不当”，比如病人自我能力受限，沉浸于批评的喧嚣中，或处于精神症或精神分裂的边缘状态等等，往往可能会起到反作用。提高对病人的评价和加强临床医生估计特殊治疗形式的预后，有助于减少负效应。但事实证明这种提高是一种缓慢费力的过程。

影响治疗者的因素却是广泛的，包括缺少训练、特定的个性品质、世界观等等。对病人采用何种方案，对个体来说，有些是在清醒的意识下被很好地选择，而有的却是与个体素质紧密相连，在无意识的状态下应用的。因而，往往不能很好地与病人在同一水平进行交流，甚至相去很远。把个人意识或自己觉得理所应当的事强加于对方，认为对方也自然而然地这么思考，结果风马牛不相及，差之纤毫，失之万里。

治疗技术的固有特色也被认为与变性及特殊的负向逆移情有关。当医生对病人及治疗过程失望，过分强调病人不协作，对病人的抑郁不敏感以及不予病人机会制订他自己的决定都是重要原因。事实上，大家普遍认识到逆移情（Comtertransference）是临床工作中最重要的现象，因而也带来相应众多的有关研究论述。然而众说纷纭。最贴切的说法是：治疗者技术水平越糟，病人发生负向逆移情效应就越多；越受尊敬，临床经验亦较多的医师，其病人的负向逆移情也越少。最可能的情况是，一个治疗者的效率大大提高，是由于他杰出的才能使他在逆移情时把它降低到最低程度，并有效地控制它。

关于医生与病人之间的关系，我们已有大量论述，不再重复。但是，近年来，人们越来越认识到心理治疗总是在社会准则的范围内进行的，医生与病人所拥有的社会准则必然要影响到医生与病人的关系。

由此看来，医生与病人谈话的真正技巧救在于让病人尽力说出他们应该说的，正确理解，准确地把医学知识传播给病人，并使他相信这些知识。但这里面包含有多少学问和技巧！

第二十四章　问诊的相互作用

社会相互作用的理论，1960 年代兴起。主要研究人际交流中的相互作用，以期达到最大限度的交流效果。问诊是在临床诊疗过程中的一个阶段，而且是初级阶段，但却决定了医生与病人之间是否能够有效的进行信息，临床医生要准确、最大程度的采集病人信息，才能够准确的诊断与治疗，病人要充分理解医生的意思，才能够提供正确的信息，并最大程度的配合医生，达到最有效的治疗。因此，对问诊时相互理论研究是非常重要的。本章原应作为基础理论，放在前面的章节，但是，又担心当今大多数的临床医生未必有此兴趣，因此，权放最后，以供有兴趣的读者研究。

24.1　几种社会相互作用理论

临床问诊时，发生在医生与病人之间的相互作用只是社会相互作用（Social interaction）中的一个很小部分，但由于每个人都会生病，都要看医生，这个细小部分也是全社会的。社会相互作用是社会心理学的核心和最终目标，长篇巨著且不能完全容纳，这里仅能简要介绍其中主要的四种观点。

24.1.1　戈夫曼（Goffman）的表演社会学理论（dramaturgical sociology）

戈大曼的著作不少，主要可分为三个方面。

第一是论述有关自我表现、表达控制和面部活动方面的著作，总结出我们的社会面具是按照剧本的表面演出。

第二是涉及人们的表演社会游戏中，应付的策略和谋划方法。其中非常重要的一个游戏是信息游戏。人们在社会生活中有幸学会各种保护自己的手段，他们会尽量掩饰自己的缺点，有意发出各种信息以达到这种目的，他们总是想让别人按照自己的希望来看待自己并做出相应行为，因而他们将通过各种表达形式——语言和非语言的、符号的或非符号的形式来控制或左右对方的行为，人与人之间的关系真有点像马基雅弗里《君主论》中的政客。

第三，绕过前两个方面，讨论了异常状态。戈夫曼全神贯注于缺陷、精神病机构、精神病和其他异常形式，最终使他建立起标记理论（labeling theory）。戈弗曼坚信精神疾病是由标记和保护自身认知过程标记的产物。他和斯扎兹（Szasz）创建了美国废除非自愿精神病院协会，对各种形式、尤其是非自愿性的精神病院大张挞伐。

戈夫曼把生活比作舞台，社会相互作用很象演员在舞台表演的部分。社会生活的所有方面，从国际间谍到外科医生，从田园生活到精神病房，从出卖同伴到造爱，都是角色扮演。演戏、自我表现、摹仿表现的运用。有人认为这是第二次世界大战以来美国社会学理论中最引人兴奋的学说。戈夫曼认为，任何社会相互作用的关键都在于参与者借助自己言语行动叙述有关自己的某些事情。每个人都面对把自己向他人呈现的问题。这种呈现可能会强调自己许多属性中的某些部分，而隐瞒其它属性。每个人都可能用许多方式——其中有些方式是无意识的——试图控制别人对自己的印象。因而，每个人就像演员那样在生活的舞台上随意表演，表现各种脸谱，扮演各种角色。戈夫曼说，社会相互作用分析家因此必须把注意力转移到人们在制造和控制自己给别人留下印象时使用的种种技术上面，并仔细观察每种技术产生效果的条件。

戈夫曼的理论也曾遭到攻击，人们认为他所表现的对人和社会的想象并不真实，人并非冷酷无情，狡诈自私的。还有人认为戈夫曼所说的人不是自然正常的人，而是精神病患者。然而支持者却认为，戈夫曼的戏剧模式并不是一个理论，而是方法学的假设。

把生活看成一出戏，各人都扮演着特定的角色，同床异梦，口是心非，社会不过是虚伪的集团，令人不易接受。这个理论有点像弗洛伊德对梦的描述，梦境也是虚假的。国家的法律法规，社会的伦理道德从各方面限制人随心所欲，每个人都必须在特定的场合里表现出符合社会要求的行为，受不同的限制。比如医生在家庭里，他可是丈夫、父亲、儿子、兄弟等不同的男性角色，必须按照这样要求来表现。例如，他对父亲和对儿子的态度行为都将截然不同。他在不同场合、不同角色下尽不同的义务，表现出符合自己角色的言谈举止。在医院里，他可以是专科负责医师、门诊医师或病房医师，他在接待门诊病人、住院病人和上级医师时，又得说各种各样的言语，注意不同表情、姿势和语音语调。

戈夫曼假设的社会系统是一种境况（position）和角色（roles）协调整齐的结构，个体必须学习扮演不同的角色并正确执行。然而，在真实生活中，一个特定的境况在不同的时候被理解和定义总是有几分差别的。因而，一个特定角色的扮演将根据扮演者和当时状况而相去甚远。在这一点上，戈夫曼是十分辨证的，世间一切都在运动，没有绝对静止，没有一成不变的东西，正如古希腊哲学家赫拉克利特所说："人不能走过同一条河流。"

24.1.2 社会交换理论（Social exchange theory）它由三种学说组成

其一，霍曼斯（Homans）从宏观功能主义和心理学角度提出交换理论，他把所有的人际相互作用都看作是交换，即货物、服务、喜好、赞赏、爱或任何感情和行动的交换，也即是一种交易（transaction），利用诸如"代价"、"报偿"，和"投资"，这类概念，并设想无论何时与其他人打交道时人们都在反复斟酌着这一类心思。在此基础上，提出一个可以预算社会相互作用的公式。例如，当相互作用的代价超过报偿时，一个人将停止对另一个人的相互作用。由于代价可以被定义为放弃替换物（alternative）的总量，任何行动的代价都可用检查活动或者放弃的替换物来测定。报偿（reward）除了物质上、行动上的交易外，包括所以可在社会相互作用中被交换的心理满足，如自信、友谊、自我支持和尊敬。两位有情人山盟海誓，白头偕老，如果一方毁约，拒绝承担义务，则另一方就不再受此约束，这也是一种交换。但是，如果一方受到某种外力因素，比如父母不同意，另有约束或经济问题等等原因，只要双方感到他或他们是痴心相许，对此愁肠百结，情意绵绵，他仍会感到满足，仍然苦苦相期。最有趣的是有时一对情人越是受外力干涉，爱得越深，仿佛各自都要付出一定感情以弥补对方所受损失。

霍曼斯指出，不论何时，人们在一起交流，就象征性地表现出报偿和惩罚，因而影响他们之间的相互行为。一个微笑可以像一个礼物一样成为重要的正性强化，而皱眉则意味着指责，是负性强化，而且与对方的性质密切相关。某些人的微笑或指责对我们至关重要，而另些人则可能无足轻重。有人把这种理论叫做社会学习理论（Social learning theory），讨论交流中的报偿和惩罚怎样影响我们的活动的。也有人认为这是斯金纳强化理论的延伸。因为在霍曼斯这里，人也和鸽子一样可用奖惩来控制，当然人要复杂的多。有时候这种交换可能不是立时表现出来的，而是抽象的，情感性的，甚至是代间的。比如仇杀，血族复仇，抚养后代。如在西方，子女无养老义务，他们认为对子女的抚养，就是报答上一代对自己的抚养。

其二，古尔德纳（Gouldner）发展了帕森（Parson）的功能主义，他认为人们都心照不宣地遵循一个规范（norm），满足、帮助、利益应该双方共享。这种规范是通用的——存在于所有社会中——是维持社会系统的一种主要机制。这种规范就是某种报偿的期望。它对帕森的功能主义和交换理论都有重大贡献。

其三，西庞特（Thibant）和克莱（Kelley）给社会交换理论打下了博弈论的烙印。他们认为社会相互作用是一种交易游戏，通过聚会在某个关键点上进行一系列交换活动，而且人们总是希望以最小的代价获得最高的报酬，是最大利益的追求者。这一点可能是人类的通性，不然人就不会思求改革、变化、革新。但在社会相互作用中，不去琢磨一种简便易行且收益最大行动的人，恐怕是不存在的，有奖储蓄和彩票正是利用了人们的这一心理。实际中奖者寥寥无几，而争先恐后，要去碰运气者却大有人在。博弈论在对策学、运筹学方面起着重要作用，对于现代文明有不可忽视的作用，也反映了人类的一种本性的欲望。

这样，我们看到社会交换理论包含有行为主义、功能主义和博弈论成份。如果说戈弗曼的表演理论或自我呈现理论把人描写成戴着假面具的、虚伪的人，那么社会交换理论则表现人类要求公平待遇、按劳取酬的内心。固然从博弈论角度来看人人都是商人，但做生意往往却是互利的。

斯恰佛评价这一理论时说，它更人道也更其形象地成功综合了符号相互作用主义，关键在于它提供了动机理论，解释人类行为的"为什么"，这是符号相互作用主义所缺少的。遗憾的是，交换理论关于人类本质的假设过分简单，包含有唯理主义的简化论。虽然霍曼斯否认他关于人类本质理性的假设，但这假设确实存在。人们认为，交换理论是无力的和机械的比喻，只不过是人类的一幅漫画，不能解释人类的复杂行为。

24.1.3 交流谈心组（Encounter group）也叫敏感性训练（Sensitivity group）

这一由数人组成的小组系精神治疗方法之一，其目的就是要使它的成员之间相处的富有意义，被他人接受，其突出焦点在于"那些包含着感情基础的相互动量"，涉及的是"在人类交换中感情是基础和关键的那一类互动"，这些人际的情感被看作是"人际关系的基本的原始材料"。深深地埋藏在潜意识中的情绪感受，不管对于体验了这种感情的人还是对于观察者，都是不容易了解的。为了解以这种或那种方式暗含在人际关系中的感情，心理学家采用了这种小团体的技术，以进行治疗。这种小组的治疗程序不一，但基本上都拥有下列特点；

1）所有组都有维持其独特的形式和生存的必需品；

2）成员间有专心致志和温暖友谊的可能性；

3）依靠接触影响表达；

4）成员间表达真正的感觉和反应；

5）除了组内成员，严禁于其它人体肤接触；

6）成员有限；

7）全体一致，休戚相关。

在前面的章节我们看到，人们要真实地表现自己的情感，语言是有限的，更重要的交流来自面部表情和躯体活动。交流谈心组的治疗就是要绕过语言障碍，通过体肤的接触来感受人际内心的情感，挖掘潜意识领域，以培养对于微妙的和伪装交流的无意识领域具有更高的敏感性。

这一理论与戈夫曼的理论不同之处在于，人们在社会相互作用中所表现的情况，并非是一种下意识的自我伪装，而往往是无意识的或不能被对方所理解的。许多社会相互作用是由于误解或错误表达所产生的。因而，在人与人之间交流上有一座屏障，必须通过训练，以准确了解对方内心的世界或无意识的本能，然后达到真正的互通有无，知面知心。

24.1.4 人类文化方法论（Ethnomethodology）

这是现代美国社会学的一个分支，声称要发扬现象学的衣钵。该理论的创始人加芬克尔（Garfinkel）说："在人种学中，我们已经有了种族音乐学、种族分支学等等，朴素地研究原始音乐和原始人的分门别类。"同样，人类文化方法论的来源和意义不过是朴素的方法学研究。只不过这种朴素不再仅仅局限于原始的非西方民族，而是包括全人类。人类文化方法论是研究我们每日生活中相互作用的粘附结构和有意义形式的认知方法。两个重要的推论如下：首先，我们——自然的人——对于社会学家们过去称为"文化"的内容、诸如统治（rules）、内部结构（internal structure）、逻辑（logic）和认识系统（cognitive systems），总的说是无知觉的，恰如原始的医生在区分不同草药时，并不知道它所使用的逻辑原理。其次，人类方法学研究分类、整理和确定意义的过程，恰如其分。因此，他被归到符号相互作用主义和社会行为学的队伍里。有人还认为这一学说如不是师承戈夫曼的学说，至少也是从他那受到启发的。

照此观点认为社会相互作用基本上是盖然性的，所有的人都按照固定的社会行为形式，各种角色的规范，不知不觉地去行动。然而，我们的所作所为都在文化规范中，随着人们的生长发育和对社会的认识，潜移默化地注入他的血液也大脑细胞中，他们的一举一动都是理所当然，毫无掩饰的。对于特定角色，甚至无须多说，一道眼神，一个手势，几个单词就可表达许许多多的意识。因而，只有从日常生活的观察中，就可以探知这些活动的本来面目。

加芬克尔认为，整个社会活动中涉及的人都按照他们特定角色的行为规范行动，否则这种社会活动难以进行下去。例如，你每天去商店购物，你必须和买主或商店工作人员打交道，这是正常的社会相互作用。但如果你试图从一个顾客手中买东西，他会感到窘迫，尽快离开。当角色违反他的行为准则，就会造成威胁、怀疑。试验表明，当一个学生去商店买糖，要付高于店主的价钱买时，就很难实现。纵然学生提出许多理由：糖太多，自己喜欢，愿意多付，都没能如愿以偿。店主似乎忘了盈利的宗旨。因为学生违反了人类习俗：卖者漫天要价，买者就地还钱。

加芬克尔还看到，语词虽然有一定的理解和定义，但人们在交流时，语词含义是不太精确的，其使用往往是混乱的。而人们也只有维持这种混乱，心照不宣，而不可过分地强调用词精确，如果这样，则会使对方感到威胁、烦躁、愤怒，就好像一个口齿不清的人，一说话就被人追问，则他当然少开尊口。一位教师，如果碰到学生尽钻牛角尖，追问一些词汇的解释、来源，如何这般使用时，他也会不寒而栗。含混的措词有时可以掩盖某些混乱、无知或不便言明的事项（如语言禁忌）。如果有人要他讲清楚这词的精确含义，其威胁可想而知，这样的交流很难进行。因此，近来有人认为言语在很多方面是模糊的。因而开创了模糊语言学研究。

社会的结构是十分复杂的，各色人等不一，要想用单一的理论去解释整个社会相互作用是绝不可能的。这四个理论尤如盲人摸象，各人摸到其中一部分。从局部来讲，其阐述是有一定道理的，从整体来说，却又未必。

作为一个医生角色来说，这是一种职业。立身于这一职业中人，每天工作时必须扮演社会公认的医生形象。不论在家庭中，在社交圈子中，其地位如何，但在医院里，在病人前，他必须始终如一地追求医生角色的塑造。如果他在病人面前失去了医生的风度和谈吐，病人将对他取怀疑态度，难以倾心相待，不愿诉说痛苦，甚至反感、厌恶，畏葸不前。

作为病人角色来讲，不过是人生旅途中的一个过程，可长可短，可前可后，不管他在其它场合有多高地位，多大权势，多富财产，在死神面前，人人平等。他到医生面前，必须收敛其习惯的神态，必须遵循医嘱，回答提问，甚至暴露一些连最亲密的朋友和亲属也不知晓的秘密。如果他作为病人还盛气凌人，不可一世的话，同样会使医生反感、厌恶、避而远之，听之任之。

医生的行为准则就西医来讲，其鼻祖就已有明文规定，中医也有大量的医德说教。而作为病人来讲，却从未有过一个似乎使他应该遵循的规范或道德指标，肉体和精神的痛苦，仿佛使他有权做出一切有违常人的行为，并会因为其有病而不受指责，得到体谅和怜悯，只要他不违犯社会法规。在某些国家，精神病患者即使触犯刑法，也不负法律责任。

戈夫曼的社会学理论是有相对影响的，经常可以听到踌躇满志的年轻人踏上社会时自信地宣布，“我来社会舞台，扮演我的角色了”。社会表演沦为令人感到每个人都有假面具，可能都是伪君子，表面上仁义道德，一肚子男盗女娼，真令人灰心丧气，看破红尘。实际上，这只是人对社会的一种条件反射。在特定的社会状况下，人被社会的框架所限制，你不能适应其则无法生存。

但是，人们乔装打扮，粉墨登台后，根据什么来编纂人们的相互作用？社会交换理论正好表现出这种场境的社会相互作用的基础。人们一举一动的行为仿佛都是交易中的价值交换，人际交流成为一种特殊的商品交换，这对于一般崇尚利他主义的人是不太容易接受的。但试想一下，利他主义者如果没有一种理想和道德情操的支持，能做出自我牺牲吗？为了本阶级的利益或民族利益，为了子孙后代的幸福，都可以是激励人心的报偿。就好像古代为了情人去奋勇拼杀，或为了君主去抛头颅洒热血的勇士，情人的赞赏和君主的封赏都是最佳的酬劳，即使身陷疆场也在所不惜。

医生与病人的交换是明显的。医生必须吃饭，必须养家糊口，在满足这一基本需要后，他要实现自我。孙思邈为人治好病后，要他们栽杏树一棵，以至成林，至今传为美谈。目前我国医疗事业不仅有个体医生，还有民营医院，更多的是国家主办的社会福利事业，国家和企业发工资给医疗单位的雇员，个体开业者要赚到自己的生活费用。交换仍然存在，有直接的，也有间接的。

在国营的医疗机构里，医生与病人直接的经济关系被掩盖了，绝大多数医院不以病人所付医疗费来维持生存（但近些年医疗改革后，要靠此来发奖金，有些医院甚至以此来发员工的工资），这就使国家医疗机构的医生与民营医院的医生、个体开业医生对病人的态度从心理基础来说有本质差异。这种差异在许多人身上可能表现的很明显，但在另一些人却可能表现不出，另一类的交换填补了这种差异。因为，对病人的优良服务可以使对方感激不尽，百般赞扬，可为医生带来另一种满足，除了实现自我外，还有名声远洋扬、领导赞赏、同事羡慕，对今后提薪受奖大有好处。善奕者不弃悬悬之子，每一行为举止，都不会白白流去。

医生与病人的交换还可以是更间接的，亲朋好友介绍来的病人，可以优先优惠，尽可能照顾，他得到报偿的不是来自病人，而是介绍人或者是对其的回报。

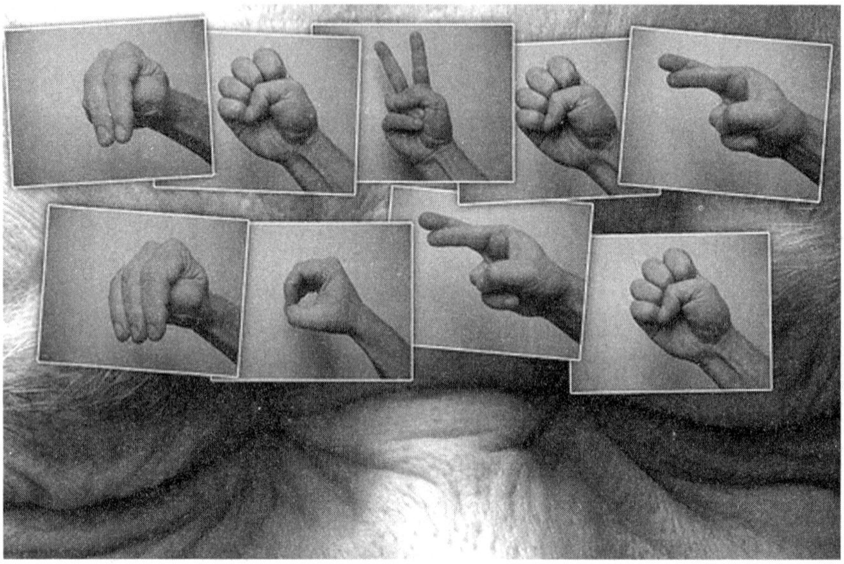

图 24.1　手势语也得约定俗成

社会相互作用理论的第三种观点，实际上是告诉人们怎样才能正确地进行交流，以有效的相互作用。就好像在证券交易所，口头语言不方便，便通过手势表达，在某些交易场合，双方在袖子里用手指接触来讨价还价，以免旁观者知晓。这些都需要有专门知识。交流谈心组希望通过训练和培养使人们对交流对方有更多了解，以唤起共鸣或能够设身处境真实地了解对方的心理状态。因为这种心理状态往往可以不知不觉地流露在各种微小的、不被察觉的行为里，甚至连行为者自身往往也不知晓。这就提醒我们对患者的一举一动都必须仔细品味。这种理论多少有点像弗洛伊德的心理结构层次学说，要求人们在交流时，不要轻易放过对方哪怕是无意识的任何一个微小举动或偶尔冒出的词汇，因为这里面将含有大量的信息以指导我们去更深地了解对方。同样，病人也会尽力从医生的一举一动种去寻求支持和答案，这本身就是一种治疗。医生既可以从病人的一举一动和一言一语中分析其内心冲突并解决其内心痛苦，也可能忽略、误解，最后带来负向效应。产生负向效应的原因往往是言语上、文化上、社会上的差异所造成的，因而，交朋友谈心组的理论希冀通过训练体肤的接触和反应，来完成真诚的、纯洁的、不掺水分的交流，以达到最佳的相互作用。

社会相互作用的第四种观点，人类文化方法论认为每一个特定场合下的社会相互作用都是有一定的模式可循的。在这种场合下的每一角色必须表现出符合这一角色的行为才能被社会承认，使社会相互作用得以顺利进行。实际上，几乎没有一种完全相同的特定场合，因此每一次社会相互作用都是在一种新的、不同的场合下完成的，也就是说无规可循。比如医生与病人的接触，每一次都是在一种新的情境下产生，躯体在不断变化，病情亦有所发展，医生的经验也有进步，总之生命在运动。不过，医生和病人这两个角色却是截然可分的，他们必须遵循特定的社会角色规定而行动，如果医生反过来向病人询问他自己的疾病状况，不仅贻笑大方，病人也将逃之夭夭。这一观点与戈夫曼的理论确有相同之处。不同的只是它的规则是人们不由自主、不得不去遵循的，而戈夫曼那里，人们是为了自我保护，为了求得生存而不得不去演戏，去戴上假面具。

如果把这四种理论连贯起来，可以这么看：在社会的舞台上，每个人都扮演着特定的角色，他们受社会规范的约束，不得不遵循特定的行为举止；另外，他们也得为自己的生存或得到某种利益而掩藏内心的情绪，矫揉造作，要真正理解交流的对方，最好能经过特别训练，绕过言语障碍和其它隔阂来探求对方的真正内涵，以达到最佳的相互作用。

24.2 医生与病人相互作用的模式

医生与病人的相互作用，从他们相见的第一眼就开始了，从长相衣着、气质风度上各自对对方就有了一定的看法，这种看法对以后的交流有重要的影响。医生在这方面比病人稍有优势。首先，他们的职业训练和经验会帮助他们得到更多的信息；其次，医生看到的是病人完整的人，病人的衣着打扮、面部表情、身体姿势都将暴露出许多信息，而帽子、口罩、工作服把医生的许多特点和信息都掩饰过去。

但这还不是真正的相互作用，在医院的走廊上、马路边，医生也可以碰到许多病人，见面之后一晃而过，不再继续交流。当一个病人坐在医生面前，开始陈述自己的病情时，双方的相互作用才用真正拉开了序幕。

医生与病人的相互作用协商是基于一系列模式之上的，这些模式的一极是科学解释，另一极是个人的理解，这两极有着根本的区别（见表 24.1），但却有助于解释医学课程和所有开业医师的教育及训练课程之内表现的某些压力。在个体水平，医生在他们日常工作种无不可以感受到科学解释和各人理解之间的矛盾。因而这两极学说也仅仅是能提供解释病人与医生之间相互作用过程的一种方便的近似的学说。

表 24.1 科学解释与各人理解之间的差异

科学解释	个人理解
试验的	其它形式的研究
量的	质的
衡量	意义
反应	意向
结论、结果	过程
现象内形式的重复和趋势	现象间的关系和区别
独自观察	参与观察
统计学结论	临床结论
统计学的概括	基于病例的概括

从十七世纪建立试验医学以来，人们比较侧重于科学解释，虽然本世纪初弗洛伊德、荣格、阿德勒侧重于精神分析，但他们仅仅作为精神病学的一支，作为心理学、社会学等众多科学来研究，几乎始终没有被正统的医学重视过。有人还攻击说这种分析只是基于个别病例之上，不能反证，不足以证明是一种科学。就好像基础医学的教授们，往往觉得临床医学缺少试验资料，而临床医师却觉得许多基础医学无法适用于临床。然而从整体观来看，却是缺一不可。下面介绍几种基本模式。

24.2.1 生理学模式（The physiological model）

生理学模式的前提是：在特定的理论阐述（T）和特定的状态（W）下，一个特定实体（X）将随着可观察的形式（Z）而变动。几率可以被指定为 Z。但 W 和 Z 相对独立于 X，因此，在一个特定理论（T），如胆石症患者摄入脂肪增多（W）将产生胀气性消化不良，可推论初早餐进食熏肉和鸡蛋（X）可能使胆石症患者产生不适和暖气。这一模式是基于生理学、解剖学和病理学之上的，极大多数是基础学科的理论。由于个体差异，在 W 和 Z 之间的关系将被特定的实体 X 所影响。这一模式尽力要建立概括和缩小个体差异，它注重体征胜于症状，大大忽视了病人心理结构，并假设在医生和病人之间所用的语言有着特定意义。医生根据书本上的理论来诊断和治疗，并要病人绝对服从他，认为病人也和他一样了解医学知识，或者只要由他摆布即可，对于其它则无需多说，也不必要多过问。在医生眼里是人，是细胞学的人、组织学的人、解剖和生理学的人，而不是社会学和心理学的人。在这种模式下的相互作用，病人对医生是盲目崇拜，绝对服从，没有个人意志。

24.2.2 信息技术学模式（The information technology model）

这一模式是最令人信服的形式，就是假设人的思维类似于计算机程序，利用算法、决策树和错误分析去解释医生怎样做出临床决定。运送菜单模式是这一方法最明显的例子。它假设医生有一张精神控制目录，通过这一目录寻找近似诊断，如果符合就做出诊断，不符合就继续往下查找。这一模式似乎和我们日常临床思维方法确实有点相近。我们总是根据现有的症状、体征、检验结果，找出几个相近的可能诊断，然后再逐一推理判断，排除被证据否定的诊断，剩下即是所得诊断。然而，这一模式很可能会由于所掌握的症状，体征、检验数据不够全面而误诊。而这种误诊，往往是由于在与病人交往中没有获得全面的病史，从而在体格检查和实验室检查时漏掉应该进行检查的项目，得到错误的结论。

这一模式比较不可靠的形式是假设：由于记忆延伸使信息补救系统可以使医生得到更精确的诊断和安排治疗措施。

在这一模式内，认为医生和病人的语言和意义即使不是特定意义的，也是基本相同的。

24.2.3 流行病学模式（The epidemiological model）

这一模式关心的是描述影响病人和医生相互作用的因素范围。它利用统计学来总结趋势，做出尝试性的概括和预示可能的结果，因而使工作中对这些因素必须进行广泛讨论。不像生理学模式，它的反复测量，常常被用来评估改变而不是测定效力。这一模式所描绘的形象，可以是结构化的，也可以是非结构化的，更侧重个体的反应，而非直接观察。

要了解医生对病人个体决定采取的诊疗方式，这个模式是有用的。虽然这通常不能说明这个模式可以预示某个特别的相互作用结果。这一模式也试图要描述医生和病人的态度，因此，它更倾向于提供一个关于信息的广泛讨论，而不是从中得出特别的结论。

这一模式显然注意到了个体差异，重视临床交流的个体差别，力图从中寻求某种特殊规律。

24.2.4 社会训练模式（The social skills model）

这是社会心理学家阿格尔（Argyle）提出的社会相互作用模式，简化如图 24.2. 这一模式指出了一个医生有自己特定内涵，由此导出他所包含的特定知识、态度、价值观和诊断处理训练的一系列中枢神经活动。这一活动导致包括提问、解释、听、观察以及产生对病人或长或短可观察改变的一系列行为。短期改变可被医生理解和翻译到中枢系统，这些翻译可以改变或肯定医生的特殊内涵。

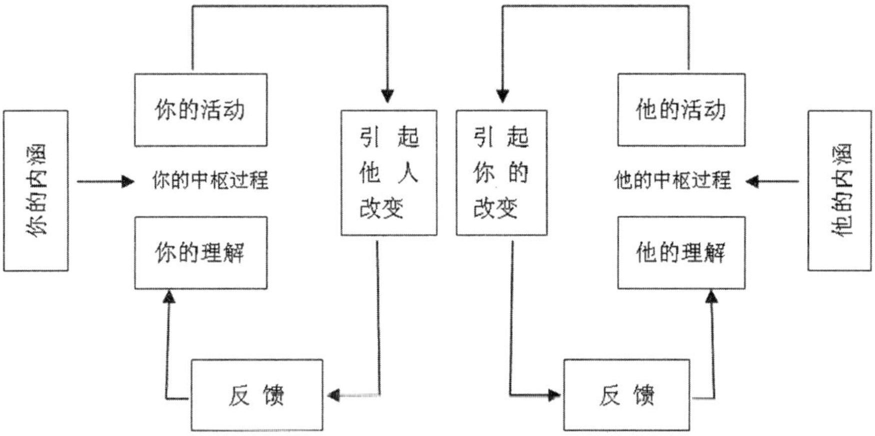

图 24.2 社会训练模式

这一模式是医生和病人相互作用中许多训练程序的中心，他主要被用来帮助医生分析和理解自己的行为，以提供机会去更新和炉火纯青自己诊断和治疗的技能，也可提供关于病人相互作用是好、是坏或者交流是难、是易的信息。

这个模式也提示了行动的某种原则。虽然某些人会不知不觉地希望这一模式能提供训练的自动化目的，但它基本没有设计到结论和控制。它仅仅是表现了社会相互作用的过程和这一过程中将要发生的趋势，却不能提供其事件的细节和结果。细节和结果是要根据双方的内涵及当时的状况与条件而定的。

这一模式不但注意到了医生自身的修养，还强调病人的内涵，中枢神经系统的活动过程，以及对医生的行为和理解，也就是说，病人和普通人一样，也具有他们的内涵、认识和理解，医生和病人的相互作用只是整个社会相互作用中的一个特殊部分罢了。

24.2.5 转译模式（The hermeneutic model）

转译最初是主题和他们意义的研究，最近不久才成为社会状态参与者的内涵和意义的研究。因此，医生和病人的相互作用可以被看作是一种主题的类似物。语言和非语言交流分析技术被用来测知医生和病人的内涵，组成吸附于不同单词和句子上的意义：不同的疾病、缺陷、健康、基本生理以及它们自身等等概念组合的方式。这种技术仿佛是一盘围棋，棋手的程度可以有天壤之别，而要学会下棋却有不是很难的。

转译（Hermeneutics）是由两个希腊词根，理智（noetic）和思维（noematic）组成。智慧涉及到不同复杂程度可被表达的感觉和思考的水平。表达思维的语言从某种程度上讲是具有特异性的（我们在前面已有论述），医生在他自己的语言范围内转译自己的思想，用他自己的、与他理智所和谐的思维去理解病人的思维。因此，我们是用个人的方式去理解他人和他人的状态的。

这一模式似乎是相当复杂的，然而它却有力地提醒我们，我们对一个病人的理解并非真正地基于体征与症状，而是基于最初被病人解释，然后才被病人表达，最后被医生转译和解释的体征和症状之上的，经过这三级转录，些许的误差同时被放的很大。差之毫厘，失之千里。

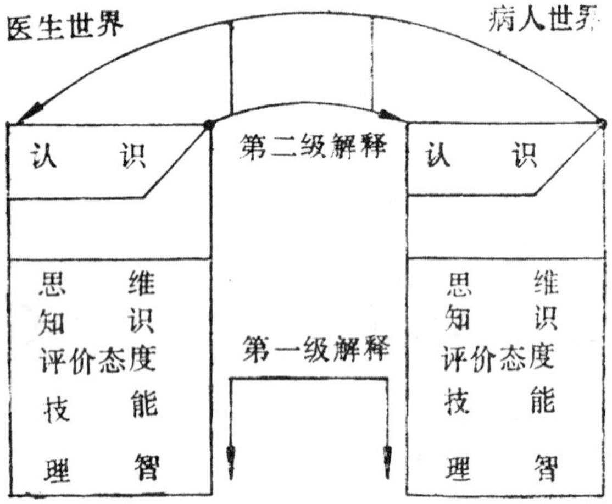

图 24.3　转译模式

转译模式并不要求产生全面的定律，也不会寻找更多可控制的结论和技能。由于反应了我们的经验，我们怎样去解释、翻译、思考、以及如此这般我们发展和考察了已经沉淀在我们记忆中的直觉、模板和个体理论，这一模式所强调的个人理解被加深了。相对于既往经验以比较和转译当前经验的过程，建立起一种被解决的不和谐，这即是由于拒绝了当前经验的效力，将这经验同化进某人已形成的认识结构或适应这种经验，改变那旧有的认识结构。这一模式中和了科学解释和个人理解，互不偏袒，从某种意味深长的角度来说，此模式暗示了医生必须研究他们自己，而病人也同样。

以上五个模式，从简单到复杂，从生物医学到生物的社会心理学，在临床的交流中，可以同时存在，也可能单独存在。这要视疾病的程度而定。如果患者所得不过是普通感冒，医生将就其症状，对症处理；而当病情复杂，反复发作时，诊断和治疗复杂化起来，临床的交流也随之复杂。因而，他们之间的相互作用也显得十分重要。很显然，后两个模式才适用于这种复杂的交流。

随着交流的复杂程度加深，相互作用的方式、手段也从简单明晰发展到含蓄曲折。有时要捕捉信息，一个瞬间即逝的符号，必须花费相当的功夫。这种功夫，有时是时间的，有时是技巧的，有时是经验的。但是，在社会生活中，每一个人都学会了一套捕捉信息的策略或技巧，利用这些策略，他们得以在社会交际中观察、推理、演绎、分析、判断、最后决定自己应该怎么行动。这一过程已经深化到这样一个地步，人们行动之快仿佛已经形成神经反射，几乎没有经过什么大脑活动，反应已经完成了。

24.3 医生与病人相互作用的策略

临床相互作用时捕捉信息的策略（Strategy）分成三大类：1）消极策略，我们依靠观察获得有关对方的信息，而又不使对方知道，观察者与被观察者之间没有直接的相互作用；2）积极的策略，信息的获得有赖观察者做某些事影响活动者的反应、但这种影响并不直接干扰观察者与活动者之间的反应；3）相互作用策略，观察者通过与活动者面对面的相互作用以了解活动者。这三大类比较笼统，还可细分如下。

24.3.1 消极策略Ⅰ：反应性探讨

人们注视其它人的行为，尽力要从他们身上获得什么是被动的。在最基本的情况下，我们将争论说，观察者积极使被观察的目标倾向最佳状态，并非被动的。进而，我们坚持观察者可注视着被观察的人对他人的反应而非看到他处于单独状态。当我们了解一个人，观察他对其它人的反应，比我们观察他对某物体或事物要善变的多。因为人的行为比绝大多数物体或事物要头善变的多。当一个人的行为改变时，与他交流的人——我们所观察的人的行为也将随之变化，因而他所暴露出来的内心活动也相对增多。

研究者把观测对象在不同的单独和团体状态下的彩色相片展示给受试者，首先要求受试者假设他们要去了解观察对象，他们有机会去观察又不让对方知道，另外，他们又不能与他交谈，受试者的任务是选出他们认为能够提示他们关于观测对象最多信息的照片。具结果非常明显，在几种不同团体和单独相片的对照组中，任何一组团体相片被选出的最低比例为70%，选择团体相片的受试占总数的80%以上。试验表明，受试者认为团体相片有信息价值的占压倒多数。在另一个试验中只是用了内容不尽相同的团体照片，有的相片中观察对象正在和其他人相互作用，而另一些相片则没有这种相互作用。试验表明，压倒多数的受试者认为正在与他人相互作用的人能提供更多有关观察对象的信息。这可能是一种特殊的效应——马修效应（Mathew Effect）。马修是8岁儿童，他特别喜欢活动和团体相片，当问他为什么，他说他能听到相片里的人相互说话，他能发现他们住在哪里，他能去他们家，和他们谈话，深入了解他们。为此，研究者又做了一系列试验以排除这种可能。其中一个试验是让一半的受试者被告知说他们无法听到相片里的人在说什么，而另一半人则不作提示，可结果相类似，说明人们认为社会（团体）活动状态下的人能提供有关他们更多的信息，是因为观察对象与其它人相互作用时的反应类型最易暴露出他们的自身。

24.3.2 消极策略Ⅱ：去抑制探讨

所谓抑制是制人在某些特定场合要比另一些场合受到更多的限制，因而自我暴露较少，较不易被人所了解。研究者报道了一个实验，200多张被观察对象在公共场合或私下里的相片，有的是独自的，有的是与其它人在一起，有的正在与他们相互作用。从其中随机抽出15相片，要求做出结论。其中一半受试者先被告知在做出判断后，他们将与观测对象会谈，将被带进一间屋子，那人正独自做在其中读书，他们的任务是尽可能在会谈时使对方喜欢自己；另一半受试者则未被告知这类信息。

根据全体受试对15张随机抽样的相片的信息价值判断，利用由感觉平面所引出的二维测量程序进行分析。如图24.4所示：横轴表示的是涉及前面所述社会非社会方面的讨论。轴的右边表现观察对象正在与他人相互作用，左边表现他正处于孤独，反映了获得知识反应性的重要；纵轴是我们现在所讨论的，轴的上部表示了观察对象正处于自在状态或较为非正式的状态，而下部则表示了他们正处于公共场合或较为正式的场合。

实验结果表明，压倒多数的受试者愿意选择正在进行社会活动观察对象的相片来做判断，很少选择单独状态下的相片；然而在非正式——正式的角度，结论却是背离的。预知将与观察对象相互作用的人，明显倾向于喜欢非正式状态的相片，而未准备与观察对象相互作用的人则明显倾向于选择较为正式的相片。前者比后者更认为他们与观测对象相似，当对相片的看法一定论则相似率产生了。这表明：当一个人预知将与另一个陌生人相会时，他们将有机会从不同角度观察陌生人，他们宁可选择全体的和非正式的场合，而不是单独的或正式的场合。另外，预知相互作用会使人对那位即将交流者产生一种神交已久的效应。另一个实验也表示了，当某人预知将与某人发生作用时，他们在听录音时明显认为自己的声音与对方相似。这种效应可以说明为何两个陌生人面对面会谈一发生时，非特定性就明显减小了。

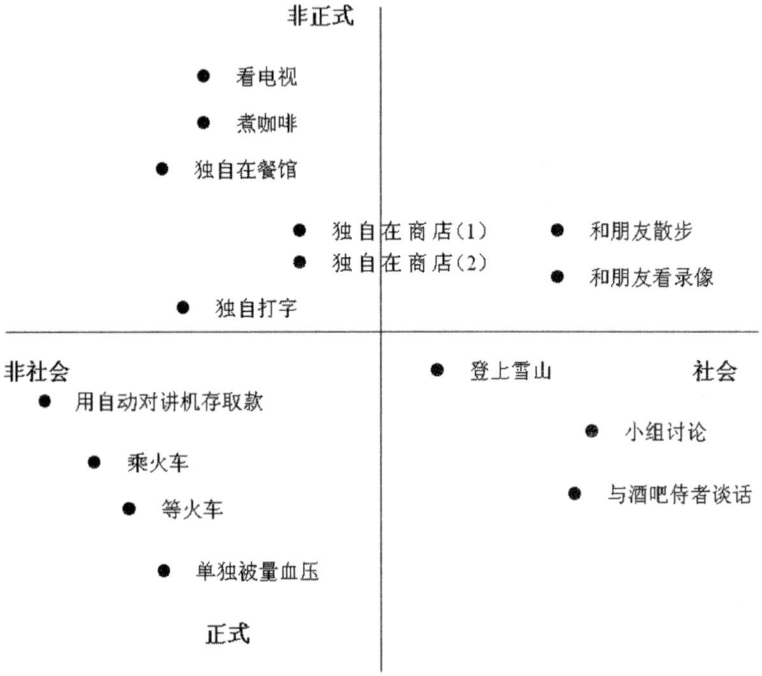

图24.4　在二维空间内十五种刺激态位置

人们发现当某人在与他们相互作用时比单独时容易暴露自己，在非正式场合下比正式场合容易暴露自己。说明人在运动中，身势语往往最好地泄露一个人一生中的许多经历。上面的试验主要是以相片为主，如果能有声音，人们还会从语音、语调等等声波的传播上发现一个人的内心。但是人们这种运动往往要受许多社会的约束与限制。也就是在各种场合，他们必须表演适当的角色，遵循特定的模式。于是，越是正式的场合，这种限制越多，人们对他的了解也就越少。

医生能够激发病人想象，打破医院环境的限制，让他回到自己生活中的各个场合，并把它表达出来，让他感觉到他的表达仅仅是内心的独白，那么医生将能得到许多有关信息。

24.3.3 积极策略I：向其他人询问观察对象

积极策略要求观察者进行相当多的活动，观察着要尽力去寻找熟悉观察对象详情的人，并从他们那儿获得信息，就好像一个侦探从侧面了解怀疑对象。

利用这种策略可以观察到某些重要的东西。首先，当你询问某人关于观察对象的情况时，你必须考虑到他可能会告诉观察对象某人正在调查你，非常可能使调查者陷入尴尬的状态。其次，当观察对象得知有人调查他时，他会采取步骤改变行为，使自我不被暴露，从而使调查者获得错误信息。最后，调查者必须考虑所获信息的可靠性。这类信息往往有意无意地被歪曲，使第二手资料包含大量不精确的成份。需要注意的是：

1）调查者怎样、以及靠什么去检查信息来源者提供的第二手资料？

2）调查者要获得足以精确制定观察对象的精确信息必须了解多少人？

3）对有矛盾的信息应怎样处理？

24.3.4 积极策略II：环境构造

在这种情况下，观察者摆布着观察对象生理或社会环境的某些方面，观察他对生理或社会环境的变化，并从此而得到有关他的资料。最能说明问题的就是心理学和社会科学家在实验室状态研究社会相互作用。有个经典试验曾经表明，提反对意见者常常比意见较为相同者所接受的交流程度更多。当然，如果持异议者继续唱反调，对方所接受的交流量将逐渐减少。我们可以把斯恰特的试验看作是既引进异议又引进赞同操纵社会环境的某个方面。

在日常生活中，我们常不知不觉地使用这种方法。比如，再雇佣谈话时，最初已经获得有关雇员的详细资料，然后提出一些具体事项或状况来了解此人对应激的反应。观察着将为自己安排一个可以看到对方反应的位置，或者让他和自己的一个手卜在一起，事后通过他了解此人的事件发生时的反应。当然还有大量类似的手段用以来了解对象。这些方法不包括两者之间的直接作用，观察者只是造就了一种胜利的或社会的环境以观察对方的反应。

24.3.5 相互作用策略I：询问

与消极和积极策略不同的是，相互作用策略获得信息是依靠观察着与观察对象直接的面对面作用，其最大优越在于观察者可直接向观察对象澄清他的问题。但是，福兮祸所倚，当观察者亲自身体力行去进行观察时，他必须想到他个人的自身表现及他的思想多少会左右他的观察，偏见可能使他观察时顾此失彼。另外，观察者对自身行为的斟酌思考，力求符合社会规范或适应于观察对象的相互作用，也可能使他不能全神贯注进行观察。

询问是陌生人之间相互了解最简单的方法。伯格发现两个陌生人之间相互作用的最初几分钟常常是提问，（实际上未必，眼神和面部表情是最初的相互作用）诸如：“何处来”，“有何公干”、“家住何处”等等，其后这一类问题就明显减少。部分原因是由人们要花时间详谈某个问题时，往往倾向要有某种程度的共享经历，如果他们是老乡或都曾在某个城市呆过，他们会在这个问题上谈更多时间以融洽气氛，增进了解。这种提问的另一种功能，在于可以暗示对方某些他尚不知道的情节，因为对方的身份、经历将使我们做出判断，在与他相互作用时应该注意哪些禁忌，或怎样才能更好地表达我们的意义。比如一个教授，一个农民，前者可对他说些科学用语，而对后者，比如一个教授，一个农民，前者可对他说些科学用语，而对后者，恐怕语言得尽量通俗易懂。

一个试验揭示了这种最初几分钟相互作用时信息交换的重要性。在该试验中，学生们一开始就填表回答他们对有关不同事项的态度，并告知有关他们家乡、长者、家庭成员的人数。几周后，又给学生另一份有关另一位学生背景信息的问卷，其中一半学生給的是类似于自己背景的问卷，另一半则否，让他们猜测该学生将怎样回答这一问卷，其中有些问题是他们几周前回答过的。对比两者差别，结果发现，在另一学生背景信息与自身相似的问卷中，受试者所猜答案与他们所答相似率极高，而另一组则恰恰相反。从而提示，当我们发现正与我们相互作用的对方背景与我们不同时，我们很可能假设（尽管或许是错误的）对方观点与我们大相径庭，反之，我们会认为对方的观点、态度与我们一致。

在一般的社会相互作用中，互相询问仅仅是最初较为短暂的阶段，因为问得太多太详细会给人造成不快。有一种被审问感，显然是不适合的。在特殊场合，比如医生与病人的交谈，医生对病人必须有一个详尽的了解，而病人也必须耐心解答，这是一种单向的询问，是职业问题。如果病人也这样问医生是不会被接受的。就是在这种场合下，也是有所区别的。初入院病人，医生要写入院病历，必须极尽其详，而门诊病人就没有必要（实际也没时间）。一般医生总是一开始就问哪儿不舒服，为何前来，性别、年龄一望即知，而姓名和籍贯病历本上一般均有记载。因而，有经验的医师知道如何巧妙地掌握时机弥补与病人的隔阂，尽早尽快获得外表无法判断出的信息，这需要经验和技巧。

24.3.6 相互作用策略 II：自我暴露

自我暴露是人及相互作用中一方对另一方情不自禁表现出内心活动的认识，如果一方有所暴露而另一方或其他人都未能认识，这种暴露虽然存在，却名存实亡。

有学者提出，在社会相互作用时存在着某种准则，同等状态下的人期望能交换有关他们自己相同数量和深度的信息。越是觉得自己乐意去了解关于他们自己的对其它人的信息的人，也越觉得自己能够从他人那里发现其自我暴露；而越觉得自己不乐意去了解他人的个人情况者，其它人也越不乐意去了解他的个人信息。这被称作“双向效应”（dyadic effect），也被大量的实验证明。研究表明，人们越是向别人暴露，而对方也会同样投桃报李，提供大量信息，这样的人也被认为是有魅力的，而拒绝向外人提供信息者，往往让人觉得古怪、冷漠、无吸引力。

双向效应在了解信息时是个十分有用的法宝。比如，你要了解一个人是否怕蛇或其它什么，你可向他诉说你是如何的害怕蛇，甚至可以说个栩栩如生的故事，对方为了使交流得以进行下去，必须也做出相应水平的交流和自我暴露。当然，可能是不同内容的，他或者会接过你的话头谈到自己对蛇的看法，或是说自己怕猫或怕高；或者当你陈述完你的故事后，你可以追问对方对蛇的看法。如果对方不能做出相应程度和数量的报偿，这种交流形势就会窘迫，甚至中断。

24.3.7 测谎

在相互作用策略里，不管是询问还是自我暴露，都难免要碰到一种情况，即观察对象可能有意要掩盖自身的某个特点或缺陷，而给出虚假的信息——撒谎。

撒谎是一种为道德所鄙弃的行为，然而恐怕很难找到哪一个圣洁君子从不说谎。因为人们常常会碰到窘迫的场合而不得不寻找借口而摆脱困境。对于儿童来说，说谎似乎是他们生长发育阶段必不可少的过程。人们都曾因撒谎而摆脱困境，但也会因别人撒谎而吃大亏，因此千方百计寻找侦破谎言的办法。大量文献报道了这方面研究。各种测谎器随着高技术的发展应运而生，这些仪器跟踪人们的语音、语调以及生理指标（心电图、脑电图）等的改变探知是否谎言，可见用心之苦。

在一般的交流中，有一种策略可用来以侦知对方是否撒谎，这就是改变自己的观点看对方是否也会随风转舵。如果对方的回答与前面发生矛盾，就可怀疑他的诚实。比如，和你谈话的人一味奉承你，你说什么他均表示同意，你可以不露声色地陈述与前面相互矛盾的论点，如果他仍旧一味赞尝你，可见他非真心也。这种方法也常用在调查的问卷上，在众多的题目中往往有几题是用来测知答卷人是否敷衍了事，如果发现这种情况，这张答卷的意义就不大。

当然，在条件允许的场合，你还可以直接向对方质疑，“你说的是真的?”等等一类质问，观察他的表情，以做出判断。

曾经沧海难为水，饱经沧桑的人一般不太容易受骗，他们几乎无需什么策略或仪器，而是凭经验直觉到对方没有说真话。

24.3.8 仍然未知

有时，观察对象出于某种原因尽力不让对方了解自己，他们不乐意发展与他人的相互关系，不喜欢想进一步了解他的人。有的人对私人生活极为看重，不希望他人不经邀请就来窥探他的生活，不希望与他人共享自己生活的悲欢。在这种情况下，观察对象往往模模糊糊地意识到自己被人监视，而且人们正尽力了解他。因而他可能采用各种各样的方式来避免被人了解。

首先，他们可能画地为牢，与外界隔绝，不与他人来往。

其次，他们可能对外界保持沉默，对外来刺激不做任何反应以对抗了解他们的企图。一旦有人接近他，要想与他谈话以增进了解，他们可能无动于衷，爱理不理，不做任何回答。

再次，他们可以限制自己与他人的相互作用范围，比如他可以和合作者很好地完成某项工作，但对自己私人生活却一字不提。你甚至可能每天与他进行相互作用（如邮递员或售货员），但却对他个人一无所知，两者间的相互作用被限制在某个十分局限的角色里。

最后，他们可以山南地北，海阔天空的闲聊，而不把谈话的话题涉及到自己，也就是避免是相互作用的中心围绕自己有关的题目。相互作用的量可以很大，但对观察对象自身了解却少得可怜。

这种现象与文化、民族、性别等等似乎有很多关系。中国人相见时喜欢问你去哪儿、干什么，在贫困地区，喜欢问吃了没有，而欧美人相见，只问好或谈论天气，涉及个人是不礼貌的。另据研究，男性比女性更不愿意做自我暴露，这可能与男性在外谋生，世道险恶，过多的暴露自己容易带来危险有关。

以上我们讨论了医生与病人相互作用的模式，以及相互作用的策略，但在具体的、特定的场合下，所发生的交流方式往往并非十分典型，也难以用特定公式去套用，有可能从一种模式跳到另一种模式，从一种策略转换为另一种策略，或者几种模式和策略共同使用。人们往往一计不成，又生一计，或是出于某种因素而转变策略。例如，当双方初次见面时，由于不知底细而只是用消极策略对付，后来发现值得与对方进一步交往，就可能改变为积极策略或相互作用策略，但当一方发现对方善意不足，或另有图谋时，可能会改变初衷，尽量保持个人秘密。

24.4 临床交流的特殊相互作用

在临床交流这一特殊场合，作为病人，希望能够将自己有关疾病的信息全部反映给医生，而牵涉到个人隐私则希望尽量保密，但一旦这种隐私与疾病有关，不暴露有碍生命时，他会向医生有保留的诉说，有经验的医生可以摸清病人的秘密。在此之前，病人必须确认该医师是值得信任的，而倾诉之后，病人或多或少总会存在一种焦虑，担心医生会泄露他的秘密。作为医生，在希望加深了解病人的同时，往往对自己是尽可能少暴露。在一般的社会相互作用情况下，两个尚无深交的人，一方希望尽量多的了解另一方而自己却深藏不露，往往是不太可能的。但在医务人员与病人之间，这种情况则不足为奇。职业使其然。

临床交流，是处在一种比较正式的状态下，需要一定的礼仪，谈话的内容局限在与病情有关的范围内，虽然这个范围可以扩展到病人的整个生活，但如果医生一下就离题太远，立即深入到病人隐秘的内心世界，会使对方立刻陷于窘境。因而临床交流时，对非言语符号交流的认识程度，将决定这一交流的发展趋势，在第四章我们已有详述，这里仅作特殊探讨。

24.4.1 视觉的相互作用

视觉在人类的相互作用中占有十分重要的地位，尤其在文化中，其地位显赫，文字、绘画、雕塑、舞蹈……都是通过视觉系统传入中枢，就是动人的音乐，往往也由于视觉的强化而加深了效果。近年来，流行音乐会已渐形成一种以“看”为主的趋势，听似乎是次要的。由于摇摆乐、滚石乐的发展，流行歌手们的动作、服装、灯火、发式都已成为现代流行音乐中重要的成份，甚至有超过听觉的趋势。

视觉对人的影响分为间接的或被动的，直接的或主动的两大类。间接的或被动的，是指在人们的视觉尚未注视上这一对象时，它已经存在，而当它被注视上，无所变更或不作特殊改变，也就是说，你看或不看，对它都一样。这就包括被视对象的长相、肤色、打扮、穿戴，以及习惯的行为、举止、面貌表情。当一个病人还在候诊时，就可观察医生的这些外部表象，根据自己以往经验，判断此人的归属，无意中已对他产生了好恶之感。也有许多医院的候诊室，病人无法预先知道哪位医生将为其就诊，但当他一走进诊疗室，看到那位即将为他诊疗的医生时，这一瞬间的观察，已可以使他做出判断。虽然在以后的接触中，他可能改变这种判断，但最初的印象已足以左右他在医生相互作用中许多关键的态度。这就是生活中人们常说的先入为主。门诊里常可见到老医师、有经验的医师桌前病案如山，门庭若市，而个别医师“门前冷落车马稀”，与此形成鲜明对比。有人担心这样会产生一种“马赫”效应，即有名望的医师其名越来越高，而无名的医师经验无法积累，以至日渐不景气。

医生对病人的观察，对诊断有重要价值。但诊断学上所讲授的只是巩膜、舌、肌肤的颜色、局部的隆起、凹陷、而对病人的服饰、装扮、穿戴、言谈、举止、行为的变化却不去追究。对于有经验的医生，这一方面的观察能给予诊断带来重要帮助。例如，小腹疼痛是女性病人较常见的主诉，鉴别诊断繁多。如果她正当青春妙龄，穿戴的花枝招展，描眉涂唇，眼里波光粼粼，身边还有一男朋友，唧唧我我。无须多问多查，开一张尿常规化验单，常常即可诊断。记得实习时，带我的医师斩钉截铁地说："查都不用查，开张尿常规，准没错!"但值得警惕的是，作为一个医生，如果用过多的主观经验去判断病情，则有可能造成误诊，危害生命。由于在临床诊断方面，惯性思维常常使医生对疾病的诊断偏向于自己熟悉的领域，从而造成实不应有的误诊，临床医生应当经常提醒自己全面考虑，尤其在症状久不痊愈的时候。

直接的或主动的视觉相互作用是指当被视对象发现自己被注视后产生的一系列自觉或不自觉的活动。哪怕是时间十分短促，这种相互作用都包含有眼对眼的交流。但双目相对时，比任何情况下都更易交流内心的情感。人们常说眼睛是心灵的窗户，实际上远远不止窗户作用，窗户只暴露内部的情景，而当两双眼睛相对时，似乎还能够发射某种物质，直接影响对方的情感，是一种主动的交流。

如前所述，科学家们发现彼此相爱的人总是尽力寻求对方的眼睛，所谓一见钟情，也无非是对方眼睛里的火点燃了自己内心的火焰。在绝大多数场合，过多的眼睛直视是十分不礼貌的，有时是一种挑衅、一种窥视、一种怀疑，也可以是一种挑战，一种关怀、一种爱抚。当两道目光相交时，如果两人太熟悉，又无爱敬之意，也不想比个高低，一般都会尽力移开视线，以避开尴尬的场面。这里面可能还有一种特殊情况，异性相见时，慑于各种约束，不便过久注视，或出于羞怯，不敢正视，虽然仍不免美目偷盼，秋波频递，如芒在背，浑身不自在。

医生要直视病人的目光也是不太容易。当病人陈述完病情后，医生对他体格检查后，以及看完化验单后，病人都会极力注视看医生的眼睛，以探索医生对自己病情的估价。除此之外，医生处理病情时的态度是否镇静，内心是否胸有成竹，有条不紊，都将在眼睛里暴露，病人将从这里获得信息对自己病情进行估价，并评判医生的素质。

有经验的医生自不会让人看轻，但要隐瞒对病情的担忧、烦躁、厌恶、惊讶或叹息是要费一番功夫的。有的病人可能是在其它医院确诊或诊断有异议，特地前来质疑或证实。因此，他将特别注意医生的表情和眼神以判断或估计自己的病情。这类人一般特别敏感，有些神经质，即使医生告诉他还未能确定诊断，他们也会因为自己偏向于恶性的判断而郁郁不乐，唉声叹气，这本身对机体是十分不利的。

也许有种种因素使病人在陈述病史时有所隐瞒或歪曲事实，或有所夸张，带有幻觉或强烈的感情色彩，但是见到医生表示疑问的眼神时，会使他沉默不语，中断滔滔不绝的话语，也可能改变话题。这样，医生就更难获得信息。在与病人闲聊，或顺着其思路延展时，有时可以搜集到与病情有关的重要资料，至于了解其个性则最好不过。

一般来说，除非十分必要，医生避免直视病人的眼睛。只要时间允许，我们总是期望病人不住地说，最多不时插一两句，提醒其心理症结的关键及潜在的无意识，有可能的话，引导病人将话题紧紧围绕在与病情有关的范围内。

医生应尽量从侧面去观察病人的内心活动，当他与病人的眼神直接交流时，应该示以慈爱、关怀和热情。然而，眼睛的活动是最难控制的，千里之堤，可以毁于蚁穴。

值得一提的是，研究人员发现利用可见的白板（Virtual Whiteboard）在医护人员之间进行交流，可以对提高对病人诊疗的效率。

24.4.2 嗅觉的相互作用

虽然嗅脑在人脑的地位属退化的部分，但它还并未完全消失其作用。嗅觉在人们生活中占有十分重要的地位。

糖尿病酸中毒时的烂苹果味，肝昏迷时的肝臭，上消化道出血时的血腥味……都有助于诊断，人体的气味对人际交流亦起举足轻重的作用。如口臭、烟味、汗味、腋臭、脚臭都可能是对方产生厌恶，各种化妆品的气味对各个人来讲亦有好恶之分，难免影响交流态度。比如医生在看病时将鞋子脱开，一股脚臭四散弥漫，他自己是久而不闻其臭，而病人一走进诊疗室，必定掩鼻。此时纵使一声衣冠楚楚，病人也看见或想见桌底下的脚，已经使人产生厌恶感，恨不得马上离开。如果病人有腋臭或其它什么难闻之味，也会使医生感到不适，三言两语将病人打发。

有些分子无法嗅出气味，但却可对机体产生重要影响。比如外泌素，通过嗅觉进入中枢或通过呼吸道入血最后影响机体行为。在人类，近几年才发现其作用不可忽视，最有趣的是发现同宿舍女生月经周期的同步。这种外泌素对人际交流的影响无疑是存在的，甚至可能解释为什么有的人一见钟情，一见如故，而有的人一谈就崩。只有待今后科学发展来揭开这一神秘面纱。

24.4.3 触觉的相互作用

医生无须与病人握手寒暄，无须履行日常交往的礼仪，但他却必须与病人接触，为他检查身体。医生可能表现出热情的态度，但其接触方式却可能是冰冷的。因而，触觉在医生与病人的相互作用中极其重要，它以实际活动证实医生的态度。

医生与病人的接触，医生是主动的一方，医生为病人做各项体格检查，而病人则是被动的一方，接受检查。病人将直接感受到医生检查时肌肤接触的力度、冷暖、方式、面积、角度、直接体会到医生的态度、手法和经验。

比如，要翻开病人的上眼睑，既要有技巧，还得有轻重之分，医疗技术是否高超，病人立即就可感知。你把压舌板伸进病人口腔，动作是否轻柔和谐，病人的感受也是不一样的。

这里有技术问题，也有态度上、情感上的问题，但表现出来的形式差别不大，其结果就是造成医生与病人之间的隔阂和交流障碍。在触觉（包括位置觉）上，病人可以根据下列几个方面来判断医生的态度与技术。

24.4.3.1 距离远近

诚如前面章节所述，人际交流时的间距是十分重要的，有着民族、文化、习惯上的差别，但在医生与病人之间，这种差别和界限被突破，病人总希望与医生贴的近些，希望能让医生更清楚地检查自己，希望求得同情、庇护和解除疾苦。但是医生却未必如此。由于职业关系，他们力求与病人保持间距，而且希望这个间距大于或至少不小于日常习惯，他们怕传染，怕病人身上的病毒、细菌、螺旋体或寄生虫爬到自己身上，他们身着白大褂，头戴白帽，脸罩大口罩，有时检查时还要戴手套。这本身就是一种隔阂和疏远，与病人的态度截然相反。这种矛盾必须在诊疗室或病床边上达到同一。就医学的最终目的及医疗道德来讲，是要解除病人疾苦，因而医生的态度必须偏向于病人的利益。在现实中，我们看到，医生一方面尽力保护自己，采取各种手段，物理保护，化学预防（洗手），乃至生物预防（疫苗），加强营养等，而在另一方面，又不得不尽量接近病人，以达到最佳诊疗。保护自己无可非议，但某些医生只注重保护自己，尽量少接触病人，这只能在心理上使病人更觉自己索群离世，悲观失望，与医生疏远，这与医生的宗旨显然是格格不入的。

临床交流时的间距应该是多少，还无法进行研究。但从听诊器的长度来看，从胸具到耳具50公分为最适，或取皮管长度为20~30公分（强瑞春，1982），因而当听诊时，医生与病人的间距大约为40公分，实际最佳距离是医生自己的手臂长度，最自然接触到患者的距离。这样，医生在边询问病史时，便可边进行听触诊检查，使谈话气氛融洽轻松，容易被接受。距离的缩短与肌肤的接触在这样的特殊环境下已经突破伦理习惯的束缚，有经验的医师将充分利用这一优势，增进与病人的交流。

当然，亦有传统观念较深的人，以及医生行业里的逾矩者，使这种接触显得尴尬或不那么纯洁，甚至有的人直接称医生为流氓，切齿痛恨，此间曲折，可想而知。

24.4.3.2　温度冷暖

在触觉上可反映出态度的冷暖，不仅是体肤的温度，有时可以是间接的。比如听诊器在气温低于体温时，贴在身上是不好受的。因而在接触病人时，显而易见医生是否处处为病人着想。如果你在进行与病人肌肤接触的检查前，预先将手掌或听筒的胸具搓热或加温，病人的心情也会热起来，哪怕这位医生平时不苟言笑，表情严肃，病人也会肃然起敬，令人温暖。

24.4.3.3　着力轻重

着力轻重当然与检查技巧有关，但也表现出你是否关心病人。有时压舌板在嘴里乱捣一阵，检查完好长时间还会令人难受。尤其外科换药，病人感触是很深的，什么样的手法换药，在病人来看几乎天差地别。医生动作粗鲁给病人增加痛苦且不说，给病人的印象却是难以信赖，病人不敢将隐衷透露。听诊、触诊对着力大小很有讲究，有经验的医师由轻到重，由柔到刚，而有的医生才出手，病人已经大叫。

24.4.3.4　范围大小

接触范围大小是最易忽视的，也许是怕传染，或许是其它理由和无意识所致，许多医生都自觉不自觉地尽量少接触病人肌体，腹部触诊时竟是用四个手指头硬邦邦地使劲压下，其生硬令人难以忍受。作者在临床见到的腹部触诊，正确的真是不多，包括许多权威的医生。有时病人自己都十分明确摸出的肿块，医生即使在病人的指点下也无法摸出。

从理论上讲，指腹是最敏感的部位，在测试未知物体或可能存在危险的物体时，往往使用指腹乃至指尖，接触面小，效率高，安全系数大，但在检查病人时恰得其反。除了病人有不适的躯体感觉外，心理上还有受嫌弃之感。另外，有可能漏检大的包块，如巨脾或巨肝。一般来说，应以整个手掌接触病人，刚开始时不急于触压欲查部位，而且在四周柔和地按压，一来分散病人注意力，二来可有对比，且不易漏诊，然后根据指腹与手掌的压力差来分辨所触部位下面的异常。常可听见病人论说哪位医生水平高，查的最舒服，最准确，可见其中还是有高深可测的。

病人从肌肤上的感觉是直接的，有时还有间接的从医生那传染过来的。一般规矩，医

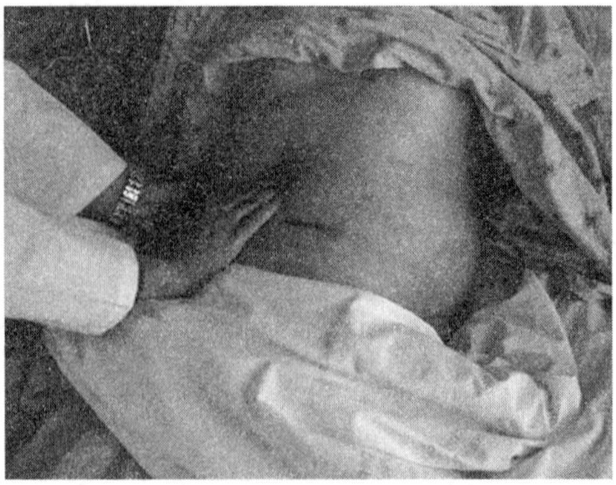

图 24.5　正确的腹部深触诊

生检查完病人应洗手，这是预防交叉感染所必要手段，是为病人负责。但大多数病人未必理解，他们看见医生如此清洁，一接触自己肌肤就去洗手，会有一种自卑，甚至是愤怒的感觉。如果医生改在检查病人前洗手，效果可能会更佳，病人会觉得自己更受重视，从预防交叉感染的角度来讲又更合情理。如检查完病人后洗手，在接触下一个病人时，医生得记录，接触纸张桌椅等物品，这些东西难保不被污染，对病人不利。

24.3.4　听觉的相互作用

听觉是很关键的相互作用，有语言的和副语言之分。我们在前面章节已有论述，这里只提副语言的作用。

说话听声，副语言主要是语音、语调、语气等，它们是一种地理的特征，又代表了一定的社会、文化、传统和习俗。相同的语音说明了医生和病人是来自相同的地域，在许多方面可以找到雷同之处。当然也可以由于对某一地域的厌恶，而殃及拥有这一语音的人，不管怎么说，语音暴露了个人的某些特征。

语调主要反映了一个人的个性特征。音调是生理差异所造成的，有物理方面的原因，也有生化水平的差异。例如，男性去势后，其音调会偏向女性化，年龄增加后，音调变粗，声道、声带损伤可造成声音改变，等等。

我们知道激素水平与性格有关，如月经期，更年期的女性可有明显的性格改变，激素也可影响语音、语调。从说话声音中，我们也能揣摩一个人的性格。如说话似打机关抢，不等别人把话说完，自己就迫不及待的发表意见，是区别 A 型或 B 型性格的一个标志。

语气主要反映一个人的情感和态度。在相同的言语陈述下，不同的语气可以反映出不同的信息量，令人感到亲切或生硬，冷淡或热情、侮辱或尊敬。但是语气往往是可以伪装的，有心人只要通过详细观察和听测，有可能发现其中奥妙。要使自己在交流中从头到尾地伪装出一种语气，是要付出相当精力的。在疲倦时或周围刺激环境及抑制环境去除后，有可能泄露天机。有时人们常常在一句话之间体会到对方苦心掩藏的心机。

一个医生在整个与病人接触的时间里，应该保持一种相对恒定的语调、语气、尽量加入关注情感，但又不能有所偏重，不应因病人的病情变化及社会行为的不一而表现出不同态度。在医生面前，病人一律平等，无贵贱之分、无贫富区别、无亲疏远近。当然医生也是人，动物的人、社会的人，不是机器人，唯尽力为之。

以上我们讨论了问诊时，临床交流的五个模式，八种策略及视、触、嗅、听四种感觉的相互作用。在临床交流具体实践中，没有固定格式和固定套路。在具体的情况下往往需要具体的分析，如果你不能灵活善变，因人而异，则有可能落入刻舟求剑、守株待兔的陷阱之中。

《黄帝内经·灵枢·逆顺肥瘦第三十八》记载了黄帝对此的感叹：

黄帝曰：何以明之？

岐伯曰：以言导之，切而验之，其非必动，然后仍可明逆顺之行也。

黄帝曰：窘乎哉！圣人之为道也。明于日月，微于毫厘，其非夫子，孰能道之也。